总主审　王鸿利　沈　霞　洪秀华　熊立凡　吴文俊
总主编　胡翊群　王学锋

临床检验
一万个为什么
分子生物学检验分册

主　审　洪秀华
主　编　童建华　娄加陶　刘湘帆
副主编　钟政荣　林　琳　李美星

人民卫生出版社

图书在版编目（CIP）数据

临床检验一万个为什么.分子生物学检验分册/童建华,娄加陶,刘湘帆主编.—北京:人民卫生出版社,2018

ISBN 978-7-117-26335-1

Ⅰ.①临…　Ⅱ.①童…②娄…③刘…　Ⅲ.①临床医学-医学检验②分子生物学-医学检验　Ⅳ.①R446.1

中国版本图书馆 CIP 数据核字（2018）第 064704 号

人卫智网　www.ipmph.com	医学教育、学术、考试、健康，购书智慧智能综合服务平台
人卫官网　www.pmph.com	人卫官方资讯发布平台

临床检验一万个为什么
分子生物学检验分册

总　主　编：胡翊群　　王学锋

主　　　编：童建华　娄加陶　　刘湘帆

出版发行：人民卫生出版社（中继线 010-59780011）

地　　　址：北京市朝阳区潘家园南里 19 号

邮　　　编：100021

E - mail：pmph @ pmph.com

购书热线：010-59787592　010-59787584　010-65264830

印　　　刷：三河市宏达印刷有限公司（胜利）

经　　　销：新华书店

开　　　本：787×1092　1/16　　**印张**：18

字　　　数：438 千字

版　　　次：2018 年 5 月第 1 版　2018 年 5 月第 1 版第 1 次印刷

标准书号：ISBN 978-7-117-26335-1/R·26336

定　　　价：79.00 元

打击盗版举报电话：010-59787491　E-mail：WQ @ pmph.com

（凡属印装质量问题请与本社市场营销中心联系退换）

编 者 (以姓氏笔画为序)

丁洁颖　上海交通大学医学院附属第九人民医院

马硝惟　上海交通大学医学院附属仁济医院

王　琳　上海交通大学附属胸科医院

王文涓　上海交通大学附属第六人民医院

叶星晨　上海交通大学医学院附属上海儿童医学中心

吕少刚　上海交通大学附属胸科医院

朱勇梅　上海交通大学医学院附属瑞金医院

刘湘帆　上海交通大学医学院

李　佳　上海交通大学附属第一人民医院

李美星　上海交通大学医学院附属新华医院

吴蓓颖　上海交通大学医学院附属瑞金医院

张宸梓　上海交通大学附属胸科医院

陈小颖　上海交通大学医学院附属仁济医院

林　琳　上海交通大学医学院附属瑞金医院

林佳菲　上海交通大学医学院附属瑞金医院

孟　俊　上海交通大学医学院附属瑞金医院

赵明娜　上海交通大学附属胸科医院

钟政荣　上海交通大学医学院附属第九人民医院

娄小燕　上海交通大学医学院附属精神卫生中心

娄加陶　上海交通大学附属胸科医院

耿朝晖　上海交通大学医学院附属第九人民医院

郭巧梅　上海交通大学附属胸科医院

梁璆荔　上海交通大学医学院

童建华　上海交通大学医学院附属瑞金医院

潘晓蓉　上海交通大学医学院

秘　书　潘晓蓉（兼）

内容简介

　　本书在注重理论知识的基础上，着重介绍了近年来各种分子生物学检验技术在疾病检验、诊断、疗效监测和预后判断等方面的临床应用，强调"科学性"和"实用性"，可作为临床医护人员、初中级检验人员、医学生乃至患者及其家属学习和阅读的参考材料。

　　本书是《临床检验一万个为什么》丛书的分册之一。分子诊断专业是近年来临床医学中发展最快的领域之一，本书编者均为上海交通大学及医学院附属医院长期从事临床分子生物学检验与研究的人员。在本书的编写过程中，编者参考了大量的相关文献和书籍以及我国最新颁布的各种分子诊断方面的法规，力求呈现最准确的描述。本书共分为七章，第一章主要介绍分子生物学相关的基本理论知识；第二章介绍了多种日新月异的分子生物学新技术；第三至七章则分别介绍分子生物学检验技术在感染性疾病、肿瘤、靶向药物选择、优生优育、移植配型等诸多领域的临床应用。本书以一问一答的形式编写，努力做到"准确、简明、易读"，旨在揭开分子诊断的"神秘面纱"，让每位读者能够根据自己的需求，在书中找到相应的答案。

序言

"科技创新、科学普及是实现创新发展的两翼,要把科学普及放在与科技创新同等重要的位置"。科学普及要求广大科技工作者以提高全民科学素质为己任,把普及科学知识、弘扬科学精神、传播科学思想、倡导科学方法作为义不容辞的责任。在医学发展的当下,普及医学知识,更好地服务人民大众,显得尤为重要。在上海交通大学医学院(原上海第二医科大学)建校 65 周年之际,在我国著名检验医学教育家,也是我的亦师亦友的王鸿利、沈霞、洪秀华、熊立凡和吴文俊教授等指导下,我的同事和挚友胡翊群和王学锋教授领衔组织我院所属 12 所附属医院的三代"检验学人"精诚合作、和衷共济,共同编写了《临床检验一万个为什么》,并将由人民卫生出版社出版。对此,我由衷地感到高兴,并乐意为此写上几句,以表敬意和祝贺。

《临床检验一万个为什么》是一套系列的临床检验科普实用型丛书,由基础检验、血液学检验、输血检验、病原检验、免疫学检验、生物化学检验、分子生物学检验、遗传检验、检验质量管理及特殊检验等 10 个分册组成,是检验医学专业专著的新尝试。全书特点鲜明,既体现了科普理念和服务模式的创新,又增强了医学科普教育的知识性趣味性。我以为,该丛书至少有如下三个特点:其一,内容丰富、全面。丛书以临床检验为主线,串联着体外诊断器材(仪器设备、试剂)、实验室检测(技术和方法,质量管理)和临床应用(诊治、预防)三大板块,贯穿着检验医学的各个方面和各个系统。其二,格式新颖、别致。全书均以"问""答"格式阐述,以提出问题为"锁",以回答问题为"钥匙",一问一答专一性和针对性极强,配合十分默契,宛如"一把钥匙开一把锁"。其三,临床解惑、实用。全书 80% 以上的内容为科普实用型,10%~20% 为基础进展型。因此,"普及"和"实用"是本书的重要特点,适用于广大民众和中、初级检验人员对检验医学知识的渴望和需求。

随着科技的发展,人类已跨入"大健康"和"精准医疗"时代,检验医学也随之进入"大检验"和"精准检验"阶段。我期待《临床检验一万个为什么》系列丛书作为医学知识普及和专业知识更新的读物,能有力地推动我国检验事业的发展和提高,更为普遍提高全民检验医学科学素质做出贡献。

陈国强

中国科学院院士
上海交通大学医学院院长
上海交通大学副校长
2017 年 4 月 15 日

前 言

今年是上海交通大学医学院建校 65 周年。为庆祝母校华诞，我们组织了本校从事临床检验诊断的教师、专业技术人员及部分校友，共同编写《临床检验一万个为什么》丛书，作为检验医学专业同仁向母校校庆献礼；也借此机会，为我国的检验医学事业做出一些贡献。

光阴似箭，逝者如斯。丛书编写团队中不论是古稀之年的老教授，还是正当年华、经验丰富的检验工作者，他们都见证了祖国检验医学事业飞速发展并趋于国际先进水平的历程；也见证了我国医学检验教育事业从无到有、从小到大、由弱至强的各个发展阶段。当前，检验医学在疾病诊断、治疗、预防和康复各个方面都发挥着无可替代的作用；尤其随着基因组学、蛋白组学和代谢组学的腾飞，精准检验与个体化治疗得以实施，检验医学各个亚专科正在蓬勃发展。

丛书名为《临床检验一万个为什么》，意指编者以"问""答"显而易见的编写格式向大众、读者介绍临床检验领域内的丰富、普及与实用的医学知识。丛书共有 10 个分册，力求涵盖检验医学的亚专科，分别为《基础检验分册》《血液学检验分册》《免疫学检验分册》《分子生物学检验分册》《病原检验分册》《输血检验分册》《生物化学检验分册》《遗传检验分册》《特殊检验分册》与《检验质量管理分册》。每本分册既独立成书，又与其他分册紧密联系。

期待本书的出版能够为广大中初级医师、临床检验专业人员、患者及家属答疑解惑，成为读者的良师益友。我们将不定期对丛书的内容进行更新，使之与医学事业的发展同步。由于编者人数众多，水平有限，整个丛书难免出现瑕疵，敬请专家和读者不吝指正，在此谨致以衷心的谢忱。

胡翊群　王学锋

2017 年 9 月 1 日于上海

目 录

第六章　生殖发育分子生物学检验 ··· 182

第一章 分子生物学基本知识

第一节 基因与基因组

1. 什么是核酸

答：核酸是生物体内储存、复制和传递遗传信息的最基本物质之一。核酸的基本组成单位是核苷酸，每个核苷酸由一个磷酸和一个核苷组成，而每个核苷则由一个戊糖和一个含氮的碱基以糖苷键相连接而成。根据所含戊糖的不同，核酸主要分为脱氧核糖核酸（deoxyribonucleic acid，DNA）和核糖核酸（ribonucleic acid，RNA）两类，DNA 中的戊糖是 2-脱氧核糖，RNA 中的戊糖是核糖。在脱氧核糖中，2′位碳原子连接的不是羟基而是氢，这一区别使得 DNA 的化学结构要比 RNA 稳定的多。含氮的碱基主要有嘧啶和嘌呤两种类型，嘧啶类碱基主要包括胞嘧啶（cytosine，C）、胸腺嘧啶（thymine，T）和尿嘧啶（uracil，U），嘌呤类碱基主要包括腺嘌呤（adenine，A）和鸟嘌呤（guanine，G）。其中，T 只存在于 DNA 中，U 只存在于 RNA 中。此外，还有一些比较少见的稀有碱基。核酸是由许多核苷酸聚合而成的一条多核苷酸链，相邻的两个核苷酸之间以 3′，5′-磷酸二酯键连接。核苷酸链是有方向性的，含有磷酸基团的一端为 5′端，含有羟基的一端为 3′端，一般核酸的书写方向是从 5′端到 3′端。

2. 为什么 DNA 变性后可以复性

答：1953 年，Watson 和 Crick 揭示了 DNA 的双链双螺旋结构，并因此获得了诺贝尔奖。在 DNA 双链双螺旋结构中，两条 DNA 链上的碱基按照互补配对的原则通过氢键相互连接（即 A-T；G-C），两条链则围绕一个共同的轴心以右手螺旋方式，呈反向平行。由疏水作用造成的碱基堆积力和两条反向互补链之间的氢键是保持 DNA 螺旋结构稳定性的主要作用力。某些理化因素（温度、pH 等）会导致 DNA 双链互补碱基对之间的氢键发生断裂，使得 DNA 双链解离为单链，这种现象称为 DNA 变性。DNA 变性只是改变了 DNA 的空间结构，不会改变其核苷酸序列。当变性条件缓慢去除后，两条解离的互补链可以重新互补配对，恢复原来的双链双螺旋结构，这一现象称为复性。

3. 为什么亲代的遗传信息能够完整准确地传递给子代

答：携带遗传信息的 DNA 在复制时，亲代的双链 DNA 解开为两股单链，各自作为模板，按照碱基配对规律，分别合成与模板链互补的子代 DNA 链，最终亲代 DNA 链以半保留的形式存在于子代 DNA 分子中，此即为 DNA 的半保留复制。生物体至少可通过 3 种机制来实现 DNA 半保留复制的保真性：①严格的碱基配对原则：即 G 和 C 以 3 个氢键配对、A 和 T 以 2 个氢键配对，错配碱基之间难以形成氢键；②在复制过程中，DNA 聚合酶对碱基配对具有选择作用；③参与 DNA 复制的聚合酶都具有很强的 3′→5′核酸外切酶活性，可以在复制过程中辨认并切除错配的碱基，对复制错误进行校正。正是由于 DNA 具有半保留复制的特征和严格的修复机制，亲代的遗传信息才能够完整准确地传递给子代。

4. 什么是染色体

答：染色体是细胞内遗传物质的一种载体，因易被碱性染料染成深色而得名。在有性繁殖的大部分生物体中，体细胞中的染色体成对分布，称为二倍体。而生殖细胞中的染色体数目只有体细胞的一半，称为单倍体。人体细胞中共有 23 对染色体，根据各条染色体的特点，研究者们对每条染色体进行了编号，其中第 1 对到第 22 对为常染色体，第 23 对为性染色体，男性为 XY，女性为 XX。真核生物的染色体除了含有 DNA 外，还有蛋白质和少量 RNA。每条染色单体包含 1 个拷贝的 DNA 分子。在细胞有丝分裂间期，染色体呈丝状结构，称为染色质纤维；而在细胞有丝分裂期，染色质纤维有规律地折叠、压缩，形成结构缜密的、在光学显微镜下可见的棒状染色体，可观察到其长臂、短臂、着丝粒、端粒等结构特征。

5. 为什么小小的细胞核内可以容纳下大量的遗传信息

答：真核生物的染色体位于细胞核内，染色体的基本结构单位是核小体（nucleosome）。每个核小体由长约 200 个碱基对（base pair，bp）的 DNA 缠绕组蛋白八聚体约两圈而形成，形似一个扁平的圆柱体。染色质纤维由一连串的核小体所组成，在电镜下好似一串"绳珠"结构。随着核小体纤丝不断地折叠压缩，染色质纤维会呈现螺线管和超螺线管状态，DNA 分子也会随之形成复杂的超螺旋结构。在细胞有丝分裂的过程中，染色质纤维还可再进一步折叠成致密的棒状染色体。此时其长度只有伸展状态时的万分之一。生物体就是通过这种染色质反复折叠压缩的形式，得以在小小的细胞核内容纳下大量的遗传信息。

6. 为什么提到遗传人们就会联想到基因

答：基因（gene）是带有遗传信息的核酸片段，是控制生物性状的基本遗传单位。一个完整的基因包含编码 RNA 和（或）蛋白质的核苷酸序列，以及参与基因表达调控的序列。由于核酸排列序列的不同，使得不同的基因含有不同的遗传信息。在真核生物中，基因通常是指在染色体上作线状排列的基因，由于染色体位于细胞核内，所以又称为核基因。而位于线粒体中的基因则为核外基因或细胞质基因。除少数的病毒基因由 RNA 构成以外，大多数的基因由 DNA 构成。基因不仅可以使遗传信息得到表达，还可以通过复制将遗传信息传递给下一代。所谓"种瓜得瓜，种豆得豆"这句俗语正是体现了基因可以稳定地由亲代向子代传递的特征。

7. 为什么真核细胞的线粒体基因具有不同于核基因的特征

答：真核细胞除了细胞核中含有 DNA 外，核外的线粒体内也存在能够独立进行复制、转录和翻译的 DNA，称为线粒体基因。在人体细胞中，线粒体基因是一个长 16 569bp 的闭环双链 DNA 分子，可独立编码 13 种蛋白、22 种转运 RNA 和 2 种核糖体 RNA。与细胞核基因相比，线粒体基因具有以下独特的结构和遗传特征：①线粒体基因没有内含子，基因与基因之间少有间隔，非编码序列的比例很少，每个环状 DNA 分子上只有一个启动子，基因表达时首先进行整环转录，然后通过剪切产生单个的成熟 RNA 分子；②线粒体 DNA 虽能独立复制，但由于大量维持线粒体结构和功能的蛋白是由核基因编码的，因此线粒体 DNA 的复制会受到核 DNA 的影响，其复制具有半自主性；③由于线粒体内没有 DNA 损伤修复系统，线粒体基因发生的突变容易得到保存；④人体所有的细胞里都有线粒体，但只有女性的线粒体基因能随其卵细胞遗传给后代，所以线粒体基因的遗传方式为母系遗传；⑤线粒体基因所用的遗传密码与核基因的通用遗传密码不同，如线粒体 DNA 中的密码子 AGA 编码甲硫氨酸，而非异亮氨酸；不同物种之间的线粒体遗传密码也有不同；⑥不同组织、细胞或同一组织不同发育时期和生理状况下，线粒体 DNA 的拷贝数可以发生动态变化。

8. 为什么真核细胞的线粒体 DNA 具有异质性和阈值效应

答：线粒体是真核细胞的能量代谢中心，存在于真核生物的所有组织细胞中。一般来说，一个细胞中可有上百个线粒体，而每个线粒体中又含有多个 DNA 拷贝，因此一个细胞往往可有数千个线粒体 DNA 分子。这是导致真核细胞线粒体 DNA 异质性的分子基础。当一个细胞中所有的线粒体 DNA 分子都含有相同的基因序列时称为同质（homoplasmy），即全是野生型序列或全部携带同一种基因突变。当一个细胞中线粒体 DNA 携带两种或两种以上不同的序列时，称为异质（heteroplasmy）。在异质性细胞中，突变型与野生型线粒体 DNA 的比例决定了细胞是否会出现能量短缺等功能异常，也就是说只有当突变的线粒体 DNA 达到一定的比例时，细胞才会出现受损的表型，这就是阈值效应。高能耗的组织细胞（如脑、肌肉、心脏等）显然更容易受线粒体 DNA 突变的影响。

9. 什么是基因组

答：基因组是一个细胞或一种生物体的遗传物质的总和，包含了一种生物所拥有的全部遗传信息。真核生物的基因组容量远远大于原核生物基因组，其结构和功能也更为复杂。虽然真核细胞基因组很庞大，但是编码序列却相对较少。人类基因组是指人体细胞内的全部遗传物质（约含有 30 亿个碱基对）。其中，只有约 3% 的序列具有编码基因的功能，其余的均为非编码序列（约占 97%），主要与基因组的结构稳定性以及基因的表达调控有关。

10. 为什么人类基因组计划的完成对于认识人类生命活动具有重要的意义

答：20 世纪 80 年代中期，美国国会在科学家的建议和推动下，启动了人类基因组计划（human genome project，HGP）。随后，英国、日本、法国、德国和中国等也加入 HGP 研究，旨在阐明人类基因组的全部序列和基因结构，并希望能以此为突破口，解码人类生命的奥秘。HGP 于 2003 年宣布完成了人类基因的遗传图谱、物理图谱、转录图谱和序列图谱，这四张图被誉为人类"分子水平上的解剖图"。HGP 提供了人类基因组的序列信息，并定位了大部分蛋白质编码基因。HGP 的实施和完成实现了人类基因组的破译，为认识基因的结构和功能、了解基因的表达调控方式、理解生物的进化奠定了基础。此后，生命科学研究便进入了"后基因组时代"，开始全面解读庞大的基因组序列信息，确定基因组中各个功能元件及其作用。

11. 为什么病毒基因组结构简单而有效

答：病毒是一类非细胞型微生物，其主要特点是体积微小，结构简单，无完整的细胞结构。病毒颗粒仅含衣壳蛋白和核心的核酸。病毒本身没有合成蛋白质的场所—核糖体，又缺乏能进行独立代谢的酶系统，只有进入活的易感宿主细胞，由宿主细胞提供合成病毒核酸与蛋白质的原料和场所，病毒才能增殖。病毒基因可以由 DNA 组成，也可以由 RNA 组成。组成病毒基因组的 DNA 或 RNA 可以是单链，也可以是双链，可以是闭环分子也可以是线性分子。大多数病毒的基因组都是由一条连续的核酸链组成的，但也有一些 RNA 病毒的基因组由不连续的几条 RNA 链组成，如流感病毒基因组由 8 条 RNA 链组成。病毒基因组中的基因常以相互重叠的形式存在，即一段 DNA 片段由于读框的不同或读框相同但翻译起始位点不同而能够编码两种或以上的蛋白质分子，这种现象称为基因重叠。它可以是一个基因的序列完全在另一个基因中，也可以是两个基因的序列部分重叠，甚至只有一个碱基的重叠。除了反转录病毒外，病毒基因组均为单倍体，每个基因在病毒颗粒中只有一个拷贝，反转录病毒的基因有两个拷贝。病毒的复制频率很高，而遗传物质在复制过程中非常容易发生突变，因此病毒的变异率很高。与真核生物基因组的冗余现象不同，病毒基因组虽小，但大部分都是编码序列。

12. 为什么要进行分子生物学检验

答：随着人类基因组计划的不断推进，临床医学对于疾病检验诊断的理念和方法发生了革命性的变化。目前，临床医学检验与诊断已从细胞形态学、代谢和酶学水平、免疫血清学水平发展到了基因分子水平。分子生物学检验技术具有高灵敏度、高特异性、高通量和自动化的特点。近十几年来，伴随着不断涌现的新技术（如高通量测序与分析、生物芯片等）以及液体活检等新理念，无论是疾病发生发展机制的阐明、患病风险的预测与评价，还是疾病早期诊断和个体化医疗的开展，都越来越依赖于分子生物学检验。利用分子生物学技术对肿瘤、遗传性疾病、感染性疾病、优生优育、代谢性疾病等进行检验，可以从基因水平来分析疾病发生的原因、跟踪疾病的发展过程、指导靶向药物的选择，预测疾病发生的风险、评估疾病的转归和预后等。与传统的疾病检验诊断手段相比，分子生物学检验不仅可以预测或早期发现疾病，而且有助于推动临床医学向个体化医学和精准医学的方向发展，从而大大改善公众的健康状况，提高公众的健康水平。

（潘晓蓉　童建华）

第二节　RNA 与 RNA 分类

13. 什么是 RNA

答：核糖核酸（RNA）是核酸的一种，是由核糖、碱基和磷酸组成的核苷酸通过磷酸二酯键连接而成的多核苷酸长链分子，一般以单链的形式存在于细胞中，不形成双螺旋结构。RNA 中的碱基有 4 种，即 A、G、C、U，其中 U 取代了 DNA 中的 T 而成为 RNA 的特征碱基。此外，RNA 在细胞中是多拷贝分子。与 DNA 分子不同，RNA 的表达具有时空特异性，即在同一个体不同组织器官中 RNA 的表达不尽相同，同一组织器官在个体发育的不同阶段 RNA 表达也可以不同，而基因组 DNA 是没有组织和器官特异性的。

14. 为什么 RNA 具有多种不同的功能

答：细胞内存在多种类型的 RNA，主要包括：信使 RNA（messenger RNA，mRNA）、核糖体 RNA（ribosomal RNA，rRNA）、转运 RNA（transfer RNA，tRNA）和其他非编码 RNA 等，它们分别行使不同的功能。①mRNA 是遗传信息传递的中介和桥梁，其功能就是把 DNA 上的遗传信息精确无误地转录下来，然后决定蛋白质的氨基酸序列，实现遗传信息在蛋白质上的表达。②rRNA 是细胞内组成核糖体的主要成分，它与核糖体蛋白共同组成的核糖体为蛋白质的合成提供了场所。③tRNA 是氨基酸的转运载体，参与蛋白质的合成。tRNA 由 70~90 个核苷酸组成，其分子中含有一个由 3 个碱基组成的反密码子，可以与 mRNA 链上互补的氨基酸密码子配对，因此 tRNA 分子是具有氨基酸特异性的。tRNA 能根据 mRNA 的遗传密码依次准确地将所携带的氨基酸连接起来形成多肽链。④其他非编码 RNA 主要包括核内小 RNA（small nuclear RNA，snRNA）、微小 RNA（microRNA，miRNA）、长链非编码 RNA（long non-coding RNA，lncRNA）和环状 RNA（circular RNA，circRNA）等。这些非编码 RNA 在细胞的生命活动中起着重要的调控作用，如转录调控、翻译后修饰、蛋白质合成和染色体的形成等。

15. 为什么真核生物的 mRNA 可以在细胞内稳定存在

答：真核生物的 mRNA 之所以能够在细胞内稳定存在，与其独特的结构是分不开的。在基因转录的过程中，首先生成初级 RNA 转录本，几乎所有的初级 RNA 转录本均必须经过一系列的加工，才能形成具有功能的稳定成熟的 mRNA。mRNA 加工一般包括剪接、加帽、加尾等过程：①剪接是指将初级 RNA 转录本的内含子序列去掉，将外显子序列拼接起来的过程；②加帽是指在初级 RNA 转录本 5′端连接上一个 7-甲基尿苷酸，将 mRNA 的 5′端封闭的过程；③加尾是指在腺苷酸聚合酶的作用下，在初级 RNA 转录本 3′端加上数十个至上百个腺苷酸，即多聚腺苷酸（polyA）尾的过程。mRNA 的 5′帽子结构和 3′polyA 尾结构可以保护 RNA 转录本避免被磷酸酶和核酸酶消化，增强 mRNA 的稳定性，同时也有利于 mRNA 从细胞核转运到细胞质并被细胞质中的核糖体所识别，从而促进翻译。

16. 为什么少量的 mRNA 就可以实现蛋白质的大量合成

答：细胞中蛋白质多肽链的合成是在 mRNA、tRNA 和核糖体的协同作用下进行的。真核细胞的核糖体由 60S 和 40S 大小两个亚基组成。合成开始时，由小亚基首先识别 mRNA 模板中的起始密码子，然后由 tRNA 携带特定的氨基酸，按 mRNA 中密码子的序列依次进入核糖体中，精确地合成肽链。整个过程按进位、转肽、移位和脱落等步骤不断重复进行直至终止密码子，完成多肽链的合成，使其从核糖体上释放出来。翻译过程并非是单个核糖体在一个 mRNA 分子上进行的，而是有好几个甚至几十个核糖体在同一条 mRNA

分子上进行翻译，形成多聚核糖体，可以按不同进度翻译成多条多肽链。mRNA 分子越大，其上面附着的核糖体就越多。细胞利用多聚核糖体的形式可以提高 mRNA 的利用率和蛋白质合成的速度，从而实现蛋白质的大量合成。

17. 为什么生物体可以解读 mRNA 所携带的遗传信息

答：mRNA 中的核苷酸序列和蛋白质的氨基酸序列好似两种不同的分子语言，因此以 mRNA 为模板合成多肽链的这个过程被称为翻译。在 mRNA 的编码区中，每 3 个核苷酸组成一个密码子，可以编码一种氨基酸。RNA 分子中有 4 种碱基，可以组成 64 个密码子，而氨基酸共有 20 种，因此，一种氨基酸可以由不同的密码子编码，这种现象被称为密码子的简并性。正确解读 mRNA 上密码子所携带的遗传信息有赖于可以识别密码子的 tRNA。tRNA 由 70~90 个核苷酸构成，其二级结构类似三叶草，含有 4 个环和 4 个臂，其中的反密码子环由 7 个碱基组成，中间的三个碱基可以与 mRNA 链上的密码子互补配对，称为反密码子。tRNA 的 3′端总是以 "ACC" 的序列与相应的氨基酸结合，每种氨基酸至少可以和一种相应的 tRNA 结合。在 mRNA 编码序列的指导下，tRNA 可将所携带的特定氨基酸转运至核糖体，使肽链依次从氨基端向羧基端延伸，完成蛋白质的合成，从而解读 mRNA 所携带的遗传信息。

18. 为什么微小 RNA 可以参与多种基因的表达调控

答：微小 RNA（miRNA）是指一类通过转录加工产生的长度为 18~25 个碱基的内源性非编码 RNA，参与基因的表达调控，同时其自身的表达也受基因表达调控机制的影响。从 miRNA 的 5′端开始第 2 位到第 8 位的 7 个核苷酸被称为 miRNA 的种子区域，是识别靶 mRNA 的关键序列。miRNA 可以通过其种子区域与靶 mRNA 相互结合，影响靶 mRNA 的稳定性，或靶 mRNA 的翻译，从而调控蛋白质的表达。miRNA 发挥作用并不需要与靶 mRNA 完全互补结合，一种 miRNA 分子往往可以与多个 mRNA 结合，因此可参与多种基因的表达调控。

19. 为什么过去被认为基因噪音的长链非编码 RNA 有重要的研究价值

答：长链非编码 RNA（lncRNA）是长度大于 200 个碱基的非编码 RNA 的总称，它们不编码蛋白质。不同 lncRNA 的长度差异很大，短的大约有 200 个碱基，长的可达 10 万个碱基。lncRNA 具有 mRNA 样的结构，可被剪接加工，并具有 polyA 尾巴。过去，lncRNA 被认为是基因产生过程中的琐碎片段，称为 "基因的噪音"。但随着研究发现，大多数的 lncRNA 在组织分化发育过程中，都有明显的时空表达特异性或不同的剪接方式。lncRNA 可以参与各种基本的生命活动，与肿瘤等疾病的发生发展密切相关，因此越来越受到关注。

20. 为什么说环状 RNA 是一类特殊的非编码 RNA 分子

答：环状 RNA（circRNA）是一类特殊的非编码 RNA 分子，呈封闭环状结构，对核酸酶不敏感，表达更稳定，不易降解。虽然有大量的 circRNA 存在于真核细胞中，但传统的 RNA 分离方法无法获得 circRNA 分子，因此以前被普遍忽略。circRNA 分子富含 miRNA 的结合位点，具有 miRNA "海绵"的作用，可以竞争性地与 miRNA 结合，调控靶基因的表达。circRNA 通过与疾病关联的 miRNA 相互作用，在疾病的发生发展中起着重要的调控作用，可作为新型的临床诊断标志物加以开发应用。

（潘晓蓉　童建华）

第三节　蛋白质与蛋白质组

21. 为什么说蛋白质是生命活动的体现者

答：基因虽然是遗传物质，决定着遗传性状和蛋白质的表达，但直接参与生命活动，完成各种新陈代谢功能的物质却是蛋白质。蛋白质占人体干重量的 50%，所有生物的细胞结构和功能完成都需要蛋白质参与，蛋白质是各种生命活动的直接体现者和承担者。例如，机体新陈代谢的生化反应 99% 以上都需要酶的参与，而 98% 的酶是由蛋白质构成的。此外，细胞内以及细胞间的信息传递也依赖于蛋白质，如细胞内信号传递因子、激素以及神经递质等。

22. 为什么细胞具有相同的基因结构却存在不同的蛋白质表达

答：人体中不同的体细胞具有相同的基因结构，但蛋白质的表达却明显不同，这是基因表达调控和选择的结果。DNA 转录生成 mRNA，再由 mRNA 翻译形成蛋白质。从 DNA 到蛋白质表达的过程会受到转录调控、转录后调控、翻译调控、翻译后修饰等多种因素的影响，如转录水平上外显子和内含子的选择性拼接；转录后 mRNA 的加工成熟；细胞内不同的转录因子和表观遗传对基因表达的影响；翻译后蛋白质的修饰调控，如磷酸化、乙酰化、甲基化修饰等。基因表达调控是一个非常复杂的过程，不同的细胞有各自不同的基因表达调控机制，所以具有相同基因组结构的不同组织或细胞，其蛋白表达谱可以完全不同。

23. 为什么在基因组计划完成后又提出"后基因组时代"

答：人们对基因组计划预期颇大，然而人类基因组测序图谱完成后发现，虽然人的基因组中含有约 30 亿个碱基对，却仅仅只有大约 25 000 个基因，这与已知蛋白质的数量明显不符。基因表达中存在一个基因能编码多个蛋白质及其变异体的现象，这一令人惊讶的发现使得蛋白质的研究重新回到了人们的视线中。

有限的基因数量和相对稳定的基因组结构并不能完全解释生命活动的动态变化规律。基因组作为遗传信息的载体，在不同的细胞中十分稳定，但基因的表达却错综复杂，在不同的组织器官、不同发育阶段以及不同的机体状态下可以完全不同，这就需要对蛋白质进行深入研究。因此，在生命医学亟需发展的今天，"后基因组时代"应时而生，成为生命科学研究的热门领域。

24. 什么是蛋白质组和蛋白质组学

答：蛋白质组（proteome）是指一个细胞、一类组织或一种生物的基因组所表达的全部蛋白质。它不是局限于一种或几种蛋白质，而是特定时间和空间条件下所有蛋白质的集合，一个蛋白质组不是一个基因组的直接产物，它随组织、甚至环境状态的不同而改变，是一个动态变化的总和。

蛋白质组学（proteomics）是以蛋白质组为研究对象，从整体水平揭示细胞内动态变化的蛋白质组成、结构、表达水平和修饰状态，研究蛋白质之间、蛋白质与生物大分子之间的相互作用，揭示蛋白质的功能与生命活动规律的一门学科。

25. 为什么蛋白质组研究需要重视技术平台的建设

答：蛋白质组研究不同于单个蛋白质的检测和分析。全细胞、组织或生物体均包含上千种蛋白质，对这些蛋白质进行分离、检测和分析是蛋白质组研究的关键，而传统的单个蛋白质研究技术不能满足高通量的要求，因此需要有效的技术作为蛋白组学发展的支撑。目前双向电泳、蛋白质芯片、蛋白质质谱分析以及大规模酵母双杂交筛选系统等技术平台已使蛋白质组的研究得到迅速发展，如双向电泳作为蛋白质组研究中重要的分离技术，能分离成千的蛋白质，并可结合高灵敏度的显色技术以及计算机定量来分析不同状态下差异表达的蛋白质。解决蛋白质组研究中的技术问题是蛋白质组学发展的关键所在，因此必须重视技术平台的建设和发展。

26. 什么是蛋白质芯片技术

答：蛋白质芯片（protein chip）技术又称蛋白质微阵列（protein microarray）技术，是一种高通量、自动化的蛋白质分析方法。其原理是将已知的蛋白质或多肽（如酶、抗原、受体、配体等）固定在经特殊化学处理的固相载体上，根据这些生物分子的识别特性捕获能与之特异性结合的待测蛋白，从而进行蛋白质表达谱和结构的检测分析等。该技术仅依赖于分子识别而不依赖蛋白质分离，可用来获得蛋白质的表达、结构、功能和相互作用的信息。根据蛋白质芯片的用途可分为蛋白质功能芯片和蛋白质检测芯片。根据蛋白质芯片的检测方法又可分为生物化学型芯片、化学型芯片和生物反应器芯片等。

27. 为什么蛋白质印迹技术具有广泛的用途

答：蛋白质印迹（western blotting）又称免疫印迹杂交（immunoblotting），是20世纪80年代发展起来的一种蛋白质表达检测技术。它借助特异性抗体可以与转移至固相载体（如硝酸纤维素膜或聚偏氟乙烯膜等）上的蛋白质（抗原）起免疫反应，再与标记的第二抗体结合（如耦联碱性磷酸酶或辣根过氧化物酶等），经过化学发光等检测标记物进行连续分析。由于固相膜可保存较长时间，且能保持电泳分离的多肽类型不变，也不需要进行放射性核素标记，因此蛋白质印迹技术应用非常广泛。它融合了具有高分辨率的十二烷基硫酸钠-聚丙烯酰胺凝胶电泳（sodium dodecyl sulfate-polyacrylamide gel electrophoresis，SDS-PAGE）和高度敏感、高度特异的抗原抗体结合技术，能够检测出纳克级的蛋白质。WB技术一般包括蛋白质样本处理、SDS-PAGE、蛋白质转移和蛋白质免疫学检测等过程。

28. 为什么双向电泳被认为是目前最有效的蛋白质组分离技术

答：双向凝胶电泳（two-dimensional gel electrophoresis，2-DE）是一种利用蛋白质的电荷数和分子量大小的差异，通过两次凝胶电泳使蛋白质分离的技术。第一向是等电聚焦电泳（iso-electric focusing，IEF），可根据蛋白质等电点的不同，在pH梯度中将带有不同电荷的蛋白质分离形成区带。将第一向电泳结束后的凝胶放入第二向 SDS-PAGE 中，使具有相同等电点蛋白质再按照分子量的差别进行二次分离。经双向电泳后得到一系列蛋白质质点，分布在以等电点或分子量为 X 或 Y 轴的图谱中，每一个点代表了一个或数个等电点和分子量相同的蛋白质。2-DE 将两种灵敏度很高的电泳技术融合在一起，是目前唯一能够同时分离出数千蛋白质质点的蛋白质组学研究技术。

29. 什么是质谱技术

答：质谱技术是将蛋白质离子化后，根据不同离子的质量与其所带电荷的比值，即质荷比（m/s）的差异来分离和确定分子质量。质谱分析需要借助于质谱分析仪完成，它包括离子源、质量分析器和检测器三个组成部分。离子源可以把分子衍生成不同质量的离子或转变成气相离子；质量分析器则根据质荷比不同来分离离子，经过电场或磁场的偏转，不同质荷比的离子在空间或时间上得以分离，质荷比相同速度不同的离子则聚焦在同一点上；分离的离子进入检测器后，产生放大的电流，来测定离子强度或丰度，形成质谱图，从而可分析获得待测样品的分子量、分子结构和分子式等信息。故质谱技术是一种基于测量离子质荷比的分析方法。

30. 为什么蛋白质谱技术在蛋白质组学研究中应用广泛

答：质谱技术是蛋白质组学研究的重要手段，应用非常广泛。如基质辅助激光解析电离（matrix-assisted laser-desorption/ionization，MALDI）、电喷雾电离（electrospray ionization，ESI）质谱技术等。MALDI 联合肽质量指纹图谱（peptide mass fingerprinting，PMF）分析可用于蛋白质鉴定，首先通过双向电泳分离获得蛋白质质点，然后将蛋白质酶解后进行 MALDI 质谱分析，并在数据库中比对结果，进行 PMF 分析，从而鉴定蛋白质的种类或名称。这种蛋白质鉴定方法具有灵敏度高、分析快速、图谱简单等特点。此外蛋白质谱技术也可用于蛋白质序列分析，如 ESI 联合串联质谱技术可分析双向电泳中肽段氨基酸序列，并通过氨基酸序列标签在数据库中寻找匹配信息，完成蛋白质序列测定。

（刘湘帆）

第四节　核酸分子标志物分类

31. 为什么核酸分子标志物的发展将推动个体化医学和精准医学的发展

答：生物分子标志物是指可以反映机体生理、病理状态的核酸（基因组 DNA、各种 RNA）、蛋白质（多肽）、各种代谢产物等。目前，用于临床分子生物学检验的核酸分子标志物主要包括个体基因组特征性 DNA 片段、基因组拷贝数、基因组 DNA 突变、基因组 DNA 位点多态性、线粒体 DNA 拷贝数与突变、基因组的甲基化、病原生物体基因组序列与拷贝数、mRNA 表达水平、疾病相关的各种非编码 RNA（如 miRNA、lncRNA 等）以及外周血游离循环核酸等。与其他的分子标志物相比，核酸分子标志物具有其独特的优势。它不仅位于遗传信息链的上游，大多数情况下可以决定下游蛋白质、代谢物等的变化，而且在体内较稳定，类型多样，易于检测，最易反映个体的早期变化。随着分子生物学检验技术的发展，核酸分子标志物的发现和应用将大大推动个体化医学和精准医学的发展。

32. 什么是基因突变

答：人类基因组是由 DNA 组成的，细胞分裂时，DNA 通过碱基互补配对的原则进行复制，将遗传信息从亲代传递给子代细胞，这个过程使得 DNA 成为各代细胞之间联系的纽带。某些物理、化学和生物因素可以导致 DNA 分子中碱基发生改变，称为 DNA 突变，也称为基因突变。大多数的基因突变可被高等生物自我修复。基因突变主要包括点突变、插入/缺失突变、动态突变等。基因突变可以发生在编码序列，也可以发生在非编码序列；可以发生在体细胞（不传递给子代个体），也可以发生在生殖细胞（传递给子代个体）。基因突变既是遗传变异的主要来源，也是进化的动力，有害的基因突变可以直接导致个体某种表型发生异常，也可以导致个体对某种疾病易感性的增加。

33. 为什么点突变不一定引起蛋白质的变化

答：点突变（point mutation）是指 DNA 分子上单个碱基的改变，即一个碱基被另一个碱基所替代，又称为碱基替换（substitution），包括转换（transition）和颠换（transversion）。转换指一种嘧啶变为另一种嘧啶或一种嘌呤变为另一种嘌呤；颠换指由嘧啶变为嘌呤或由嘌呤变为嘧啶。点突变可以有以下几种情况：①虽然突变使三联密码子发生了改变，但由于遗传密码的简并性，所编码的氨基酸没有改变，不影响蛋白质的功能，此为同义突变；②密码子的改变导致所编码的氨基酸发生改变，影响蛋白质的功能，此为错义突变；③如果点突变导致某个氨基酸的密码子突变为终止密码子，翻译提前终止，肽链因长度缩短而无活性，此为无义突变。点突变可以发生在基因组 DNA 的任何部位。如果发生在基因外 DNA 序列时，一般不会产生效应。如果发生在基因的编码序列，可能会改变氨基酸的序列。如果发生在基因的调控区域，可能造成基因表达的改变。点突变还可以引起 mRNA 的转录后加工错误，例如破坏了内含子剪接的识别位点，产生错误的 mRNA，导致其所编码的氨基酸序列发生改变。由此可见，并不是所有的点突变都会引起蛋白质的改变，只有当点突变影响到了所编码的氨基酸才会引起蛋白质的改变。

34. 什么是插入/缺失突变

答：插入/缺失突变指在 DNA 序列中插入/丢失一个或几个碱基。如果插入或丢失的碱基数不是 3 的倍数，即会导致插入点或缺失点下游的 DNA 三联密码子读码框发生改变，称为移码突变，其结果是突变位点后的氨基酸序列与原来的蛋白质完全不同。但是如果插入/缺失的碱基数是 3 的倍数，没有引起读码框的改变，那么可能只是在蛋白水平上增加或减少几个氨基酸，对蛋白质的影响可能相对较小。

35. 什么是动态突变

答：DNA 分子中存在着一些短串联重复序列，尤其是位于基因编码区或侧翼区的一些三核苷酸重复序列。在由亲代向子代传递过程中，这些短串联重复序列的重复次数不是固定不变的，而是可以随着世代的传递呈现逐代递增的累加突变效应，从而导致某些遗传病，故称之为动态突变。例如亨廷顿病（Huntington's disease）就是由于其致病基因序列中所包含的一段以三核苷酸 CAG 为核心的重复序列发生拷贝数增加所致，正常人群 CAG 的拷贝数在 9~34 之间，患者拷贝数多在 36~120 之间。

36. 为什么 DNA 会发生损伤

答：细胞内的 DNA 会受到各种各样的损伤，导致 DNA 发生突变，包括自发突变和诱发突变。能够引起 DNA 损伤的原因可分为物理因素、化学因素和生物因素三种主要类型。①物理因素：紫外辐射、电离辐射等不仅可以引起碱基的改变，使得 DNA 复制或转录时碱基发生错误配对，还能引起 DNA 链的断裂，使 DNA 片段发生重排，造成染色体结构畸变。②化学因素：一些碱基类似物可以掺入 DNA 分子取代某些正常碱基，引起突变，如 5-溴尿嘧啶可取代 T，并与 G 配对；亚硝酸类化合物可以使碱基发生氧化脱氨基作用，如 A 被脱氨基后即成为次黄嘌呤，不能与 T 正常配对，而与 C 互补结合；羟胺类化合物可使 C 的化学成分发生改变，与 A 配对结合；烷化剂可以使核苷酸因烷基化而发生错误配对；芳香族化合物则能够嵌入到 DNA 序列中，造成碱基的插入或丢失。③生物因素：病毒、细菌和真菌所产生的毒素或代谢产物往往能诱发 DNA 突变，如黄曲霉菌产生的黄曲霉素，就具有强烈的致突变作用，被认为是肝癌发生的重要诱发因素之一。

37. 为什么紫外线可以引起基因突变

答：紫外线是波长从 10~400nm 的电磁波谱的总称，属于不可见光线。260nm 左右的紫外线，其波长正好在 DNA 和蛋白质等生物大分子的吸收峰附近，容易导致这些生物大分子发生损伤。紫外线不但能引起 DNA 分子的断裂，还可以使 DNA 分子中两个相邻的嘧啶碱基以共价键连接形成嘧啶二聚体结构，其中以胸腺嘧啶二聚体（TT）结构多见。二聚体的形成可导致 DNA 双螺旋呈现不正常的构型，使复制和转录受到影响，引起基因突变，从而影响基因的表达和功能。

38. 为什么生物经过很强的太阳光照射后一般不会发生基因突变

答：在自然界中，太阳是最主要的紫外线光源。太阳光透过大气层时，波长短于 300nm 的紫外线可被大气的臭氧层吸收，所以一般不会对地球上的生物造成损害。此外，生物体在进化过程中产生了多种损伤修复机制，可以使损伤的 DNA 得以复原，这对于维持生物体的生存和遗传的稳定具有重要的意义。常见的损伤修复机制包括：①直接修复：光复活作用可直接逆转紫外线辐射造成的嘧啶二聚体；②切除修复：通过修复系统将受损的碱基或核苷酸切除并替换为正确的核苷酸，是修复受损 DNA 最普遍的方法；③复制后修复：能够纠正 DNA 双链断裂；④错配修复（mismatch repair，MMR）：能纠正 DNA 复制错误所引起的错配的碱基对。正是由于大气臭氧层的保护和体内存在的多种损伤修复机制，使得生物体在经过很强的太阳光照射后，大多数情况下并不会发生基因突变。值得一提的是，日益严重的环境污染正在使大气臭氧层遭到破坏，因此，保护好环境，保护好地球，就是保护人类自己。

39. 为什么 DNA 多态性的检测具有重要的应用价值

答：同种群体内，同一个基因在不同个体或同一个体的两条染色体上会出现核苷酸序列的差异，若这种差异在群体中出现的频率低于 1%，称为 DNA 突变，高于 1% 则称为 DNA 多态性。DNA 突变可导致明显的基因结构、功能和表型的异常，而 DNA 多态性大多是中性的，虽然影响 DNA 的序列，但一般不影响基因的表达。多态性位点多发生在非编码区，且无临床表型或临床表型不明显。人类基因组中 DNA 多态性有多种形式，主要包括限制性片段长度多态性（restriction fragment length polymorphism，RFLP）、微卫星（microsatellite）和小卫星（minisatellite）多态性、单核苷酸多态性（single nucleotide polymorphism，SNP）以及拷贝数多态性（copy number polymorphism，CNP）等。人类个体千差万别，正是由于 DNA 的这些多态性，构成了体现个体差异的遗传标志，在法医学上可用于个体识别和亲子鉴定。此外，DNA 的多态性还体现了不同个体或群体对疾病易感性和对药物、环境等因素的不同反应，是研究和检测疾病的分子遗传学基础。因此，DNA 多态性在生物医学研究和临床实践中具有重要价值。

40. 什么是限制性片段长度多态性

答：限制性片段长度多态性（RFLP）是指由于个体基因组 DNA 中核苷酸序列的变异使同种生物不同个体的 DNA 在限制性内切酶酶切后出现的不同长度的限制性片段（片段长度的多态性），被认为是第一代 DNA 分子标志。RFLP 主要有以下两种类型，一种是点多态性，是指由于 DNA 单个碱基的改变，导致酶切位点的丢失或获得而产生的多态性。另一种是序列多态性，是指由于 DNA 分子中出现较大片段的缺失、重复或插入而形成的多态性。后者的特征是限制性内切酶识别位点本身的碱基不发生变化，改变的只是酶切位点在 DNA 分子中的相对位置。RFLP 的检测被广泛用于遗传图谱构建、基因定位以及生物进化和分类的研究，也被用于地中海贫血、血友病、苯丙酮尿症等疾病的诊断。由于此技术所需样品量多、方法繁琐、实验持续时间长，目前已逐渐被其他检测方法所取代，但是仍有一定价值。

41. 为什么小卫星或微卫星多态性可用于疾病的遗传分析

答：小卫星和微卫星多态性属于第二代 DNA 分子标志物，均表现为重复序列拷贝数的变异。小卫星 DNA 由长 10~100bp 的基本序列串联而成，可重复几十到几百甚至几千次，总长通常不超过 20kb。这种可变数目串联重复（variable number of tandem repeats，VNTR）序列决定了小卫星 DNA 长度的多态性。微卫星 DNA 的基本序列只有 2~8bp，又称短串联重复（short tandem repeat，STR）或简单序列重复（simple sequence repeats，SSR），通常重复几十至上百次。小卫星 DNA 和微卫星 DNA 基本序列的重复次数在个体间呈高度变异性，且数量丰富，其多态性比 RFLP 高，可通过聚合酶链反应（polymerase chain reaction，PCR）以及电泳对其进行分析检测，被广泛用于 DNA 指纹（DNA fingerprint）分析和遗传连锁分析。此外，一些基因的小卫星 DNA 或微卫星 DNA 多态性与人类疾病特别是神经系统疾病和癌症也有着密切的关系。因此，临床上可将 VNTR 或 STR 等用于疾病的遗传分析和诊断。

42. 什么是单核苷酸多态性

答：单核苷酸多态性（SNP）是指在基因组水平上，由单个核苷酸的变异所引起的 DNA 序列多态性，主要由碱基的转换或颠换所致。它是人类可遗传变异中最简单、最常见的一种，占所有已知多态性的 90% 以上。SNP 广泛存在于人类基因组中，平均每 500~1000bp 中就有 1 个 SNP。根据 SNP 在基因中的位置不同，可分为基因编码区 SNP （coding-region SNP，cSNP）、基因周边 SNP（perigenic SNP，pSNP）和基因间 SNP（inter-genic SNP，iSNP）三大类。一般情况下，SNP 并不直接致病，但有些 SNP 可能与疾病的易感性相关。目前，检测分析 SNP 的主要方法有点杂交、荧光定量 PCR、变性高效液相色谱、基因测序、基因芯片分析等。近年来，通过全基因组关联分析（genome-wide associ-ation study，GWAS）已发现很多与疾病相关的 SNP 位点，对于疾病风险的分析具有重要作用。

43. 为什么拷贝数多态性可用于疾病的诊断

答：拷贝数多态性（CNP）也称为拷贝数变异（copy number variation，CNV），是指基因组中较大的 DNA 片段（1kb~2Mb）所发生的拷贝数的变化，即在染色体的某个区域由于某段 DNA 序列的插入、复制或缺失，使得该段 DNA 序列的拷贝数发生增加或减少。这类变异可涉及一个基因或连续的一系列基因，可以来自遗传，也可由新发突变造成。通过细胞遗传学技术、荧光原位杂交技术和下一代测序技术等实验方法可对 CNP 进行检测分析。CNP 与多种遗传性疾病或疾病的易感性有着密切的相关性，检测与疾病相关的 CNP 对于疾病的诊断和治疗具有重要的意义。

44. 为什么基因组会有不稳定性

答：正常情况下，细胞内基因组的结构和功能是稳定的。当 DNA 自发或诱发的突变不断积累，而 DNA 修复系统因损伤无法及时修复这些突变时，可出现基因组不稳定性（genomic instability）。最常见的基因组不稳定性是微卫星不稳定性（microsatellite instability，MSI），表现为 DNA 复制过程中因错配无法被及时修复而引起的微卫星序列插入或缺失的重复次数的改变，导致微卫星序列长度发生变异。

基因组不稳定性是一种特殊的遗传损伤，与染色体变异、原癌基因激活或抑癌基因失活等一样，都是导致细胞癌变的重要原因。基因组不稳定性常被认为发生在细胞癌变过程的早期阶段，与很多肿瘤的发生关系密切。如结直肠癌患者经常表现出很强的 MSI。MSI 的检出必须同时检测正常细胞和肿瘤细胞的微卫星序列，并进行对比分析。

45. 为什么细胞具有 DNA 修复机制还会出现基因组不稳定性

答：正常的基因组能够保持稳定的结构和功能，这是由于细胞内存在维护基因组稳定的修复系统，即基因组守护基因（genomic caretaker gene），可参与 DNA 损伤修复和错配修复（MMR）。当 DNA 在复制过程中因模板错位等原因而发生错配损伤，引起基因突变时，若修复系统的相关基因异常，相邻基因的突变频率则会升高 100~1 000 倍，"CA" 等二核苷酸重复单位在微卫星序列中插入或缺失的频率也会升高 500 倍。因此细胞修复系统缺失是造成基因组不稳定性的重要原因，这种基因组不稳定性在肿瘤与遗传性疾病（如着色性干皮病、Bloom 综合征、Fanconi 贫血、毛细血管扩张性运动失调等）中发挥着重要作用。

46. 为什么表观遗传是一种特殊而重要的遗传方式

答：表观遗传（epigenetic inheritance）是指可通过细胞分裂在细胞世代之间传递的不

依赖 DNA 序列的现象，包括 DNA 甲基化、组蛋白修饰、染色质重塑、基因表达的重编程以及非编码 RNA 的调节等。表观遗传学（epigenetics）是研究表观遗传现象的一门新兴的分子和医学遗传学分支学科，主要研究非 DNA 序列改变所引起的基因表达和调控的可遗传性变化。与高度稳定的基因组 DNA 相比，表观遗传修饰既是可以遗传的，在一定条件下又是可逆的，处于亚稳定的状态。表观遗传丰富了生物遗传的概念，在更高层次上赋予遗传信息更广泛的灵活性和多样性，解释了机体在不同发育阶段、不同条件下基因表达不同的现象。表观遗传修饰的异常会使基因的表达发生明显改变，导致蛋白质表达增加或减少，甚至诱发多种疾病，包括肿瘤、免疫性疾病、内分泌疾病及神经系统疾病等。

47. 什么是 DNA 甲基化

答：DNA 甲基化（DNA methylation）是指生物体在 DNA 甲基转移酶的催化下，以 S-腺苷甲硫氨酸作为甲基供体，将甲基转移到特定碱基上的过程。DNA 甲基化的部位常见于腺嘌呤 N-6 位，胞嘧啶 N-4 位，鸟嘌呤 N-7 位或胞嘧啶 C-5 位等。在人类基因组 DNA 中大约有 1% 的碱基会发生甲基化修饰，最常见于胞嘧啶-磷酸-鸟嘌呤（CpG）二联核苷酸中的胞嘧啶上，生成 5^mC。在正常组织 DNA 中，CpG 可以散在存在，也可以串联成簇排列在一起（称为 CpG 岛）。DNA 甲基化多分布在分散的 CpG，而 CpG 岛则多为非甲基化状态。甲基化位点可随 DNA 的复制而遗传，甲基化酶可在 DNA 复制后对新合成的未甲基化的位点进行甲基化。DNA 甲基化能使染色质结构、DNA 构象、DNA 稳定性以及 DNA 与蛋白质的相互作用方式等发生改变，从而有效调控基因表达。

针对候选基因的 DNA 甲基化分析，主要采用重亚硫酸盐法。该方法首先用重亚硫酸盐使 DNA 中所有非甲基化的胞嘧啶脱氨基转化变为尿嘧啶，而甲基化的胞嘧啶则不发生改变。结合 PCR 扩增、测序、酶切、电泳等手段，即可对任何基因序列的甲基化状态进行检测。若要对 DNA 甲基化进行高通量的检测则可应用甲基化检测芯片等最新技术。

48. 为什么 DNA 甲基化能有效调控基因表达

答：DNA 甲基化是最早发现的 DNA 修饰途径之一，可参与胚胎发育、X 染色体失活、衰老、肿瘤等多种生理过程和疾病。DNA 甲基化可引起基因组特定区域的染色质结构发生改变，使染色质高度螺旋化，凝缩成团，从而失去转录活性。而 DNA 去甲基化则是促进基因表达的一种方式，如位于基因转录启动子区域的 CpG 岛，多处于去甲基化状态，可使基因正常转录，它们是基因表达的"开关"。因此 DNA 的甲基化和去甲基化修饰是细胞内一种重要的基因表达调控方式，也是表观遗传学的重要组成部分。DNA 甲基化状态的异常会影响基因组的稳定性，导致基因表达过度或表达失活，诱发各种遗传性疾病或肿瘤。许多抑癌基因的表达失活都与 DNA 甲基化修饰有关，异常的高甲基化会使抑癌基因的转录水平大大降低或失活，从而诱发肿瘤的发生发展。

49. 为什么组蛋白乙酰化修饰可以影响基因的转录活性

答：染色体的基本单位是核小体，每一个核小体由 H2A、H2B、H3 和 H4 四种组蛋白组成的八聚体以及所缠绕的 DNA 构成。组蛋白的核心部分均一，但位于外面的氨基端则可以被多种酶进行各种修饰，包括甲基化、乙酰化、磷酸化、泛素化等。其中乙酰化修饰主要发生在组蛋白 H3 和 H4 氨基端比较保守的赖氨酸位置，在组蛋白乙酰转移酶和去乙酰化酶的共同协调下进行。组蛋白的这些修饰可以改变其与 DNA 之间的相互作用，使染色质构型发生改变（称为重塑），从而影响基因的转录活性，如乙酰化参与基因活化和 DNA 复制；去乙酰化则与基因失活有关。构成核小体的组蛋白中被修饰的氨基酸种类、位置和修饰类型等被称为"组蛋白密码"，它对生长发育不同阶段、不同条件下的基因表达等具有重要意义。

50. 什么是 RNA 干扰

答：RNA 干扰（RNA interference，RNAi）是由双链小 RNA 分子诱发的、可致互补的靶 mRNA 降解或表达受抑的现象，也是真核生物的一种自我保护机制。RNAi 最初是在研究 C. elegan 线虫时发现的，被认为是基因表达调控的一个重要发现。常见的参与 RNAi 的小 RNA 分子有 miRNA 和 siRNA 两种。miRNA 是一类内源性的微小 RNA 分子，是其前体经体内 Dicer 酶加工之后形成的一类长 18~25bp 的非编码小 RNA 分子，在体内与解旋酶、内切酶等多种成分形成 RNA 诱导沉默复合物（RNA-induced silencing complex，RISC），抑制与其有互补关系的特异性 mRNA 的翻译表达。miRNA 的特点是具有高度的保守性、时序性和组织特异性，miRNA 与靶 mRNA 的序列互补可以是不完全的。siRNA 是一类人工合成的长 20~25bp 的外源性双链小 RNA 分子，一般与靶 mRNA 的序列完全互补，可通过转染进入细胞内，降解与其序列互补配对的靶 mRNA，沉默相应基因的表达。

51. 为什么要检测线粒体 DNA

答：线粒体病是一类具有高度临床变异性和遗传异质性的疾病，线粒体疾病临床表型复杂多样，常累及多个器官或系统，临床诊断相对较难。虽然线粒体中仅有 20% 的蛋白质是由环状双链的线粒体 DNA 编码而成，但线粒体 DNA 本身的缺陷却是线粒体疾病发生的主要原因，因此检测线粒体 DNA 缺陷可以为临床诊断线粒体疾病提供直接证据。线粒体 DNA 缺陷包括重复、缺失及点突变，其中点突变是最常见的缺陷。针对已知点突变的检测方法包括等位基因特异性寡核苷酸（allele specific oligonucleotide，ASO）杂交、PCR-限制性片段长度多态性（PCR-RFLP）、基因芯片、连接酶链反应等。针对未知点突变的检测方法包括单链构象多态性（single strand conformation polymorphism，SSCP）分析、变性梯度凝胶电泳（denaturing gradient gel electrophoresis，DEEG）、基因测序分析、变性高效液相色谱（denaturing high performance liquid chromatography，DHPLC）等。

52. 为什么要检测线粒体 DNA 的拷贝数

答：人体的每个细胞中有数千个乃至上万个线粒体 DNA 分子。在不同的组织、不同的细胞中或同一组织在不同的发育阶段、不同的生理状态下，线粒体 DNA 的拷贝数是可以发生动态变化的，高耗能的细胞（如肌肉细胞）含有的线粒体 DNA 拷贝数远多于低耗能的细胞（如胰腺细胞）。线粒体 DNA 拷贝数的变化与衰老、骨质疏松、糖尿病、心血管疾病、肿瘤等多种疾病的发生、发展有一定的相关性。在一些致死性的婴儿呼吸障碍、乳酸性酸中毒或肌肉、肝、肾衰竭的患者中，其线粒体 DNA 的拷贝数会显著减少。因此，检测线粒体 DNA 的拷贝数具有一定的临床应用价值。

53. 为什么人体中可以检出外源性基因组

答：人体中外源性基因组主要来源于感染的病原体。当细菌或病毒等病原体入侵人体后，会在细胞内大量繁殖和释放，并进入血液，因此血液中检测病原体核酸是病原体感染的直接证据。目前临床上最常见的是利用荧光定量 PCR 技术来定量检测病毒的核酸载量，后者与病毒在体内的数量、病毒的活跃程度呈正比，也是临床判断病毒感染程度最重要的信息，可指导临床制订治疗方案和评估预后。此外，病原体的核酸检测不仅可以用来进行隐性感染或潜在感染的诊断，也可以对病原体进行基因型分型、亚型鉴定以及耐药性分析等，尤其在变异病毒的快速诊断中具有不可替代的优势。

54. 为什么非编码 RNA 可以作为临床检测的分子标志物

答：所谓非编码 RNA 就是指不编码蛋白质的 RNA，除 rRNA 和 tRNA 外，其他非编码 RNA 常被认为是"垃圾"RNA。事实上，它们并非"垃圾"，而是参与 DNA 甲基化修饰、染色质重构、基因转录和翻译的调控，在生命的各种生理和病理过程中具有广泛的调节作用。它们的突变或表达异常与许多疾病的发生密切相关，因此其重要性已越来越得到人们的关注。非编码 RNA 主要包括 miRNA 和 lncRNA 等。在人类肿瘤中，这些非编码 RNA 分子的表达谱往往不同于正常组织，且在不同类型的肿瘤之间也具有一定的特异性。它们既可以行使原癌基因的作用，也可发挥肿瘤抑制因子的作用，这在肝癌、肺癌、肠癌、卵巢癌和白血病等多种恶性肿瘤中已得到证实。因此，非编码 RNA 可用来作为疾病诊断、预防、疗效监测、预后判断的辅助分子标志物，为临床确定个体化治疗方案提供有力的工具。

（刘湘帆　潘晓蓉　梁璆荔　童建华）

第五节　核酸分子标志物来源

55. 为什么全血是基因组研究最常使用的样本

答：研究人基因组时，全血是最常使用的样本来源。首先，全血是比较容易获取的样本，属于非创伤性取材；其次全血可以反映人体基因组的全部信息，理论上人体中全部体细胞的基因组组成都是相同的，在研究正常人群基因组信息时，全血可以替代其他组织标本作为一个常用的检测对象。但在对异常基因组（如体细胞突变）进行研究时，应根据实验目的的不同，选择相应的组织作为提取基因组 DNA 的样本来源。

56. 为什么红细胞不能作为基因组研究的样本

答：人基因组研究主要是指对细胞核内的染色体基因组进行研究。红细胞在从原始红细胞发育到成熟红细胞的过程中，会脱去细胞核，形成无核细胞。因此，成熟的红细胞内是没有细胞核的，不能用于提取基因组 DNA。采用全血样本抽提基因组 DNA 时要去除红细胞，以便从白细胞和血小板等有核细胞中提取基因组 DNA。但原始的红细胞是有细胞核的，可以用来提取核酸成分，是胎儿核酸的重要来源。

57. 为什么用全血提取核酸时要避免选用肝素作为抗凝剂

答：全血使用的抗凝剂主要是肝素、乙二胺四乙酸（ethylene diamine tetraacetic acid,

EDTA）和枸橼酸盐。使用肝素抗凝对全血基因组核酸提取有较大影响。主要表现在：①肝素会与细胞膜表面的膜蛋白结合，引起细胞膜通透性改变；②肝素可以结合并激活全血中多种蛋白酶原和补体系统，产生一系列酶效应，容易导致核酸降解；③肝素也会对后续的PCR检测产生影响，如影响 DNA 聚合酶的活性或影响 Mg^{2+} 浓度等。而 EDTA 主要是通过与 Ca^{2+} 结合发挥抗凝作用，对提取核酸几乎没有影响。在室温放置的肝素抗凝全血标本，提取核酸效果较差，而使用 EDTA 抗凝的样本在室温保存数天后，核酸获得率仍可达到85%。因此在以提取核酸为目的抽取全血时，应尽量避免选择肝素抗凝，而常选择 EDTA 抗凝。

58. 为什么血清或血浆中会有循环核酸

答：在传统意义上，血清或血浆是血液中的无细胞成分，而核酸都存在于细胞内，因此血浆或血清中似乎不应该有核酸成分。但事实上在血浆或血清中存在着游离核酸，并随着血液进行循环，因此也称为循环核酸。循环核酸的来源主要包括外源性和内源性两个部分。外源性循环核酸主要来源于入侵机体的外源性病原体，包括细菌、病毒等，可通过血浆或血清中循环核酸检测外源性病原体的存在，并可定量检测核酸拷贝数。内源性循环核酸主要来源于衰老和凋亡细胞等释放出来的核酸，以及生长旺盛的肿瘤细胞等来源的核酸成分，可以通过检测循环核酸中的分子标志物分析肿瘤的类型和监测肿瘤的转移等。

59. 为什么血液也可以进行"活检"

答：活检通常是指对组织，尤其是实体组织采用免疫组化等方法所进行的病理研究。血液活检也称液体活检，是指通过非侵入性的血液检测，对释放到血液中的细胞、类细胞或核酸成分，进行深入的病理或分子研究，是体外诊断的一种新技术。液体活检目前主要包括循环肿瘤细胞（circulating tumor cell，CTC）、循环肿瘤 DNA（circulating tumor DNA，ctDNA）和外泌体（exosome）检测等。液体活检作为一种肿瘤监测和辅助性治疗的突破性技术，可为肿瘤的分子诊断和精确治疗提供有价值的信息。

60. 为什么循环肿瘤细胞对于肿瘤的研究意义重大

答：循环肿瘤细胞（CTC）是游离于血液循环系统中的肿瘤细胞，主要来源于原发肿瘤组织，是肿瘤细胞转移的重要方式，也是肿瘤患者术后复发的重要原因之一。CTC 作为可以在血液中检测到的游离肿瘤细胞，包含了肿瘤细胞全部基因组和蛋白质组等信息，对研究肿瘤发生机制、转移机制、肿瘤细胞类型等具有非常重要的价值，对于临床早期发现肿瘤转移及寻找治疗靶点等意义重大。

61. 为什么外泌体在未来临床应用中有广阔的前景

答：外泌体是一种直径 30~100nm 具有膜结构的囊泡，内部含有多种成分，包括蛋白质、核酸、脂类等生物分子。外泌体可从细胞释放入血，作为液体活检的检测内容，已成为体外诊断研究的一个热门领域。

多种细胞在正常或病理状态下均能分泌外泌体，这可能是细胞内溶酶体微粒内陷形成的多囊泡体，与细胞膜融合后被排出细胞。最初，外泌体被认为是细胞垃圾，但现已发现外泌体可参与机体免疫应答、抗原提呈、细胞迁移定位、细胞分化与肿瘤侵袭等病理生理过程。由于颗粒小密度低，特异性标志蛋白尚不明确等原因，外泌体提取十分困难，但血液中外泌体的含量明显高于 CTC，理论上也更容易富集，且外泌体囊性结构对内部核酸有保护作用，核酸成分也比游离肿瘤 DNA 更稳定，因此在未来临床应用中将有广阔的前景。

62. 为什么要检测痰液中的核酸分子

答：痰液直接来源于呼吸道，具有取材简便、无创、可重复等优点，在诊断呼吸系统疾病中具有重要的临床价值。痰液中的脱落细胞检测可用于肺部肿瘤疑似患者的病理诊断，其核酸可进行肿瘤分子标志物检测。呼吸道感染疾病可通过痰液进行病原体培养、核酸检测、菌种鉴定和耐药性分析等，如结核分枝杆菌、肺炎支原体等 DNA 检测。但是痰液核酸一般仅适合做定性分析，而不宜进行定量分析。

痰液标本多是采集早晨起床后第一口痰，采集前应先漱口，避免唾液对核酸的影响。痰液中含有大量的黏蛋白和杂质，提取核酸前需要进行液化。如用于结核分枝杆菌 DNA 检测的痰液需要使用 1mol/L NaOH 或变性剂进行液化，而用于肺炎支原体 DNA 检测的痰液，则需要用生理盐水进行液化。

63. 为什么肺泡灌洗液对于下呼吸道疾病诊断及判断预后有重要意义

答：支气管肺泡灌洗液是通过纤维支气管镜对支气管以下肺或亚肺段水平，以无菌生理盐水灌洗和回收得到的灌洗液，对其进行细胞计数、分类、病理检查以及分子检测等，可对下呼吸道疾病进行临床诊断以及预后判断。肺泡灌洗是间质性肺病、肺部肿瘤以及免疫受损导致的肺部感染等疾病重要的临床辅助诊断手段。肺泡灌洗需要标准操作，在局部麻醉下，通过纤维支气管镜顶端快速注入 37℃ 灭菌生理盐水，每次 25~50ml，总量多在 100~250ml（不超过 300ml），并立即在负压下回流灌洗液，通常回收率为 40%~60%，并将回收液用无菌纱布过滤去除黏液后收集送检。

64. 为什么磁珠法是提取粪便中病毒核酸的较好方法

答：临床上常采用粪便病毒核酸磁珠法试剂盒从粪便中提取核酸。先将裂解液（1ml）加入用于核酸提取的粪便标本（200mg），振荡、混匀、离心后收集上清液。而后加入表面有活性基团的磁珠，裂解出的核酸成分会特异性吸附在磁珠表面，通过磁铁将带有核酸的磁珠与其他混合物分离。这种方法获得的核酸质量稳定，适合病毒的核酸分子检测。此外粪便样本的核酸提取也可以使用自动化的核酸提取系统，该系统可同时快速大量处理粪便标本。

65. 为什么产前诊断需选择合适的方法获取胎儿细胞

答：产前诊断中最重要的是获得胎儿细胞，从而得到胎儿基因组 DNA。目前获得胎儿细胞的方式包括：①胎儿绒毛膜穿刺：在 B 超指导下可在孕早期获得胎儿细胞和基因组 DNA，能够更早进行遗传分子诊断，但风险性和创伤性均较大，孕妇具有一定的流产风险；②羊水穿刺：是目前常用的方法，在 B 超指导下，抽取羊水 20~50ml，提取基因组 DNA，其风险性较绒毛膜穿刺低，但仍存在一定的流产风险；③孕妇外周血分离胎儿细胞，这是一种非创伤性检测，比较安全，是一种理想的获得胎儿细胞的方式，但由于胎儿细胞在母亲外周血中含量极低，因此分离技术要求较高，目前可通过免疫磁珠分选和流式细胞分选等技术分离，但获得率低，技术仍待不断完善。由于每种方式均有其优缺点，故产前诊断需选择合适的方法获取胎儿细胞。

66. 为什么羊水穿刺要选择合适的妊娠时间

答：羊水存在于羊膜腔内，妊娠 12 周时羊水量约为 50ml，20 周时约为 400ml，36 ~ 38 周时为 1 000 ~ 1 500ml。做产前诊断最佳穿刺抽取羊水的时间是妊娠中期 16 ~ 24 周。因为这时胎儿小，羊水相对较多，胎儿周围有较宽的羊水带，用针穿刺抽取羊水时，不易刺伤胎儿。抽取 20ml 羊水，只占羊水总量的 1/20 ~ 1/12，不会引起子宫腔骤然变小而诱发流产，而且这个时期羊水中的活细胞比例最大，细胞培养成活率高，可供染色体核型分析、染色体遗传病诊断和性别判定等。

67. 为什么尿沉渣细胞核酸提取较尿液游离核酸提取容易

答：尿液作为标本提取核酸对诊断泌尿系统疾病和监测预后具有重要的临床价值，如泌尿系统肿瘤、感染、肾脏移植术后等。尿液中的核酸提取包括尿沉渣细胞核酸提取和游离核酸的提取。尿沉渣细胞核酸提取相对比较容易，通过离心尿液，沉淀和收集细胞，再通过常规方法或试剂盒提取核酸。尿液中游离核酸检测相对较难，且尿液中存在抑制核酸活性的物质，因此建议使用标准化的尿液游离核酸提取试剂盒，主要是基于离心柱层析法，它可以从少量尿液中快速、方便、可靠地分离游离核酸，并能有效减少抑制性成分，获得的核酸可用于后续的 PCR、实时荧光定量 PCR、甲基化敏感的 PCR、DNA 印迹分析和下一代测序（NGS）等检测。

（刘湘帆　梁璆荔）

第六节　核酸样本提取

68. 为什么核酸提取需要遵循一定原则

答：根据组织或细胞样本性质、提取核酸的类型以及用途等，核酸提取应采用不同的分离与纯化的方法。但无论采取何种方法，都应遵循一定的原则：①保证核酸一级结构的完整性，即保证核酸的线性结构，它是核酸结构和功能研究的最基本要求。影响核酸完整性的因素很多，包括物理、化学与生物学等因素，过酸或过碱、高温以及机械损伤等都会对核酸分子中的化学键有破坏作用。为保证核酸的完整性，操作过程应尽量避免各种有害因素对核酸的破坏。②尽量排除其他污染，保证核酸样品的纯度。抽提时需去除蛋白质、多糖、脂类等生物大分子以及细胞碎片，去除不需要的核酸分子（如提取 DNA，应去除 RNA 类核酸），还要去除抽提过程中使用的有机溶剂、金属离子等杂质成分。

69. 为什么核酸裂解液中常使用十二烷基硫酸钠

答：DNA 裂解液的作用是破碎细胞，释放出核酸和核蛋白等分子。十二烷基硫酸钠（SDS）是 DNA 裂解液中的主要成分之一，是一种离子型表面活性剂。在裂解细胞的过程中 SDS 可以溶解细胞膜上的脂肪与蛋白质，破坏细胞膜。SDS 还可以溶解核膜，解聚细胞中的核蛋白，使变性的蛋白质与 DNA 分开。

70. 为什么基因组 DNA 提取时使用苯酚与氯仿

答：苯酚是一种很强的蛋白质变性剂，微溶于水，能够使蛋白质发生变性和沉淀，同时又具有抑制 DNA 酶活性的作用，因此被用于核酸提取。在提取基因组 DNA 时，使用苯酚可以使蛋白质的二级结构发生改变，脱去水化层，使蛋白质容易聚集沉淀而变性。变性的蛋白质经过离心后，可与溶解在水相中的基因组 DNA 分离。氯仿作为一种表面变性剂也可使蛋白质变性，但其变性作用弱于苯酚。由于苯酚与水相有一定程度的互溶，因而会有少部分在含 DNA 的水相中残留。而氯仿与水不相混溶，既不会带走 DNA，又可以去除微溶于水的苯酚。所以在抽提过程中，将苯酚与氯仿混合（1∶1）使用效果更好。

71. 为什么用苯酚与氯仿抽提 DNA 时，还要加少量的异戊醇

答：用苯酚与氯仿抽提细胞基因组 DNA 时，为了混合均匀，需振荡容器数次，因此会在混合液内产生气泡，而气泡会阻止试剂相互间的充分作用。加入异戊醇能降低分子表面张力，减少抽提过程中的泡沫产生，有助于分相，使离心后上层含 DNA 的水相、中间的变性蛋白相及下层的有机溶剂相维持稳定。所以，一般采用氯仿与异戊醇（24∶1）或苯酚、氯仿与异戊醇（25∶24∶1）混合有机溶剂提取核酸。

72. 为什么提取核酸需要使用 pH 8.0 的 Tris 水溶液饱和酚

答：苯酚是一种有机溶剂，具有强烈的变性蛋白质的作用，但它可以微溶于水，会残留在 DNA 所在的水相中，影响 DNA 的纯度。苯酚使用前需用 Tris 溶液进行饱和，以减少抽提 DNA 过程中吸收水分和损失 DNA。Tris 溶液调节至 pH 8.0，可以使 DNA 更加稳定地存在于水相中。此外，保存在 4℃ 冰箱中的苯酚，容易被空气氧化变成粉红色，形成醌类物质而易使 DNA 降解，因此氧化的苯酚不能用于提取核酸，应使用 pH 8.0 的 Tris 水溶液再次饱和后使用，最好分装在棕色试剂瓶里，上面覆盖一层 Tris 水溶液或 TE 缓冲液，以隔绝空气。另外也可加入巯基乙醇和 8-羟基喹啉，此举不仅能抗氧化，还能在一定程度上抑制 DNA 酶的活性。

73. 为什么提取核酸时要防止有机溶剂或金属离子残留

答：在核酸提取的过程中应该去除的污染物主要包括三类：即非核酸的大分子污染物（如蛋白质、多糖、脂类复合物等）、非所需的核酸分子和分离纯化过程中加入的溶液与试剂。这些在核酸分离纯化过程中加入的有机溶剂和某些金属离子，若残留在 DNA 样本中，会影响 DNA 的质量，对后续实验产生影响，如干扰 PCR 中 DNA 聚合酶的活性，使 PCR 扩增效率降低；抑制限制性内切酶导致无法酶切 DNA 分子中特异的核酸序列等。因此在沉淀核酸后，应仔细去除残留的有机溶剂或金属离子，可以通过增加 70% 乙醇洗涤的次数（2~3 次）并使乙醇充分挥发以减少有机溶剂和金属离子的残留。

74. 为什么乙醇和异丙醇可以用于浓缩沉淀核酸

答：无水乙醇和异丙醇是最常用的沉淀核酸的试剂。乙醇的优点是可以和水相混溶，不会与核酸起任何化学反应，因此是理想的沉淀剂。加入乙醇时，乙醇会夺去 DNA 周围的水分子，使 DNA 失水而易于聚合。一般实验中，加 2 倍体积冰的无水乙醇与 DNA 相混合，使乙醇的最终含量占 67% 左右，采用冰的无水乙醇可以减少乙醇与水作用时释放的热量。异丙醇也可以用于核酸沉淀，尤其对于 rRNA 和 mRNA 效果更明显。异丙醇的使用量通常是 0.6~1 倍体积，可选择性沉淀 DNA 或 RNA。不足之处在于异丙醇容易使盐溶液同时沉淀，且较难挥发，必须使用 70%~80% 乙醇清洗。

75. 为什么在沉淀 DNA 前常使用醋酸钠或氯化钠

答：使用乙醇沉淀 DNA 时，需要加一定量的醋酸钠（NaAc）或氯化钠（NaCl）至最终浓度 0.1~0.25mol/L。在 DNA 分子双螺旋结构中，外侧的磷酸基团使 DNA 带有负电荷，因此 DNA 分子之间存在着同性电荷的排斥力。加入一定浓度的 NaAc 或 NaCl，Na^+ 可中和 DNA 分子上的负电荷，降低 DNA 分子之间的同性电荷相斥力，使 DNA 分子易于互相聚合而形成 DNA 钠盐沉淀。若加入的盐溶液浓度太低时，只有部分 DNA 形成 DNA 钠盐聚合，会造成 DNA 沉淀不完全；若加入的盐溶液浓度太高时，则会造成过多的盐杂质存在，进而影响后续实验中的酶活性，必须进行洗涤或再次沉淀。

76. 为什么提取人基因组 DNA 动作要轻柔

答：提取人基因组 DNA 时，易导致 DNA 断裂，原因主要有：①双链 DNA 分子是线性分子，很容易受到外切力而断裂；②提取的基因组 DNA 本身存在静电排斥作用，分子很黏稠不容易溶解，操作力度控制不好很容易造成 DNA 分子拖拽，引起分子断裂；③人基因组 DNA 分子直径小长度长，机械张力极易引起 DNA 分子断裂。因此操作时动作要缓和，摇动速度不能过快，溶液转移次数要尽量减少，转移时液流缓慢，避免液体内以及液体与容器间产生剪切力，混合不同的液体时切忌震荡，甚至要静置。为减少对 DNA 一级结构的破坏，抽提的同时要有效地抑制核酸酶的活性，混匀过程产热宜采用低温操作。

实验室提取核酸方法不同，得到的基因组 DNA 长度也会有差异，如经典的苯酚-氯仿法提取的核酸长度约 100~150kb，而甲酰胺解聚法由于操作步骤明显减少，可以得到 > 200kb 的核酸片段。

77. 为什么有些情况会导致基因组 DNA 获得率很低

答：在提取基因组 DNA 的实验中，有时会出现 DNA 获得率很低，甚至无基因组 DNA 的现象。可能的原因包括：①由于标本自身基因组 DNA 含量很低，因此获得率较低，如法医学中痕量样本、从单细胞中提取基因组等；②实验操作原因：如细胞破裂不够充分，使得 DNA 释放不完全；离心时离心力过低等原因均可使核酸丢失，导致核酸获得率偏低；③DNA 降解：采集的标本材料过于陈旧，其内部的 DNA 可能已经出现部分降解，如甲醛溶液等化学试剂处理过的标本本身可能就存在 DNA 降解现象；部分组织标本本身就富含 DNA 酶，样本也比较容易降解。

78. 为什么人基因组 DNA 可以在 pH 8.0 的 TE 缓冲液中长期保存

答：DNA 可以保存在多种不同的缓冲液中，如磷酸盐缓冲系统和硼酸系统等，也可以保存在无菌水中。但最适合 DNA 长期保存的还是 Tris-HCl-EDTA（TE）缓冲液，在-70℃冰箱可保存数年。TE 缓冲液的 pH 应调整至 8.0，此时 DNA 分子最稳定，脱氨反应明显减少。当 pH 下降，低于 7.0 时，DNA 则易发生变性。此外，TE 缓冲液中不存在金属离子等的干扰作用，不会影响后续实验的进行，而 EDTA 又能增加 DNA 的稳定性，因此 pH 8.0 的 TE 缓冲液非常适合长期保存基因组 DNA。

79. 为什么提取线粒体 DNA 需分两步完成

答：线粒体 DNA 的提取需通过两步完成，首先提取线粒体：通过匀浆或研磨等方法破碎细胞，因线粒体较小，而细胞碎片、蛋白质沉淀物都比较大，所以用差速离心的方法可以将它们分离开而获得线粒体。而后提取线粒体 DNA：先将分离获得的线粒体用 DNA 酶进行消化，有效去除线粒体表面附着的细胞核 DNA，再通过常规的苯酚氯仿方法提取线粒体 DNA。临床多采用全血并使用商品化试剂盒进行线粒体 DNA 提取，这是获得线粒体 DNA 的有效方法，可以获得高纯度、高产量的线粒体 DNA，并能有效去除细胞核 DNA。提取的线粒体 DNA 可以进行酶切、克隆、PCR 扩增等分析，可用于线粒体疾病诊断。

80. 为什么提取细菌基因组 DNA 要用溶菌酶

答：细菌坚韧的细胞壁会增加其裂解的难度，使用溶菌酶有助于裂解细菌释放核酸。溶菌酶是一种碱性球蛋白，是专门作用于微生物细胞壁的水解酶，称胞壁质酶或 N-乙酰胞壁质聚糖水解酶，能特异地作用于肽聚糖分子中 N-乙酰胞壁酸与 N-乙酰氨基葡萄糖之间的 β-1，4 糖苷键，破坏细菌的细胞壁，使之松驰而失去对细胞的保护作用，释放细菌基因组 DNA。溶菌酶对不同类型细菌细胞壁的作用存在差异，一般来说溶菌酶对富含肽聚糖的细菌细胞壁的裂解效果较好。

81. 为什么蜗牛酶法可提取真菌基因组 DNA

答：真菌是广泛存在于自然界的一种真核细胞生物，主要可通过镜检、培养、血清学方法、代谢产物及分子生物学方法等进行检测。对真菌基因组 DNA 进行 PCR 扩增是一种快速、灵敏的检测方法，该方法还可用以鉴定菌种类型。真菌的细胞壁结构导致其很难被破壁，因此，获取真菌 DNA 的难点在于裂解细胞释放核酸。传统的破壁方法包括机械破壁、超声波破壁等，其中比较常用的是液氮研磨。此外，蜗牛酶也可以用于消化真菌细胞壁。蜗牛酶是一种存在于蜗牛消化液中的一类混合酶，由纤维素酶、甘露聚糖酶、葡糖酸酶、几丁质酶和脂酶等 30 多种酶混合组成，可溶解真菌和植物的细胞壁。使用蜗牛酶法提取真菌 DNA，不需研磨菌体就可以降解细胞壁。在蜗牛酶作用于真菌之前，通常先使用巯基化合物进行预处理，以提高作用效果。蜗牛酶作用的最适 pH 为 5.8~8.0，最适温度为 30~37℃，酶的用量随菌株而异。

82. 为什么可用异硫氰酸胍和苯酚法获取 RNA

答：Trizol 法是一种简单、快速和有效的提取 RNA 的方法。Trizol 试剂的主要成分是异硫氰酸胍和苯酚，适用于从细胞和组织中快速分离 RNA。异硫氰酸胍是一类强力的蛋白质变性剂，可裂解细胞，使细胞中蛋白质、核酸释放。此外 Trizol 试剂中还加入了 8-羟基喹啉、β-巯基乙醇等来抑制内源性和外源性的 RNA 酶。再加入氯仿离心后，溶液分为水相和有机相，RNA 会选择性地进入无 DNA 和蛋白质的水相中，取出水相用异丙醇沉淀即可回收 RNA。此外，使用 Trizol 法还可以同时分离同一个样品的 DNA 和蛋白质，如用乙醇沉淀中间层可回收 DNA；用异丙醇沉淀有机相可回收蛋白质。

83. 为什么提取 DNA 与 RNA 的试剂 pH 不同

答：DNA 和 RNA 在一定的 pH 条件下溶解度和变性程度存在差异，因此需要在不同的 pH 环境下分离纯化。在 pH 为 5.0 左右的酸性条件下，DNA 分子会发生变性（pH 低于 7.0 时 DNA 易变性），并沉淀在有机相与上层水相的界面，而 RNA 分子则分布在水相中。因此酸性条件有利于 RNA 的提取和纯化，使用的裂解液 pH 多为 4.5~5.5。当 pH 在 8.0 左右时，DNA 则更容易溶解在水相中，因此抽提 DNA 的过程中，细胞裂解液的 pH 一般为 8.0。

84. 为什么临床上多采用吸附柱法或磁珠法提取核酸

答：临床上提取核酸的要求是微量、高质量、快速、重复性好、易标准化等，因此多使用商品化的试剂盒替代酚氯仿方法。核酸提取试剂盒通常采用吸附柱法或磁珠法，既能够快速而有效地分离纯化核酸，又能克服传统核酸纯化方法中有机试剂对人体的危害，非常适合临床上需要微量分离核酸的特点。吸附柱法是通过硅胶载体特异性吸附核酸，而非沉淀核酸，再通过洗涤将核酸洗脱下来。吸附柱可采用不同的裂解液和吸附载体，广泛用于 DNA、RNA 和 miRNA 等的提取。磁珠法采用的是纳米级磁珠微珠，并在磁珠表面标记了一种活性基团，能与核酸发生吸附反应。使用磁珠法来纯化核酸的最大优点就是可自动化，磁珠在磁场条件下可以发生聚集或分散，从而可彻底摆脱离心等所需的手工操作流程。

85. 为什么核酸提取自动化应用越来越多

答：由于自动化提取核酸具有处理样品量大（最多可同时处理 96 个样本）、操作时间短、标准化、质量控制易行等优势，能保证临床检测结果的可靠性和重复性，同时又可把生物安全风险和样本间交叉污染的风险降到最低，因此，已经成为临床核酸提取的发展方向，应用越来越广泛。目前自动化核酸提取技术多采用硅胶吸附法和硅胶磁珠法。其中硅胶磁珠法是最新的自动化体系，采用带有磁性的磁珠吸附核酸分子，并在磁场条件下，以磁铁吸附代替传统的离心分离，核酸纯度可达到 95%~99%，操作时间可缩短至 15~45 分钟。自动化核酸提取技术使核酸提取过程得以规范，减少了人为误差，推动了临床分子生物学检测技术的发展。

86. 为什么临床多采用商品化试剂盒提取血浆游离 DNA

答：血浆游离 DNA（cell free DNA，cfDNA）主要来源于肿瘤、胎儿、创伤组织或移植供体等，临床上用于肿瘤辅助诊断、产前诊断、治疗监测等。因为血浆中 cfDNA 含量极低，临床上提取 cfDNA 多采用商品化的 cfDNA 提取试剂盒，以提高 cfDNA 回收率。目前主要采用的是硅胶吸附柱法和磁珠吸附法，从血浆、血清、尿液或淋巴液等无细胞成分的体液中，将 cfDNA 特异性吸附在硅胶柱上或磁珠表面，经洗涤去除非特异性吸附后，再通过离心或磁铁吸附等方法获得 cfDNA。通过 cfDNA 提取试剂盒获得的 cfDNA 质量比较稳定，可以满足后续的临床检测。

87. 为什么建议采用专用的商品化试剂盒提取微小 RNA

答：传统的 RNA 提取试剂盒采用标准的玻璃纤维滤膜或者硅胶滤膜回收 mRNA，往往会弃去较小的 RNA 分子以提高 mRNA 获得率，导致微小 RNA（miRNA）的损失，因此建议使用专用于提取 miRNA 的试剂盒，以提高 miRNA 回收效率。专用的 miRNA 纯化试剂盒与大分子 RNA 提取试剂盒的区别主要在于前者在低乙醇浓度下将 miRNA 洗脱，然后提高乙醇浓度，将 miRNA 固定在硅胶膜上，例如：在提取总 RNA 基础上，先用 25% 乙醇固定大分子 RNA，以滤出液形式收集 miRNA，然后将乙醇浓度提高到 55%，固定 miRNA，最后通过洗涤和洗脱，可以富集 200 个碱基以内的 RNA 片段。

88. 为什么提取 RNA 时要使用 RNA 酶抑制剂

答：RNA 酶是水解 RNA 的核酸内切酶，主要切断核苷酸之间的磷酸二酯键。RNA 酶分子非常稳定，结构中存在二硫键，其活性不需要二价阳离子存在，因此 RNA 酶不容易变性，即使高温或使用变性剂后也容易发生复性。RNA 酶分为内源性和外源性，其中内源性 RNA 酶在细胞破裂时可同时释放出来，因此消除内源性 RNA 酶的作用是 RNA 提取过程中非常关键的一个步骤。外源性 RNA 酶分布则非常广泛，空气、人的皮肤、头发和唾液等都存在 RNA 酶，是造成 RNA 容易降解的重要原因。

对于细胞内源性 RNA 酶，可通过加入强蛋白变性剂和 RNA 酶抑制剂等来防止 RNA 降解，如强蛋白质变性剂异硫氰酸胍（目前最有效的 RNA 酶抑制剂，它在裂解组织的同时也使 RNA 酶失活），RNA 酶抑制剂 RNasin（RNA 酶的一种非竞争性抑制剂，可结合多种 RNA 酶，使其失活）等。

外源的 RNA 酶则可通过高温或使用焦碳酸二乙酯（diethyl pyrocarbonate，DEPC）处理溶液和器皿来加以去处。DEPC 可通过和 RNA 酶的活性基团组氨酸咪唑环结合使蛋白质变性，从而抑制 RNA 酶活性。此外，提取 RNA 过程中需要全程戴口罩、手套和帽子等并经常更换，所有的玻璃器皿均须置于干燥烘箱中 200℃烘烤 2 小时以上，不能用于烘烤的材料，如塑料等须用 DEPC 水处理，再用蒸馏水清洗干净。用于提取、保存以及鉴定 RNA 的试剂或装置都应设为 RNA 专用，并设立独立的 RNA 操作区。

89. 为什么可用紫外分光光度法测定核酸浓度

答：利用紫外分光光度法测定核酸浓度是基于核酸分子中的碱基具有一定的紫外线吸收特性，其最大吸收波长在 $250 \sim 270nm$ 之间。这些碱基与戊糖和磷酸形成核苷酸后，其最大吸收波长不变，且在 260nm 处测得的吸光度（absorbance，A）值与核酸浓度呈正比，即在 260nm 的紫外波长下，1 个吸光度值（$A_{260nm} = 1$）大约相当于 $50\mu g/ml$ 的双链 DNA、或相当于 $40\mu g/ml$ 的单链 DNA 或 RNA、或相当于 $33\mu g/ml$ 的单链寡聚核苷酸，据此即可估算样品中核酸的浓度（如果要精确定量已知序列的核酸浓度，则须结合其实际分子量与摩尔吸光系数，根据朗伯-比尔定律进行计算）。紫外分光光度法只适用于测定浓度大于 0.25μg/ml 的核酸溶液。

90. 为什么可用紫外分光光度法判断核酸纯度

答：紫外分光光度法或荧光光度法，均可用于鉴定核酸的纯度。紫外分光光度法主要通过 A_{260nm} 与 A_{280nm} 的比值来判断核酸纯度，即有无蛋白质和其他核酸或试剂的污染。在 TE 缓冲液中，纯的 DNA 溶液 A_{260nm} 与 A_{280nm} 的比值应为 1.8，纯的 RNA 溶液 A_{260nm} 与 A_{280nm} 的比值应为 2.0，比值升高与降低均表示纯度不够。A_{260nm} 与 A_{280nm} 的比值是衡量蛋白质污染程度的一个良好指标，如果比值<1.8，说明有蛋白质污染或酚残留（酚的紫外吸收峰在 270nm 处，可用于区分蛋白质污染或酚污染）。如果比值>2.0，则可能是因为 RNA 的污染导致 DNA 制品 A_{260nm} 与 A_{280nm} 的比值升高。需要注意的是，即使比值为 1.8 的 DNA 溶液也并不一定就是纯的 DNA 溶液，有可能同时存在蛋白质和 RNA 的污染，需要结合其他方法鉴定。

91. 为什么可以用电泳判断核酸的完整性

答：鉴定核酸完整性常使用凝胶电泳法。基因组 DNA 的分子量很大，在电场中泳动很慢，条带常在加样孔附近，如果有降解的小分子 DNA 片段存在，电泳图上则会出现明显的拖尾现象，据此可判定基因组 DNA 的完整性。对于真核细胞的 RNA 而言，无降解或降解很少的总 RNA 样品在电泳后通常可见三条特征性条带，即 28S、18S 及 5S 核糖体 RNA（rRNA），且 28S 和 18S rRNA 含量比值约为 2∶1，表明 RNA 完整性较好。

（刘湘帆　梁璆荔）

第二章 临床分子生物学检验技术

第一节 聚合酶链反应

92. 为什么说 PCR 技术是 20 世纪生物医学领域最伟大的发明之一

答：聚合酶链反应（PCR）是 1983 年由 Kary B. Mullis 等提出构想并发展起来的一种体外核酸扩增技术，其具体步骤包括变性（denaturation）、退火（annealing）和延伸（extension）。即在 DNA 聚合酶参与下，以母链 DNA 为模板，以特定引物为延伸起点，按照碱基配对与半保留复制原理，通过变性、退火和延伸在体外复制出与母链 DNA 互补的子链 DNA 的反应过程。

PCR 技术是 20 世纪生物医学领域的一项革命性突破，拥有卓越的性能，被誉为分子生物学发展史上的一大里程碑。1993 年，Kary B. Mullis 因发明 PCR 技术（简易 DNA 扩增法）而获得诺贝尔化学奖。在随后的几十年里，经过不断改进和发展，PCR 的相关衍生技术已达数十种，并从一种定性的分析方法发展为定量分析测定，甚至实现了单分子绝对定量。目前 PCR 技术在生物学、医学、生物工程、法医学、考古学等领域中均得到推崇和广泛应用，成为分子生物学研究最重要的技术之一。与此同时 PCR 技术对现代分子生物学其他相关技术（如 DNA 序列分析等）的发展也起到了巨大的推动作用。

93. 为什么 PCR 技术是分子生物学技术的核心

答：聚合酶链反应（PCR）一经问世，即成为分子生物学技术的核心。其突出的优点包括灵敏度高、特异性强、高效快速、重复性好、便捷、易自动化、对标本纯度要求不高等。①PCR 技术最直接的优势是高效快速，可在较短的时间内将目的基因在体外大量扩增，便于分析；②PCR 技术具有极高的灵敏度，主要表现在一个 PCR 反应可以将目的基因或某一 DNA 片段扩增百万乃至上亿倍，甚至肉眼能直接观察和判断，通俗讲 PCR 可以从一根毛发、一滴血、甚至一个细胞中扩增出足量的 DNA 供分析研究和检测鉴定，有极大的实际应用价值；③PCR 技术具有极高的特异性，特异性的引物与目标模板有很高的匹配程度，以保证针对特异性 DNA 片段或模板进行序列扩增。

目前，PCR 技术主要应用于医学、农牧、生物及其相关领域，应用范围包括：①临床疾病诊断和疗效评价：遗传性疾病、传染性疾病、癌基因检测、优生优育检测以及法医学（亲子鉴定）应用等；②动物疾病检测：禽流感、新城疫、口蹄疫、沙门菌感染等；③食品安全检测：食源微生物、食品过敏源、转基因食品等；④科学研究：基因克隆、基因定位、基因表达调控、序列分析、突变及多态性分析、引入基因突变等。

94. 为什么说 PCR 模拟了体内天然的 DNA 复制过程

答：DNA 在体内的半保留复制是生物进化和传代的重要途径。双链 DNA 可在多种酶的作用下局部变性解链形成单链，并在 DNA 聚合酶与启动子的作用下，根据碱基互补配对原则复制成同样的两分子拷贝。

聚合酶链反应（PCR）的原理与 DNA 的天然复制过程类似，即在体外模拟 DNA 复制过程。首先设计与靶序列双链两端互补的寡核苷酸引物，通过温度变化控制 DNA 的变性和复性，利用 DNA 聚合酶，以单链 DNA 为模板，在体外模拟体内的过程完成 DNA 复制，整个反应由高温变性-低温退火-中温延伸三个基本反应步骤构成：①变性（93~97℃）：高温使模板 DNA 双链之间的氢键断裂，发生变性解链，形成单链；②退火（45~70℃）：当温度降低时，已解开的单链 DNA 可以复性成为双链 DNA，此时引物与模板 DNA 单链中的互补区域可配对结合，形成杂交分子；③延伸（70~75℃，30~60 秒）：以脱氧核糖核苷酸（deoxynucleoside triphosphate，dNTP）为反应原料，靶序列为模板，在 DNA 聚合酶催化下，以引物为起始点的 DNA 链按碱基配对与半保留复制原理沿着 $5'{\rightarrow}3'$ 方向延伸，合成出与模板 DNA 链互补的 DNA 子链。PCR 以变性-退火-延伸三个步骤为一个循环，新合成的 DNA 链可成为下一循环的模板，如此，每一次循环即可使模板 DNA 的拷贝数增加一倍，通常需要 25~40 个循环。

95. 什么是 PCR 的反应体系和反应条件

答：PCR 体系中主要含有：dNTP、模板、引物、DNA 聚合酶、反应缓冲液和 Mg^{2+}。其中 dNTP 有四种，即三磷酸脱氧腺苷（dATP）、三磷酸脱氧胞苷（dCTP）、三磷酸脱氧鸟苷（dGTP）和三磷酸脱氧胸苷（dTTP），它们是合成 DNA 子链的原材料；模板可以为 DNA（基因组、线粒体、质粒）和 RNA，模板的量与纯度是 PCR 成败的关键环节之一；引物是与模板靶序列特异性互补的一段寡核苷酸序列，决定 PCR 的特异性；用于 PCR 的 DNA 聚合酶具有耐热性，可在体外催化 DNA 链的合成；反应缓冲液提供合适的酸碱度和盐浓度，有利于引物与模板稳定杂交；而 Mg^{2+} 浓度对稳定核苷酸和提高 DNA 聚合酶活性有直接影响，进而影响 PCR 的特异性和产量。

PCR 的反应条件包括：①最适 pH 为 7.2 左右，通常使用 10~50mmol/L 的 Tris-HCl 缓冲液；②Mg^{2+} 浓度应比 dNTP 的浓度高，常用 1.5mmol/L；③dNTP 底物应以等摩尔浓度配制，均为 20~200μmol/L；④Taq DNA 聚合酶用量一般为 1~2.5U（100μl 反应体系中）；⑤引物浓度一般为 0.1~0.5μmol/L；⑥反应温度：变性温度通常为 95℃；退火温度一般低于引物解链温度（melting temperature，Tm）5℃左右，为 45~65℃；延伸温度为 72℃；⑦模板序列 GC 含量不应高于 AT 含量，GC 含量增高，PCR 扩增效率会降低；⑧循环次数：一般为 25~30 次，循环数决定扩增的产量，一般不超过 40 次；⑨模板浓度：初始浓度可以低至 50ng，较低的初始模板有利于提高扩增产量和减少非特异性扩增。

96. 为什么 PCR 能够在短时间内大量扩增 DNA 片段

答：聚合酶链反应（PCR）类似于 DNA 的天然复制过程，其最大特点是能在短时间内将微量 DNA 进行大幅的扩增。在 PCR 过程中，每一次循环都可将 DNA 的拷贝数扩增一倍，如此反复循环，PCR 产物不断得到积累。理论上靶序列 DNA 片段的扩增量呈指数形式增长，PCR 最终的 DNA 扩增量可用 $Y = A(1+X)^n$ 计算（A 代表模板的初始量，Y 代表 DNA 片段扩增后的拷贝数，X 表示平均每次的扩增效率，n 代表循环次数）。若平均扩增效率的理论值为 100%，经过 n 次循环后，理论上 PCR 产物（目的 DNA）将以 2^n 的形式迅速扩增。例如，当扩增 30 个循环，即 n = 30 时，则 $Y = 2^{30} = 1073741824$（$>10^9$），理论上可使基因扩增 10^9 倍以上；而若 n = 25 时，则 $Y = 2^{25} = 33554432$（$>10^7$），理论上基因扩增可达 10^7 倍以上。由此可见，其扩增的倍数是巨大的。一般每完成一个循环需 2~4 分钟，那么 2~3 小时就能将待扩增的目的基因增加几百万倍乃至上亿倍。

97. 为什么 PCR 所获得的产物拷贝数并非以 2^n（n 为扩增循环数）扩增

答：理论上，PCR 扩增产物的量随循环次数的增加而增加，即一个双链母分子生成两个子代双链，靶序列 DNA 片段的扩增量呈指数形式增长，经过 n 次循环后，产物拷贝数应该以 2^n 的形式迅速扩增，但在实际反应中产物量的拷贝数往往达不到理论值。

在 PCR 初期，靶序列 DNA 片段的增加的确呈指数形式，但随着反应的进行，PCR 产物逐渐积累，反应的原材料不断消耗，扩增的 DNA 片段不再呈指数增加，而是逐渐进入线性增长期直至静止期，即出现"停滞效应"，这种效应称为平台期。此外，在实际 PCR 中，每个循环的扩增效率远远低于 100%（大多仅为 85% 左右），即并不能完全以一个分子扩增形成两个分子，因此，PCR 所获得的产物拷贝数实际上并非 2^n，而是要少得多。一般经过 30 个循环后，虽然理论上可使靶 DNA 扩增 10^9 倍以上，但实际上一般只可达 10^6 ~ 10^7 倍。

98. 为什么 PCR 引物的设计必须要遵循一定的原则

答：引物是能与 DNA 靶序列的 3′端和 5′端特异性结合的寡核苷酸片段，上下游引物分别与模板正负链序列互补，PCR 产物的特异性主要取决于引物与模板 DNA 靶序列互补的程度。

实验时可以借助一些专业的软件程序对引物进行设计与优化，引物设计需遵循下述原则：①引物碱基组成：（G+C）含量应在 40%~60%，含量过低扩增效果不佳，反之易出现非特异条带；4 种碱基尽量分配均匀，避免多个嘌呤或嘧啶核苷酸成串排列。②引物长度：长度一般为 18~25bp，上下游引物长度差别不大于 3bp。③引物重复和自身互补序列：不能有大于 3bp 的反向重复序列或自身互补序列，避免引物内部出现二级结构。④上下游引物互补性：避免两条引物间互补（特别是 3′端），一个引物 3′末端序列不能结合到另一个引物任何位点上，否则会形成引物二聚体。⑤引物解链温度（Tm）：Tm 值与引物的（G+C）含量有关，（G+C）含量越高，Tm 值越高。对于长度在 25bp 以下的引物来说，Tm 的计算公式为：$Tm = 4℃(G+C) + 2℃(A+T)$，即引物中每增加一个碱基 G 或 C 时，Tm 增加 4℃，而每增加一个碱基 A 或 T 时，Tm 则增加 2℃。两条引物的 Tm 值一般相差不大于 5℃，退火温度与引物的 Tm 值相差不大于 10℃。⑥引物 3′末端：3′端的碱基应严格要求配对，特别是最末及倒数第二个碱基，以避免因末端碱基不配对而导致 PCR 失败。⑦引物 5′末端：5′端可被修饰，如引入酶切位点、突变位点、生物素标记等。⑧引物的特异性：引物应与核酸序列数据库中的其他序列无明显同源性。

99. 为什么参与 PCR 的 DNA 聚合酶通常选择 Taq DNA 聚合酶

答：最初用于 PCR 的 DNA 聚合酶是 20 世纪 70 年代初期由 Klenow 发现的 DNA 聚合酶 I 的大片段（即 Klenow 片段）。由于 Klenow 聚合酶不耐高温，在每个循环变性后必须重新加入 Klenow 酶才能继续进行 PCR。现今 PCR 所使用的 DNA 聚合酶是 1988 年由 Saiki 从热泉中的水栖嗜热菌（thermus aquaticus，Taq）中分离出来的，具有很高的热稳定性，在 92.5℃、95℃ 和 97.5℃ 时，其半衰期分别为 130、40 和 5 分钟。为了与大肠埃希菌 DNA 聚合酶 I 的 Klenow 片段区别，此热反应酶被命名为 Taq DNA 多聚酶（简称 Taq 酶）。Taq 酶是一个很理想的 PCR 酶，其特性符合 PCR 的技术需要：在 70～75℃ 酶活性较高，适合 PCR 延伸温度，一般用于 72℃；可以耐受 95℃ 的高温而不失活，适合 PCR 变性温度。Taq 酶不仅提高了扩增片段的特异性和扩增效率，而且使整个反应的灵敏度也大大提升。Taq 酶的发现和使用，使 PCR 技术得以实现自动化，同时也大大降低了成本，成为 PCR 发展过程中的重要环节。其缺点是缺少 $3'→5'$ 的外切酶活性，没有校正功能，因此 Taq 酶催化 DNA 合成时容易造成错配，保真度不高。

目前商品化用于 PCR 的 DNA 聚合酶有多种，如普通 Taq 酶、热启动 Taq 酶、高保真聚合酶，长片断扩增酶等，其适用性各不相同。其中 pfu DNA 聚合酶，即是从嗜热古菌（pyrococcus furiosus，pfu）分离出的耐热 DNA 聚合酶，有着出色的热稳定性，且同时具有 $5'→3'$ 聚合酶活性和 $3'→5'$ 外切核酸酶活性，与 Taq 酶不同，其具有即时校正活性，错配突变概率较低，保真性更高，常用于保真性要求较高的 DNA 合成中。

100. 为什么 PCR 中使用热启动聚合酶和 UNG 酶能够预防非特异性扩增和污染

答：为保证定量的准确性，PCR 技术要预防污染和非特异性扩增。最主要与最常用的措施是使用 UNG 酶（Uracil-N-Glycosylase）和热启动聚合酶。UNG 酶的作用原理是降解含有 dU 的双链或单链 DNA，它在 50℃ 激活，95℃ 灭活。由于商品化 PCR 试剂盒中均以 dUTP 取代 dTTP，所以 PCR 产物都是含有 dU 的 DNA 链。在定量 PCR 开始前增加 50℃ 的保温步骤，UNG 酶即可将已有的 PCR 产物降解破坏，防止可能造成的污染。

此外，由于普通的 Taq 酶即使在室温下也有一定的活性，如果不采取措施，在加入 PCR 试剂的过程中、正式 PCR 开始前就会发生少量扩增，从而增加反应背景，可能影响 PCR 定量的精度。而热启动 Taq 聚合酶经过特殊修饰，其活性部位被封闭，通常在常温下，活性部位不发挥作用，没有聚合酶活性，只有经过 95℃ 10 分钟的热启动以后，活性部位的封闭被解除，Taq 酶聚合活性恢复，才能开始 DNA 链的延伸，因此，热启动 Taq DNA 聚合酶可以最大限度地减少背景信号的生成。

101. 为什么 PCR 对模板有一定的要求

答：参与 PCR 的模板，即待扩增的核酸片段，包括基因组 DNA、RNA、质粒 DNA、线粒体 DNA 等。模板核酸的含量与纯化程度，是 PCR 成败与否的关键环节之一。

（1）模板纯度：模板 DNA 必须有较高的纯度，过多 RNA 污染会造成 RNA 与 DNA 杂交或 RNA 与引物的杂交，导致特异性扩增产物减少，非特异性扩增产物增多；DNA 提取物中还应避免蛋白质或其他杂质物的存在，这些物质会影响 DNA 的扩增效果。但是在一些特殊情况下（珍贵样本或罕见样本），DNA 的粗提品也能作为模板进行 DNA 扩增。

RNA 模板纯度也很重要，同样要避免 DNA 和蛋白质的污染。在使用 RNA 作为模板时，必须先将 RNA 反转录为与其互补的 DNA（complementary DNA，cDNA），再进行扩增反应。

（2）模板含量：在 PCR 技术建立初期，反应所需模板 DNA 量为 500~1000ng。随着 PCR 技术日趋成熟，灵敏度不断提高，反应体积越来越小，所需模板量也大大下降。目前常规 PCR 的模板 DNA 量一般仅需 50~100ng。反应体系中较低量的模板有利于提高扩增产量和减少非特异性扩增。

102. 为什么以 RNA 作为 PCR 模板时必须先将 RNA 反转录为 cDNA

答：在 PCR 扩增中，由于耐热 DNA 聚合酶不能以 RNA 或 mRNA 为模板，因此首先需要将总 RNA 或 mRNA 进行反转录反应，生成与 mRNA 互补的 cDNA，然后再以 cDNA 作为模板进行 PCR 扩增，从而得到所需要的目的基因片段。这种以细胞内总 RNA 或 mRNA 为模板进行体外核酸扩增的技术，称为反转录 PCR（reverse transcription PCR，RT-PCR）。

反转录反应生成 cDNA 的方式有多种：①以后续进行 PCR 扩增所需的下游引物作为反转录反应的引物，它可与目的 mRNA 的 3′末端互补，引发特异的反转录反应。②以寡聚脱氧胸苷 oligo（dT）作为引物，mRNA 3′末端的多聚腺苷酸尾（polyA 尾）能与之互补，在反转录酶的作用下合成 cDNA。从理论上讲，由 oligo（dT）所引发的是细胞内所有 mRNA 的反转录反应。③以人工合成的随机序列六核苷酸混合物作为引物，这些引物能随机地与 mRNA 的任何部位互补，引发反转录反应，用随机序列六核苷酸混合物作为反转录反应的引物，优点是容易生成完整的 cDNA，尤其是当 mRNA 较长时。

103. 为什么临床基因扩增检验的开展必须要有规范化的实验室设置

答：PCR 有极高的检测灵敏度，临床上对某些疾病的诊断有很高的准确性，如感染性疾病、遗传病和肿瘤等。但高灵敏度往往也容易因污染而造成实验结果的假阳性，如试剂、仪器、标本之间污染以及形成产物气溶胶等，进而影响 PCR 技术有效地应用于临床。

为此，21 世纪初国家卫生健康委员会（原卫生部）颁发了《临床基因扩增检验实验室管理暂行办法》（卫医发［2002］10 号）和《临床基因扩增检验实验室工作规范》（卫检字［2002］8 号），要求 PCR 实验室的设置必须规范化，应考虑"各区独立、注意风向、因地制宜、方便工作"几个原则，同时满足以下要求：①实验室必须包括 4 个空间上相互独立且完全隔离工作区域：试剂贮存和准备区、标本制备区、扩增区、产物分析区，并严格按照上述顺序设置，如果应用实时荧光定量 PCR 分析仪进行临床标本的检测，则可免设产物分析区；②各区有独立的通风设施，各区均应设立缓冲区；③各区之间设置严密的双开门传递窗；④各区风向可以按照"试剂准备区→标本制备区→扩增及产物分析区"方向压力递减的方式进行；⑤各工作区应具有明确标识及工作制度；⑥各区必须配置独立专用的仪器设备和物品，每一区域试剂和耗材不得随意转移至另一个区域。

104. 为什么应对临床基因扩增检测进行质量控制

答：PCR 技术在临床感染性疾病、遗传病、肿瘤等的诊断和疗效监测上得到广泛的应用。但由于技术的特性，有时某些原因可能导致检测结果的不确定性，因此临床 PCR 检测必须有严格的实验室质量管理和质量控制，来保证检验结果的准确性。

国家卫计委规定，凡是进行临床基因扩增（PCR）检验的实验室必须通过卫计委临床检验中心的资格审核（可以委托省市临床检验中心执行），获得许可后方可正式开展临床基因扩增检验。申请实验室必须在实验场地的设置、实验室运作流程、质量管理体系、检测项目、所用试剂和操作人员的资格等方面符合相关要求。除去实验室分区、仪器设备等硬件方面，PCR 实验室还必须建立实验室质量管理文件，通常包括质量手册、质量体系程序文件和标准操作规程。

用于临床检验的 PCR 技术质量管理和控制应涉及基因扩增检验的全过程。实验操作的全过程均须严格按照操作规程进行，保证结果质量；实验室质量控制包括开展室内质量控制（internal quality control，IQC）与参加室间质量评价（external quality control，EQA），两者相辅相成，缺一不可。

105. 为什么 PCR 会出现假阴性或假阳性结果

答：PCR 检测的灵敏度极高，容易因各种污染而导致结果出现假阳性，而试剂和耗材、仪器校准和实验人员操作不规范等原因，往往又会造成假阴性结果。因此，需要在 PCR 过程中采取措施，避免假阴性和假阳性的出现，保证整个 PCR 结果的可靠。

假阳性的出现通常是由于仪器污染、扩增试剂污染、标本间的交叉污染以及扩增样品污染等情况造成的。常见的污染源，包括实验操作中形成的气溶胶、以前的扩增产物泄漏，以及实验过程中接触的其他污染物。避免假阳性结果应重视实验室消毒，隔离工作区，可以使用防污染（含 UNG 酶）的 PCR 试剂，以及避免试剂飞喷、分装使用试剂、操作程序合理化、阳性对照次序靠后等来防止样品的污染。此外，设立阴性对照是策略之一，以提示反应中是否有假阳性出现。

造成假阴性的原因有：反应中 Taq 酶或反转录酶失活、核酸提取试剂的效率低或提取过程中核酸发生丢失、核酸提取中有机溶剂或扩增抑制物残留，包括 Taq 酶抑制剂、蛋白质和重金属离子等物质。避免和纠正假阴性可采取重新纯化核酸、标本双份同时测定、取原始标本重新检测、设置内标等措施。此外，实验中应设置阳性对照，以提示是否出现假阴性结果。

106. 为什么 PCR 扩增会受到标本因素的影响

答：PCR 扩增反应会受很多因素影响，标本质量是一个很重要的方面，因此，PCR 扩增对标本有一定的要求。常见影响 PCR 扩增的标本因素包括：①错误使用抗凝剂：肝素会降低 PCR 扩增效率，首先肝素对 DNA 聚合酶具有强大的亲和力，使聚合酶不能与 Mg^{2+} 作用形成正确的引物-模板复合体的活性中心；此外，肝素携带的强大负电荷会中和反应体系中的阳离子，如 Mg^{2+} 和 K^+，使作为 DNA 聚合酶辅助因子的 Mg^{2+} 浓度下降，从而降低 DNA 聚合酶的活性；②严重溶血：血红蛋白及其代谢产物可能抑制 Taq 酶活性，使 PCR 扩增效率明显降低；③严重黄疸：胆红素可抑制 Taq 酶活性；④脂血：低密度脂蛋白对荧光有屏蔽和吸收作用，故对荧光定量 PCR 有干扰；⑤DNA 样品纯度也会影响 PCR 扩增，如 DNA 样品中尿素、二甲基亚砜（DMSO）、SDS 等物质均为 Taq 聚合酶抑制剂。此外，样品中的蛋白质和重金属离子等也会影响 Taq 酶活性。

107. 什么方法可对 PCR 产物进行检测和分析

答：检测和分析 PCR 产物的方法主要有下面几种方法：①凝胶电泳分析：PCR 产物可直接电泳，初步判断产物的特异性，以及 PCR 产物片段的大小；也可进行酶切分析（restriction enzyme digestion），根据 PCR 产物中限制性内切酶的位点，经酶切、电泳分离后，对产物进行鉴定。②序列分析（sequencing）：可将 PCR 产物克隆至测序载体进行测序，或者将 PCR 产物经过纯化，直接进行序列分析。③分子杂交（molecular hybridization）：分为印迹杂交和斑点杂交，其中印迹杂交包括 DNA 杂交和 RNA 杂交，分子杂交可以检测 PCR 产物的特异性和碱基突变情况。④熔解曲线（dissociation curve）分析：在荧光定量 PCR 技术中，可以通过熔解曲线对 PCR 产物的特异性、基因突变、基因多态性或者基因型进行分析。

108. 为什么巢式 PCR 的灵敏度高于普通 PCR

答：当靶基因表达量较低或者其他原因使常规 PCR 无法得到理想扩增产物时，通常选择巢式 PCR（nest PCR）。巢式 PCR 是对靶基因进行两次扩增，第 1 次扩增的产物作为第 2 次扩增所用的模板。表达量低的模板经过一次扩增后，模板得到了一定程度的富集，然后进行第 2 次扩增，以获得足够和特异的扩增产物用于分析，因此巢式 PCR 的灵敏度高于常规 PCR。

巢式 PCR 两次扩增所用的引物不同，第 2 次扩增必须重新设计引物，不能用第 1 次扩增时所用的引物。第 2 对引物应设计在第 1 对引物（位于靶基因）内侧，或至少其中一条引物的位置必须位于内侧。进行巢式 PCR 时先用第 1 对引物扩增出目的基因相对较大的片段，然后再用第 2 对引物进行第 2 次扩增，第 2 次扩增产物片段的长度是实际需要的长度。应该注意的是在进行第 1 次扩增时应设定较少的循环次数，以获得合适的产物量作为第 2 次扩增的模板。

109. 为什么要采用多重 PCR

答：多重 PCR（multiple PCR）是指在一个 PCR 体系中加入两对以上引物，同时发生多个 PCR，扩增出多个核酸片段的扩增技术，也称多重引物 PCR 或复合 PCR。多重 PCR 是在普通 PCR 基础上发展起来的新型 PCR 技术，其反应原理、反应试剂和操作过程与普通 PCR 相同，但并不是简单地将多对特异性引物混合成一个反应体系，其技术的难点不在于原理和操作的复杂性，而是在于多条引物的设计和反应条件的优化方面，如必须保证多对引物之间不能形成引物二聚体，引物与模板之间应具有高度特异性等。

反应体系的优化包括引物浓度、模板浓度、dNTP 和 $MgCl_2$ 浓度、PCR 缓冲液浓度、Taq 酶用量的调整等；反应条件的优化包括退火时间和温度、延伸温度和时间、PCR 循环数等，多重 PCR 比单个普通 PCR 要复杂。

多重 PCR 主要用于同时检测多种病原微生物或进行某些病原微生物、某些遗传病及癌基因的分型鉴定，其优点是：高效性、系统性、经济简便。此外，在对与疾病相关的基因进行检测时，若被检基因庞大，或者突变点较多，一般首选多重 PCR 技术进行检测。如目前在多种肿瘤中发现表皮生长因子受体（epidermal growth factor receptor，EGFR）基因突变，EGFR 基因也称为人类表皮生长因子受体 1（human epidermal growth factor receptor 1，HER1）

基因，EGFR 酪氨酸激酶区域的突变主要发生在基因的 18～21 外显子，在高通量测序技术尚未普及的情况下，大多采用多重 PCR 技术对突变位点进行检测。

110. 为什么锚定 PCR 可用于分析可变末端的 DNA 序列

答：锚定 PCR（anchored PCR）常用于扩增已知一端序列的目的 DNA，又称为单侧特异引物 PCR（single-specific sequence primer PCR，SSP-PCR），其中一条引物为根据已知序列设计的序列特异性引物，另一条引物则是根据未知序列共同特征设计的非特异性引物。锚定 PCR 通常是在未知序列的一端加上一段多聚 dG 的尾巴，然后分别用序列特异性引物以及与多聚 dG 互补的多聚 dC 作为引物进行 PCR 扩增。非特异性的通用引物起到在一端附着的作用，称为锚定引物；与锚定引物结合的序列则称为锚定序列。

非特异性扩增是 PCR 实验的常见问题，使用单条特异性引物时问题更严重。单条序列特异性引物不具有足够的选择性，可能结合在不适合的序列或部分互补的序列上，从而扩增出多个序列。锚定 PCR 的一个独特用途是可利用仅知的小段序列信息快速扩增已知序列相邻的片段，因此主要可用于分析具有可变末端的 DNA 序列，分析序列多样性或多变性。比如用仅知的小片段序列获得未知的全长基因，这比通过制备文库、筛选文库、克隆、测序以得到全长基因的信息要简单得多。

111. 为什么连接酶链反应是筛查无症状感染者的较好方法之一

答：连接酶链反应（ligase chain reaction，LCR）是利用 DNA 连接酶构建共价磷酸键，特异地连接 DNA 链，经加热变性、退火和连接等步骤后，再多次反复循环，从而使目的 DNA 得以大量扩增。LCR 技术设计独特，与 PCR 不同的是使用了两对相邻而且互补的寡核苷酸作为引物（A、B 和 a、b），即引物 A 与引物 a 互补，引物 B 与引物 b 互补，反应时与模板复性后，引物 A、B 与一条单链互补，引物 a、b 与另一条单链互补，引物 A 的 3′端与引物 B 的 5′端相邻，引物 b 的 3′端与引物 a 的 5′端相邻。

LCR 时，双链经过变性变成单链，复性时两条单链上相邻的引物 A 和 B、a 和 b 中间各自形成缺口，此时 DNA 连接酶通过磷酸二酯键连接两个引物缺口形成一条新链，完成反应的一个循环，此种称为缺口 LCR；如果在设计引物时 A 和 B 之间、a 和 b 之间不相邻，而是有一段空隙，反应还需要 DNA 聚合酶以 dNTP 为原料，按模板 DNA 3′→5′（引物 5′→3′）方向延伸填补空隙，再由 DNA 连接酶连接缺口，形成一条完整的新链，称为空隙 LCR。

LCR 的扩增效率与 PCR 相当，具有较高的敏感性，能够检测到发生率很低的基因突变，而空隙 LCR 由于特异性互补、特异性连接和特异性延伸，相较于缺口 LCR 特异性更高，在检测点突变等方面具有独特的优点。除了检测单碱基突变遗传病，LCR 还较多地用于病原微生物以及病原体耐药基因的检测，是筛查无症状感染者的较好方法之一。

112. 为什么甲基化特异性 PCR 是进行肿瘤相关研究的主要方法

答：DNA 甲基化是表观遗传的重要组成部分。DNA 甲基化能关闭某些基因活性，去甲基化则诱导基因的重新活化与表达。甲基化状态的改变（包括基因组整体甲基化水平降低和 CpG 岛局部甲基化水平异常升高）可导致抑癌基因失活或癌基因激活，是引起肿瘤的一个重要原因。

甲基化特异性 PCR（methylation-specific PCR，MS-PCR）技术根据基因组 DNA 经亚硫酸氢钠处理后，所有未甲基化的胞嘧啶会发生脱氨基变为尿嘧啶，而甲基化的胞嘧啶则不变的原理，分别设计针对甲基化和非甲基化序列的引物并进行 PCR 扩增，然后通过琼脂糖凝胶电泳分析，来确定 DNA 序列的甲基化状态。MS-PCR 是一种特异位点甲基化检测技术，不受 CpG 所处位置的限制，可对任何位点上 CpG 的甲基化状态进行分析，具有高效、灵敏和特异的优点，是研究 DNA 甲基化最常用的方法之一。CpG 岛的局部高度甲基化往往早于细胞的恶性增生，因此甲基化检测可用于肿瘤的预测、预后评估、以及组织来源的确定。

MS-PCR 能使甲基化模板的检测灵敏度大大提高，引物通常设计在富含胞嘧啶的区域，其缺点是需要在 2~3 组已知的关键性 CpG 位点设计上下游引物，并且这些位点必须完全甲基化或完全不甲基化，以保证区别甲基化与非甲基化 DNA。

113. 为什么可以用原位 PCR 检测组织细胞内单拷贝 DNA 或低含量 RNA

答：原位 PCR（in situ PCR）是将 PCR 的高效扩增与原位的细胞及组织学定位相结合，即在细胞或组织原位进行 PCR 扩增，以检测单拷贝或低拷贝 DNA 或 RNA 序列的一种方法。原位杂交（in situ hybridization）则是以标记的 DNA 或 RNA 为探针，在原位检测组织细胞内特定 DNA 或 RNA 序列的一种技术。原位杂交不包含 PCR 过程，与原位 PCR 不同。当组织或细胞中核酸成分较少时，原位杂交往往不能获得很好的检测结果。

原位 PCR 技术可用于冷冻或石蜡包埋的组织切片，细胞涂片或培养细胞爬片等。该技术需经过待检标本固定、消化、细胞内原位 PCR 扩增、产物检测等步骤，最后掺入标记基团直接显色或采用原位杂交或其他检测系统检出扩增产物，分为直接法和间接法。原位 PCR 不需要提取组织或细胞的 DNA 或 RNA，而是在原位对目的基因进行大量扩增，大大提高了检测能力，能检测单拷贝（DNA）或低拷贝（<20 拷贝 RNA）序列，检测灵敏度远远高于原位杂交技术。与普通 PCR 比，原位 PCR 能在组织细胞原位进行 PCR 扩增，可用于研究靶基因的细胞定位与组织分布，在肿瘤学、胚胎学、功能基因组学的研究中应用广泛。

114. 为什么免疫 PCR 可以检测微量抗原

答：免疫 PCR（immuno PCR，Im-PCR）是一种特异的抗原检测系统，利用抗原抗体反应的特异性和 PCR 扩增反应的极高灵敏性来检测抗原，尤其适用于微量抗原的检测。Im-PCR 主要有三个步骤：①抗原-抗体反应；②与嵌合分子结合；③PCR 扩增嵌合分子中的 DNA（一般为质粒 DNA），从而对抗原进行定量检测。该技术的关键环节是嵌合分子的制备，其一边连接抗原抗体复合物，一边与质粒 DNA 结合，将备检抗原通过嵌合分子与 DNA 结合，起着桥梁作用。Im-PCR 是在酶联免疫吸附测定法（enzyme-linked immunosorbent assay，ELISA）基础上建立起来的新方法，反应原理与 ELISA 相似，不同之处在于用 PCR 扩增产物代替 ELISA 的酶催化底物显色，标记的是质粒 DNA 而非酶类，通过 PCR 扩增 DNA 来判断是否存在特异性抗原。Im-PCR 的技术优点在于：基于抗原抗体反应，因此特异性强；同时基于 PCR 扩增反应，因此灵敏度高，比 ELISA 方法高数千倍以上，可用于单个抗原的检测；此外，Im-PCR 操作简便易于在实验室开展。

115. 为什么不对称 PCR 为 PCR 产物的序列测定带来了便捷

答：不对称 PCR（asymmetric PCR）指利用不等量的一对引物进行 PCR 扩增反应产生大量的单链 DNA 的方法。不对称 PCR 扩增产生的单链 DNA 主要用于核酸序列测定，尤其是利用 cDNA 经过不对称 PCR 扩增后进行 DNA 序列分析，这是研究真核基因外显子的好方法。

不对称 PCR 可分成引物浓度不对称 PCR 和热（引物长度）不对称 PCR，两种方法各有优势。前者的关键是控制限制性引物的绝对量，需多次摸索优化两条引物的比例，其比例一般为（50~100）：1，使得在 PCR 的最初 10~15 个循环中，扩增产物主要是双链 DNA，但当限制性引物（低浓度引物）消耗完后，非限制性引物（高浓度引物）引导的 PCR 就会产生大量的单链 DNA，可用于直接测序；后者则使用高退火温度的长特异引物和短的低退火温度的简并引物，通过特殊的热不对称，即高严谨性 PCR 和低严谨性 PCR 交替，进行连续的 PCR 循环，选择性地扩增目标片段，制备的单链 DNA 片段可用于直接测序，该技术可分成常规热不对称 PCR 和热不对称交错 PCR（thermal asymmetric interlaced PCR，TAIL PCR）。

对于测序技术来讲，常规 PCR 产生的双链 DNA 具有非常强的重新退火成双链的倾向，而且 PCR 产物测序前需经过纯化去除多余的引物和 dNTP，不仅多花人力物力，并且会造成 DNA 损失。而不对称 PCR 成功地解决了这一问题，通过不对称 PCR 扩增得到的单链 DNA 可直接用于 DNA 测序，而不需要其他预处理，给 PCR 产物测序带来了便捷，也是该技术最早的用途。

116. 为什么反向 PCR 可以用于分析已知 DNA 旁侧的未知序列

答：反向 PCR（inverse PCR）是用于扩增已知序列 DNA 旁侧的未知序列的方法。传统 PCR 方法只能扩增两端序列已知的基因片段，得不到紧邻引物外侧的 DNA 序列，反向 PCR 不是在一对引物之间，而是在引物外侧合成 DNA，与正常 PCR 方向相反，故得名。其目的是扩增已知序列旁侧的未知 DNA 序列。

反向 PCR 的步骤是：先选择特异的限制性内切酶位点（在已知 DNA 序列上没有而在其两侧都存在），用相应的内切酶切出包含已知 DNA 序列以及两端带有未知序列的片段。酶切出的 DNA 片段在连接酶的作用下发生自身环化，从而将边侧区域转化为内部区域，然后再根据已知 DNA 的序列设计一对引物，以环化分子为模板进行 PCR 扩增，就可以扩增出两端的未知序列。反向 PCR 的优点是简单快速，主要用于边侧区域的扩增、末端特异探针的制备，适用于基因游走、转位因子和已知序列 DNA 旁侧病毒整合位点分析，以及研究与已知 DNA 区段相连接的未知染色体序列，即所谓的染色体步移。

117. 为什么随机扩增多态性 DNA 检测无需预知靶基因的核苷酸序列

答：随机扩增多态性 DNA（randomly amplified polymorphic DNA，RAPD）检测，又称随机引物 PCR（arbitrarily primed PCR，AP-PCR），是一种在整个基因组 DNA 内进行随机扩增而获得多态性长度 DNA 片段的技术，可对整个未知序列的基因组进行多态性分析。

RAPD 与普通 PCR 的差别主要体现在随机扩增引物上。首先，引物无需专门设计，是随机合成或是任意选定的，一般为 10bp；其次，RAPD 是单引物 PCR，随机序列引物是单个加入，而非成对加入，通过引物和模板 DNA 随机配对实现扩增，扩增无特异性；此外，与普通 PCR 引物相比，RAPD 引物退火温度较低，一般为 35~45℃，既保证引物与模板稳定配对，同时也允许适当的错配，以扩大引物在基因组 DNA 中配对的随机性。

RAPD 技术的优点在于无需预知靶基因的核苷酸序列。当基因组中存在与引物互补的反向重复序列时，在足够近的间距（200~2 000bp）内，方向相对的两个引物片段之间的模板 DNA 序列就可以被扩增。RAPD 技术以一系列随机引物对基因组进行检测，因而能检测多个基因位点。通常引物越多，覆盖面越广，获得的遗传信息也随之增加。尽管 RAPD 技术灵敏度高，但是影响因素也较多，会出现重复性差等一些问题。

118. 为什么随机引物 PCR 能反映待分析基因组的特征

答：随机引物 PCR（AP-PCR）是在对所扩增的基因序列一无所知的情况下随意设计或选择一个非特异性引物进行的 PCR。理论上，PCR 扩增并不一定要求整条引物与模板完全互补，而只要引物的一部分，特别是 3′端有 3~4bp 能与模板互补配对，即可使引物延伸。在 AP-PCR 进行过程中，首先使引物与模板 DNA 中许多序列通过错配结合。如果在模板 DNA 两条链上相距一定距离有反向的可以分别和模板的正、反链互补配对的引物存在，则可以在 TaqDNA 聚合酶的作用下，使引物延伸而发生 DNA 片段的扩增。先经过1 轮至数轮不严格条件下的 PCR 循环，然后再于严格条件下进行扩增。扩增的产物经过 DNA 测序凝胶电泳分离后，即可得到 DNA 指纹图。不同个体 DNA 序列之间存在差异或发生突变时，扩增所得到的片段长度会有所不同，以此可以反映出待分析基因组的特征。利用 AP-PCR 技术对不同物种或同一物种不同个体之间的基因组进行分析，可以得到两个生物体基因组 DNA 多态性指纹图谱。

119. 什么是实时荧光定量 PCR

答：实时荧光定量 PCR（real-time fluorescence quantitative PCR，qPCR）是指在 PCR 体系中加入荧光基团，利用荧光信号变化，实时监测整个 PCR 进程，并通过内参法或者外参法对模板进行定量分析的方法，简称荧光定量 PCR，或定量 PCR。

qPCR 根据所使用的荧光物质不同，可分为以下几种类型：

（1）基于荧光染料的 qPCR：在 qPCR 中最常用的荧光染料是 SYBR Green I，这是一种非饱和荧光染料，可以非特异性地嵌合进双链 DNA，而与单链 DNA 不结合。在 PCR 进行时，嵌合至 DNA 双链的 SYBR 染料分子可以产生荧光信号，而游离的 SYBR 染料分子不会产生任何荧光信号。随着扩增的不断进行，荧光信号被荧光监测系统实时接收，理论上此荧光信号增加与 PCR 产物量增加保持一致，可以用于 PCR 定量分析。qPCR 中所用的荧光染料多为不饱和染料，特异性不高，且还会对反应体系有抑制作用。

（2）基于荧光探针的 qPCR：荧光探针是一段经荧光标记的、能与扩增的模板分子特异性互补的寡核苷酸序列。qPCR 中常用的探针有三种，即水解探针（TaqMan 探针）、杂交探针和分子信标。在 PCR 进行时，随着扩增的不断进行，荧光探针会与模板序列特异性地结合或者解离，并不断释放出荧光信号，每扩增一条 DNA 链，就会有一个荧光信号形成，这些荧光信号可被荧光监测系统实时接收，从而实现荧光信号的累积与 PCR 产物形成完全同步。由于其荧光信号强度与模板的量呈正比，可以用于 PCR 定量分析。

120. 为什么说荧光染料法定量 PCR 是一种通用的检测方法

答：DNA 结合荧光染料是 qPCR 技术最早使用的荧光化学物质，荧光染料可以选择性地掺入至 DNA 双链，并能在激发光源照射下产生强烈的荧光信号，而该荧光信号的强度代表双链 DNA 数量，常用于 qPCR 定量分析。由于荧光染料与 DNA 双链的结合无序列特异性，所以与探针法 qPCR 的特异性定量不同，基于荧光染料的 qPCR 是一种通用的检测方法，可用于检测任何的双链 DNA 模板，这是其检测的优势，但同时也是其局限性所在。在实际使用中，由于荧光染料可以与任何双链 DNA 结合，包括非特异性扩增片段，甚至引物二聚体，结果导致在扩增中出现的非特异性扩增信号也会被系统采集，从而干扰 PCR 后续分析。因此，消除非特异性荧光对 PCR 分析的干扰，对提高荧光染料法 qPCR 的质量显得尤为重要。目前常通过反应后对 PCR 产物做熔解曲线分析来确定 PCR 扩增产物是否具有特异性，因为引物二聚体和特异性扩增产物有不同的熔解温度。此外，也可以通过 PCR 引物设计和反应条件的优化来提高 PCR 的特异性。

121. 为什么荧光探针技术可以实现 PCR 定量分析

答：基于探针技术的 qPCR 与普通 PCR 技术的不同在于，反应体系中加入了一条两端分别带有报告基团和淬灭基团的荧光探针。qPCR 荧光探针主要是根据荧光共振能量转移（fluorescence resonance energy transfer，FRET）原理设计的。FRET 是指当一个荧光报告基团与一个荧光淬灭基团距离很近时，报告基团发射的荧光能量会被淬灭基团吸收，导致无荧光发射。

在 PCR 扩增反应未开始前，与模板互补的探针上的荧光报告基团和淬灭基团由于距离足够近，此时报告基团因 FRET 效应而不会发光，因此仪器检测不到荧光信号。而在 PCR 扩增过程中，与模板互补的不同类型的荧光探针或者被酶切水解，或者在与靶序列结合后发生构象的改变等，结果使得报告基团远离淬灭基团，FRET 效应被破坏，此时荧光报告基团发射出荧光，仪器监测系统可接收到荧光信号。随着循环次数的增加，被扩增的目的基因片段呈指数级增长，采集的荧光信号不断积累，通过实时监测不断变化的荧光信号强度，系统自动产生扩增曲线，利用求得的阈值循环数（threshold cycle value，Ct），并结合外部标准曲线，即可得出待测标本初始 DNA 模板的拷贝数，从而实现对 PCR 实时定量分析的目的。

122. 为什么基于 TaqMan 探针的定量 PCR 是一种高度特异的 PCR 技术

答：TaqMan 探针是水解探针的代表，又称为外切核酸酶探针，TaqMan 探针是基于 FRET 原理设计的一段寡核苷酸，它与模板 DNA 特异性地结合，结合位点在两条引物之间，其 5′端标记有荧光报告基团（reporter），如 6-羧基荧光素（FAM）等，3′端标记有荧光淬灭基团（quencher），如 6-羧基-四甲基罗丹明（TAMRA）等。正常情况下，位于探针两端的这两个标记基团空间距离很近，报告基团的荧光能量被淬灭基团吸收，荧光基团不发光。在 PCR 过程中，若没有产物扩增，探针保持完整，报告基团不发光，仪器检测不到信号；在 PCR 进行过程中，Taq DNA 聚合酶沿着模板移动合成新链，当移动到 TaqMan 探针结合位置时，TaqDNA 聚合酶会同时发挥其 5′→3′核酸外切酶活性，将探针 5′端连接的荧光分子切割下来，使报告基团与淬灭基团分离，破坏 FRET 效应，从而产生荧光信号。随着循环次数的增加，每扩增一条 DNA 链，就有一个荧光分子形成，TaqMan 探针被水解后产生的荧光分子数与 PCR 产物的数量呈正比。通过监测 PCR 过程中的荧光强度即可计算出初始 DNA 模板的数量。基于 TaqMan 探针技术的 qPCR 法是一种高度特异的定量 PCR 技术，只有特异性引物引发的扩增反应，才能使与模板特异性结合的 TaqMan 探针发生水解，不存在非特异性扩增的荧光。

123. 为什么 TaqMan MGB 探针比常规的 TaqMan 探针更有优势

答：TaqMan 探针有不同种类，根据其 3′端标记的荧光淬灭基团的不同，可分为两种：常规 TaqMan 探针和 TaqMan MGB（minor groove binder，MGB）探针。

MGB 是一个化学基团，可以和 DNA 双螺旋结构中的小沟结合。MGB 探针 3′端标记的淬灭基团为非荧光淬灭基团（non-fluorescent quencher），其本身不产生荧光，可以大大降低本底信号的强度；同时探针上还连接有 MGB 修饰基团，可以将探针的 Tm 值提高 10℃左右。在同样 Tm 值的条件下，MGB 探针可以比普通 TaqMan 探针设计得更短，这样既降低了合成成本，也可使探针设计的成功率大大提高，尤其在 DNA 模板碱基组成不理想的情况下，探针设计会变得相对容易。新型 TaqMan-MGB 探针技术不但可进行基因定量分析，还可用于分析基因突变或检测 SNP，有望成为基因诊断和个体化用药分析的首选技术平台。

124. 为什么分子信标技术进行 PCR 定量有优势

答：分子信标（molecular beacon）是一段与特定核苷酸互补的荧光双标记的寡核苷酸探针，空间结构上呈发夹状的茎环结构，其中环序列一般为 15~30 个核苷酸，与模板 DNA 互补，荧光基团标记在探针两端，分别是一个荧光分子和一个淬灭分子，两端的序列一般为 5~7 个核苷酸，并相互配对形成茎的结构，使得两端标记的荧光基团紧紧靠近，不会产生荧光。加热变性会使互补配对的茎环双链解开，在复性温度下，若模板不存在，分子信标仍恢复成茎环结构；当有模板序列存在时，分子信标中间的环序列则会与模板 DNA 发生特异性结合，茎环结构打开，分子信标变成链状而非发夹状，使得荧光基团与淬灭基团分离，荧光分子发光。在扩增过程中，荧光强度与模板 DNA 的量呈正比，可以进行定量分析。

分子信标的优势在于：①与线性寡核苷酸探针相比，茎环结构的分子信标检测特异性更高，可检测单个碱基的错配、缺失或插入；②分子信标可进入活细胞内对核酸进行动态的特异检测；③有助于实现核酸大规模自动化检测；④各项操作均在密闭试管中进行，有效降低核酸交叉污染；⑤灵敏度更高。

125. 为什么实时荧光定量 PCR 的扩增曲线呈"S"型

答：在 qPCR 扩增过程中，每一轮循环均检测一次荧光信号的强度。随着反应循环次数的不断增加，所扩增的目的基因片段呈指数规律增长，反应中产生的荧光信号强度与

PCR 产物的数量呈正比。仪器实时检测和采集的荧光信号随着时间和循环数的不断增加，产生一条反映实时荧光信号强度变化的曲线，称为扩增曲线。扩增曲线以循环数为横坐标，以反应过程中实时荧光强度为纵坐标。

　　理论上，PCR 每个循环后扩增产物的量即增加一倍，扩增曲线应表现为荧光值随着循环数增加而不断上升，然而实际上扩增曲线的荧光值并不会随着循环数的增加而无限上升。这是由于 PCR 扩增进行到一定阶段，反应体系中的原料发生消耗和变性，如 dNTP 和酶等原料相对于模板大大减少，同时酶活性逐渐达到饱和；引物二聚体和反应亚产物（如焦磷酸）的产生也会抑制扩增反应；引物和已扩增的 DNA 片段间的竞争等，都会导致 PCR 的扩增效率逐步降低，直至为 0。因此，扩增曲线表现为扩增到一定的循环数（超过30 个）后，荧光值不再随着循环数发生任何变化，而是保持平坦，即出现平台期。实际的扩增曲线呈"S"型，分为基线期、指数扩增期、线性扩增期、平台期。

126. 为什么实时荧光定量 PCR 的熔解曲线可以用来判断扩增产物的特异性

　　答：随着温度的不断升高，双链 DNA 分子（包括 PCR 产物）会发生变性，此时掺入双链的荧光染料会恢复到游离状态而导致荧光信号降低。熔解曲线（dissociation curve）是用来描述随温度升高 DNA 的双螺旋结构解链程度的曲线。

　　PCR 熔解曲线分析是在 qPCR 扩增反应完成后，通过对扩增产物逐渐增加温度，同时监测每一步的荧光信号变化以产生熔解曲线，并对此进行分析。正常情况下，熔解曲线上会出现一个熔解温度（Tm）的特征峰。所谓 Tm，即解链温度，是指 DNA 双链解链 50%时所需的温度。不同序列、不同长度的 DNA 片段，Tm 值不同。因此，通过 Tm 特征峰便可判断扩增产物的特异性。如果熔解曲线出现单一峰，且峰值在 Tm 值位置，即为特异性扩增；如果熔解曲线出现双峰甚至多个峰，则说明可能存在非异性扩增或者初始模板被污染，也可能是引物设计有问题，导致出现引物二聚体等。

127. 为什么在荧光定量 PCR 技术中引入阈值循环数的概念

　　答：PCR 循环次数是 PCR 技术中的一个重要参数。理论上，随着 PCR 循环次数的增加，靶序列 DNA 片段的扩增量呈指数形式增长。若平均扩增效率为理论值 100%，那么经过 n 次循环后，PCR 扩增产物量应是初始模板量的 2^n 倍。但在实际扩增过程中，PCR 会从指数扩增期逐渐进入线性增长期，甚至平台期，其平均扩增效率并不能达到理论值，有些循环的扩增效率甚至远远低于 100%。因此，在 qPCR 技术中引入了阈值循环数（Ct）的概念。Ct 值是指扩增曲线与所设定的扩增产物荧光信号阈值线的交叉点处所对应的反应循环数。由于在指数扩增期 PCR 的各成分浓度适中、聚合酶活力高、反应产物量适中、产生的抑制物少且对 PCR 的影响较小，此时的扩增效率最高，基本可以达到理论值，因此，PCR 结束后，可在扩增曲线上的指数扩增期设定产物的荧光信号阈值线，并以此确定该 PCR 的 Ct 值。Ct 值是一个客观的参数，不同含量的模板，扩增产物达到特定荧光值所需的循环数是不同的，使用 Ct 值可以判断起始模板的相对量。

128. 为什么实时荧光定量 PCR 的结果需要通过阈值循环数计算

　　答：阈值循环数（Ct）是 qPCR 技术中的一个重要概念，是指在 qPCR 中，扩增产物的荧光信号达到设定的荧光阈值时所经过的循环次数。

一般阈值线设定在 PCR 的指数扩增期，此时扩增效率最高，Ct 值的重现性极好，即同一模板不同时间扩增或同一时间在不同管内扩增，得到的 Ct 值应该是恒定的。模板 DNA 的起始拷贝数越大，其到达特定荧光值所需的循环数越少，Ct 值越低，反之亦然。因此，Ct 值的大小与样品中模板 DNA 的起始拷贝数呈反比。一般情况下，Ct 值范围在 18~30，过大和过小都将影响实验数据的精度。根据标准曲线（横坐标为标准品的起始拷贝数的对数，纵坐标为 Ct 值）和被检样品所测得的 Ct 值，即可推算出样品最终的定量结果，即每一反应中靶基因的起始拷贝数（以拷贝数/ml 为单位）。

129. 为什么荧光定量 PCR 有时需要设置两个参照系统

答：荧光定量 PCR（qPCR）包括外参照系统和内参照系统。外参照系统是用标准品经过系列稀释来制备标准曲线。通常标准品由合成的靶基因片段构建至质粒而成。在进行检测时将已知浓度的标准品做系列稀释，制成不同含量的标准品，与被检样品同时进行扩增。外标准曲线的定量方法准确度高、重复性好，已得到全世界的公认，沿用至今。但是外参照系统无法控制标准品与被检样品之间扩增效率的差异，以及被检样本的抽提效率和抽提质量的差异，这些缺陷都会使定量结果产生一定的偏差，解决的方法是可以通过设置内参照系统进行纠正。

内参照系统的设置是将一个已知浓度的内标准品（人工合成的已定量的含有突变序列或无关序列的靶基因片段）加入被检样品中，参与样品检测的整个过程（包括样品处理和扩增等）。在模板扩增的同时，内标也被扩增。加入内标主要是监控被检样品中是否存在 PCR 扩增抑制物和实验人员操作是否有误。PCR 结束后，由于内标与靶模板的长度不同，二者的扩增产物可用熔解曲线法分离开来，或者根据荧光素的不同，可在不同的检测通道分别测定其荧光强度，再以内标为对照来定量待检测模板。PCR 技术加入内标后，可部分消除终产物定量所造成的不准确性。

130. 为什么采用荧光定量 PCR 检测时不宜将质控品位置固定

答：室内质控是检验人员对实验室工作和测定结果进行的连续评价，以决定工作和结果的可靠性，其目的是保证每日或每批间测定结果的精密度。由于 PCR 扩增仪的反应板是由多孔组成，根据温度控制原理不同又可分为气体加热控温、压缩机控温和半导体加热控温型，对于半导体和压缩机加热控温（金属板式）的 PCR 仪，由于边缘效应和各孔温度的不均一性等因素，各加热区域以及各加热孔之间温度可能会存在一定的差异，如果每次扩增时质控品的放置位置固定在某一孔，便不能够全面反映由于样本位置不同对扩增效率带来的影响。因此，质控品在反应板中的位置不宜固定。

131. 为什么说实时荧光定量 PCR 优于普通 PCR 技术

答：普通 PCR 方法是终点检测，即不能检测每一个循环的扩增情况，只能在 PCR 达到平台期后进行检测。一般情况下，PCR 在经过指数期扩增到达平台期时，扩增效率变弱，因此普通 PCR 检测的重现性极差，无法直接从终点产物量推算出起始模板量。虽然后续的 PCR 技术中加入了内标，通过校准，部分消除了终产物定量所造成的不准确性，但普通的 PCR 方法仍然仅用于定性分析和半定量检测。

实时荧光定量 PCR（qPCR）技术是一种采用外标标准曲线定量的技术，有效地解决了普通 PCR 方法只能在终点检测的局限。qPCR 可在每一轮循环后检测一次荧光信号的强度，并进行实时记录，实现荧光值累积与 PCR 产物的同步监测。根据标准曲线以及每个样品的 Ct 值，即可对模板进行定量分析。qPCR 技术的主要优点如下：①灵敏度高；②定量范围宽；③特异性强；④重复性好；⑤可直接对产物进行准确的定量；⑥闭管检测；⑦自动化程度高。目前，qPCR 技术已广泛用于基因表达研究、转基因研究，药物疗效监测、病原体检测等诸多领域，应用前景广阔。

132. 为什么说荧光定量 PCR 技术在定量上仍有一定的缺陷

答：目前核酸定量检测主要采用荧光定量 PCR（qPCR）技术，在应用 qPCR 检测时，要依赖阈值循环数（Ct）来定量。由于在 PCR 扩增的指数时期，模板荧光信号对应的 Ct 值和该模板起始拷贝数的对数存在线性关系，依据此原理，结合标准曲线可以得出待测标本的初始模板拷贝数，从而实现对模板的定量分析。由于 Ct 值受扩增效率影响较大，且需要标准样品校正，因此 qPCR 只能作为相对定量方法，在定量时有一定的缺陷。

qPCR 技术的缺点：①非绝对定量，通过实时检测扩增信号估计待测基因的相对量，需要用标准样品校正；②标准品制备会有一定误差，从而成为实验的误差变量；③标准品和样品间的背景不同，可能因 PCR 扩增效率的不同，而产生一定的偏差；④标准品的范围在很多情况下难以覆盖待测样品中可能出现的更宽的浓度范围；⑤DNA 提取时会引入杂质和抑制物，或者 DNA 降解会影响 PCR 动态扩增过程；⑥仪器的信号采集和温控系统，也会产生检测误差。

133. 为什么探针扩增阻滞突变系统可直接区分基因的野生型和突变型

答：探针扩增阻滞突变系统（amplification refractory mutation system，ARMS）用于对已知突变基因进行检测，又称为等位基因特异 PCR（allele-specific PCR，AS-PCR）、等位基因特异性扩增法（allele-specific amplification，ASA）。其基本原理是：PCR 引物的 3′端末位碱基必须与其模板 DNA 互补才能有效延伸，如果引物 3′末端与模板碱基不互补（错配），则 DNA 聚合酶无法进行有效扩增。因此，ARMS 最首要的一步就是根据已知的突变设计合适的引物，使其 3′末端碱基分别与突变模板和正常模板互补，而引物 3′末端的错配会导致 PCR 产物急剧减少，从而实现通过 PCR 方法直接区分突变型和野生型，省去了探针杂交操作。其次是 PCR 条件的优化，有时引物与靶 DNA 有错配时也可能发生错配延伸，此时可通过调整实验条件，如改变引物、靶 DNA、Taq DNA 聚合酶的浓度来提高特异性，或在反应体系中加入甲酰胺减少非特异性扩增，还可以通过在引物 3′端的第二个碱基引入一个错配碱基，使之与模板之间形成双重错配以阻止错误延伸。目前，ARMS 技术已用于多种疾病已知点突变的检测，该技术还可借鉴多重 PCR 原理在同一反应体系中同时检测两种或多种等位基因的突变。

134. 为什么利用高分辨率熔解曲线可对样品进行基因分型和突变的分析

答：高分辨率熔解（high-resolution melting，HRM）曲线分析是近几年兴起的用于进行 SNP 及点突变研究的工具，是一种简单、快速、低成本、结果准确的 PCR 扩增后检测技术。HRM 分析是指在 PCR 扩增程序之后，在一定的温度范围内将 PCR 扩增产物进行变性，此时荧光信号值随温度产生变化，实时监测升温过程中双链 DNA 荧光染料（通常为饱和荧光染料，如：LC Green plus）与 PCR 扩增产物的结合和解离情况，即体系内荧光信号变化，通过产生的熔解曲线来分析原始模板的序列差异。HRM 系统具有极高的温度均一性和极高的温度分辨率，可使分辨精度达到对序列单个碱基差异的区分，从而绘制出能区分单个碱基差异的 HRM 曲线。

HRM 分析是根据 DNA 序列的长度、GC 含量以及碱基的不同来区分单个碱基差异的。该方法不受突变碱基位点与类型的局限，无需序列特异性探针，只需加入饱和的双链 DNA 结合染料，在 PCR 结束后直接运行高分辨率熔解程序，即可完成对样品基因型和突变的分析。每一段 DNA 都有其独特的序列，可以形成独特的熔解曲线外形，如同 DNA 指纹图谱一样，具有很高的特异性、稳定性和重复性。当存在点突变或 SNP 时，便会产生不同于野生型的波峰，因此根据最终形成的 HRM 曲线，可以区分野生型纯合子、杂合子和突变型纯合子，或者进行基因分型。

135. 为什么数字 PCR 能够对核酸分子进行绝对定量

答：数字 PCR（digital PCR，dPCR）是一种核酸检测和定量分析的新方法，可对核酸分子进行绝对定量。通过将微量样品作大倍数稀释和分液（partitioning），直至理论上每个微滴中含有不超过一个待测 DNA 分子，然后将所有微滴样品在相同条件下进行模板核酸分子的 PCR 扩增，经过一定的 PCR 循环之后，存在模板核酸的反应器发出荧光信号，而没有模板核酸的反应器不出现荧光信号，反应结束后逐个对反应器进行检测，通过对两种信号类型的比例和数目进行统计学分析，根据泊松分布原理，可直接计算出阳性模板核酸的个数和比例，从而推算出原始待检溶液中模板核酸的浓度或拷贝数。

dPCR 的优势在于无需依赖内、外参照系统，能克服模板核酸和扩增体系中抑制物对扩增效率的影响，能对单分子核酸进行绝对定量。dPCR 能直接读出起始样品中 DNA 分子的拷贝数，具有极高的灵敏度、特异性、精确性，特别适用于如极微量核酸样本的检测、复杂背景下稀有突变检测以及拷贝数变异状态的分析等。dPCR 还可以直接对下一代测序库执行绝对定量分析，实现对测序结果的验证等。作为第三代 PCR 技术，dPCR 正在被迅速地推广应用。

目前主流的 dPCR 技术主要采用微滴化或微流控技术平台，将待测样品一次性平均分成大量的微小液滴，从而发展出微滴数字 PCR（droplet dPCR，ddPCR）和微流控芯片数字 PCR（chamber dPCR，cdPCR）等。

136. 为什么全基因组扩增技术可用于单细胞研究

答：单细胞研究是当前生命科学研究的重要方向之一。由于单细胞 DNA 含量极少，对单细胞进行 PCR 可能存在扩增不均匀、覆盖度不全等情况，其扩增效率不如组织 PCR，因此，单细胞 PCR 可能会对单细胞内 DNA 拷贝数和关键碱基突变信息发生错判，给后续分析带来极大的影响。

全基因组扩增（whole genome amplification，WGA）是一种对全部基因组序列进行非选择性扩增的技术，即在没有序列倾向性的前提下对微量组织、单个细胞的整个基因组 DNA 进行扩增，其主要目的是在如实反映基因组全貌的基础上最大限度地增加 DNA 的量，理论上单细胞 WGA 可以从单细胞或者等量 DNA（pg 级）中有效扩增出大量（μg 级）的全基因组 DNA，为后续多基因多位点分析、单细胞测序及基因组的全貌研究提供足量的 DNA 模板。WGA 可用于建立 DNA 文库、单核苷酸多态性（SNP）分析和短串联重复序列多态性（STR）分析、产前诊断、胚胎植入前遗传学诊断、肿瘤遗传学以及法医学检测等方面。

目前应用较多的 WGA 技术有：基于变温扩增的退化寡核苷酸引物 PCR（degenerate oligonucleotide primed PCR，DOP-PCR）、基于恒温扩增的多重置换扩增技术（multiple displacement amplification，MDA）、多次退火环状循环扩增技术（multiple annealing and looping-based amplification cycles，MALBAC），其中 MALBAC 是覆盖率最广、保真性最高的 WGA 技术。

137. 什么是核酸序列依赖扩增

答：核酸序列依赖扩增（nucleic acid sequence-based amplification，NASBA）是一种等温扩增 RNA 技术，能直接扩增单链 RNA 特异序列，通过合成 cDNA 的中间环节，在等温条件下进行体外序列特异性核酸扩增。NASBA 反应需要禽成髓细胞瘤病毒反转录酶（avian myeloblastosis virus reverse transcriptase，AMV-RT）、RNA 酶 H 和 T7 RNA 聚合酶的共同作用完成 RNA 的复制。NASBA 反应也需要一对引物，其中引物 I 的 5′端带有可被 T7 RNA 聚合酶识别的启动子序列，其 3′端可与模板的 3′端互补；引物 II 引物序列与模板的 5′端一致。NASBA 反应分为非循环相和循环相 2 个阶段。

非循环相：模板 RNA 和引物 I 互补，反应体系在 AMV-RT 的作用下反转录合成 cDNA-RNA 杂合体，RNA 酶 H 将其中的 RNA 水解，引物 II 随之与单链 cDNA 互补。AMV-RT 具有 DNA 聚合酶活性，在它的作用下单链 DNA 合成双链 DNA。由于引物 I 带有 T7 聚合酶识别的启动子序列，因而合成的双链 DNA 即可作为 T7 聚合酶的催化底物转录合成反义 RNA。

循环相：转录合成的反义 RNA 与引物 II 互补，在 AMV-RT 的作用下合成 cDNA-RNA 杂合体，RNA 酶 H 水解杂合体中的 RNA，留存的单链 DNA 与引物 I 互补，在 AMV-RT 的作用下再次合成可被 T7RNA 聚合酶识别的双链 DNA，并转录合成反义 RNA 产物，如此重复进行循环相反应，使得 RNA 得以扩增。

138. 为什么荧光核酸恒温扩增检测技术具有广阔的应用前景

答：荧光核酸恒温扩增检测（simultaneous amplification and testing，SAT），是以 RNA 为模板转录介导的一种扩增新技术。即在同一温度下，首先以靶标核酸（RNA）为模板，通过鼠白血病病毒反转录酶（moloney murine leukemia virus reverse transcriptase，MMLV-RT）产生一个双链 DNA 拷贝，然后利用 T7 RNA 多聚酶从该 DNA 拷贝上产生多个（100～1000 个）RNA 拷贝；每一个 RNA 拷贝再从反转录开始进入下一个扩增循环；同时，带有荧光标记的探针和这些 RNA 拷贝特异结合，产生荧光。该荧光信号可被荧光检测仪器实时捕获，反映扩增循环情况。SAT 技术是将核酸恒温扩增技术和实时荧光检测技术结合起来的一种新型核酸检测技术，直接以病原体特异性 RNA 为模板，以扩增产物 RNA 为检测对象。SAT 技术与传统的 PCR 技术相比，具有灵敏度高、特异性强、扩增效率高、交叉污染低、反应稳定、检测结果可靠、易于实现全自动和高通量等优点。目前，SAT 作为第二代核酸扩增检测技术已经广泛应用于临床病原体检测、血液病毒筛查、食品安全检测、环境微生物检测、传染性疾病的应急防控和快速反应等多个领域，具有广阔的应用前景。

139. 什么是环介导等温扩增法

答：环介导等温扩增法（loop-mediated isothermal amplification，LAMP），是一种新型的核酸扩增方法，其技术特点是针对靶基因的 6 个区域设计 4 条特异引物，包括一对外引物和一对内引物，反应开始时 4 条引物均参与 DNA 延伸和合成。首先模板变性后一条（正向）内引物在 60~65℃（一般为退火与延伸的中间温度）与靶序列结合，并在 DNA 聚合酶作用下恒温扩增形成互补双链。然后与此内引物同侧的正向外引物与模板链结合，在链置换 DNA 聚合酶的作用下发生延伸，同时从刚刚新生双链上置换下由内引物扩增形成的新生链，置换下来的新生单链 5′端环化（内引物 5′端序列与自身互补）形成茎状结构，此时另一条（反向）内引物与新生链结合，再利用 DNA 聚合酶，在 60~65℃对靶序列进行恒温扩增形成互补双链，而另一条（下游）外引物再从此双链上置换下第二次新生的单链，游离的第二次新生单链两端发生环化形成哑铃状结构，其中 3′端在 DNA 聚合酶催化下利用自身序列为模板进行扩增延伸，当延伸至另一端后再次环化、延伸，周而复始。

LAMP 具有很高的扩增效率，在 1 小时内可以将几拷贝的靶序列扩增至 $10^9 \sim 10^{10}$ 拷贝。该方法操作简单、特异性强、不需要特殊的仪器和试剂，可通过反应液是否浑浊或 SYBR Green Ⅰ 染色后的颜色变化来判断结果。LAMP 技术的缺点是只有扩增和不扩增两种结果，若产生非特异性扩增，则不易鉴别。因此，LAMP 技术可用于一些病毒（如甲型流感病毒）的快速初筛实验。

（李美星　陈小颖　叶星晨）

第二节　核酸测序技术

140. 核酸测序技术经历了哪些发展阶段

答：核酸测序技术，简称测序（sequencing），是分子生物学研究中最常用的技术之一，它的出现极大地推动了生物学的发展。自从 1953 年 Watson 和 Crick 发现 DNA 双螺旋结构后，人类就开始了对 DNA 序列的探索。1977 年 Maxam 和 Gilbert 报道了通过化学降解法测定 DNA 序列的方法。同一时期，Sanger 发明了双脱氧链终止法。20 世纪 90 年代初出现的荧光自动测序技术将 DNA 测序带入自动化测序的时代。这些技术统称为第一代 DNA 测序技术。最近几年发展起来的第二代 DNA 测序技术都是基于边合成边测序或边连接边测序的方法，它使得 DNA 测序进入了高通量、低成本的时代。目前，基于单分子读取技术的第三代测序技术已经出现，该技术能有效避免测序过程中由于 PCR 扩增带来的偏差，而且测序速度更快。核酸测序技术被广泛用于各种人类核基因组、线粒体基因组、以及 RNA 转录产物的检测分析，应用的领域包括肿瘤诊断和预后分析、药物基因组学检测等。

141. 为什么双脱氧核苷三磷酸的引入是 Sanger 法测序技术的关键

答：双脱氧链末端终止测序技术是 Sanger 等在加减法测序的基础上发展而来的，也称 Sanger 测序法。Sanger 法是在 DNA 聚合酶作用下，以单链 DNA 为模板，并以与模板结合的寡聚核苷酸为引物，根据碱基配对原则使底物 dNTP 的 5′-磷酸基团与引物的 3′-羟基生成 3′,5′-磷酸二酯键，从而产生新的互补 DNA 单链。Sanger 引入了 2′,3′-双脱氧核苷三磷酸（dideoxynucleoside triphosphate，ddNTP）作为链延伸的终止物。当 ddNTP 掺入到新生链时，由于 ddNTP 没有 3′-羟基，不能再与后续的 dNTP 形成 3′,5′-磷酸二酯键，造成新生链的延伸在该 ddNTP 处终止。

Sanger 法出现初期每一次序列测定由一套四个单独的反应构成，每个反应含有所有四种 dNTP，并混入一种标有放射性核素的 ddNTP，使延长的寡聚核苷酸选择性地在 A、T、C 或 G 处终止，产生以 A、T、C、G 结束的四组不同长度的一系列核苷酸片段。最后可通过高分辨率 PAGE 分离大小不同的片段，并通过 X 光胶片放射自显影直接读取 DNA 序列。

随着技术的不断改进，Sanger 法目前采用 4 种不同荧光素标记的 ddNTP，避免了放射性核素的污染，可在一个反应体系中完成对 DNA 序列的分析，从而实现 DNA 测序的自动化。

142. 为什么 Sanger 测序法是临床基因序列分析的金标准

答：目前用于临床基因序列分析的方法很多，包括 qPCR Taqman 探针法、普通 PCR 法、芯片法、Sanger 测序法、质谱法和下一代测序法等，Sanger 测序因其检测目标明确、结果精准、通量小、周期短等特点，特别适合应用于临床检测，目前仍是基因检测的金标准。Sanger 测序是建立在目的基因精确物理定位基础上的测序，得到的结果是连续、可视、真实的长片段的数据，直观可靠，准确率高。Sanger 测序法的质控环节多，任何工序不理想，都无法得到序列峰图，必须重新实验，因此不会出现其他检测方法因样本质量或操作错误等原因导致检测失败的现象。Sanger 测序法对于碱基置换、颠换、缺失和插入这些基因突变的类型都可以清楚读出，与只可检测已知序列或无法确定具体序列的基于 qPCR 的检测方法相比检测内容完整，且范围广。因此 Sanger 测序作为基因检测的金标准在近段时间内很难被替代。临床上，Sanger 测序法常用于小样本致病基因位点明确并且数量有限的单基因遗传病致病基因的检测，以及肿瘤细胞百分比较大的组织样本中肿瘤驱动基因突变的检测。

143. 为什么 Sanger 测序法具有一定的局限性

答：尽管 Sanger 测序方法被认为是测序的金标准，但其也存在一些局限性。首先，Sanger 测序法的检测灵敏度不高，只有 10%~15%，无法检测出频率较低的体细胞突变，用测序法对癌症患者进行基因突变检测时，对于低频突变容易出现漏检。其次，Sanger 法单个测序反应的读长有限，一般不超过 1 000bp，当测序目标是绘制高质量基因组草图时，对于含有大量重复序列的区域，如果没有高分辨率物理图谱则无法准确地从头拼接序列。第三，Sanger 测序不能检测出大片段缺失或拷贝数变异（CNV）等基因突变类型，因此对于一些与此相关的遗传性疾病还不能做出基因学诊断。同时，它也不适合用于没有明确候选基因或候选基因数量较多的大样本病例筛查，此类测序研究还要依靠具有高通量测序能力的下一代测序技术。

144. 什么是自动 DNA 测序仪的工作原理

答：随着计算机软件技术、仪器制造和分子生物学研究的迅速发展，从 20 世纪 80 年代末开始，自动化 DNA 测序技术因其简单（自动化）、安全（非同位素）、精确（计算机控制）和快速等优点迅速取代人手工测序。目前临床上使用的自动 DNA 测序仪采用的是基于毛细管电泳（capillary electrophoresis，CE）的 Sanger 测序法及四色可见荧光染料标记终止物技术，从样本加载到主要测序数据分析全部自动化。自动 DNA 测序仪包括四个主要的系统：测序反应系统、电泳系统（主要是多通道的毛细管凝胶电泳）、荧光检测系统和电脑分析系统。DNA 样品进行测序反应后，带荧光标记的产物在毛细管中进行电泳，通过激光激发泳道中的寡核苷酸片段产生荧光，然后经荧光检测器收集不同荧光信号。收集到的荧光信号，由电脑根据设定的程序将颜色信息转变为碱基序列信息。如果荧光信号是蓝色，意味着这个寡核苷酸片段是以 ddCTP 终止的，同样，绿色代表 A，黑色代表 G，红色代表 T。电脑会显示由四种颜色表示的被测 DNA 的碱基序列图谱。一般自动 DNA 测序仪最长的读长约为 1 000bp。目前，可同时检测 6 种荧光染料的新型基因分析仪已在多种技术平台中运行和应用，包括新基因测序和重测序（突变图谱）、微卫星分析、多重连接依赖探针扩增（multiplex ligation-dependent probe amplification，MLPA）、杂合性缺失（loss of heterozygosity，LOH）、扩增片段长度多态性（amplified fragment length polymorphism，AFLP）、多位点序列分型（multilocus sequence typing，MLST）及单核苷酸多态性（SNP）的验证和筛选等。

145. 为什么用于临床检测的测序仪所使用的消耗品都需要有电子标签

答：用于临床检测的测序平台，所有消耗品（包括电泳胶、阴极和阳极缓冲液槽、毛细管阵列等）都在产品标签上包含了完整的无线电频率识别（radio frequency identification，RFID）标签，俗称电子标签。电子标签能让测序仪的数据采集软件对试剂和消耗品的关键信息进行浏览、跟踪和报告，其中包括用量、批号、货号、保质期和仪器上的使用期限，并通过控制试剂的使用次数和时限来保证测序质量。

146. 为什么 Sanger 测序反应产物在上机前需要进行纯化

答：Sanger 测序反应的产物中除了荧光标记的测序产物外，还有残留的荧光标记的 ddNTP、剩余的 dNTP、DNA 聚合酶、$MgCl_2$ 和 Tris-HCl。如果不对测序反应产物进行纯化，残留的荧光标记的 ddNTP 便会随测序产物一起进入测序仪的毛细管，染料峰的位置在 70~80bp，会干扰碱基判断。DNA 聚合酶及其他成分进入毛细管则会影响读长，缩短毛细管寿命。对测序反应产物进行纯化可以采用乙醇/EDTA/NaAc 法，也可用基于酶消化法的测序产物纯化试剂盒。

147. 为什么需要评价 Sanger 测序的数据质量

答：针对测序反应质量的第一个评估即是毛细管电泳（CE）结束后，测序分析软件能否将每个样品的电泳数据转换为序列数据。如果在测定大的目标序列时使用不同引物进行多次反应，那么比对软件从每个反应生成一致序列的能力也是一个很好的质量指标。电泳图谱的重要特征包括：信号强度（峰高）、信噪比、碱基净间距或峰的分辨率和低背景和噪点（小峰）。

　　碱基间距的规律可能受到富含 GC 区域的影响。相对于分析验证过程中纯合子的峰值大小，背景峰应该只占一个小的比例。当电泳图谱的特征可以接受时，那么仪器软件通常能够生成高质量的测序数据。通过查看软件识别或者未识别的碱基数量可以容易地对此进行评估。在评价序列时，应该确定碱基识别的准确范围。如果未识别的碱基数量超过仪器制造商的规格或者实验室通过验证核实得到的规格，那么电泳图谱应该经过人工检测以确定该样品是否需要重新进行反应。

148. 什么是焦磷酸测序技术

　　答：焦磷酸测序技术是由 Nyren 等人在 1987 年发展起来的一种酶联级联测序技术，1998 年由 Ronaghi 等在 Science 上首次报道此技术。焦磷酸测序技术的原理是：引物与模板 DNA 退火后，在 DNA 聚合酶、ATP 硫酸化酶、荧光素酶和三磷酸腺苷双磷酸酶（apyrase）这 4 种酶的协同作用下，将引物上每一个 dNTP 的聚合与一次荧光信号的释放偶联起来，通过检测荧光的释放和强度，达到实时测定 DNA 序列的目的。焦磷酸测序技术的反应体系由反应底物、待测单链、测序引物和 4 种酶构成。反应底物为 5′-磷酰硫酸（adenosine-5′-phosphosulfat，APS）及荧光素。在每一轮测序反应中，反应体系中只加入一种 dNTP。如果它刚好能和 DNA 模板的下一个碱基配对，则会在 DNA 聚合酶的作用下，添加到测序引物的 3′末端，同时释放出一个分子的焦磷酸（pyrophosphoric acid，PPi）。在 ATP 硫酸化酶的作用下，生成的 PPi 可以和 APS 结合形成 ATP，在荧光素酶的催化下，生成的 ATP 又可以和荧光素结合形成氧化荧光素，同时产生可见光。通过微弱光检测装置及处理软件可获得一个特异的检测峰，峰值的高低则和相匹配的碱基数呈正比。如果加入的 dNTP 不能和 DNA 模板的下一个碱基配对，则上述反应不会发生，也就没有检测峰。反应体系中剩余的 dNTP 和残留的少量 ATP 在三磷酸腺苷双磷酸酶的作用下发生降解。待上一轮反应完成后，加入另一种 dNTP，使上述反应重复进行，根据获得的峰值图即可读取准确的 DNA 序列信息。

149. 为什么焦磷酸测序技术可用于临床检测

　　答：焦磷酸测序技术是一种酶联级联测序技术，适于对已知的短序列进行测序分析。其可重复性和精确性能与 Sanger 测序法相媲美，而速度却大大提高。该技术不需要凝胶电泳，也不需要对 DNA 样品进行任何特殊形式的标记和染色，具有大通量、低成本、快速、直观等特点，已经成为 DNA 分析研究的重要手段。

　　焦磷酸测序技术在 SNP 研究、遗传多态性、植物多态性、病原微生物大规模鉴定、分型和突变检测、甲基化分析、法医鉴定及药物基因组学等方面都有广泛的应用。SNP 作为第三代遗传标记已被广泛用于疾病的遗传连锁分析、关联分析和药物基因组学研究。焦磷酸测序技术在检测 SNP 时只要根据已知序列设计一对扩增含 SNP 位点的 PCR 引物和一个测定 SNP 类型的测序引物即可，不仅是一种快速、可靠的 SNP 分析技术，还因该方法产生的信号强度没有碱基种类上的差异，适合用于 SNP 等位基因频率检测。此外，焦磷酸测序技术还能够快速地检测甲基化的频率，对样品中的甲基化位点进行定性及定量检测，对于已确定的目标区域的甲基化定量分析，焦磷酸测序不啻为最佳方法。

150. 什么是下一代测序技术

答：下一代测序（next generation sequencing，NGS），又称大规模平行测序（massively parallel sequencing，MPS），是指采用"边合成边测序"的原理、对于几十万到几百万个DNA分子同时进行平行的测序反应，然后通过生物信息学分析所得到的原始图像数据或电化学信号、最终得到待测样品的核酸序列或拷贝数等信息的测序技术，又称为高通量测序、深度测序等。

NGS技术的基本过程包括：①文库制备：将片段化的基因组DNA两侧连上通用接头，连接产物经过扩增、片段选择和纯化，形成可用于上机测序的文库；②DNA簇的产生：运用PCR扩增技术来产生几百万个空间固定的DNA簇；③测序：大规模并行进行一系列测序反应，并对每一步反应产生的信号同时进行检测，不同技术平台所用方法各异，目前常用的都是边合成边测序技术，经计算机分析后获得DNA片段的序列信息；④数据分析和DNA序列拼接：依赖高性能的计算机和不同的生物信息分析方法对NGS数据进行分析，包括参考序列比对、组装、变异检测、注释与临床解释。NGS是继Sanger测序后的又一次革命性进步，实现了大规模、高通量测序的目标。

151. 为什么文库构建是下一代测序成功的关键

答：与经典的Sanger测序有所不同，下一代测序（NGS）模板制备中最重要的环节是文库构建。NGS的文库构建主要包括3个步骤：片段化、富集和克隆生成（通常还需要进一步纯化）。用于构建文库的核酸标本可以是基因组DNA、常规PCR扩增产物或由RNA反转录而来的cDNA。模板DNA的质量要求同Sanger测序。用于构建文库的核酸经过超声、雾化、酶切等方法完成片段化过程，随后进行末端修复、磷酸化修饰、再连接上与测序平台相匹配的各种寡核苷酸接头（adaptor）。一般连接后的产物还需要进行片段选择，选择片段长度与测序平台相匹配的产物用于下游分析。在部分平台，还需要进一步采用与接头互补的引物进行PCR扩增以提高文库的浓度。对于已经构建的文库，还需要综合采用基于qPCR、荧光染料核酸定量、毛细管电泳（CE）等技术的检测平台，对文库质量进行定量和定性评估。

在文库构建的过程中，每一个步骤都有可能影响NGS文库的质量。其中最关键的是高质量起始DNA的获得，"垃圾进，垃圾出"是业内常说的一句话，如果起始的DNA质量不佳，降解严重，希望通过后续的纯化和扩增来获得高质量的文库是不可能的。降解严重的标本往往在建库的多个PCR环节扩增效率较低，得不到足够用于上机测序的文库数量。除此之外，片段化的大小、均一性；连接酶的效率、连接时间；富集探针设计的合理性也与最终得到的文库质量有关。

152. 为什么下一代测序建库过程中要进行严格的质量控制

答：NGS文库制备的目标是在DNA或cDNA片段上连接与厂家测序平台相匹配的特异接头，让它们能够在NGS平台上测序。成功测序的两个决定因素是文库DNA的质量和数量。文库片段的大小分布以及文库的准确浓度是两个关键的参数，可帮助评估文库的质量。建库过程中的质检包括建库前核酸标本质量，建库中文库片段大小，文库数量及文库中不同丰度DNA片段的扩增效率等环节。

检测核酸样本的完整度和浓度有助于在建库前剔除核酸降解严重的低质量样本。核酸样本片段化后需进行琼脂糖凝胶电泳以确定核酸片段大小是否符合建库要求，若样品片段化不完全，大片段会在后续的筛选中丢失，影响库的质量及包含信息的完整性。制备好的文库还需要使用 Agilent 2100 生物分析仪进行电泳，确认文库的大小，文库片段过长无法将读段测通，数据分析时会有信息遗漏；过短则会有很多重复数据，拉低了测序效率。制备好的文库还需要对不同丰度的 DNA 进行 qPCR 扩增，评判扩增效率是否相近，以防制备好的文库测序反应出现偏好，测序效率不均一。最重要的是文库的浓度一定要准确，过高会造成芯片上 DNA 簇密度太大，严重影响测序质量，过低则会降低测序得到的数据量。

153. 为什么要以 DNA 簇作为下一代测序的模板

答：制备完成的 NGS 文库还需要克隆生成 DNA 簇作为测序模板。目前克隆生成 DNA 簇有两种方式：乳液 PCR 和固相成簇扩增（即桥式 PCR）。

乳液 PCR 需要先将带上接头的片段化文库杂交到微球（bead）上，DNA 片段通过与微球表面上与接头互补的序列结合而紧密相连。然后将每一个连接了一种 DNA 片段的微球分配到一个油包水的乳滴中，再进行 PCR 扩增。PCR 完成后，破碎乳液即可得到表面包被克隆和富集文库的微球，将其均匀分散在微孔板（边合成边测序所用的 PicoTiter™ Plate）或玻片反应池中。每一个微孔（29μm）只能容纳一个微球（20μm），每一个寡核苷酸探针也只能与一个微球结合。通过这种克隆扩增方法，可以保证微球表面具有足够多的 DNA，从而在下一步的测序反应中产生足够检测的光学或电化学信号。

桥式 PCR 常用于采用循环可逆性末端终止的测序平台。该技术是将带上接头的片段化 DNA 稀释加入到芯片流动池（flow cell）中，与芯片固相表面的单链引物碱基互补，从而被固定于芯片上，另一端与附近另一个引物随机进行互补结合，从而形成"桥"，进行 30 个左右循环的等温桥接扩增，最终每个结合到芯片固相表面的 DNA 分子会被放大 1000 倍以上，成为单克隆 DNA 簇，可以用于下一步的测序反应，产生读段（read）。

154. 为什么要对下一代测序得到的数据进行生物信息分析

答：对 NGS 数据进行生物信息分析的目的主要是：对测序数据进行质控分析及过滤；对通过质控的序列进行变异位点鉴定分析并注释。NGS 数据分析所用的各种生物信息分析软件，都要通过适量标准品测序数据进行验证，证明所用软件及参数可达到临床报告的要求。NGS 数据生物信息分析的流程为：①质控分析：为保证分析结果的可靠性，需要对原始的测序数据进行质量控制与过滤，测序数据的质量控制主要包含 4 个方面：质量评估、去接头序列、去低质量序列、去重复序列。②序列比对（mapping）：将通过质控后的每一条读段（read）与参考基因组进行比对，回贴到基因组上的最佳位置。③变异鉴定：对每个位点进行变异鉴定，在肿瘤基因 panel 测序中，主要检测单核苷酸位点变异（single nucleotide variants，SNV）及小片段插入-缺失（insertion-deletion，Indel）两种突变类型，参数调整后可分析拷贝数变异（CNV）。对于肿瘤 panel 基因测序数据，鉴定后的变异位点都需要进行该位点可视化查看和确认。④变异注释：基于通用数据库，对突变基因位点进行功能注释。

155. 什么是下一代测序技术平台的共同特点

答：NGS 技术平台主要有基于可逆链终止物边合成边测序的 Solexa 及 HiSeq 测序技术平台，基于离子敏感场效应晶体管检测的技术平台，基于连接酶和简并探针的技术平台等。虽然这些技术平台的化学原理各不相同，包括边合成边测序、边连接边测序等，但它们具有一些类似的样品处理步骤，如 DNA 片段化、连接平台特异性的反应接头以建立待测片段文库、体外扩增过程，包括乳液 PCR 或桥式 PCR 法等，并依赖这些方法将测序文库的单一分子扩增成测序芯片上固定空间的克隆簇。各个平台测序都是对高密度 DNA 簇进行酶法操作和荧光或化学发光图像采集的迭代循环，虽然其生化反应的实现手段各异，但均依赖于聚合酶或连接酶合成 DNA，产生引物延伸序列，最终获得原始测序数据。

156. 为什么下一代测序技术有重要的临床应用价值

答：近年来随着 NGS 技术的不断发展和检测成本的持续下降，NGS 在速度、通量和价格方面均具有明显的优势，而且还可以同时对多个基因区域的基因变异进行识别，灵敏度亦大大提高，可对低含量的突变进行检测。这些特点使得 NGS 技术在分子诊断、医药健康等领域展示出广阔的应用前景，已经发展成为重要的临床基因分析技术。

目前，NGS 技术已经获得中国食品药品监督管理总局（China Food and Drug Administration，CFDA）批准在临床上用于染色体非整倍异常无创产前诊断，为 21 三体综合征、18 三体综合征等的准确诊断提供了一个有效的解决方案。NGS 还可用于检测肿瘤标本中的各种基因突变，如碱基错配、插入或缺失、拷贝数变异（CNV）、染色体重排等，有助于阐明癌症机理，帮助临床医生进行癌症的早期诊断、指导治疗和进行预后判断等。在感染性疾病中，不需要培养和克隆扩增，就可以采用群体测序对某一种或某一群病原体进行检测，用于鉴定特定的耐药细菌，帮助临床选择合适的抗生素。在感染性疾病暴发流行时，还可以通过全基因组测序对病原体进行鉴定。此外，其他可能用于临床的基于 NGS 技术的检测项目还包括遗传病诊断、全基因组甲基化分析以及转录组测序等。

157. 为什么临床上进行 DNA 测序不能完全依赖于下一代测序技术

答：通量大、时间短、精确度高和信息量丰富是 NGS 的主要优点。NGS 与 Sanger 测序技术都是基于边合成边测序的原理，但相对于 Sanger 测序法，NGS 技术的通量有了百万级的提高，信息量丰富，且具有耗时短，精确度高等优点。

但 NGS 也有其不足之处：①建库环节非常容易出现污染，因此对实验室的要求很高；②在制备测序文库的时候，都需要经过 PCR 扩增，而这一 PCR 过程可能引入突变或者改变样本中核酸分子比例的关系；③NGS 测序的读长偏短（100bp 左右），在进行数据拼接时可能会引入错误；④在数据的比对、分析及推理的环节会受分析人员主观臆断的干扰。因此，在临床上通过 NGS 检测得到的结果需要使用其他方法学进行验证。

158. 什么是全基因组测序

答：全基因组测序（whole genome sequencing，WGS）是指利用高通量测序平台对不同个体或群体的整个基因组进行测序，并在个体或群体水平上进行生物信息分析。WGS 可全面挖掘 DNA 水平的遗传变异，包括较大的结构性变异，为筛选疾病的致病及易感基因，研究发病及遗传机制，以及推断种群迁徙和进化等提供重要信息。

WGS 周期短，技术流程简单而成熟，易操作，易实现，能够获得整个基因组的测序数据，有效数据覆盖均一。近年来，随着测序技术的不断发展与成熟，测序通量不断增大，成本大幅度降低，加之非编码区变异及结构性变异的重要性被广泛认可，WGS 已越来越火热。目前，WGS 可用于拷贝数变异（CNV）和结构变异（structural variation，SV）的检测、融合基因检测、病毒整合位点检测、非编码区突变检测等。

159. 为什么要进行全外显子测序

答：外显子组是单个个体基因组 DNA 上所有蛋白质编码序列的总合。人类外显子组序列大约有 180 000 个，占人类全部基因组序列的 1%~2%，约 30Mb，但却包含了约 85% 的致病突变。

全外显子测序（whole exome sequencing，WES）是利用探针杂交富集外显子区域的 DNA 序列，通过高通量测序，发现与蛋白质功能变异相关的编码区及调控区域相关遗传突变的技术手段。结合大量公共数据库提供的外显子组数据，可以更好地解释变异之间的关联和疾病的致病机理。相比全基因组测序（WGS），由于外显子只占人类基因组不到 2%，因此比较容易做到高深度测序，获得的信息量大，可检测到更多低频和罕见变异，同时也能更加经济、高效。多数疾病是由于突变引起编码蛋白功能改变导致的，并且疾病关注的多是低频或罕见突变，WES 适用于非结构变异致病的罕见病的致病位点或基因的寻找、大样本量全基因组管理分析等研究。WES 捕获的目标区在 34~62Mb 之间（同时包括编码区和调控区域），是检测致病基因和易感基因位点的有效手段。与连锁分析定位方法比较，WES 对家系的要求并不十分严格，在单基因遗传病同一家系中只要有 2~3 个患者和 1 个正常人即可采用 WES 进行致病基因的鉴定研究。在研究癌症异质性及转移复发方面，常常需要用高深度测序来发现丰度较低的癌组织的突变，WES 适用于驱动基因挖掘、肿瘤内异质性研究等。

160. 为什么目标区域测序技术在临床检测中会有更广泛的应用

答：目标区域测序（target region sequencing，TRS）也称为靶向区域测序（target sequencing），是针对研究者感兴趣的基因组序列，通过定制目标区域的探针，与基因组 DNA 进行芯片杂交或溶液杂交，将目标基因区域 DNA 富集后进行高通量测序的技术手段。测序所选定的目标区域可以是连续的 DNA 序列，也可以是分布在同一个染色体不同区域或不同染色体上的片段。TRS 通过对大量样本进行研究，有助于发现和验证疾病相关位点或候选基因，在临床诊断和药物开发方面有着巨大的应用潜力。

TRS 的主要优势在于可针对特定区域进行测序，生成一个更小、更易管理的数据集，可以对基因变异进行高覆盖水平下的深度测序，与 WGS 和 WES 等更广泛的测序相比，进一步提高了测序深度，有效地降低了测序成本和数据分析负担，缩短检测和报告的时间，能够更经济有效精确地提供特定区域遗传变异的信息，也更符合临床检测需求。随着越来越多的 WGS 项目的完成，现在只需对基因组中感兴趣的特定区域进行测序就可满足临床及研究的需求。

161. 什么是转录组测序

答：转录组（transcriptome）是指单个生物物种的个体，或者该个体的特定组织或特定细胞类型，在特定的环境条件下，或者实验处理条件下所产生的所有转录本的集合。各种类型的转录本都可以通过下一代测序（NGS）技术进行高通量定量检测，这就是转录组测序（RNA sequencing，RNA-seq）。RNA-seq 可以用在转录本的结构及其变异、基因表达水平、非编码区域功能和低丰度全新转录本发现等方面的研究。通过对转录组的研究，能够从生物的整体水平上研究基因调控及基因功能，揭示基因表达和调控的分子机制。目前，RNA-seq 已被广泛应用于遗传学、医学基础研究、医疗诊断和药物研发等领域。

162. 为什么转录组测序的建库流程不同于基因组测序

答：转录组测序（RNA-seq）的标本是 RNA，因此其建库流程初期与基因组测序稍有不同。只需要测 mRNA 的，可以在提取标本总 RNA 后用 Oligo（dT）磁珠富集 3′端具有 polyA 结构的 mRNA，然后将 mRNA 随机打断，用随机引物使其反转录为 cDNA 片段，再对 cDNA 片段进行末端修复加测序接头进行文库构建。如需测长链非编码 RNA（lncRNA），可在提取标本总 RNA 后去除 rRNA，再将 RNA 随机打断，然后用随机引物使其反转录为 cDNA 片段，再对 cDNA 片段进行末端修复加测序接头进行文库构建。构建后的文库包括 mRNA 和 lncRNA，只是 lncRNA 的丰度低。如需测 miRNA 等小 RNA，则可利用其 5′末端和 3′末端分别有自由的磷酸基和羟基的特性，加测序接头，反转录后进行 PCR 扩增以获得测序文库。

163. 为什么多个文库可以合并一起测序

答：多个文库合并测序也叫混样测序，即把多个样本混合在一起，在测序仪的同一个通道（lane）里完成测序。像转录组测序（RNA-seq）、miRNA 测序、lncRNA 测序、ChIP 测序等等，通常每个样本所需要的数据量都比较少，远少于测序仪一个通道的产出能力，混合样本是非常常见的。为了能够把测序数据按样本分离（de-multiplexing），在构建文库的时候，在每例标本的核酸片段上加上一小段可以识别的 6~8 碱基的核苷酸序列分子标签（一般称为 index 或者 barcode）。随后，将多个标本放入一个反应体系测序（标本混合，sample pooling）。测序时，barcode 与待测 DNA 片段同时被检测，并最终通过这些 barcode 的碱基差异，将不同待测标本区分开来。合并测序的方法已经广泛应用于各种高通量测序平台。各家测序公司都开发了适用于各自测序仪的分子标签体系。不同测序技术加入序列标签的原理也不尽相同，有的是通过 PCR 加入，有的是将序列标签合成到测序接头（adaptor）上，通过连接反应加入到待测 DNA 模板分子上。

164. 为什么下一代测序的结果受多种因素的影响

答：NGS 主要包括三个过程：样品制备、测序和数据分析。每一个步骤都可影响报告的结果。对于石蜡标本抽提过程中的去氨基化、DNA 打断片段的长度、标签的选择、样本混合的个数、PCR 富集的方法、不同测序平台的选择、单向或双向测序的选择、不同读长的选择及测序样本浓度的确定等，最终都会导致测序得到的数据的量、测序时间、数据准确度以及最终质量的差别。

在得到大量的测序数据后，精确而有效地处理这些数据极其重要，这需要丰富的生物信息学知识以及强大的硬件设备作为后盾。数据处理可以分为如下四个部分：碱基判定、读码一致性比对、突变判定以及对突变的解释。碱基的判定与所选择的测序平台的方法及仪器的性能有关；读长的长短决定了数据拼合的准确性；测序深度越深越有利于突变的判定，可减少由于突变部分数据量太少而引起的数据丢失的问题；而最终对突变的解释，则需要做进一步的蛋白质功能演算，来推断是否会引起编码蛋白的功能缺失。

165. 为什么下一代测序临床应用需要严格的质量管理体系

答：NGS 技术通过高通量的平行测序反应结合后期的生物信息学数据处理，使得测序速度大大提高，而检测成本则大幅下降。但是，NGS 技术复杂、对场地和环境要求高，还需要同时配备专业的技术人才、临床专家和信息分析专家，因此，更需要建立详尽的质量管理体系和标准，包括系统验证、实验室内部质量控制、外部质量考核与评价以及能力验证等，从而对 NGS 的临床应用进行规范和指导。

NGS 的质量管理体系需有明确的技术路线（工作流程），包括实验前期的操作步骤评估、测序过程评估、实验后期分析报告评估。NGS 检测过程中要对提取的核酸进行质量评估，明确接受和拒绝的标准；应对检测基因、区域或突变热点进行描述；对制备文库进行质量分析，每个检测项目应设定其文库质量的要求，明确接受或拒绝的标准；对产生的测序数据进行质量分析；实验室应建立生物信息学程序（pipeline）的书面质量管理文件，必须包含每次运行时监测和评估运行性能的指标和质控参数，以及定期（例如每月、每季度）监测的指标和质控参数。管理体系中应当标注在实验过程中存在的常见问题，标明这些问题对结果的影响或对临床应用的影响以及是否违背实验室的一些政策和相关程序，体系文件中需要包含每次矫正的记录、效果以及操作准则和流程的修订内容。质量管理体系的宗旨是保证所进行的检测是与临床目的相关的，尤其对于 NGS，在没有其他检测能力相当的检验方法存在的情况下，这个宗旨尤为重要，检验分析的合理适当性必须以医学科学为基准。

166. 为什么下一代测序技术在临床应用前需要进行性能验证

答：NGS 临床检测应选择中国食品药品监督管理总局（CFDA）认可产品，项目开展前需按试剂盒或检测系统说明书提供的参数对试剂或仪器进行性能验证。若涉及实验室自配试剂，则需要对测序的全过程，包括样本的处理、检测步骤以及数据分析解读等进行标准化，并严格按照实验室自建项目（laboratory developed tests，LDT）进行性能确认。每个 NGS 检测项目在验证或确认时需要根据建库方法、测序平台和分析工具以及不同的突变类型，包括单碱基突变（SNV）、小片段插入-缺失（Indel）、拷贝数变异（CNV）、染色体结构变异（SV）以及不同的标本类型（如石蜡包埋组织、新鲜组织、全血、胸水等）对特定 panel 的准确性、精确性、敏感性、特异性等性能参数进行 LDT 验证。应该有经过标准品测试的、在不同的变异频率下、不同测序深度的灵敏度及特异性数据，确定不同样本的可信的测序深度。在应用于临床检测之前，项目进行性能验证或确认是为了确保测序技术的分析有效性和准确性，确认过程应包括平台确认、检测方法确认和信息分析流程确认 3 个相互联系的部分。经验证或确认后，标准操作程序（standard operating procedure，SOP）发生的任何改动，包括试剂、仪器、基因项目等都需要重新做验证。验证实验结果签名留底备案。

167. 为什么下一代测序技术检测项目需要监管

答：目前我国还没有针对 NGS 临床项目检测的规范，因此现阶段项目开展需要受到管理部门的严格监管。临床 NGS 检测实验室项目监管流程包括项目设计与研发（基本要求），项目投入临床前的准入确认（平台确认，检测确认，信息分析确认，临床解读），项目投入临床检测后的质量监管（日常质量控制，定期能力验证和评估）。

美国病理学家协会（College of American Pathologists，CAP）和中国合格评定国家认可委员会（China National Accreditation Service for Conformity Assessment，CNAS）的 ISO15189 医学实验室认可虽有不同的认可体系，但共同的要求是新的检测方法应用到患者临床诊断前必须进行方法学确认，以了解该检测方法的临床表现，保证实验结果可信度。CAP 提出了具体的要求：实验室必须进行分析确认各项检测的性能参数，确认的参数包括精密度、准确度、报告范围、参考区间、分析灵敏度、分析特异性等；还应确认实验覆盖的标本范围（如不同的基因型等）、标本类型（血液、尿液、新鲜/冷冻组织及石蜡包埋组织）。另外，每个进行 NGS 实验的实验室必须有方案明确验证实验需要进行，或者有证明文件说明相关的验证为何不需要。验证实验并不完全依赖于 Sanger 测序，可以是碱基特异性的 PCR 或熔解曲线分析等。

168. 为什么下一代测序数据的质量评价包括一些特殊的指标

答：NGS 数据常用的质量评价指标包括：①忠诚度（chastity score）：代表测序读段的纯度，本质上是信噪比。低忠诚度分值的读段通常需在碱基识别之前被过滤掉。②所产生读段的总数量：测序读段在流动槽的密度是固定的。较高的簇密度会降低仪器解读独立读段的能力。当超出设定的读段数目时，背景"噪音"增加，许多读段的忠诚度得分会降低并在碱基识别和后续分析之前被过滤。③通过过滤的读段所占的百分比：即将经过滤得到的读段总数与由于低忠诚度而过滤掉的读段数目进行比较。如果通过过滤的读段所占百分比较低，则表明这是一个次优的测序反应。④信号强度：每个碱基的信号强度，特别是第一个碱基和随后的特定碱基。⑤滞后（Phasing）：每个循环中高于或者低于同时期测序反应总平均值的核苷酸纳入测序读段的比率，导致背景干扰和不正确的碱基识别。

NGS 监测的其他有用指标还包括但不限于以下内容：预期的与观测到的数据产出；正向和反向读取的平衡（如果存在）；额外碱基的信号强度；覆盖度的一致性；测序的覆盖深度；与互补链的数据比较；滞后和超前。前述指标在不同的平台可能会有差别。

169. 为什么要按规范对下一代测序检测到的基因变异进行注释和报告

答：NGS 技术可进行各种不同的检测，小到单个基因，大到基因 panel、外显子组或整个基因组，通常会检测到大量基因变异位点。在描述所检测出的基因变异时需要遵循一定的原则和规范，建议根据人类基因组变异协会的命名指南来进行描述（www.hgvs.org）。报告时需注意变异位点对应的转录本编号（ID），一些变异位点会作用于特定的转录本，影响该转录本的翻译及功能。因此在进行此类变异位点描述时，需要指明这些位点影响的具体转录本 ID。为避免结果的混淆，在撰写临床结果报告时，需要详细列出每个变异位点对应的转录本登录号和版本号及对应的蛋白质编号。

对于遗传病相关基因变异命名，推荐使用美国医学遗传学学院（www. acmg. net）有关遗传疾病变异分类指导的命名、遗传背景说明以及权威文献说明。对于遗传疾病，常见的变异分类可分为5大类：致病的、可能致病的、临床意义未明、可能良性及良性。

对于肿瘤体细胞突变，根据突变的类型和已有的报道及指南，基因变异提倡分级的处理方式。①A级：美国食品药品管理局（Food and Drug Administration，FDA）或中国食品药品监督管理总局（CFDA）批准的用药治疗靶点，写入中外诊疗指南有明确诊断/治疗/预后意义的变异，在报告中需注释该变异位点的临床诊断/治疗/预后意义的权威指南来源；②B级：尚未进入诊疗指南，但已经写入该领域的专家共识的变异位点，注释时要批注研究报道及专家共识的来源，明确其药物及其临床意义、正在开展的状态等信息；③C级：FDA或CFDA批准用于其他肿瘤可预测疗效的基因变异，或者相关药物正处于临床试验阶段的变异位点，注释时要批注用于其他肿瘤的权威指南，研究文献及临床试验正在开展的状态等信息；④D级：处于学术争议或临床意义不明确的基因变异。

170. 为什么下一代测序可以提升疾病的诊断水平

答：下一代测序（NGS）平台正式问世于2005年，相对于一代测序技术，NGS最大的优势是高通量和快速检测。通过该技术可以在较短的时间内对大样本病例的整个基因组、转录组、表观遗传学组进行全面解析，发现疾病相关基因的异常。十年来，该技术大大推动了对不同疾病发病机制的研究，加深了对疾病本质的认识，更重要的是提升了疾病（尤其是肿瘤）的诊断水平，为靶向治疗指明方向。在提倡精准医学的时代，进行精细的分子检测是实现这一目标的前提。找到突变基因，指导临床用药，最终使患者受益，NGS正满足了这一临床需求。除了进行精细的肿瘤分子分型，指导个体化治疗外，未来，NGS技术用于临床检测还将在以下几个方面发挥优势：①在发现分子异常的同时定量基因突变负荷，监测疾病进展或复发，反映疗效；②揭示克隆演进，耐药机制，指导治疗；③筛选患者药物代谢基因的多态性，指导用药；④筛查疾病易感基因，预测未来患病的风险，针对性地进行治疗干预。尽管NGS技术极大地提高了分子检测的效率，应用前景良好，但目前还存在使用不同的建库方法和试剂、不同的测序仪器和分析软件，检测灵敏度不同的问题，尚有待于标准化流程的推出。

171. 什么是第三代测序技术

答：第三代测序（third generation sequencing，TGS）技术是指单分子长读长测序技术，包括单分子实时荧光测序技术和纳米孔测序技术。单分子测序技术刚刚开始进入科研应用领域，与现有的NGS测序技术相比，测序时无需经过PCR扩增，直接对模板中的每一条DNA分子单独测序，避免了潜在的PCR扩增错误和偏好性。同时超长读长使得一条测序读段可以横跨基因组上的复杂区段或者重复序列，为基因组组装及准确挖掘与疾病、进化相关的重复元件、拷贝数变异（CNV）、结构性变异（SV）提供了技术支持。但到目前为止，单分子测序技术的准确性还没有得到明显突破，而且性价比要远远低于现有的

NGS 测序技术，因此未能实现大规模的推广应用。

172. 什么是单分子实时荧光测序技术

答：单分子实时荧光测序技术也是基于边合成边测序的原理。它以 SMRT Cell 为测序载体进行测序反应。SMRT Cell 是一张带有 15 万个（2014 年数据）直径为几十纳米小孔（也称为零模波导孔，zero-mode waveguide，ZMW）的金属片。测序时，将文库、DNA 聚合酶和带有不同荧光标记的 dNTP 放置到纳米孔底部进行 DNA 合成反应。DNA 聚合酶分子通过共价结合的方式固定在纳米孔底部，通常一个纳米孔固定一个 DNA 聚合酶分子和一条 DNA 模板。加入 DNA 聚合反应所需底物-4 种带四色荧光标记基团的 dNTP，根据模板链核苷酸顺序，相应的 dNTP 进入 DNA 模板链，引物和聚合酶复合物发生链延伸反应，通过检测 dNTP 荧光信号而获得 DNA 的碱基顺序。SMRT 技术建库过程不涉及 PCR，真正具备了单分子、长读长、高准确性、直接观察碱基修饰等技术优势。

173. 为什么纳米孔测序技术可以进行单个分子的测序

答：纳米孔单分子测序技术是根据在充满电解液的纳米级小孔两端加上一定的电压时，可以很容易地测量通过此纳米孔电流强度而设计的。纳米孔的直径（约 2.6nm）只能容纳一个核苷酸通过。在核苷酸通过时，纳米孔被核苷酸阻断，通过的电流强度随之变弱。由于 4 种核苷酸碱基的空间构象不同，它们在通过纳米孔时，被减弱的电流强度变化程度也就有所不同。利用这种差异，纳米孔测序技术就可以识别基因中碱基（对）的排列顺序，实现实时测序。相比于其他技术，纳米孔单分子测序是真正实现单分子检测和电子传导检测相结合的测序方法，完全摆脱了洗脱过程、PCR 扩增过程。作为最有希望实现花费 1000 美元测全基因组甚至 100 美元测全基因组的技术，纳米孔技术具有超高读长、高通量、更少的测序时间和更为简单的数据分析等优势，实现了从低读长到超高读长、从光学检测到电子传导检测的双重跨越。

（吴蓓颖　林　琳）

第三节　核酸杂交技术

174. 什么是核酸杂交技术

答：不同来源的单链核酸分子在合适的条件下，通过碱基互补形成双链杂交体的过程称为核酸分子杂交。利用核酸分子杂交检测靶序列的一类技术称核酸分子杂交技术，用于检测 DNA 或 RNA 分子的特定序列（靶序列）。DNA 或 RNA 先转移并固定到硝酸纤维素膜或尼龙膜上，与其互补的单链 DNA 或 RNA 探针则用放射性或非放射性物质标记。在膜上杂交时，探针通过氢键与其互补的靶序列结合，洗去未结合的游离探针后，经放射自显影或显色反应即可检测特异结合的探针。由于核酸分子杂交的高度特异性及检测方法的灵敏性，它已成为分子生物学中最常用的基本技术，是检测特异 RNA 或 DNA 序列片段的有力工具，被广泛地应用于克隆基因的筛选、酶切图谱的制作、基因组中特定基因序列的检测和疾病的诊断，包括多种遗传性疾病的基因诊断（gene diagnosis），恶性肿瘤的基因分析，传染病病原体的检测等。

175. 为什么在核酸杂交反应中 DNA 分子需要先变性

答：DNA 分子是由两条单链盘旋形成的双螺旋结构，维系这一结构的力是两条单链间碱基氢键和同一单链上相邻碱基间的范德华力。在一定条件下，双螺旋之间氢键断裂，双螺旋解开，DNA 分子成为单链，形成无规则线团，这一过程称为变性。加热、改变 DNA 溶液的 pH，或使用有机溶剂等理化因素，均可使 DNA 变性，变性的 DNA 黏度下降，沉降速度增加，浮力上升，紫外线吸收增加。在温度升高引起的 DNA 变性过程中，DNA 的变性会在一个很狭窄的温度范围内发生，熔解温度（Tm）即指 50% 的 DNA 发生变性时所需的温度。Tm 值的大小取决于核酸分子中鸟嘌呤（G）-胞嘧啶（C）碱基的含量，G-C 碱基含量越高，Tm 值越高。因为 G-C 碱基之间有 3 个氢键，而 A-T 碱基之间只有两个氢键。对于变性 DNA，只要消除变性条件，具有碱基互补区域的单链又可以重新结合形成双链，这一过程称为复性。根据这一原理，可将一种核酸单链标记为探针，再与另一种核酸单链进行碱基互补配对，形成异源双链核酸分子，这一过程即为核酸杂交反应。参与核酸杂交反应的 DNA 分子必须先变性为单链结构，再通过降低温度与探针互补杂交成为双链核酸分子才能完成一个完整的核酸杂交反应。两条单链 DNA 之间的互补碱基以及碱基对之间氢键的形成是核酸分子杂交的基础。

176. 为什么核酸杂交一般选用带正电荷的尼龙膜

答：核酸杂交中转印膜的选择首先考虑其吸附能力，一般可以选择硝酸纤维素膜和尼龙膜。硝酸纤维膜的优点在于本底较低，但只能用于显色性检测，且不能用于重复杂交。尼龙膜分为带正电荷的膜和不带电荷的膜两种。带正电荷的尼龙膜对核酸结合力强，敏感性也较高。不带电荷的膜结合力低，相应敏感性也较低。尼龙膜的优点在于杂交用过的膜，可用洗脱液（0.1×SSC，0.1% SDS）煮沸 5~10 分钟后去除探针，还可再用于新的探针杂交。如果对杂交结果不满意，如背景太高或显色不强，也可洗去探针之后重新杂交。带正电的尼龙转印膜，非常适合于转移、固定、杂交及随后的重复杂交实验，其表面均一分布的正电荷密度确保能得到最高的灵敏度和最低的背景信号。

177. 为什么盐溶液的浓度、温度和碱基的不完全互补会影响杂交速率

答：在低离子强度的溶液中，杂交速率很低；随离子强度的增加，杂交速率会显著增加。杂交溶液的离子强度会影响杂交的稳定性，当探针和靶核酸分子不完全互补时，可以使用高离子强度溶液和调整洗脱缓冲液的盐浓度来进一步固定与靶序列不完全互补的探针分子；在严格的洗脱条件下（低盐浓度，高温度），则可以洗脱掉与靶序列不完全互补的探针分子。

其次，温度也会影响杂交速率。温度越高杂交的速率也越快，当杂交温度增加到低于 DNA 熔解温度（Tm）20~30℃时，其杂交速率达到最大，此后杂交速率会随着杂交的温度向 Tm 值的逼近而降低。

再次，杂交过程中核酸序列的不完全配对也会降低杂交的速率。因为相对完全互补的核酸序列而言，解开不完全互补的核酸序列间氢键的数目要少些。通常，每增加 10% 的不完全互补碱基将使杂交速率降低两倍，杂交的 Tm 值也会相应降低，估计每 1%~1.7% 的碱基不完全配对会使 Tm 值降低 1℃左右。对不完全互补的核酸分子杂交，其反应达到最

大速率所需的温度也会更低。此外，核酸序列的不完全配对还会降低杂交的稳定性。

178. 为什么核酸杂交过程中需要先进行预杂交

答：预杂交的目的是用溶液平衡薄膜并封闭那些探针可能和薄膜发生非特异性杂交的部位。如果不能有效地进行预杂交，可能会导致高本底。

预杂交时要根据杂交目的来选择不同的封闭剂和核酸。常使用的封闭剂有 Denhardt 溶液、肝素和脱脂奶粉等，Denhardt 溶液（含 0.2g/L Ficoll、0.2g/L 吡咯烷酮乙烯聚合物和 0.2g/L 牛血清白蛋白）相对其他试剂更能提供较低的本底，所以常在待测核酸靶序列的拷贝数量较低、杂交时间较长时使用。在重组噬菌体和质粒筛选中则常使用脱脂奶粉，在待测靶序列核酸量丰富的 Southern 印迹杂交中也常常使用。但奶粉在 SDS 存在的条件下经长时间孵育会产生沉淀，在这种情况下最好使用 Denhardt 溶液。脱脂奶粉中含有核糖体 RNA，尽管 DEPC 处理能够使 RNA 成分完全失活，但在以 RNA 为靶序列或探针的情况下最好还是不要选择脱脂奶粉。此外，如果探针或待测核酸靶序列中富含 A 或 T，为降低本底常加入多聚 A 作为一种杂交竞争剂；同样如果待测靶序列中富含 G 或 C，在预杂交溶液中也可以加入多聚 C 或 G 片段；在有 RNA 的杂交中，常常会在预杂交溶液中加入酵母 tRNA。

179. 为什么在核酸固定时烘烤法和紫外线法都必须控制好时间

答：核酸固定的传统方法是将薄膜在 80℃烤箱中烘烤 2 小时，但是由于核酸与薄膜之间是非共价结合，当薄膜在高温条件下时间过长时，核酸有可能会脱落。另外对硝酸纤维素薄膜进行烘烤时要注意防止膜的爆裂和自燃。紫外线的照射可以实现核酸与薄膜的共价结合，这种固定方式快，仅需几分钟，而且若同时使用高离子强度的转印溶液则比烘烤的方法固定更牢靠。紫外线可以使核酸中少量胸腺嘧啶与薄膜共价结合，需要注意的是如果薄膜在紫外线下过度曝光，会使过多的胸腺嘧啶与薄膜共价结合，这时 DNA 的杂交灵敏度会有所降低；如果薄膜在紫外线下曝光不充分，过少的胸腺嘧啶与薄膜共价结合又会使核酸分子容易脱落而丢失。因此为了达到最佳的灵敏度，要优化紫外线照射时间，而这一时间的长短由薄膜湿润度决定，薄膜越干，所需时间越短。

180. 为什么杂交后要对薄膜进行充分洗脱

答：杂交完成后，要对薄膜进行充分的洗脱，以除去溶液中未发生杂交反应的探针、与薄膜疏松结合的探针以及非特异性结合的探针。洗脱步骤还可以解离错配的探针。洗脱液常含盐和去垢剂如 SDS，但不含甲醛或其他变性剂，调整洗脱溶液的盐浓度和温度可以提高杂交反应的特异性。放射性核素标记探针的洗脱效率比非放射性核素标记探针易于监测，用一个放射性信号监测器跟踪洗脱后放射性强度的变化，可以大致得知洗脱的效果。非放射性核素标记的探针杂交后的洗脱相对复杂，薄膜上的杂交信号将依"信号检测"中的方法进行监测，如果本底不够低，薄膜就需要重新洗脱。常用方法是多做几个重复对照，洗脱一定时间后，取其中一个对照薄膜显影观察，如果本底高则继续进行洗脱，直到对照薄膜显示理想的结果时停止洗脱。只有充分的洗脱，才能在低本底下获得可靠的杂交检测信号。

181. 什么是探针

答：广义的探针是指所有能与靶分子发生特异性相互作用，并可以被检测的分子。通常所说的探针是狭义探针，是指基因探针，即核酸探针，是一段带有检测标记，且顺序已知的、可与目的基因互补的核酸序列（DNA 或 RNA）。基因探针通过分子杂交与目的基因结合，产生杂交信号，能从浩瀚的基因组中把目的基因显示出来。从理论上来说，任何一种核酸，如双链 DNA、单链 DNA、寡核苷酸、mRNA 以及总 RNA，均可以作为探针使用。探针可以是单一的核酸，也可以是多种核酸的混合物。根据杂交原理，作为探针的核酸序列至少必须具备以下两个条件：①应是单链，若为双链，必须先行变性处理；②应带有容易被检测的标记，它可以包括整个基因，也可以仅仅是基因的一部分，可以是 DNA 本身，也可以是由之转录而来的 RNA。

182. 什么是探针的分类

答：依据标记物的不同，探针可分为放射性核素标记探针和非放射性核素标记探针，常用来标记探针的放射性核素有 ^{32}P、^{3}H、^{35}S，而非放射性核素标记探针包括半抗原标记探针、配体标记探针、荧光素标记探针和化学发光标记探针。

根据探针的核酸性质不同，探针主要可分为基因组 DNA 探针、RNA 探针、互补的 DNA（cDNA）探针及寡核苷酸探针等。基因组 DNA 探针是指长度在几百碱基以上的双链 DNA 或单链 DNA 片段，来源于细菌、病毒、原虫、真菌、动物和人类细胞的 DNA；cDNA 探针不含内含子序列，尤其适用于基因表达的检测；RNA 探针是一类很有前途的核酸探针，由于 RNA 是单链分子，所以它与靶序列的杂交反应效率极高。早期采用的 RNA 探针大多是细胞 mRNA 探针和病毒 RNA 探针，这些 RNA 可在细胞基因转录或病毒复制过程中得到标记，但标记效率往往不高，且受到多种因素的制约；寡核苷酸探针一般由 17~50 个核苷酸组成，它们可以是寡聚脱氧核糖核酸、寡聚核糖核酸，也可以是一种人工合成的以中性酰胺键为骨架的 DNA 类似物，称为肽核酸（polyamide nucleic acids，PNA），其优点是可大批量生产和标记，能够区分仅仅 1 个碱基差别的靶序列。

183. 为什么 DNA 探针是最常用的核酸探针

答：DNA 探针包括基因组 DNA 探针、cDNA 探针和人工合成的寡核苷酸探针。这类探针多为某一基因的全部或部分序列，或某一非编码序列。根据检测目的的不同，可选择不同的 DNA 探针。如果核酸杂交的目的是为了寻找或确定在基因组中存在的点突变，就有必要设计寡核苷酸探针，探针的长度以几十个碱基左右为宜。如果是为了检测基因的表达水平，就要设计长一些的核酸探针，长度可以达到 300 个碱基。单链 cDNA 探针是与 mRNA 互补的 DNA 分子，是由 RNA 经过反转录酶催化产生的反转录产物。与 mRNA 序列互补的双链 DNA 分子的合成是在 cDNA 单链的基础上，用 RNA 酶（RNase）H 将 mRNA 消化掉，加入大肠埃希菌 DNA 聚合酶 I 催化合成另一条 DNA 链，从而完成获得与 mRNA 序列互补的双链 DNA 分子。DNA 探针（包括 cDNA 探针）有 3 大优点：①这类探针大多克隆在质粒载体中，可以无限繁殖，制备方法简便；②DNA 探针相对不易被降解，一般 DNA 酶活性能被有效地抑制；③DNA 探针的标记方法较为成熟，有多种方法可供选择，如缺口平移法、随机引物法、PCR 标记法等，既可用放射性核素标记，也可用非放射性物质标记。因此 DNA 探针是目前最常用的探针。

184. 为什么生物素和地高辛可作为非放射性探针的标记物

答：生物素是一种水溶性维生素，又称为维生素 H，其分子中的戊酸羟基经化学修饰活化后可携带多种活性基团，能与核酸等多种物质发生偶联，从而使后者带上生物素标记。生物素标记的探针可通过生物素-抗生物素蛋白的亲和系统检出，也可以通过生物素-抗生物素抗体的免疫系统检出。抗生物素蛋白，又称亲和素、卵白素等，是一种从卵清中提取的碱性四聚体糖蛋白，与生物素分子有极高的亲和力，具有专一、迅速及稳定的特点。同时，抗生物素蛋白还可与酶、荧光素、胶体金等检测标记物结合，利用这些检测标记物即可确定生物素标记探针与靶 DNA 形成的杂交复合体的位置信息等。地高辛是一种类固醇的半抗原，又称为异羟基洋地黄毒苷配基，自然界中仅在洋地黄植物中发现，因此其他生物体中不含有抗地高辛的抗体，避免了采用其他半抗原作标记可能带来的背景问题。地高辛与抗地高辛抗体能发生免疫结合，利用抗地高辛抗体上带有的酶标记就可进行探针的检测。

185. 为什么在检测核素探针的放射自显影过程中需要注意感光胶片的选择

答：放射自显影利用的是放射性核素所发射出来的带电离子能作用于感光材料（如 X 线胶片），产生潜影，经显影液显示，成为可见的"像"，它是显像检查和测量放射性的一种方法。有多种不同的 X 线胶片可用于放射自显影，在选择时要注意以下几点：①能够被放射性核素感光；②有足够的实验灵敏度和清晰度；③使用直接还是间接的放射自显影；④增感屏释放光线的波长；⑤胶片冲洗的方法。一般为 ^{32}P 设计的 X 线胶片两面均覆盖有照相感光乳胶，而用于弱射线 ^{14}C、^{35}S、^{3}H 的 X 线胶片仅一面覆盖有照相感光乳胶，而且用于 ^{3}H 的 X 线胶片其照相感光乳胶的外层没有起保护作用的白明胶，以保证放射性核素与照相感光乳胶紧密相贴。仅一面有照相感光乳胶的 X 线胶片有很高的清晰度，常被用于直接放射自显影。双面均有照相感光乳胶的 X 线胶片适用于与增感屏一起使用，其灵敏度高于仅一面有照相感光乳胶的 X 线胶片。胶片必须对增感屏发出的光敏感，如以钨酸钙为闪烁物的增感屏发蓝光，就必须选择对蓝光敏感的胶片。另外，有的胶片可以用自动胶片冲洗机冲洗，有的则只能手工冲洗，使用时也需要多加注意。

186. 为什么化学发光底物可提高检测的灵敏度

答：化学发光是指化学反应中释放的能量以光的形式发射出来。某些底物在被碱性磷酸酶水解时会发光从而形成检测信号，根据发射光线的强度可反映酶的活性，进而评估杂交分子的量。尼龙膜与硝酸纤维素薄膜均可以用于化学发光检测。辣根过氧化物酶能够水解发光底物鲁米诺（luminol）或其衍生物，在 428nm 处发射荧光，在增强剂的作用下，发射荧光的强度会增加 1 000 倍，发射的光线更易于被检测，也会使反应的敏感性增加，这一过程被称为增强化学发光。增强化学发光的操作简单、灵敏度高，在 Southern 和 Northern 印迹杂交中可以检测 0.5pg 的核酸，高于显色反应 10～100 倍，并具备定量检测的优点。

187. 为什么大多数固相杂交时要求探针浓度过量

答：核酸分子浓度会影响杂交速率和杂交分子的稳定性。杂交初始速度一般由探针和核酸浓度决定。如果滤膜上固定的核酸浓度很高，杂交反应的速度仅取决于探针向滤膜扩散的速率，因而大多数固相杂交会选用尽可能高的探针浓度，一般探针浓度远远大于被固定的目的核酸浓度，因此杂交速率可以通过提高探针的扩散速率而加快。只要探针是单链的而且不存在自身互补的区域，杂交的速率就会随探针浓度的升高而升高。但是探针浓度也不能过高，因为过高的探针浓度会使杂交的本底（指探针与滤膜的非特异性杂交）升高。此外，还可以通过使用小片段探针、少量的反应体积、高反应温度和不断地振摇来提高杂交速率。

188. 为什么设计寡核苷酸探针时要注意探针的结构序列和长度

答：设计高特异性的寡核苷酸探针，首先需要注意探针的结构序列，如果探针序列中存在自身互补结构，则会妨碍探针的标记和杂交；G 碱基的含量也不能过高，否则探针的纯化和杂交都会有困难；再者探针中不应含有重复序列，例如，人类基因组中大约每 4 000bp 含一个 Alu 序列，如果探针中含 Alu 序列，就会和靶序列以外的核酸结合，从而影响探针杂交的特异性；此外，如果探针是克隆的一段核苷酸，剔除载体的核酸序列也是很重要的，否则也会影响探针的特异性。

其次，寡核苷酸探针必须有足够的长度，以便和靶序列特异性杂交，如果探针太短，会降低其特异性，一般探针的最小长度取决于待测靶序列的复杂性，比如哺乳动物的基因组复杂，探针的长度应大于 17bp；而 mRNA 和 cDNA 的复杂性相对比较低，所以用于检测 cDNA 库靶序列的探针则可以短一些。但是寡核苷酸探针也不能太长，如果探针太长，杂交的本底就会很高。

189. 什么是 RNA 探针的制备方法

答：有多种质粒载体可用于制备 RNA 探针，最受欢迎的是含两种不同启动子的质粒载体。这两种启动子的转录方向是相反的，彼此被多个单克隆位点分开，因此 DNA 可以被克隆到两个启动子之间，这使得从同一质粒中同时获取正义或反义的 RNA 探针成为可能，也使 DNA 片段的双向插入成为可能。在转录前，质粒先经限制性内切酶充分消化成线性，酶切位点在插入的 DNA 片段当中或紧连着插入片段的质粒载体 DNA 序列中。除了使用限制性内切酶将质粒线性化外，还可以采用 PCR 方法扩增克隆的 DNA，扩增后的 DNA 产物可在 RNA 聚合酶作用下转录产生单链 RNA，若在放射性核素标记的 NTP 存在的情况下进行转录，便能产生高放射活性的 RNA 探针。实际合成的探针量取决于模板量和模板的片段大小。有许多方法可以控制探针片段大小：①选择限制性内切酶阻止 RNA 链的进一步延长；②在阳离子（Ca^{2+}、Mg^{2+}）存在的情况下加热 RNA 探针会使其被剪切；③用稀释的碱溶液处理探针。RNA 在碱性环境中不稳定，其 2′位碳原子连接的羟基容易发生反应而使 RNA 降解。

190. 为什么随机引物法是标记 DNA 探针最常用的方法

答：随机引物标记是最常用的 DNA 探针标记方法。随机引物法的原理是使被称为随机引物的长 6 个核苷酸的寡核苷酸片段与单链 DNA 或变性的双链 DNA 随机互补结合（退火），以提供 3′-羟基端，在无 5′→3′ 外切酶活性的 DNA 聚合酶（如 Klenow 酶）作用下，在引物的 3′-羟基末端逐个加上核苷酸直至下一引物。当反应液中含有标记的核苷酸时，即可形成标记的 DNA 探针。由于引物与模板的结合以一种随机的方式发生，标记可均匀跨越 DNA 全长。探针的放射活性取决于未标记和标记 dNTP 的比例和标记时间。探针的长度则受引物和 Klenow 酶比例的影响。由于 Klenow 片段没有 5′→3′ 外切酶活性，因此反应稳定，可以获得大量的有效探针，且反应时对模板的要求不严格，用微量制备的质粒 DNA 模板也可进行反应。当以 RNA 为模板时，必须采用反转录酶，得到的产物是标记的单链 cDNA 探针。随机引物反应还可以在低熔点琼脂糖中直接进行。

191. 为什么 DNA 缺口平移标记依赖于 DNA 水解酶Ⅰ和大肠埃希菌 DNA 聚合酶Ⅰ

答：DNA 缺口平移标记法全程依赖 DNA 水解酶Ⅰ（DNaseⅠ）和大肠埃希菌 DNA 聚合酶Ⅰ的协同作用。DNaseⅠ在双链 DNA 分子的一条链上随机切开若干个缺口，从缺口处开始，利用大肠埃希菌 DNA 聚合酶Ⅰ的 5′→3′ 外切酶活性，从新产生的 5′末端切除核苷酸，同时利用 DNA 聚合酶Ⅰ的 5′→3′ 聚合酶活性在 3′末端加上与模板互补的核苷酸，结果使缺口由 5′向 3′的方向平移。只要标记一种 dNTP，就可以对 DNA 分子进行标记。由 DNA 聚合酶Ⅰ替换的带标记的碱基所占比例决定了探针的放射活性，而这又取决于引入缺口的多少。探针的长度则取决于 DNaseⅠ与 DNA 聚合酶Ⅰ的比例。随机引物法发明前，缺口平移法是最为广泛使用的探针标记法，该方法能较好地控制探针长度。

192. 什么是 Southern 印迹杂交

答：Southern 印迹杂交是一种检测 DNA 的技术，包括两个主要过程：第一将待测核酸分子通过一定的方法转移并结合到固相支持物（硝酸纤维素膜或尼龙膜）上，即印迹；第二固定在膜上的核酸与标记的探针在一定的温度和离子强度下退火，即分子杂交过程。该技术 1975 年由英国爱丁堡大学的 Southern 首创，并因此而得名。先利用琼脂糖凝胶电泳分离经限制性内切酶消化的 DNA 片段，然后将凝胶上的 DNA 变性并在原位将单链 DNA 片段转移至尼龙膜或其他固相支持物上，经干烤或者紫外线照射固定，再与相应的标记探针进行杂交，用放射自显影或酶反应显色，依据所出现的条带大小和颜色深浅可对特定 DNA 分子进行检测。

193. 为什么 Southern 印迹杂交可以检测基因的点突变

答：利用 Southern 印迹杂交技术检测基因点突变的基本策略为首先扩增出含有靶基因点突变的 DNA 片段，再合成与待检点突变互补的探针，同时选择合适的限制性内切酶将扩增的待测 DNA 片段酶切消化，通过 Southern 印迹杂交显示 DNA 片段的大小和多少进行判断。例如：针对 ATP 敏感性内向整流钾离子通道（inwardly rectifying potassium）的亚单位 Kir6.2 编码基因中存在的 635G>A 突变，即可采用 Southern 印迹杂交进行检测。限制性内切酶 BanⅡ的识别序列为 G（A/G）GC（C/T）C，野生型 Kir6.2 编码基因的 DNA 序列中含有此酶切位点，附近的序列为 CCGAGCCC，而突变型由于发生 635G>A 突变，相应的序列变为 CCAAGCCC，丧失了 BanⅡ的酶切位点，因此杂交后根据显影的 DNA 条带的大小和片段多少的不同可以进行基因分型。

194. 为什么 Northern 印迹杂交是分析基因表达水平的经典方法

答：Northern 印迹杂交是应用 DNA 探针检测特异 mRNA 的一种技术。Northern 印迹杂交的靶核酸是 RNA，采用这一方法可得到有关基因表达的信息，如转录本的量和大小，有时还用于对剪接变体的检测，是检测基因表达水平的经典方法。Northern 印迹杂交在上样前需使用甲基氢氧化银、乙二醛或甲醛使 RNA 变性，RNA 变性后有利于在转印过程中与硝酸纤维素膜结合，它同样可在高盐中进行转印，但在烘烤前与膜结合得并不牢固，所以在转印后应用低盐缓冲液洗脱，否则 RNA 易脱落。在电泳的凝胶中不宜加溴化乙锭（ethidium bromide），因为溴化乙锭会影响 RNA 与硝酸纤维素薄膜的结合。基因表达芯片是一种基于 Northern 技术对基因表达进行高通量分析的方法，但其分析结果仍需要通过 Northern 印迹杂交进一步验证。

195. 为什么点杂交和狭缝杂交被广泛地用于遗传性疾病的基因诊断

答：点杂交和狭缝杂交具有相同的原理与操作过程，只是圆点形和狭缝形的模具使点样的形状不同。将 DNA 或 RNA 样品溶液直接点在薄膜上，经变性、中和、干燥和固定后，标记的探针直接和薄膜上的核酸杂交，然后用放射自显影或用其他方法检测杂交结果。因为不需要电泳和转移，操作过程完成较快。点杂交和狭缝杂交非常适用于同时分析多个样品，也可用于优化杂交条件。大多数情况下作为一种半定量的方法可用于估计不同样品中核酸的相对含量，而且利用序列特异的探针可区分序列相近的不同基因，通常即使是一个碱基的不同也可以区分，被广泛地应用于遗传性疾病的检测，如镰状细胞贫血症、苯丙酮尿症、珠蛋白生成障碍性贫血、Duchenne 肌营养不良、血友病、亨廷顿病等。

196. 为什么反向点杂交能够一次性筛出多种不同的序列

答：反向点杂交是先将待用的探针分别点到硝酸纤维素膜或尼龙膜上，每个探针一个点，并编号，再将待测的 DNA 样本（一般是经 PCR 特异性扩增的产物，在 PCR 引物 5′端预先进行生物素标记，以使扩增产物也带上相应的生物素标记）与之杂交，这样待检样本就会与具有同源序列的探针结合。由于待测的 DNA 样本具有生物素类的标记物，结合了待测 DNA 的探针点上就会带有生物素类的标记物，再经相应的显色反应就能显出杂交信号。反向点杂交时待测 DNA 样本可与同一膜条上的多种探针同时进行杂交，这样一次即能够筛选出多种靶序列。本法操作安全、简单、快捷，膜条制备时间短，可大量预先制备，既适用于少量标本的分型检测，也可适用于大量标本的同时分型。

197. 什么是原位杂交

答：原位杂交是核酸分子杂交技术与组织化学和免疫组织化学结合起来的一种杂交技术。首先用核酸探针与组织或细胞中被检染色体上的核酸按碱基配对原则在原位进行特异性结合形成杂交体，然后应用组织化学或免疫组织化学的方法在显微镜下进行细胞内定位检测。此项技术是在保持细胞形态，甚至单个染色体形态的情况下完成的，因此通常被用于正常或异常染色体上的基因定位、组织与细胞中基因表达位点的确定、转录水平的分析及病毒和病原体感染的检测等，它在诊断生物学、发育生物学、细胞生物学、遗传学和病理学研究上均得到了广泛的应用。

198. 为什么原位杂交实验需固定组织和细胞

答：原位杂交遵循核酸杂交的一般原则，但不同的是由于组织和细胞中的核酸与细胞内蛋白质结合，以核酸蛋白复合体的形式存在。为保持核酸和细胞固有的形态和结构，在包埋或冷冻的切片中，待检样品需用固定剂处理。40g/L 的多聚甲醛是应用最多的固定液之一，它能较好地固定组织或细胞内的 RNA，同时可增加细胞的通透性，使较小的探针渗透入细胞。固定过程中固定液的交联作用会使生物大分子形成网格，影响探针的穿透力，阻碍杂交体的形成，因此必须使用去垢剂和（或）蛋白酶对组织和细胞进行部分消化以除去核酸表面的蛋白质，使探针获得最大的穿透力。

199. 什么是荧光原位杂交技术

答：荧光原位杂交（fluorescence in situ hybridization，FISH）是 20 世纪 80 年代末期在原有的放射性原位杂交技术的基础上发展起来的一种非放射性原位杂交技术。FISH 的基本原理与普通的原位杂交一致，由于 DNA 分子在染色体上是沿着染色体纵轴呈线性排列的，因而可以通过标记的单链核酸探针直接与染色体进行杂交从而将特定基因在染色体上定位。与传统的放射性标记原位杂交相比，FISH 具有快速、检测信号强、杂交特异性高和可以多重染色等特点，因此在分子细胞遗传学领域受到普遍关注。

FISH 杂交所用的探针大致可以分为三类：①染色体特异重复序列探针，其杂交靶位常大于 1Mb，不含散在重复序列，与靶位结合紧密，杂交信号强，易于检测；②全染色体或染色体区域特异性探针，由一条染色体或染色体某一区段上不同的核苷酸片段所组成，可从噬菌体和质粒中克隆的染色体特异大片段获得；③特异性位置探针，由一个或几个克隆序列组成。

FISH 探针的荧光素标记可以采用直接和间接标记的方法。间接标记是采用生物素标记 DNA 探针，杂交之后用荧光素亲和素或者链霉亲和素进行检测，并且还可以利用亲和素-生物素-荧光素复合物，将荧光信号进行放大，从而达到可以检测 500bp 大小片段的灵敏度。而直接标记法是将荧光素直接与探针核苷酸或磷酸戊糖骨架共价结合，或在缺口平移法标记探针时将荧光素核苷三磷酸掺入。直接标记法在检测时步骤简单，但由于不能进行信号放大，因此灵敏度不如间接标记的方法。

200. 为什么荧光原位杂交技术被用于比较基因组杂交

答：利用 FISH 技术可对染色体变异进行研究，如进行比较基因组杂交（comparative genome hybridization，CGH）分析。其原理是将正常核型的 DNA 和来自待测样本的 DNA 分别用不同颜色的荧光标记，比如前者用绿色荧光标记，后者用红色荧光标记，形成两种 DNA 探针。这两组 DNA 探针同时与玻片上的正常中期染色体 DNA 杂交，若样本中无染色体不平衡，两种荧光标记的 DNA 片段平等地竞争玻片染色体上的杂交位点，绿色、红色荧光标记的 DNA 等量杂交产生黄色荧光；但若测试样本中含多余染色体，如 18 号染色体，这条染色体的红色荧光标记的 DNA 片段多于绿色，结果产生偏红色的荧光；相反，若被检样本中染色体缺失，这条染色体的绿色荧光标记 DNA 片段多于红色，就产生偏绿色的荧光。通过分析每条染色体全长红绿荧光的精确比率可判断染色体是否有重复或丢失。CGH 是一种新的筛查细胞遗传学改变的分子遗传学研究方法，对荧光信号改变区域的基因组 DNA 进行序列测定，可确定具体的 DNA 片段的扩增和丢失。

201. 为什么荧光原位杂交技术有助于绘制精细的基因图谱

答：20 世纪 90 年代，随着人类基因组计划的进行，由于绘制高分辨人类基因组图谱的需要，FISH 技术得到了迅速的发展和广泛应用。利用 FISH 技术可以直接显示 DNA 片段在染色体上的位置这一特点，可以判断 DNA 片段在染色体上的线性次序。当两个 DNA 片段在染色体上的距离大于 1Mb 时，可以用不同颜色的荧光标记两个不同的 DNA 片段，从而分辨它们在染色体上的顺序。如将两个 DNA 探针分别标记为绿色和红色，通过观察红色信号在绿色信号之间或之外可以简单地确定基因在染色体上的顺序。而多色 FISH 更能快速地确定杂交后探针在染色体上的位置以及探针与染色体带、端粒、着丝粒之间的相互关系，有助于绘制精细的物理图谱。

202. 为什么荧光原位杂交技术在产前诊断中较常规的染色体核型分析具有优势

答：在新生儿的先天性疾病中，染色体的数目异常占很大一部分，采用针对这些染色体的重复序列的 DNA 探针可以确定这些染色体的数目。如使用针对 21 号染色体的荧光探针可以检测被检者血细胞或体细胞中的 21 号染色体数目，从而诊断 Down 综合征。相对常规的染色体核型分析，FISH 的敏感度更高。利用 FISH 技术还可以对产前诊断中的羊水细胞进行核型分析。常规染色体核型分析技术需要对羊水细胞进行培养，时间较长。FISH 技术可以在少量羊水细胞涂片上进行异常染色体数目的分析，不需要进行羊水细胞的培养，极大地缩短了患者等待的时间。对于 G 或 Q 显带无法甄别的染色体结构改变，则可以通过设计特异性针对这些异常区段的荧光探针进行检测。

203. 为什么荧光原位杂交技术可用于白血病的辅助诊断

答：白血病患者常常伴有特异的染色体易位，如慢性髓细胞性白血病（chronic myelocytic leukemia，CML）患者多伴有特异的染色体易位 t（9；22）（q34；q11），从而导致 22 号染色体上的 BCR 基因和 9 号染色体上的 ABL 基因的融合。如果用红色荧光标记位于 22 号染色体上的 BCR 基因，再用绿色荧光标记位于 9 号染色体上的 ABL 基因，在间期细胞中就可以发现两种荧光颜色信号的混合，从而很容易地鉴定出 BCR-ABL 融合基因阳性细胞。同样，对于伴 t（15；17）的急性早幼粒细胞白血病（acute promyelocytic leukemia，APL）患者也可通过 FISH 技术来进行辅助诊断。FISH 检测的结果为白血病的诊断提供了有力的依据，也为白血病发病机制的研究提供了线索。

204. 为什么分支链 DNA 技术可用于病毒 DNA 或 RNA 的检测

答：分支链 DNA（branched chain DNA，bDNA）技术是一种不依赖 PCR 扩增的核酸杂交信号放大检测方法。bDNA 是一种人工合成的带有一定数量侧链分支的 DNA 片段，其主链可以与识别靶基因的探针结合，侧链分支则结合着酶标记物，可利用酶促反应将捕获的靶标信号放大，从而对目的基因进行定量检测。bDNA 检测法采用的是固相杂交的原理，虽然被检的目标基因不被扩增，但是通过一种放大标记探针，使检测信号被放大，从而提高灵敏度。该技术不依赖指数级的核酸分子扩增，因此不存在扩增物的污染，且无需抽提纯化 RNA，无需反转录，只要将样本用特定裂解液裂解后，经探针杂交与信号放大后即可迅速得到基因定量的结果，具有高灵敏度、检测范围大和准确定量等优点，对各种血液样本，甚至保存多年后 mRNA 已高度降解的甲醛固定石蜡包埋的样本同样具有极高的准确度与重现性。目前 bDNA 信号放大技术不仅可用于检测病毒 DNA 或 RNA，也可用于检测细胞内基因的表达水平。

（叶星晨　钟政荣）

第四节　生物芯片技术

205. 什么是生物芯片

答：生物芯片是指通过不同方法将生物分子（寡核苷酸、cDNA、基因组 DNA、多肽、抗体、抗原等）固着于硅片、玻璃片（珠）、塑胶片（珠）、凝胶、尼龙膜等固相载体上形成的生物分子点阵，因此生物芯片技术又称微阵列（microarray）技术。所谓微阵列即指含有大量生物信息的固相基质。在生物芯片的基础上又发展出微流体芯片（microfluidics chip），亦称微电子芯片（microelectronic chip），也就是缩微芯片实验室（laboratory on a chip）。人们可能很容易把生物芯片与电子芯片联系起来，事实上，两者确有一个最基本的共同点：在微小尺寸上具有海量的数据信息，但它们是完全不同的两种东西，电子芯片上布列的是一个个半导体电子单元，而生物芯片上布列的是一个个生物探针分子。

206. 什么是生物芯片的分类

答：根据芯片上固定的探针种类不同，生物芯片分为基因芯片、蛋白质芯片、细胞芯片和组织芯片等。根据芯片的用途不同，分为表达分析芯片、测序芯片和芯片实验室等。根据原理和最终检测载体不同，分为固相芯片和液相芯片。

基因芯片：又称 DNA 芯片，是根据核酸杂交的原理，将大量探针分子固定于支持物上，然后与标记的样品进行杂交，通过检测杂交信号强度及分布进行分析。由于基因芯片这一专有名词已经被某公司注册专利，因而其他厂家公司同类产品通常被称为 DNA 微阵列。

蛋白质芯片：是利用抗体与抗原特异性结合即免疫反应的原理，将蛋白质分子（抗原或抗体）结合到固相介质物上，形成蛋白质微阵列。

组织芯片：组织芯片的每一个点，包含从某个标本获得的一小块组织，这样将成百上千的不同组织集中到一个载体上，可在实验条件完全相同的条件下进行分析研究。从而一次实验就能完成以往上百次的重复性工作。阵列上的每一点从形态学的完整性来说与常规切片很相似，便于统计分析。

207. 为什么用于芯片制备的固相材料要进行预处理

答：芯片的核心技术是在一个有限的固相表面刻印上大量的生物分子（DNA 或蛋白

质）形成阵列，故把用于连接、吸附或包埋各种生物分子、并使其以固相化的状态进行反应的固相材料统称为载体和片基。理想的载体除了能有效地固定探针以外，还必须允许探针在其表面与目标分子稳定地进行杂交反应。可以作为固相载体的材料主要有玻片、硅片等实性材料；也有硝酸纤维素膜、尼龙膜等聚丙烯膜等膜性材料。这些载体材料未经处理前，其表面不存在活性基团（如羟基或者氨基），因此不能在其上直接合成探针，也不能固定已经合成的寡核苷酸探针。为了使探针能稳定地固定在片基表面，需对片基表面进行化学预处理—活化。载体表面的活化主要是涂布多聚赖氨酸或者包被氨基硅烷偶联试剂。

208. 为什么基因芯片技术要根据检测目的选择不同的杂交反应条件

答：基因芯片技术中的杂交反应与传统的杂交方法类似，属固-液相杂交范畴。杂交条件的控制要根据芯片中 DNA 片段的长短、类型和芯片本身的用途来选择。如果要检测表达情况，杂交时需要高盐浓度、低温和较长杂交时间（往往要过夜），但严谨性要求比较低。如果要检测是否有突变，因涉及到单个碱基的错配，故需要较短时间（几小时）、低盐、高温条件下的高严谨性杂交。因此需要根据检测目的等因素来选择适当的检测条件或方法。

209. 为什么设计表达型芯片探针时序列特异性应放在首位

答：表达型芯片一般用于肿瘤相关基因（正常与肿瘤组织表达差异）、药物筛选（培养细胞药物刺激前后表达差异）、发育情况（同一组织不同发育时期基因表达差异）和组织发生（不同组织或器官的基因表达差异）的检测，其目的是在杂交实验中对多个不同状态样品（如不同组织或不同发育阶段、不同药物刺激）中数千基因的表达差异进行定量检测。探针设计时不需要知道待测样品中靶基因的精确细节，只需针对基因中特定区域的多套寡核苷酸或 cDNA，这些靶基因序列一般来自已知基因的 cDNA 或表达序列标签（expressed sequence tag，EST）库，因此探针设计时序列的特异性应放在首要位置，以保证与待测目的基因的特异结合。对于同一目的基因可设计多个序列不相重复的探针，使最终的数据更为可靠。

210. 为什么检测特定基因突变区时要采用叠瓦式策略设计芯片探针

答：对于 DNA 序列中特定位点突变的分析，一般要求检测出发生突变的位置及发生的序列变化。而突变位点的位置不同，其探针的辨别能力不一样，当错配位置出现在探针中心时，辨别能力强，而当错配出现在探针两端时，辨别能力弱。所以，在设计检测 DNA 序列突变的探针时，应该使突变点位于探针的中心，以得到最大的分辨率。基因突变检测探针的设计可采用叠瓦式策略，具体如下：以突变区每个位点的碱基为中心，在该中心左右两侧各选取 15~25 个核苷酸的靶序列，合成与其互补的寡核苷酸片段作为野生型探针，然后将中心位点的碱基分别用其他 3 种碱基替换，可得到 3 个突变型探针。这 4 个探针之间只有中心一个碱基不同，构成一组探针，可对中心位点碱基的突变进行检测，然后再以下一位点为中心，设计另一组探针。每组探针之间像叠瓦片一样错开一个碱基。如此，长度为 N 个碱基的突变区就需要有 4N 个探针，将这 4N 个探针分别固化在芯片上，与扩增标记的靶序列片段杂交后，根据杂交信号位置、杂交信号强度的对比，即可对靶序列中的突变位点进行分析。

211. 为什么生物芯片具有重大的应用价值

答：生物芯片的主要特点是高通量、微型化和自动化。生物芯片技术融微电子学、生物学、物理学、化学、计算机为一体，将生命科学研究中的许多不连续过程（如样品制备、生化反应、检测等步骤）集成并移植到一块普通邮票大小的芯片上，并使这些分散的过程连续化、微型化。基因芯片技术可大规模平行检测和分析来源于不同发育阶段、不同分化阶段、不同细胞周期、不同组织、不同个体（如正常人与患者）、不同病变和不同刺激（如诱导、治疗条件等）下细胞内的 mRNA 或 cDNA 的情况，通过检测基因的表达差异分析其时空特征，揭示基因与疾病的发生、发展、转归的内在联系。基因芯片技术还能够对大量具有不同性状的个体的基因型进行比较，从而可以得出基因与性状以及疾病的关系。同时，基因芯片技术在遗传性疾病的临床诊断方面也具有独特的优势，并且有助于肿瘤和感染性疾病等的早期诊断。此外，基因芯片技术对于药物靶点的发现、多靶位同步高通量药物筛选、药物作用分子机制的研究、药物活性及毒性评价方面都有其他方法无可比拟的优越性，对于实现个体化治疗具有重要作用。

212. 为什么芯片序列捕获技术相比较传统 PCR 富集技术具有绝对的优势

答：序列捕获技术能够高效、定向地捕获目标区域，如人外显子序列捕获芯片可以在一张芯片上一次性捕获 30 万个外显子，且具有高均一性、高覆盖率。利用该技术可以捕获到每个靶向序列，有效检测 SNP 突变。得到的序列既可以是连续的基因组序列，也可以是成千上万的独立位点或外显子序列，可用于多种高通量下一代测序（NGS）平台，具有高度的灵活性。与传统的 PCR 相比，序列捕获技术省却了建立和优化数千个 PCR 的繁琐步骤，并且能同时富集多个目标区域，极大地节约了时间、劳动力等各种成本。目前序列捕获技术主要与高通量 NGS 技术相结合，用于测序前的外显子区域以及候选基因组区域等目标基因的富集，针对性强，可用于发现和分析 SNP 位点，在寻找复杂疾病相关基因及位点方面具有绝对的优势。

213. 为什么检测复杂疾病的相关基因变异需要应用芯片序列捕获技术

答：检测人类复杂疾病（如癌症、哮喘和心脏病等）的相关基因突变时，关键是对感兴趣基因组区域进行基因序列的重新测定。要实现有选择性地捕获感兴趣的基因组区域，传统的方法是首先通过 PCR 对个别片段进行单独扩增以获得足够的目的 DNA 片段。但这种方法获得的 DNA 片段长度有限，难以大规模、多元化地富集成千上万的片段；其次对于含有重复性区域的复杂基因组，PCR 的应用受到限制；此外遴选大片段基因组区域需要并行设计、优化和进行数以千计的单独反应，这需要投入大量的时间和成本。芯片序列捕获技术则根据所欲富集的区域，设计并合成定制的序列捕获芯片，几天内就可以对高达 30Mb 的基因组区域进行捕获，极大地节省了费用、人力和时间，为人类复杂疾病相关基因的筛选提供了可行的高通量解决方案。

214. 为什么应用生物芯片技术可检测单核苷酸多态性位点

答：单核苷酸多态性（SNP）是基因组中散在的单个核苷酸变异，最多的表现形式是单个碱基的替换（如 C→T 或 A→G），其他形式还有如颠换、缺失和插入。SNP 检测芯片探针的设计一般采用等长移位设计法，即按照靶序列分别以每个 SNP 位点为中心取一定长度（如 16～25bp）的互补核苷酸序列形成一个探针组合，这些探针是与靶序列完全匹配的野生型探针，然后对于每一野生型探针，将其中间位置（即 SNP 位点所在位置）的碱基分别用其他 3 种碱基替换，形成 3 种不同单碱基变化的突变型探针。样品中的靶序列与探针杂交，完全匹配的杂交点显示较强的荧光信号。如果被检的 SNP 位点是连续的，那么这些探针就是叠瓦式探针。这种设计可以对某一段核酸序列所有可能的 SNP 位点进行扫描。与传统的检测方法相比，利用生物芯片技术检测 SNP 突显其高通量、微型化、自动化等优点，生物芯片技术的出现，对生命科学产生了巨大的、革命性的影响。

215. 为什么基因芯片技术在临床应用中仍有一定的局限性

答：虽然基因芯片技术与传统的杂交技术相比，具有检测系统微型化、对样品的需要量少、效率高、检测基因表达变化的灵敏度高、能高通量检测 DNA 序列等优点，但目前在临床应用中仍有一定的局限性。这些局限性表现在：制作成本高，对实验条件要求严，不利于普及推广；探针制备、合成过程要求严格，一旦掺入错误核苷酸或混入杂质，使杂交背景增高，其特异性将会大大降低；对杂交条件的选择要求很高，一个芯片上多种探针的最适条件颇不一致，增大了芯片的制作难度及测定误差等。但是不管怎样，随着研究的不断深入和技术的不断完善，基因芯片一定会在医学领域发挥出越来越重要的作用。

216. 为什么表达谱芯片能够判断基因差异表达

答：表达谱芯片属于 DNA 芯片的一种，主要用于研究不同时空条件下基因表达情况，表达谱芯片一般可采用 cDNA 或寡核苷酸片段作为探针，将其固化在芯片上，将待测标本与对照标本的 mRNA 分别以两种不同的荧光分子进行标记后等量混合，利用竞争性杂交的原理，与芯片上的探针进行杂交，通过分析杂交后两种荧光强度的比值，判断两组标本间基因表达水平的差异。表达谱芯片主要用于大规模分析生物对象在疾病、发育、分化、凋亡等待定生物过程中基因表达变化的全面信息。标本标记可以采用上述双色荧光标记，也可以采用单色荧光标记，双色荧光标记可以发现更微小的表达差异。近年来，随着对 miRNA 调控基因表达的认识不断深入，检测 miRNA 表达谱的芯片也已开发应用。

217. 为什么表达谱芯片能用于肿瘤等疾病的诊断

答：第一个可用于临床的基因诊断芯片已由美国 FDA 于 2007 年 2 月批准。该芯片被用于各种乳腺癌患者基因分型和预后判断，其在诊断和对患者预后评估方面优于传统的病理诊断。利用肿瘤分型基因表达谱芯片可以判断肿瘤的恶性程度、分子分型和转移情况以及预后及复发情况；筛选肿瘤早期诊断和预测预后的分子标志物，从而实现对肿瘤患者的早期诊断和早期治疗；还可以对手术前后的辅助治疗方案及疗效作出判断，实现个体化治疗。利用肿瘤特异性表达谱芯片可以发现与肿瘤有关的致病基因，目前在乳腺癌、肺癌、前列腺癌等疾病的分子分型和分子标志物筛选方面已取得一定进展。

218. 为什么表达谱芯片能够指导临床疾病治疗方案的选择

答：通过表达谱芯片可以对疾病治疗前后的基因表达差异进行检测，或者对相同疾病不同患者的遗传学差异进行检测，指导选择合理的治疗方案，实现个体化治疗；还可以了解药物处理细胞前后基因的表达情况，有助于阐明药物的作用机制，确定药物作用的靶基因，为新药研发提供线索。例如通过表达谱芯片检测乳腺癌治疗敏感与不敏感组的差异基因表达，可为指导临床乳腺癌的个体化治疗提供理论依据。对食管癌 miRNA 表达谱的研究，可发现与组织类型、分化程度以及淋巴转移相关的 miRNA 分子，不仅为食管癌的分子分型提供了分子标志物，同时还可以指导临床进行更加准确的临床分期，为临床治疗提供更多更准确的信息。

219. 为什么表达谱芯片能够指导临床合理用药

答：耐药性是影响治疗效果的重要因素之一，采用表达谱芯片可以对耐药情况作出判断，有助于制订合理的治疗方案。①肿瘤细胞多药耐药性检测：肿瘤细胞多药耐药性是化疗失败的重要原因，是由编码肿瘤细胞内各种耐药相关转运蛋白和酶类的基因过度表达或表达下调，造成转运蛋白和酶类含量的改变而引起的。利用分类表达谱芯片探讨肿瘤细胞多药耐药性的不同参与机制，寻找与耐药相关的靶基因、靶蛋白，设计合理的逆转策略，减少化疗的盲目性，提高预见性，提高肿瘤患者的生存期和存活率。②耐药菌株和药敏检测：临床上，细菌产生耐药是感染无法控制的主要原因之一。采用分类表达谱芯片对感染菌株进行耐药性和药敏检测，可以对耐药情况作出诊断，指导临床用药。

220. 为什么蛋白质芯片上固定的生物分子并不局限于蛋白质或多肽

答：蛋白质芯片又称蛋白质微阵列，是指以蛋白质或多肽作为配基，将其有序地固定在固相载体的表面形成微阵列，然后用标记了荧光的蛋白质或其他分子与之作用，洗去未结合的成分，经荧光扫描等检测方式测定芯片上各点的荧光强度，以分析蛋白质之间或蛋白质与其他分子之间的相互作用关系。如果将能够对蛋白质进行快速并行分析的微阵列芯片统称为蛋白质芯片，那么芯片上固定的生物分子就不仅仅只局限于蛋白质或多肽，还可以是它们的各种非蛋白质配体，如核酸分子、核酸-蛋白质复合物或者酶的小分子底物。蛋白质芯片的检测原理就是根据蛋白质分子、蛋白质与核酸、蛋白质与其他分子之间的相互作用。它能为获得重要生命信息（如未知蛋白序列、组分、体内表达水平、生物学功能、与其他分子的相互调控关系、药物筛选、药物靶位的选择等）提供有力的技术支持。

221. 为什么蛋白质芯片用途不同其制作方法也不一样

答：根据制作方法和用途，可将蛋白质芯片分为两种：一种是蛋白质功能芯片，是将研究体系中的每一种蛋白质加在基片上制成芯片，主要用于天然蛋白质的生物学活性及分子间亲和性的高通量平行研究。例如，假定想了解所有与蛋白质 X 相关的蛋白，那么就可将一种荧光标记的蛋白质 X 与蛋白质功能芯片共孵育，"发亮"的斑点即可被认为是能与蛋白质 X 结合的靶蛋白的理想候选物。另一种是蛋白质检测芯片，又称蛋白质分析芯片或蛋白质表达芯片，无需将天然蛋白本身点布在芯片上，而是将能够识别复杂生物溶液（如细胞提取液）中靶多肽的高度特异性配体固定在基片上。这种芯片能够高通量地检测标本中靶蛋白的含量。

222. 什么是蛋白质芯片信号检测原理

答：蛋白质芯片信号检测有直接检测和间接检测两种模式。直接检测模式是将待测蛋白用荧光素或放射性核素标记，结合到芯片的蛋白质会发出特定的信号，检测时用特殊的芯片扫描仪扫描和相应的计算机软件进行数据分析，或将芯片放射自显影后再选用相应的软件进行数据分析。间接检测模式则类似于酶联免疫吸附试验（ELISA）方法，对第二抗体分子进行标记。这两种检测模式都是基于阵列为基础的芯片检测技术，操作简单、成本低廉，可以在单一检测时间内完成多次重复性检测并显示所需的被测蛋白的生物信息。目前国外进行蛋白质测定所使用的方法绝大部分是在质谱分析的基础上发展起来的，常用的比较成熟的有基质辅助的激光解析电离飞行时间方法，以及在它基础上改进的表面加强的激光解析、电离飞行时间方法。原理是利用激光脉冲辐射使芯池中的分析物解析形成荷电离子，根据质荷比不同，这些离子在仪器场中飞行的时间长短不一，由此绘制出一张质谱图来。质谱图经计算机软件处理还可以形成模拟谱图，并可直接显示样品中各种蛋白质的分子量、含量等信息。

223. 为什么蛋白质芯片能够进行疾病的诊断、筛查和机制研究

答：利用蛋白质芯片对组织、细胞或体液中蛋白质表达的整体变化进行图谱分析，可获得基因在蛋白质水平上的总体表达情况。通过检测生物样品中与某种疾病或环境因素可能相关的全部蛋白质含量的变化，即表型指纹，可以从总体水平更可靠地进行疾病的诊断或筛查、监测疾病的进程和预后、判断治疗的效果。蛋白质芯片能剖析疾病发生的分子基础，使临床医生可从疾病的成因而不只是根据其症状进行诊断，并针对这种分子水平的变化予以治疗。

224. 为什么蛋白质芯片能够进行药物筛选及新药的研发

答：蛋白质芯片技术对药物筛选及新药的研发有很大的优势，可用于以下方面：①利用病理状态下表达异常或特异性表达的蛋白质和细胞信号传递通路中的关键性蛋白质作为药物作用的靶分子构筑蛋白质芯片，对众多药物候选化合物进行筛选；②用蛋白质芯片对已知药物治疗前后病理组织的蛋白质组进行比较分析，进行大规模药物筛选研究；③通过对个体蛋白质组的分析，筛选出患者最适用的药物靶点；④有助于了解药物与其效应蛋白质的相互作用，在对化学药物作用机制不甚了解的情况下直接研究蛋白质谱；⑤研究药物的毒副作用，判定药物的治疗效果，并可对中药的真伪和有效成分进行快速鉴定和分析。

225. 为什么蛋白质芯片尚无法在临床中普及应用

答：蛋白质芯片与基因芯片相比较，还处在起步阶段，无论在芯片制备、具体应用过程以及检测方面还有许多不足。主要表现在：①由于大部分病原生物分子含量很低，必须经过信号放大才能检测到，因此信号放大环节是蛋白质芯片技术应用时亟待解决的问题。②芯片实验的准确性在一定程度上受限于所选择的抗原抗体的来源、纯度和特异性，同时蛋白类抗体的生产与应用也会受到一系列因素的影响，如抗原性和免疫原性的强弱、异源

抗体的干扰、罕见抗体的筛选、克隆株（细胞）不易保存、无法标准化生产、体内与体外的识别特异性差异、抗体-靶点相互作用的动力学参数、随温度敏感所发生的不可逆变性等，都制约着蛋白质芯片技术优势的充分发挥。③高密度芯片对于病原体的准确识别、比较基因组学分析、突变分析及耐药检测是必需的，而目前制备高密度芯片的方法尚不成熟。④目前蛋白质芯片技术只限于在少数条件好的实验室进行，对于大多数实验室来讲，由于设备昂贵，普及应用尚需要一定的时间。

226. 什么是液态芯片

答：液态芯片（又称流式荧光技术、液相芯片、悬浮阵列等）是一种全新概念的生物芯片，既能检测蛋白，又能检测核酸，是后基因组时代发展起来的新一代标准化开放式高通量技术平台，它有机地整合了编码微球、激光技术、应用流体学、最新的高速数字信号处理器和计算机运算法则，具有高通量、高速度、低成本、灵敏度高、重复性好、线性范围广等特点，可广泛应用于生命科学的各个领域中，如临床诊断、基础研究、新药开发、司法鉴定、食品卫生监督和重要病原体的检测等，是目前得到权威机构和医学界共同认可能够用于临床诊断的生物芯片平台。

227. 什么是液态芯片检测的优点

答：①高效：因为许多颜色的乳胶颗粒可以放在同一个反应体系内，所以一次可同时检测多种生理病理指标，这与传统逐个检测的方式效率有很大的不同。②高敏感：每个乳胶微粒上都以共价结合的方式包被上许多抗原、抗体或核酸分子，因其参与反应的分子多，产生的信号就强，例如，用该平台检测 IL-8 时，灵敏度可达到 0.01pg。③快速：因为杂交或免疫反应在悬浮的液相中进行，所以反应需要时间短，杂交后常不用清洗就可以直接读数，所以检测效率大大高于固相杂交，所用时间从几小时缩短到十几分钟。④重复性好：固相芯片不能很好地应用于临床诊断，其中一个重要的原因是其重复性差，这是固液杂交方式的芯片目前难以克服的技术障碍，但液态芯片杂交发生在均相的液体环境中，其结果稳定，重复性非常好。另外，每个指标在一个反应体系中有 1000~5000 颗相同的微粒。检测时，抽取其中的 100~500 颗读数，最终的数据是取其均值，这样可以把误差减到最小。相比固相芯片每个指标只有 1~2 个数据，其数据的可靠性就会差很多。

228. 为什么液相芯片能在一个反应体系中同时进行上百个指标检测

答：液相芯片作为一种新型的低密度芯片技术，主要通过液相杂交悬浮阵列来实现多重检测。分子反应发生在经过颜色编码的乳胶颗粒（5.6μm）表面，通过两种荧光染料不同比例混合，可以将乳胶颗粒染成上百种颜色，用不同的荧光颜色对乳胶颗粒进行编码使之具有检测多个靶分子的能力。不同颜色编码代表不同的探针，乳胶颗粒的颜色决定反应的特异性。在悬液中针对不同靶分子的乳胶颗粒与患者的标本特异性结合，然后使用多动能流式点阵仪检测杂交结果。乳胶颗粒首先被微量液体传送系统排列成单列，通过两束激光，其中红色激光判定颗粒的颜色从而决定被测物质的特异性（定性）；绿色激光测定微粒上的荧光标记强度从而对被测物进行定量。由于分子杂交是在液相中进行，检测速度快，可以在一个微量液态反应体系中同时检测上百个指标。

229. 为什么液态芯片技术适合在临床推广应用

答：液态芯片多重检测和自动化的特点，大大提高了效率，相对于传统方法各项指标要运用不同的检测方法更适合临床推广。目前在液态芯片平台上开展的临床检测项目主要有过敏原的筛查、细胞因子的检测、肿瘤标志物的检测、感染性疾病的抗原或抗体的检测、心血管标志物的检测、组织分型以及激酶和磷酸化检测等。如在自身免疫性疾病的诊断中，不同疾病的自身抗体谱是不同的，利用液态芯片对患者血清中自身抗体进行检测，对疾病的确诊和预后评估有重要意义；而基于液态芯片原理的多重病原体检测试剂盒，则可在 3.5 小时内同时检测多达 18 种的呼吸道病毒及亚型，有助于医生更快更准确地找到病因，减少不必要的药物使用，提高医疗质量；此外多重胃肠道病菌检测试剂盒可在 5 小时内同时检测 15 种引起肠胃炎症的细菌、病毒及寄生虫，传统方法则要针对细菌、病毒和寄生虫分别选取不同的检测方法，且耗时长，影响疾病的治疗效率；基于液态芯片原理的肿瘤标志物多重检测可提高检测的敏感性也已逐渐成为共识，相关试剂盒已开始进入临床应用；此外，药物代谢酶的多态性在个体和种群间存在较大差异，会造成药效差异，影响临床对用药品种和剂量的选择，而基于液体芯片技术的基因鉴定试剂盒，拥有全面的等位基因检测组合，通过鉴定患者的基因型来预测其酶活性，有助于临床合理用药，防止抗生素滥用。

230. 为什么细胞免疫芯片能够实现对细胞样品的快速检测和分析

答：细胞免疫芯片是在蛋白质芯片基础上发展起来的一种新型的生物芯片技术，它是以细胞为研究对象，利用免疫学原理和微型化操作方法，来实现对细胞样品的快速检测和分析。其核心即是抗原或抗体的固相化、抗原抗体特异性反应以及抗原或抗体的检测方法（如荧光标记、酶标记及放射标记等）。因此，在芯片上固定的抗体或抗原必须保持原有的免疫学活性，在测定时，受检标本（测定一般为细胞表面的抗体或抗原）与固相载体表面的抗原或抗体进行反应，通过免疫学特异性反应捕获目标细胞，然后根据标记与否以及标记物的不同，选择不同的检测方法，快速完成对细胞的检测，并且可以对细胞进行免疫化学测定等后续研究。它是一种应用范围广、经济实用性强的生物芯片技术。细胞免疫芯片为分子医药学发展靶向免疫诊断、治疗肿瘤和其他细胞表面抗原相关疾病提供了一种新型研究方法。由于细胞免疫芯片对生物样品的要求较低，使得样品的预处理大为简化，因此，应用范围广泛，凡是可以制成细胞悬液的样品都可以进行检测，如淋巴细胞悬液、其他细胞或组织等生物样品等。

231. 为什么微量电穿孔细胞芯片为研究细胞间物质传导和细胞内化学反应调控提供了可能

答：当给细胞一定的阈电压时，细胞膜会具有短暂的强渗透性。利用细胞膜的这种特性可将外源 DNA、RNA、蛋白质、多肽、氨基酸和药物试剂等精确地转导入靶细胞，这种技术称为电穿孔技术，该技术能直接应用于基因治疗。微量电穿孔细胞芯片正是将这种技术与生物芯片技术相结合的产物，是细胞操作调控微型化的一种手段。微量电穿孔细胞芯片技术采用一种微型装置，将细胞与芯片上的电子集成电路相结合，利用细胞膜微孔的渗透性，通过控制电子集成电路使细胞面临一定的电压，电压使细胞膜微孔张开，从而可在不影响周围细胞的情况下将外源 DNA、RNA、蛋白质、多肽、氨基酸和药物试剂等生物大分子或制剂等顺利地导入或从靶细胞中提取出来，进行后续研究。这种技术为研究细胞间遗传物质的转导、变异、表达以及控制细胞内化学反应提供了可能。

232. 为什么组织芯片在临床应用中越来越受到欢迎

答：组织芯片不但克服了传统病理学方法和 DNA 芯片技术中存在的某些缺陷，而且可与传统的病理技术、组织化学、免疫组织化学、原位杂交、原位 PCR、原位 RT-PCR 和原位 DNA 合成等技术相结合，大规模、高通量、快速地在原位组织中对基因进行 DNA 扩增、对 mRNA 的表达丰度和蛋白质表达水平进行检测。组织芯片具有高通量、经济省时、误差低、便于设计实验对照、可与其他生物技术相结合等优点而日益得到广泛应用。尽管组织芯片制作仪价格昂贵，组织芯片技术本身也存在一些缺陷，但一些新型简洁的组织芯片制作仪器和相关技术的发明，已极大地降低了制作成本，促进了组织芯片技术的推广应用。该技术在研究肿瘤相关基因的生物学功能及筛选肿瘤相关标志物等方面已发挥了重要作用。与基因芯片联合可用于新的肿瘤候选基因的筛选，有助于建立与诊断、治疗和预后有关的指标，构成完整的基因检测体系；与普通原位杂交以及 FISH 等联合可用于基因水平的肿瘤标志物的筛选；与免疫组化联合可用于蛋白水平的肿瘤标志物的筛选。目前，利用组织芯片技术在对肺癌、鼻咽癌、乳腺癌、肝癌、胃癌、肾癌和胶质细胞瘤等多种常见恶性肿瘤进行的研究中，已获得了一些具有临床重要应用价值的分子标志物。

233. 为什么组织芯片能够应用于新药开发

答：在新药研发过程中，检测组织中新药靶基因的表达有助于新药发现，同时，在新药临床前安全评价研究中，实验所用的动物数量多，并要求采集多种动物脏器，且保存的标本数量多、时间长，大大增加了病理工作人员的重复劳动和档案室的标本保存空间。这时采用组织芯片方法，不仅可以节省大量人力、物力，减少病理技术人员的重复操作，而且可建立各种动物如大鼠、小鼠、犬、猴等病理组织和图像系统组织芯片数据库，有助于进行历史数据的分析、积累、储存，更有利于进行新药临床前安全性评价研究，加快新药研发速度。在抗肿瘤药物的研发中可以最大幅度地减少治疗中的非特异性不良反应的发生。利用组织芯片技术还可以用于抗体效价的评估，如筛选噬菌体展示单链抗体或针对于新的治疗目标的单克隆抗体，或筛选直接导向相同抗原不同抗原表位（决定簇）的抗体，利用不同组织来源标本筛查抗体的特异性和敏感性等。

234. 为什么组织芯片在临床应用中仍有一定的局限性

答：组织芯片技术目前正在成为被广泛接受的一种生物科学技术，但还有不少问题需要解决。组织芯片制作采取的是人工制片，较为费时费力，技术要求高，而且还存在以下不足：标本的大小和数量受到限制、各组织柱的高度不同影响制片的质量等。由于组织片过小，制片过程中容易引起组织片的皱褶、移位或脱落，影响组织芯片的质量。此外，组织芯片含有大量的信息，由于目前还没有能够对芯片进行高通量分析的自动化分析系统，仍需要依靠病理科医生进行人工阅片分析，因此读取如此大量的数据并准确无误地分析还存在困难，只有解决了这些难题之后，组织芯片技术才能成为真正的芯片技术。

235. 为什么芯片实验室是生物芯片技术发展的最终目标

答：大部分芯片检测的样品制备是一个多步骤的过程，如 DNA、RNA 或者蛋白质的提取扩增等，在重复时可能产生不可预知的人为误差和变化，如 RNA 易被 RNA 酶水解、蛋白质发生变性等。若能实现芯片整个制备步骤的自动化无疑将减少这种人为误差，使得带一个测试芯片去任何地点测试生物学样品（如血液）即可得到实时实地的数据成为可能。芯片实验室是一个高度集成化的集样品制备、基因扩增、核酸标记及检测为一体的便携式生物分析系统。其目的是将生化分析全过程集成在一张芯片上完成，从而将现有的许多繁琐、费时、不连续、不精确和难以重复的生物分析过程变成自动化、连续化和微缩化。芯片实验室是生物芯片技术发展的最终目标。

（叶星晨　钟政荣）

第五节　生物信息分析

236. 为什么要研究生物信息学

答：生物信息学的广义概念是指应用信息科学研究生物体和生命过程中信息的存储、信息的内涵和信息的传递，研究和分析生物体细胞、组织、器官在生理、病理、药理过程中的各种生物信息，或者说是生命科学中的信息科学。狭义的概念是指结合生物学和信息学的方法，利用计算机和互联网技术，分析海量的生物学数据，从中获取生物科学新知识的一门新科学，包含生物信息的获取、处理、储存、分析和解释等方面。生物信息学的发展是生命科学和信息科学发展的必然结果，它的产生和发展正在引发生命科学研究方式的一场革命，也必将对生命科学和医学的发展产生巨大的影响。

237. 为什么 20 世纪 90 年代至今被称为生物信息学的高速发展时期

答：20 世纪 60~70 年代是生物信息学的萌芽期，以 Dayhoff 的替换矩阵和 Needleman-Wunsch 算法为代表，形成生物信息学的一个最基本的内容和思路，即序列比较。1982 年三大分子数据库的国际合作使数据共享成为可能，同时为了有效管理与与日俱增的数据，以 BLAST（basic local alignment search tool）、FASTA 等为代表的工具软件和相应的新算法被大量提出，极大地改善了人类管理和利用分子数据的能力。在这一阶段，生物信息学作为一个新兴学科已经形成，并确立了自身学科的特征和地位。20 世纪 90 年代至今，随着人类基因组计划的完成、高通量测序技术的发展，大规模、高通量的生物学数据的产出已经超出了人类原有的分析能力，利用计算机技术和信息技术来管理和分析这些海量的生物学数据已成为生命科学发展的必然趋势，生物信息学的优势此时得以充分表现，这一阶段成为生物信息学的高速发展时期。

238. 什么是生物信息学的主要研究内容和范畴

答：当前生物信息学的任务涵盖多个方面，主要有：①基因及基因组相关信息的收集、存储、管理与提供；②新基因的发现与鉴定；③非编码区结构功能分析；④基因组的比较研究；⑤大规模基因功能表达谱分析；⑥蛋白质分子空间的预测、模拟和分子设计；⑦药物设计；⑧生物进化的研究；⑨基因组信息分析方法的研究等。根据以上任务，生物信息学的主要研究范畴包括：①各种生物数据库的建立、维护和管理；②研究高效率的统计工具、分析算法，发展方便、快捷的分析程序是生物信息学的重要范畴；③从海量的原始生物数据中发掘新的知识。

239. 为什么生物信息学研究重点已逐步转移到功能基因组学研究

答：十余年来，生物信息学的发展大致经历了前基因组时代、基因组时代和后基因组（蛋白质组）时代三个阶段。随着后基因组时代的到来，生物信息学研究的重点已逐步转移到功能基因组信息研究，其研究的内容不仅包括基因的查询和同源性分析，而且进一步发展到基因和基因组的功能分析，即所谓的功能基因组学研究。其具体表现在：①已知基因的序列与功能联系在一起进行研究；②从以常规克隆为基础的基因分离转向以序列分析和功能分析为基础的基因分离；③从单个基因致病机制的研究转向多基因致病机制的研究；④从组织与组织之间的比较来研究功能基因组和蛋白质组，组织与组织之间的比较主要表现在：正常与疾病组织之间的比较，正常与激活组织之间的比较，疾病与处理（或治疗）组织之间的比较，不同发育过程的比较等。

240. 为什么要建立重要的国际数据机构

答：生物分子数据量巨大，特别是核酸序列数据通常以千兆衡量。有组织地搜集和管理这些数据是各项工作的前提。为了便于其他研究人员共享这些数据，及时取得最新的实验结果，也为保证数据的一致性、可靠性和完整性，国际上有专门的机构搜集和管理这些数据，即国际生物信息中心。具体的工作包括构建数据库系统、建立网络服务器、开发数据查询和搜索工具、设计数据分析软件和数据可视化软件。从生物分子数据的收集和管理到数据库搜索，从 DNA 序列和基因表达数据分析到蛋白质结构与功能的研究是生物信息学研究的主线，通过生物分子数据的交叉索引，可以将数据库中的每一条数据尽可能地与其他数据库中的相关数据连接起来。如从核酸数据库中的某段 DNA 序列到蛋白质序列数据库对应蛋白质序列的连接，从蛋白质序列数据库到蛋白质结构数据库的连接，前者实际上说明了基因和其产物之间的联系，而后者反映蛋白质序列和结构之间的映射关系。因此，国际生物信息中心是生物信息学研究的重要数据机构。

241. 什么是国际生物信息中心

答：当前世界上重要的国际生物信息中心有美国国家生物技术信息中心（National Center for Biotechnology Information，NCBI）、欧洲生物信息研究所（European Bioinformatics Institute，EBI）以及日本核酸数据库（DNA Data Bank of Japan，DDBJ）等。NCBI 隶属于美国国家医学图书馆（the United States National Library of Medicine，NLM），其使命是开发新的信息技术，帮助理解控制健康和疾病的基本分子和遗传过程。NCBI 肩负建立存储和分析分子生物学、生物化学和遗传学知识的自动系统，提供研究和使用方便的数据库和软件，努力协调搜集国内外生物技术信息，执行分析生物学重要分子结构和功能先进研究方法的使命。NCBI 的主页（网址：http：//www.ncbi.nlm.nih.gov）清晰地阐明了 NCBI 所做的工作及相关领域最新的热点内容与新闻等，并标注了站点导航，非常便于初学者熟悉和掌握 NCBI 的站内资源。GenBank 是 NCBI 建立的 DNA 序列数据库，从公共资源中获取序列数据，主要由科研人员直接提供或来源于大规模基因组测序计划。GenBank 的宗旨是鼓励科研团体对 DNA 序列的获取，从而促进数据库中 DNA 序列的丰富和更新，所以 NCBI 对 GenBank 的数据使用与发送没有任何限制，用户可以通过 NCBI 的主页使用 GenBank。EBI（网址：http：//www.ebi.ac.uk/）的任务就是确保生物分子与基因的研究信息可以公开并且免费提供给科学社群，以促进科学进步。EBI 所提供的服务包括建立/维护数据库、提供生物分子相关信息服务、执行分子生物与计算分子生物研究；所服务的对象与研究人员涉及各产业，包括分子生物、基因、医学、农业、生物技术、化学与制药工业。DDBJ 首先反映的是日本国内数据库的资源，并与 NCBI、EBI 进行频繁的国际性合作。DNA 序列中蕴含了大量的数据资源，比起其他生物学数据，它在阐述进化方面的作用更为直接。因此，探求 DNA 数据库，不仅是在进行生命科学方面的研究，更是为人类的发展谋福利。

242. 什么是国际生物信息数据库的主要内容

答：生物信息数据库是生物信息学的主要内容，主要分为 4 个大类，即核酸和蛋白质一级结构数据库、生物大分子三维空间结构数据库、基因组数据库以及以上述 3 类数据库和文献资料为基础构建的二级数据库。核酸序列数据库主要有 GenBank、EMBL 和 DDBJ；蛋白质一级结构数据库主要有 SWISS-PORT、PIR 和 MIPS；蛋白质的其他结构方面的数据库有 PDB；在蛋白质结构分类方面有 SCOP 和 CATH；基因组数据库主要有人类基因组数据库 GDB、线虫基因组数据库 AceDB 等；二级数据库有蛋白质序列二次数据库 Prosite、结构数据库 DSSP 等。因此，各种数据库几乎覆盖了生命科学的各个领域。

243. 为什么需要建立核酸数据库

答：核酸的序列测定是分子生物学的一大突破，并取得了极大的进展，目前已测定的核酸序列的数量呈指数级增长。根据人类基因组计划进展情况，2003 年已得到人类的 30 亿个碱基对，其他种属基因组的 DNA 全序列测定也在积极地进行。核酸数据是生物数据库中最重要的组成之一，因为生物的基本遗传信息都储存在核酸序列特别是 DNA 序列中，核酸数据的分析能够揭示生物的基本遗传特性，而有组织地搜集和管理这些数据是各项工作的前提。为了便于其他研究人员共享这些数据，及时取得最新的实验结果，也为保证数据的一致性、可靠性和完整性，世界各地的研究人员将各种实验获得的核酸数据汇聚到国际或国家生物信息中心，其中有三个权威组织在管理各自的数据库，一个是欧洲分子生物学实验室的 EMBL，一个是美国生物技术信息中心的 GenBank，另一个是日本遗传研究所的 DDBJ。三个组织相互合作，各数据库中的数据完全一致，对于特定的查询，三个数据库的返回结果基本一样。数据库中的数据来源于众多的研究机构、基因测序小组和科学文献。

244. 为什么需要开发多种 DNA 分析软件

答：核酸数据的分析能够揭示生物的基本遗传特性，生物各种表型的内在控制因子都蕴藏在这些遗传信息中，因此，对核酸序列尤其是 DNA 序列的分析非常重要。核酸序列的基本分析包括分子量、碱基组成、碱基分布、限制性酶切位点分析、序列变换分析等，为满足上述需求，研究者们开发了很多 DNA 分析软件，主要有 DNATool、DNA Club、

ANNHYB、RESTRICTION ANALYSIS 以及 JaMBW、pDRAW 等。其中，DNATool 是一个功能很全面的 DNA 序列分析工具，但它不是免费软件；DNA Club 是一个中国留美学生所编写的 DNA 分析软件，功能包括：序列编辑、查找、PCR 引物设计、引物评估、限制性酶切位点分析等功能，操作界面友好方便；ANNHYB 用来设计 PCR 引物与设计基因探针；RESTRICTION ANALYSIS 用来获得限制性内切酶消化结果；JaMBW 包含了分子生物学研究常用的一些操作：序列格式转换、求序列的互补序列与逆序列、将 DNA 序列翻译成蛋白质序列、序列分析、多序列比较、特征位点查找、三维分子结构查看、PCR 引物设计、缓冲液设计等。

245. 为什么可以通过 Ensembl 获得基因组注释及突变数据

答：Ensembl 计划开始于 1999 年，人类基因组草图计划完成前的几年。即使在早期阶段，也可明显看出，三十亿个碱基对的人工注释是不能够为科研人员提供实时最新数据的。因此 Ensembl 的目标是实现自动的基因组注释，并把这些注释与其他有用的生物数据整合起来，通过网络公开给所有人使用。Ensembl 数据库网站开始于 2000 年 7 月，是一个真核生物基因组注释项目，其侧重于脊椎动物的基因组数据，但也包含了其他生物，如线虫、酵母、拟南芥和水稻等。Ensembl 数据库中的突变信息包含了所有物种的胚系突变（germline mutation），结构变异，以及 Ensembl 转录本的突变数据，上述数据都会根据不同的物种保存在不同的目录下。对于人类的数据，Ensembl 还另外提供了体细胞突变数据、表型相关突变数据，以及临床相关的数据。对于每个物种的数据的详细信息，可以参考相关物种子目录的 README 描述。

246. 什么是 RNA 数据库及其主要内容

答：常用的 RNA 数据库及其主要内容包括：①BLAST，是美国国家生物技术信息中心（NCBI）开发的一个基于序列相似性的数据库搜索程序；②ESTscan 是基于隐马尔可夫模型的编码序列预测软件，需要有该物种已知的编码区序列用于建模，并通过已知结果对未知序列进行编码区预测；③SOAP（Short Oligonucleotide Analysis Package）短序列分析包，包括 SOAP，SOAPdenovo，SOAPsplice，SOAPindel，SOAPsnp，SOAPsv；④GO（Gene Ontology），基因聚类分析，是一个国际标准化的基因功能分类体系；⑤DAVID（Database for Annotation, Visualization and Integrated Discovery）是一个生物信息数据库，整合了生物学数据和分析工具，为大规模的基因或蛋白列表提供系统综合的生物功能注释信息，帮助用户从中提取生物学信息。

247. 为什么要开发不同的 RNA 分析软件

答：RNA 的常见种类有：rRNA、mRNA、tRNA，其中除 rRNA 分子量较小外，其余 RNA 分子都具有非常大的分子量且结构复杂。根据不同研究目的，建立了几款 RNA 分析软件，主要有：①RNA Draw，是 RNA 二级结构分析软件，根据 RNA 一级序列进行二级结构分析作图，大部分功能都可通过点击鼠标右键实现；②RNAstructure，输入或载入 RNA 的一级序列，根据最小自由能原理，依据一定算法，预测出其二级结构图，并将图形输出到窗口，可轻松得到漂亮的二级结构图形，是非常出色的一个程序；③Cluster 和

TreeView，是分析并可视化 DNA 芯片数据或是其他基因组数据集的软件程序，Cluster 用多种不同的方式组织分析数据，TreeView 则将这些组织好的数据可视化。

248. 为什么 Transterm 数据库可用于翻译及翻译水平调控的研究

答：Transterm 数据库由新西兰 Otago 大学生物化学系和基因研究中心共同维护。该数据库收集了 mRNA 中各种作用元件以及从 GenBank 提取的 mRNA 中的特定的区域。目前这些区域包括 5′侧翼序列、起始区域、编码区、终止区域和 3′侧翼序列。这些区域基于 GenBank 的注释，减少了冗余序列，而且已经过很多准确性检测。除此之外 Transterm 数据库还计算了集中参数来描述每一个编码区序列，这些参数包括：有效密码子数目（Nc）、GC% 和基因长度等。Transterm 数据库网站使用非常方便，在生物信息学研究中具有非常广泛的用途：若想分析 mRNA 中是否包含已经定义的翻译调控元件，新发现的元件是否存在于其他 3′非编码区，某一特定生物起始密码子侧翼序列是否存在偏好性，某一特定生物密码子使用情况如何等，都可以通过检索该数据库来实现。

249. 为什么核糖体数据库得以广泛的应用

答：核糖体数据库计划（ribosomal database project，RDP）为研究学者们提供了比对和注释的 rRNA 基因序列数据，且允许研究者在 RDP 框架中分析他们自己的 rRNA 基因序列的工具。RDP 数据和工具已在人类健康、微生物生态学、环境微生物学、核酸化学、分类学和系统发生学等各种领域被利用。除了比对和注释的成批细菌和古细菌小亚基 rRNA 基因外，RDP 数据现在还包括了一批真菌大亚基 rRNA 基因。RDP 工具，包括 Classifier 和 Aligner，已经被更新以处理这种新的真菌 rRNA 基因的收集。此外，使用高通量测序来描述环境微生物群落在过去几年里爆炸性地增长，并且随着测序技术的改进，环境数据集的大小也在增加。随着 v11 的发布，RDP 提供了一套扩展的工具以促进高通量数据，包括单端和双端片段的分析。并且大部分工具现在可以作为开源包下载并被有大容量需求或者想要开发定制分析流程的研究者在本地使用。

250. 什么是 Entrez 数据库查询系统

答：Entrez 是美国 NCBI 提供的集成检索工具，它是 NCBI 的核心检索系统，网址为 http：//www. ncbi. nlm. nih. gov/Entrez。Entrez 用于对文献摘要、序列、结构和基因组等数据库进行关键词的查询，找出相关的一个或几个数据库条目。根据用户的询问，可在 5 组数据库之间进行交叉检索：①PubMed 文献库，如 MEDLINE；②核酸序列数据库，如 GenBank；③蛋白质序列数据库；④结构数据库，如 MMDB 和 PDB；⑤在 Genomes 总名称下面的各种基因图谱库。Entrez 是面向生物学家的数据库查询系统，其特点之一是使用十分方便，它把序列、结构、文献、基因组、系统分类等不同类型的数据库有机地结合在一起，通过超文本链接，用户可以从一个数据库直接转入另一个数据库。它的另一个特点是把数据库和应用程序结合在一起。利用 Entrez 系统，用户不仅可以方便地检索 GenBank 的核酸数据，还可以检索来自 GenBank 和其他数据库的蛋白质序列数据、基因组图谱数据，也可以检索来自分子模型（MMDB）的蛋白质三维结构数据、种群序列数据集等数据库。

251. 为什么序列检索系统功能非常强大

答：序列检索系统（sequence retrieval system，SRS）是 EBI 在其服务器上开发的功能强大的数据库，具有以下几个方面的特点：①统一的用户界面，用户只需安装 Netscape 等网络浏览器即可通过 Internet 查询世界各地 SRS 服务器上的 300 多个数据库。②高效的查询功能，SRS 系统采用了建立数据库索引文件的手段，能够快速、高效地对各种数据库进行查询。此外，SRS 系统具有查询结果相关处理功能，每次查询结果可作为进一步查询的子数据库，并对查询结果进行组合或筛选。③灵活的指针链接，SRS 采用实时方式，根据查询结果产生链接指针，而不是在原始数据库中增加超文本标记，既节省了存储空间，也便于数据库管理。④方便的程序接口，将序列分析等常用程序整合到基本查询系统中，是 SRS 的另一个重要特点。用户可以对查询结果直接进行进一步分析处理。⑤开放的管理模式，SRS 采用了开放的管理方式。无论是数据库还是应用程序，均可进行扩充和更新。⑥统一的开发平台，SRS 系统中所有数据库均以文件系统方式存放，通过预先建立索引文件实现数据库查询。因此它不依赖于 Oracle、Sybase 等商业数据库管理软件，便于推广使用。

252. 什么是常用的核酸同源性序列比对分析软件

答：序列同源性分析是指将待研究序列加入到一组与之同源、但来自不同物种的序列中进行多序列同时比较，以确定该序列与其他序列间的同源性大小。这是理论分析方法中关键的一步，完成这一工作需使用多序列比较算法。常用的程序软件有以下几种：①Clutal W，是一种渐进的多序列比对方法，先将多个序列两两比对构建距离矩阵，反映序列之间的关系；然后根据距离矩阵计算产生系统进化指导树，对关系密切的序列进行加权；再从最紧密的两条序列开始，逐步引入临近的序列并不断重新构建比对，直到所有序列都被加入为止。②MEGA，它主要集中于进化分析获得的综合的序列信息。使用它可以编辑序列数据、序列比对、构建系统发育树、推测物种间的进化距离等。③BioEdit，是一个序列编辑器与分析工具软件。功能包括：序列编辑、外挂分析程序、RNA 分析、寻找特征序列、支持超过 20 000 个序列的多序列文件、基本序列处理功能、质粒图绘制等。④LaserGene，是美国 DNAStar 公司发行的综合性序列工具软件，也称为 DNAStar，帮助用户发现和注释 DNA 序列中的基因，并帮助用户分析生物学所关心的 DNA 的其他特征：包括开放阅读框（open reading frame，ORF）、拼接点连接、转录因子结合位点、重复序列、限制性内切酶酶切位点等，其功能几乎囊括了分子生物学领域大多数内容。⑤DNAman，是高度集成化的分子生物学应用软件，几乎可完成所有日常核酸和蛋白质序列分析工作，包括多重序列比对、PCR 引物设计、限制性酶切分析、蛋白质分析、质粒绘图等。

253. 为什么数据库相似性搜索是生物信息处理中最基本的应用

答：生物序列数据库相似性搜索是生物信息处理中最基本的一个问题，是分析新的基因或蛋白质序列的基础阶段。通过比较待查询的序列和数据库的目标序列的相似程度进而推断其同源性，以便满足生物学研究人员的研究和应用需求。序列两两比对的一个主要应用就是在数据库中基于相似性检索生物序列。这个过程包括提交查询序列和对查询序列与数据库中的每一序列进行两两比对，鉴别出相似的序列。所以数据库相似性搜索就是一个大规模的序列两两比对。这种类型的搜索是一种最有效的用来推导新测定序列功能的方法。FASTA 和 BLAST 是两个著名的用于数据库相似性搜索的软件包。

254. 为什么 BLAST 和 FASTA 是数据库序列相似性比较分析主要的工具

答：随着生物信息学的快速发展，生物序列数据库中的资源与日俱增，生物序列相似性搜索的难度也随之增大。在数据库进行序列相似性分析比较中面临的主要问题是敏感性、特异性和速度。在搜索大型数据库时速度是最重要的问题。BLAST 和 FASTA 是两个有效的在数据库中进行序列相似性比较分析的工具。这两个工具都能通过识别相似序列片段来合理地预测序列的相似性，虽不保证能找到最理想的比对和真正同源的序列，但是速度较快。FASTA 是第一个被广泛应用的序列比对和搜索工具包，包含若干个独立的程序。BLAST 是现在应用最广泛的一套在蛋白质或 DNA 数据库中进行序列相似性搜索比较的分析工具，相比 FASTA 有更多改进、速度更快，并建立在严格的统计学基础之上。BLAST 程序能迅速与公开数据库进行相似性序列比较，BLAST 结果中的得分是对一种相似性的统计说明。

255. 为什么说 BLAST 和 FASTA 在常规数据库搜索中是不同的

答：BLAST 和 FASTA 是目前最常用的数据库核酸序列或蛋白质序列比对工具，都基于查找完全匹配的短小序列片段，并将它们延伸得到较长的相似性匹配。然而这两种方法之间也存在一些不同点。最主要的不同是在搜索种子阶段。BLAST 是用替换矩阵查找匹配的单词，而 FASTA 的基本思路是识别与代查序列相匹配的很短的序列片段，称为 k-tuple。在默认情况下，FASTA 扫描更小的窗口，能给出比 BLAST 更敏感的结果。而 BLAST 则使用低复杂性掩蔽技术，使它得到的结果比 FASTA 具有更高的特异性，因为它降低了潜在的假阳性。BLAST 有时给出一条序列的多个最高得分比对，而 FASTA 只能给出一个最终比对结果。在常规数据库搜索中，BLAST 运行的速度较快，对蛋白质序列的比较更有效；而 FASTA 运行速度较慢，但对核酸更敏感。在 BLAST 比对时，需要进行参数设定，根据分析的数据类型、搜索数据库类型以及是否要把核酸序列翻译成蛋白质，选取不同的 BLAST 程序，通常在 BLAST 后面加 N 表示核酸，加 P 表示蛋白质，前加 T 表示要求进行翻译，后加 X 则表示交叉比较。BLAST 需要注意选择恰当的过滤程序。FASTA 对于核酸序列的搜索比对 BLAST 更好，主要区别在于所搜索的数据库种类，用户无需指定哪种工作方式，FASTA 服务器自动根据所提交的序列中的字母类型判断是 DNA 还是蛋白质，且大小写字母可以混用。

256. 为什么核酸序列比对分析需要看懂 FASTA 格式

答：BLAST 对序列格式的要求是常见的 FASTA 格式。FASTA 格式第一行是描述行，第一个字符必须是 ">" 字符；随后的行是序列本身，一般每行序列不要超过 80 个字符，回车符不会影响程序对序列连续性的看法。序列由标准的 IUB（international union of biochemistry）/IUPAC（international union of pure and applied chemistry）氨基酸和核酸代码代表；小写字符会全部转换成大写；单个 "-" 号代表不明长度的空位；在氨基酸序列里允许出现 "U" 和 "＊" 号；任何数字都应该被去掉或换成字母（如，不明核酸用 "N"，

不明氨基酸用 "X"）。此外，对于核酸序列，除了 A、C、G、T、U 分别代表各种碱基之外，R 代表 G 或 A（嘌呤）；Y 代表 T 或 C（嘧啶）；K 代表 G 或 T（带酮基）；M 代表 A 或 C（带氨基）；S 代表 G 或 C（强）；W 代表 A 或 T（弱）；B 代表 G、T 或 C；D 代表 G、A 或 T；H 代表 A、C 或 T；V 代表 G、C 或 A；N 代表 A、G、C、T 中任意一种。对于氨基酸序列，除了 20 种常见氨基酸的标准单字符标识之外，B 代表 Asp 或 Asn；U 代表硒代半胱氨酸；Z 代表 Glu 或 Gln；X 代表任意氨基酸；" * " 代表翻译结束标志。

257. 为什么说 BioEdit 是一个性能优良的免费生物序列编辑器

答：BioEdit 由美国北卡罗来纳州立大学的 Tom Hall 编写，是一个性能优良的免费生物序列编辑器，它的基本功能是提供蛋白质、核酸序列的编辑、排列、处理和分析。与 DNAman 相比，其分析内容相对丰富一些，而且提供了很多网络程序的分析界面和接口，与 DNAman 等软件配合使用更好。尤其值得一提的是利用 BioEdit 能够十分方便地根据制订的核酸序列绘制相应的质粒图谱。

258. 为什么核酸序列分析要进行开放阅读框的分析

答：开放阅读框（ORF）是生物个体基因组中编码蛋白质的碱基序列。基因中的 ORF 从起始密码开始到终止密码子结束。由于一段 DNA 或 RNA 序列有多种不同读取方式，因此可能同时存在许多不同的 ORF。从核酸序列翻译得到蛋白质序列，需要进行 ORF 分析，每个生物信息学分析软件包几乎都带有翻译功能。推荐使用 NCBI 的 ORF Finder（http：//www. ncbi. nlm. nih. gov/gorf/gorf. html）软件或 EMBOSS 中的 getorf（http：//bioinfo. pbi. nrc. ca：8090/EMBOSS/）软件。ORF Finder 以图形方式，分为正链+1、+2、+3 和反链+1、+2、+3 六个相位预测 ORF；Getorf 可指定预测 ORF 的长度下限和指定预测正反链。

进行 ORF 分析虽然比较简单，但应注意以下几点：①序列的准确性：尤其是通过计算机拼接的序列，需要根据 EST 和基因组序列进行反复校正；②ORF 是否完整：看在 ORF 上游同一相位是否具有终止码，或者具有起始密码子；③参考 Kozak 一致性规律，即起始密码子位点符合 A/GCCATGG；④不要忽略反义读框。

259. 为什么启动子预测在核酸序列分析中非常重要

答：启动子是 DNA 分子中可以与 RNA 聚合酶特异结合的部位，也就是转录开始的部位。在基因表达的调控中，转录的起始非常关键。常常某个基因是否应当表达决定于特定的启动子起始过程。启动子一般可分为两类：一类是 RNA 聚合酶可以直接识别的启动子，另一类启动子在和聚合酶结合时需要有蛋白质辅助因子的存在。这种蛋白质因子能够识别与该启动子顺序相邻或甚至重叠的 DNA 顺序。因此，RNA 聚合酶能否与启动子相互作用是起始转录的关键所在，也就是蛋白质分子如何能识别 DNA 链上特异序列。启动子预测软件有：PromoterScan、Promoter 2. 0、NNPP、EMBOSS、Cpgplot、CpG Prediction、冷泉港开发的 FIRSTEF 程序。

260. 为什么瑞士蛋白质数据库是最重要的蛋白质氨基酸序列数据库

答：Swiss-prot 数据库主要由日内瓦大学医学生物化学系和欧洲生物信息学研究所（EBI）合作维护。Swiss-prot 是含有详细注释内容的蛋白质序列数据库，包括结构域、功能位点、跨膜区域、二硫键位置、翻译后修饰、突变体等，是目前国际上最大、最综合的蛋白质数据库。并且 Swiss-prot 数据库中的序列与注释信息都经过相当仔细的检查和准确的注释，目前已合并入 UniProt 数据库，该数据库旨在为基因组和蛋白质组以及相关的分子生物学研究人员提供蛋白质氨基酸序列方面的最新信息，是最重要的蛋白质氨基酸序列数据库。

261. 什么是瑞士蛋白质数据库

答：瑞士蛋白质数据库（Swiss-prot）是蛋白质一级数据库，主要收集的是蛋白序列，一个序列条目的每一行由两个字母起始，用来说明每一行所代表的信息。其中第一行以 ID 开始，最后一行以双斜杠"//"结束。如：ID 行显示为 OPSD_ SHEEP，其中 OPSD 表示蛋白质名称缩写，SHEEP 表示该蛋白质分子来自于哪个物种，中间用下划线分隔。Swiss-prot 采用 AC（accession number）表示某个特定序列的代码，具有唯一性和永久性。下面的 DT 行提供了蛋白质序列提交到数据库的时间，及最近一次修改的时间等信息。描述行（DE）可以有一行或几行，提供了对该蛋白质的简单说明。然后几行中提供了有关该蛋白质的基因名（GN）、物种来源（OS）和分类学位置（OC）等信息。接下来是与该蛋白质相关的基本注释信息，包括文献信息、与测序有关的信息，以及对该蛋白质序列分析得到的与结构或突变相关的信息等。基本注释信息后，是说明行（CC）。在 CC 行中按主题进行区分，其中，FUNCTION 说明该蛋白质的功能，PTM 说明翻译后修饰，TISSUE SPECIFICITY 说明组织专一性，SUBCELLULAR LOCATION 说明亚细胞定位，SIMILARITY 说明了与该蛋白质序列具有相似性或相关的某个蛋白质家族，等等。在 DR 行之后，是关键字行（KW）和特征表行（FT）。特征表包括对该序列特性的进一步注释，包括跨膜螺旋等超二级结构单元、配体结合位点、翻译后修饰位点等。特征表的每一行有一个关键字（如 TRANSMEM）、特征序列的氨基酸残基位置（如 37-61），以及注释信息的性质（如 POTENTIAL）等。

262. 为什么分析蛋白质时需要参考不同的网站或程序

答：蛋白质的基本分析一般包括蛋白质的氨基酸组成、分子量、等电点、亲水性和疏水性等特点的分析，还有与结构有关的信号肽、跨膜区以及结构功能域的分析等。国际上许多生物信息中心都关注蛋白质某些功能或性质的数据库建设，因此对不同性质的分析需要参考不同网站或程序。其中，关于蛋白质的氨基酸组成、分子量、等电点等方面的分析可使用 OMIGA、DNAman、BioEdit 和 MacVector 等，疏水性分析可使用 Proscale 程序，已知的跨膜区结构数据库有 Tmbase，还有一些预测跨膜区的网站。预测信号肽可通过 http：//genome. cbs. dtu. dk/services/SignalP/，亚细胞定位可通过 Reinhardt. A 和 Hubbard T 等基于神经网络算法构建的数据库。

263. 为什么可以直接从蛋白质一级结构序列预测三级结构

答：预测蛋白质的空间结构要比一般的结构域和功能分析复杂的多。目前预测蛋白质高级结构主要有两种方法，一种是直接从蛋白质一级序列分析三级结构，另一种是基于已知的蛋白质三级结构数据库进行同源性检索。从蛋白质一级结构直接分析高级结构的算法主要有折叠识别法和穿线法，其原理主要是基于实际研究中发现的结果。蛋白质的一些重要折叠特征总是频繁出现，大约只有1000多种折叠模板。在进行穿线法分析时，目的序列与数据库中的折叠模板按照一定的优化方式进行穿线分析，计算其能量。当序列和数据库中的所有模板进行匹配后，程序就会输出匹配结果。

264. 为什么蛋白质三级结构预测是生物信息领域的一个重要方向

答：蛋白质三级结构指一条多肽链在二级结构或者超二级结构甚至结构域的基础上，进一步盘绕、折叠，依靠次级键的维系固定所形成的特定空间结构。对于未知功能或者新发现的蛋白质分子，通过结构分析，可以进行功能注释，指导设计进行功能确认的生物学实验。通过分析蛋白质的结构，确认功能单位或者结构域，可以为遗传操作提供目标，为设计新的蛋白质或改造已有蛋白质提供可靠的依据，同时为新的药物分子设计提供合理的靶分子结构。目前，蛋白质序列数据库的数据积累的速度非常快，但是，已知结构的蛋白质相对比较少。通过 X 射线衍射方法获得蛋白质空间结构是最精确的方法，但成本高、速度慢，显然无法满足人们的需要。为了缩小结构与已知序列之间的差异，通过理论计算对蛋白质结构预测的方法应运而生，所以蛋白质三级结构预测是生物信息领域的一个重要方向。

265. 为什么可以通过蛋白质的一级结构预测蛋白质的功能

答：我们根据序列预测蛋白质功能的唯一方法是通过数据库搜寻，比较该蛋白是否与已知功能的蛋白质相似。有2条主要途径可以进行上述的比较分析：比较未知蛋白序列与已知蛋白质序列的相似性；查找未知蛋白中是否包含与特定蛋白质家族或功能域有关的亚序列或保守区段。根据具有相似序列的蛋白质具有相似的功能，通常确定蛋白质功能的方法是进行数据库的相似性搜索。但应记住，一个显著的匹配应至少有25%的相同序列和超过80个氨基酸的区段。已有不少种类的数据库搜索工具，它们有的搜索速度慢，但灵敏；有的快速，但不灵敏。快速搜索工具（如 BLASTP）很容易发现匹配良好的序列，所以没有必要再运行更费时的工具（如 FASTA、BLITZ）；只有在诸如 BLASTP 不能发现显著的匹配序列时，这些工具才被使用。所以，一般的策略是首先进行 BLASTP 检索，如果不能提供相关结果，则运行 FASTA；如果 FASTA 也不能得到有关蛋白质功能的线索，最后可选用完全根据 Smith-Waterman 算法设计的搜索程序 BLITZ，能够发现超过几百个残基但序列相同比率低于20%~25%的匹配，这些匹配可能达到显著，但会被那些应用近似估计的程序错过。

266. 为什么生物信息学将为研究人类疾病及诊治开辟全新的途径

答：生物信息学能够揭示人类及重要动植物种类的基因的信息，为生物大分子结构模拟和药物设计提供巨大的帮助。生物信息学不仅对认识生物体和生物的起源、遗传、发育与进化的本质有重要意义，而且将为人类疾患的诊治开辟全新的途径，主要包括：①疾病基因的发现与鉴定：约有 6 000 种以上的人类疾患与特异基因的改变有关，某些关键性基因或其产物的结构功能异常，可以直接或间接地导致疾病的发生；使用基因组信息学的方法通过超大规模计算是发现新基因的重要手段。②药物设计与新药研发：生物信息技术为药物研究、设计提供了崭新的研究思路和手段；利用数据资料、软件工具筛选药物作用的靶位和候选基因，可阐明其结构和功能关系，指导设计能激活或阻断生物大分子发挥其生物功能的治疗性药物。生物信息学方法可为药物研制提供更多的、潜在的靶标，大大减少药物研发的成本，提高研发的质量和效率。③流行病学研究中的应用：将流行病学的遗传和非遗传性的研究与生物信息学结合起来，会对疾病的机理、易感性和疾病在群体中的分布有更明确的认识，对疾病的预防和治疗有极大的指导意义。

267. 为什么生物信息学可以用于疾病易感基因的筛选和预测

答：现代针对复杂疾病的研究模式，是以数据为导向的。需要对物种或个体进行基因组水平、大规模化研究，即在掌握全基因组全局的情况下，发现影响疾病的基因位点。将生物信息学技术应用于人类基因组分析，通过与已知基因或蛋白质序列的分析、比较，可以确定候选研究基因序列长度，提供该未知基因产物信号转导通路、蛋白结构类型和细胞定位等预测信息，有助于鉴定疾病易感基因、阐明疾病发生的分子机制。在筛选和鉴定与疾病相关的基因中，比较基因组学的生物信息学分析起着重要作用，因为目前对人类基因组的整体认识主要来源于比较基因组学的研究。这些基因信息对于筛选和预测与疾病相关的基因提供了重要线索，因此，在筛选疾病相关的基因中，生物信息学技术起着至关重要的作用。

268. 为什么生物信息学在药物靶点设计中具有优势

答：生物信息学在药物靶点设计中具有优势，首先能够从以下几个方面提供信息：①靶位特征：如蛋白质家族的分类及亚分类。②靶位的机理：如生化或细胞中的行为。③靶位的开发：如对摄取预测、解毒、患者分类以及基于基因的多态性这三方面来帮助选择药物靶位。其次在药物设计中，通过计算机辅助药物设计、分子动力学模拟等，在已知受体结构基础上进行药物设计，或者以若干已知活性的药物分子群为基础，根据这些分子群的结构及所体现的活性进行系统分析研究，从而提出结构与活性对应的相关性，最后确认合理的效应基团。当药靶和药靶配基未知时，可以使用这种方法进行设计。

（郭巧梅　娄加陶）

第三章　感染性疾病分子生物学检验

第一节　细菌感染性疾病分子检测

269. 为什么淋病实验诊断除了传统涂片镜检及细菌培养外还可采用分子检测

答：淋病是由淋病奈瑟菌（*Neisseria gonorrhoeae*）感染引起的一种性传播疾病，主要通过性接触直接感染泌尿生殖道、口咽部及肛门直肠等部位，也可通过分娩垂直感染新生儿。由于淋病奈瑟菌形态染色较为典型，因此直接涂片显微镜检查法可作为一种快速、经济、简便的方法。但是这种涂片法敏感性低，容易发生漏诊。而培养法一直被世界卫生组织奉为评判其他非培养法的"金标准"，目前仍为诊断淋病最可靠的方法，但淋病奈瑟菌抵抗力弱易自溶，标本保存和运送条件要求高，分离培养法难以很好地满足临床要求。

分子诊断技术则主要借助 DNA 的扩增技术，将微量的疑为淋病患者的标本进行扩增处理，然后通过严格的标准操作程序（SOP）进行检测，结果真实准确可靠，能够有效降低临床诊断的漏诊率，具有快速、灵敏度高、特异性强的优点。

270. 什么方法可用于淋病奈瑟菌核酸检测

答：根据检测核酸类型的不同，常用的淋病奈瑟菌核酸检测方法包括 qPCR 技术和实时核酸恒温扩增技术（SAT）。

采用 qPCR 技术检测淋病奈瑟菌 DNA 时，为保证检测的特异性，应选择淋病奈瑟菌基因组的高保守区域进行检测，如淋病奈瑟菌隐蔽性质粒、染色体基因、胞嘧啶 DNA 甲基转移酶基因、透明蛋白基因、菌毛 DNA、16S rRNA 等。引物设计时，通常会同时设计多对引物，筛选出检测灵敏度最高的引物使用。

另外，随着核酸检测技术的快速发展，SAT 技术已成为一种最新的检测淋病奈瑟菌核酸的手段。SAT 法是建立在 RNA 恒温扩增和实时荧光检测技术基础上的第二代核酸检测技术，其检测的是病原体 RNA。RNA 在环境中极不稳定，容易降解，只有活菌中才有完整的 RNA 片段，因此 SAT 法相当于检测活菌，有利于临床用药后的疗效监测及预后判断，同时也降低了核酸扩增检测中交叉污染引起的假阳性问题，污染概率小。

271. 为什么尿液可以作为淋病奈瑟菌分子检测的标本

答：淋病是临床上常见的性传播性疾病，是一种以淋病奈瑟菌引起的泌尿生殖系统化脓性感染为主要临床表现的疾病。淋病奈瑟菌多侵犯患者的尿道黏膜，常位于中性粒细胞内，少数位于细胞外。当患者的泌尿生殖道受到淋病奈瑟菌感染时，会出现尿道口有脓性分泌物、尿痛、尿急、尿频、宫颈红肿及分泌物增多、子宫附件炎等症状。临床上男性淋病的检验标本常用尿道分泌物，若用插入拭子采集患者常常不愿接受，且往往会因插入时间过短而致标本采集量不足。女性患者泌尿生殖道标本采集需用阴道扩张器辅助，不适宜低危人群筛查。若能以尿液作为检测标本则具有取材简便和快速，非侵入性、运送条件稳定等优点。然而尿液中的淋病奈瑟菌含量低，常规的分子生物学方法由于灵敏度不够而无法对其进行检测。近年来，随着分子生物学技术的不断发展，实时荧光核酸恒温扩增检测技术（SAT）所具有的高灵敏度，已经能够对尿液中的淋病奈瑟菌 RNA 进行检测，使得尿液作为淋病奈瑟菌分子检测的标本成为可能，极大地方便了患者，减轻了患者痛苦。

272. 为什么会出现涂片镜检革兰阴性双球菌但淋病奈瑟菌核酸检测却为阴性

答：临床上有时出现涂片查见革兰阴性双球菌但淋病奈瑟菌核酸检测却阴性。出现这种不一致的情况，可能存在以下原因：①淋病奈瑟菌属于革兰阴性双球菌，但革兰阴性双球菌并不一定是淋病奈瑟菌，它还包括灰色奈瑟菌、脑膜炎奈瑟菌、卡他布拉汉菌等其他形态与淋病奈瑟菌相似的细菌；②由于淋病奈瑟菌产生自溶酶，会发生自溶现象，细菌离开人体后，菌细胞可自行溶解，因此，如果涂片检查后不立即进行核酸检测，菌体溶解后核酸也会降解，核酸检查会产生假阴性结果；③在治疗过程中，淋病奈瑟菌可能会发生核酸变异，如果变异正好发生在引物的关键部位，就可能导致扩增假阴性。

273. 为什么一张基因芯片可以同时鉴定分枝杆菌属的群或种

答：分枝杆菌属（*Mycobacterium*）内菌种众多，现已被鉴定的有 70 多个种，有结核分枝杆菌复合群和非典型分枝杆菌等。由于结核分枝杆菌培养法耗时长，其在临床的普及应用受到了极大的限制。目前临床最常用的方法是涂片、抗酸染色查找结核分枝杆菌，然而非典型分枝杆菌在染色上也具有抗酸性，且两者的临床症状也较类似，因此很难区分结核分枝杆菌和非典型分枝杆菌。基因芯片可以将大量分枝杆菌属的菌种探针固定于同一张支持物上，与利用特异引物进行 PCR 扩增得到的产物进行杂交，从而一次对多个目的基因进行检测。因此，应用基因芯片法可以对分枝杆菌属的多个菌种或群进行鉴定。该方法具有高通量、高特异性的特点，而且有利于实现自动化。

274. 为什么分子生物学方法是临床上检测结核分枝杆菌的常用方法

答：结核分枝杆菌属于较难培养的细菌，培养周期长。传统的结核分枝杆菌检验方法有直接涂片、结核菌培养、结核抗体检测、酶联免疫斑点法（enzyme linked immunospot assay，ELISPOT）以及结核菌 γ-干扰素释放试验（tubercle bacillusi nterferon gamma release assays，TB-IGRA）等，其中结核菌涂片和培养是诊断结核病的金标准。但涂片法敏感性低、培养法耗时长，而其他方法由于特异性不高，其应用都受到了一定的限制。采用分子生物学方法对结核分枝杆菌中的核酸进行检测具有重要的临床应用价值。我国《临床诊疗指南：结核病分册》已明确表明结核分枝杆菌的 DNA 检测可作为肺结核诊断的参考。与其他实验室检查方法比较，对结核分枝杆菌核酸进行检测的价值在于：①可快速鉴别结核分枝杆菌复合群与非结核分枝杆菌，提高涂片阳性肺结核的诊断特异性；②与涂片法比较，灵敏度较高，可提高涂片阴性肺结核的检出率；③与培养法相比，操作快速，可及早进行正确的医疗处置。

目前结核分枝杆菌的分子生物学检测方法有多种类型，包括以 DNA 为模板的 PCR 技术，以 mRNA 为模板的 RT-PCR 技术，以 cDNA 或 rRNA 为探针的实时 PCR 技术、RNA 恒温扩增技术和 DNA 测序技术（一代测序）等，这些技术大大提高了结核病诊断的敏感性和特异性。除 DNA 测序技术外，其他方法操作都相对简便，结果报告快速，已在临床分子诊断实验室中普及应用。

275. 为什么 rpoB 基因可用于结核分枝杆菌多重耐药的检测

答：利福平（rifampin）是一线抗结核的关键药物，能够特异地与 RNA 聚合酶 β 亚基（rpoB）结合，抑制 RNA 聚合酶的活性，通过干扰和抑制结核分枝杆菌 RNA 的转录，阻碍蛋白质的合成而发挥抗菌作用。由于结核分枝杆菌具有强大的抵抗力，如果治疗不规范，很容易导致利福平耐药。结核分枝杆菌对利福平耐药 95% 是由结核分枝杆菌中编码 RNA 聚合酶 β 亚基的 rpoB 基因突变所致。rpoB 基因编码 1178 个氨基酸，其突变主要发生在编码 507~533 位氨基酸残基的 81 个碱基区域，该区域又称利福平耐药决定区（rifampin resistance determining region，RRDR）。目前发现 rpoB 基因至少有 70 种与利福平耐药有关的基因型。当然 RRDR 外的序列的突变在结核分枝杆菌对利福平耐药中的作用也不可小视，不过它们多与 RRDR 序列突变共同发生，其独立发生的频率较低，不会对结核分枝杆菌 rpoB 基因的检测结果有太大影响。我国不同地域利福平耐药菌株的 rpoB 基因突变频率不尽相同，采用分子生物学技术检测 rpoB 基因 RRDR 突变区，是一种快速简便、敏感度和特异度较高的方法，适用于结核病和耐利福平结核菌的临床诊断。

此外，对利福平耐药的结核分枝杆菌通常同时对异烟肼耐药，有约 90% 以上可能为多重耐药结核分枝杆菌（multiple-drug resistance tuberculosis，MDR-TB），因此已成为全球结核病防治工作面临的主要挑战。WHO 文件指出，在高负担地区，利福平耐药是 MDR-TB 一个可靠的替代指标，并强烈推荐将结核分枝杆菌 rpoB 基因检测作为疑似多重耐药结核的初筛诊断方法。

276. 为什么要同时检测结核分枝杆菌的多个耐药基因

答：结核分枝杆菌的耐药分子机制大部分已被阐明，多为结核分枝杆菌基因组序列中一个或几个核苷酸发生突变，核苷酸的插入，缺失或置换造成氨基酸编码序列改变，从而影响药物与靶位酶的结合，产生耐药。现已发现很多与结核分枝杆菌耐药相关的基因，除了 96% 耐利福平的菌株与 rpoB 基因突变有关以外，在耐药结核分枝杆菌中，针对几种常用的抗结核药物都存在 1 个或多个作用靶点，如：约 60% 异烟肼耐药是由 KatG 基因突变引起的，而在没有 KatG 突变的耐药菌株中约有 10% 出现 inhA 基因的突变；耐链霉素则与 rpsL 和 rrs 基因的突变有关；耐吡嗪酰胺与 pncA 基因的突变有关；69% 的乙胺丁醇耐药株有 embB 基因的改变。因此，对上述耐药基因同时进行检测可以快速初筛结核分枝杆菌的耐药性。

随着分子生物学技术的发展，可用于结核分枝杆菌耐药性检测的方法有很多种，但大部分检测方法操作繁琐，所需时间都较长，不利于临床应用。目前，临床上大多采用基因芯片检测技术对与结核分枝杆菌耐药性相关的多个基因突变热点同时进行检测，并根据检测位点的突变情况判断结核分枝杆菌的耐药性，及时为临床治疗提供科学依据，以免延误患者病情。

277. 为什么分子生物学方法在结核分枝杆菌的耐药检测中不可取代

答：结核分枝杆菌的分子生物学检测具有快速简便、特异性强、敏感性高的优点，在临床上显得尤为重要，同时在结核分枝杆菌耐药检测中也具有不可取代的重要意义。2014年世界卫生组织（World Health Organization，WHO）发布的《耐药结核病规划管理指南伙伴手册》中强调了分子生物学方法在诊断耐药结核病中的重要价值，明确指出：①药敏试验包括了表型药敏试验（即传统药敏试验）和基因型药敏试验，表型或基因型药敏试验之一发现利福平耐药即可定义为利福平耐药的结核分枝杆菌，该定义终结了以表型药敏试验为金标准诊断耐药结核病的时代，意味着一旦采用分子生物学方法发现利福平耐药基因突变，无论表型药敏试验结果如何，都需要考虑为耐药结核病的可能性；②建议在高危人群使用分子生物学方法快速诊断多重耐药结核分枝杆菌（MDR-TB）；③对高危人群尽早开展耐药基因检测，以便尽早发现耐药结核病患者，有效控制疫情，避免疾病进一步传播。

278. 为什么嗜肺军团菌感染推荐使用分子检测方法

答：1976年，在美国宾夕法尼亚州的费城举办了一次退伍军人会议，参加者中超过200人发生了肺炎，其中34人遇难，后经查明，这次事件的元凶是一种当时尚未发现的细菌即嗜肺军团菌（该病也因此被命名为军团病）。嗜肺军团菌为革兰阴性杆菌，主要生活在水和土壤中，由于嗜肺军团菌生长缓慢，常规人工培养要求苛刻，一般从水样收集到培养鉴定需要7~10天，培养检测周期较长；再者，培养结果受标本采集质量、操作技术的影响较大，敏感性较低、阳性率不一。临床上检测嗜肺军团菌的方法还有免疫血清学检查，但是血清免疫学方法灵敏度和特异性并不令人满意，限制了其在临床上的使用。此外，临床上军团菌病缺乏典型的临床表现，与其他病原体感染引起的肺炎很难鉴别，因此，采用特异、敏感、快速的分子检测方法对军团菌病进行诊断和鉴别诊断具有重要的意义。目前，临床上主要采用qPCR法对嗜肺军团菌的DNA进行检测，灵敏度高、特异性好。

279. 为什么采用PCR法检测嗜肺军团菌会出现假阴性结果

答：嗜肺军团菌是引起军团菌肺炎的一种最重要的病原体，目前嗜肺军团菌的基因组测序工作已经完成，为从分子生物学层次了解嗜肺军团菌和军团菌病奠定了重要的基础。通过对多种嗜肺军团菌的DNA序列进行比对发现，嗜肺军团菌基因具有较高的突变频率，如果这些变异发生在PCR引物或探针结合的区域，很容易造成PCR扩增结果阴性。此外，与其他PCR检测项目一样，若标本采集和保存不当、实验操作不规范等，也会引起PCR法检测结果的假阴性。在军团菌暴发期间，为了开展流行病学调查，查明传染源，经常要对旧空调或空调冷却塔中的水以及土壤等标本进行采样，检查其中是否有嗜肺军团菌的存在。由于这些标本中经常污染有大量的铁锈，会对PCR扩增产生抑制作用而造成假阴性，因此在做PCR检测之前要先对标本进行去除铁锈处理，这样能有效提高阳性检出率。

280. 为什么孕晚期推荐进行 B 群链球菌核酸检测

答：B 群链球菌（group B streptococcus，GBS）学名无乳链球菌（*Streptococcusagalactiae*），为兼性厌氧的革兰阳性链球菌，能引起牛乳房炎，严重危害畜牧业，因此早期被畜医界重视。1938 年 Fry 首次报告了 3 例因感染 GBS 引起产后心内膜炎的死亡病例，证实 GBS 也是人类的致病菌。

GBS 是一种寄居于泌尿生殖道及消化道的条件致病菌，一般正常健康人群感染 GBS 并不致病。但 GBS 与产妇及新生儿的严重感染性疾病密切相关，严重威胁着孕产妇和新生儿的生命健康。

GBS 对绒毛膜的穿透力和吸附力最强，10%～30% 的妊娠晚期孕妇容易发生 GBS 感染，可诱发羊膜腔感染、胎膜早破、早产以及菌血症、泌尿系感染等多种疾病。其中 40%～70% 会在分娩过程中传染给新生儿，因为胎儿经过产道时或吸入感染的羊水而发生 GBS 垂直感染。GBS 是世界各国新生儿感染性疾病的主要病原菌，早发性 GBS 感染极易诱发新生儿败血症、肺炎、脑膜炎。晚发性感染一般于产后一周甚至 10 天后开始发病。因此，美国疾病控制中心（CDC）在《围产期 GBS 预防指南》中明确指出：孕妇妊娠 35～37 周时均应进行 GBS 筛查，中华医学会妇产科学组在《孕前和孕期保健指南（第 1 版）》中也将 GBS 筛查作为一个备查项目。由于 GBS 核酸检测方便快捷，敏感性和特异性高，目前临床上正逐步推广。

281. 为什么孕妇检测 B 群链球菌核酸时推荐阴道和肛门分别取样

答：B 群链球菌（GBS）为兼性厌氧的革兰阳性链球菌，正常寄居于人的阴道和肛门，是一种条件致病菌。在妊娠时可通过阴道和肛门感染孕妇和新生儿，如果只检测阴道或肛门一个部位，有可能还会发生感染和再次感染，对孕妇、胎儿或新生儿的生命健康构成威胁，使 GBS 筛查失去意义。因此，美国疾病预防控制中心在《围产期 GBS 预防指南》中提出，筛查母亲 GBS 的标本应于孕 35～37 周从阴道下段和肛门联合采取，并且由于人体阴道和肛门的解剖学位置比较靠近，可以发生相互交叉感染，采样时一定要注意防止阴道和肛门标本相互污染。

282. 为什么推荐使用分子生物学方法检测 B 群链球菌

答：B 群链球菌（GBS）的检测方法主要有培养法和 qPCR 法，但是常规培养敏感性低，会出现假阴性结果，故而容易出现漏诊。而且 GBS 培养阳性至少需要 48 小时，阴性结果则需要 72 小时才能报告。PCR 检测是一种准确、有效、快速、安全可靠的检测方法。运用 PCR 法对孕 35～37 周孕妇进行 GBS 的检测，从提取核酸到得出检测结果，只需 2～4 小时，耗时短，且准确性高，对 GBS 的快速筛查具有重要应用价值。由于 GBS 的抗生素预防策略的实施以及抗生素的广泛应用，对于轻度感染和经抗生素治疗的患者，传统的培养和血清学检测方法往往会出现敏感性不足的问题，假阴性也时有发生。分子生物学技术的出现和飞速发展，为 GBS 快速、准确的诊断提供了新的技术平台。

283. 为什么要检测细菌耐药基因

答：细菌耐药分为天然耐药和获得性耐药，天然耐药是细菌固有的生物学特性，由染色体介导，其耐药性在某个菌种表现是一致的，因此根据细菌菌种是可以预知的，临床上不需要进行药敏试验检测；获得性耐药是敏感细菌基因发生变异或获得外源性耐药基因而对某种或某类抗生素产生耐药性，同一菌种不同的菌株之间耐药性是不同的。由抗生素滥用导致的耐药菌引起的医院感染愈来愈严重，每年死于细菌耐药相关性疾病的人数也逐年增多，如不及时控制，减少耐药菌的产生，人类最终将无药可用。临床实验室药敏试验主要是检测细菌的获得性耐药情况，常规主要是对耐药基因进行表型筛查，必要时进行表型确证实验。为了获得更精确的细菌耐药机制以及进行流行病学调查或研究，可利用分子生物学方法对耐药菌株进行基因检测，以发现耐药基因型或基因亚型，为临床治疗或追踪病原微生物来源提供重要依据。目前常见的细菌耐药基因检测有：结核分枝杆菌的利福平异烟肼耐药基因；产碳青霉烯酶肠杆菌、鲍曼不动杆菌和肺炎克雷伯菌的耐药基因；耐甲氧西林金黄色葡萄球菌（methicillin-resistant staphylicoccus aureus，MRSA）耐药基因；耐万古霉素肠球菌（vancomycin-resistant enterococcus，VRE）耐药基因等。随着国家对精准医学的重视和加大投入，会有更多的耐药基因检测产品投入临床应用。

284. 为什么临床上 mecA 基因可作为耐甲氧西林金黄色葡萄球菌检测的分子标志

答：mecA 基因在金黄色葡萄球菌获得对甲氧西林耐药的机制中起着重要的作用。耐甲氧西林金黄色葡萄球菌（MRSA）产生的主要原因是由于金黄色葡萄球菌获得了 mecA 基因而大量表达一种特殊的青霉素结合蛋白（penicillin binding protein，PBP）—PBP2a，PBP2a 与 β-内酰胺类抗生素亲和力很低，因而金黄色葡萄球菌表现为对 β-内酰胺类抗生素耐药。由于 mecA 基因是金黄色葡萄球菌通过转座机制获得的外来基因，因此，mecA 基因可作为 MRSA 的分子标志用于 MRSA 检测。

285. 为什么药敏试验中碳青霉烯酶敏感的肺炎克雷伯菌其碳青霉烯酶核酸检测可能阳性

答：肺炎克雷伯菌产生的碳青霉烯酶（klebsiella pneumoniae carbapenemase，KPC）是导致其对碳青霉烯类抗生素耐药的主要机制。KPC 编码基因位于可转移基因元件上，在不同菌种及菌属之间水平传播，可造成严重的院内交叉感染和耐药菌的扩散。目前临床上对产 KPC 酶细菌的检测主要依靠体外常规的药敏试验，即表型筛选。然而在实际工作中，经常会出现表型与基因型不一致的现象，比如肺炎克雷伯菌 KPC 基因检测阳性而体外药敏试验却对碳青霉烯类抗生素敏感，这可能是由于 KPC 基因不表达或表达水平比较低造成的，这种情况下应采用表型筛选试验、表型确证试验与基因确证试验检查细菌是否产生KPC，临床用药主要参考表型确证试验。事实上，在临床工作中，若肺炎克雷伯菌对碳青霉烯类药物体外药敏试验敏感，一般不会或很少再使用分子生物学方法进一步检测其耐药基因型。因此，这种 KPC 基因阳性而体外药物敏感的现象临床很少受到关注。

286. 为什么 van A 和 van B 基因可作为耐万古霉素肠球菌检测的靶基因

答：万古霉素属糖肽类抗生素，系高分子量疏水化合物，它可与肠球菌细胞壁上五肽糖前体的羧基末端 D-丙氨酸-D-丙氨酸结合形成复合体，阻止抑制肽糖聚合时的转肽反应，使肠球菌不再能合成细胞壁而死亡。而耐万古霉素肠球菌（VRE）由于基因突变，细胞壁的肽糖前体末端改变为 D-丙氨酸-D-乳酸盐，使得万古霉素无法与之结合，肠球菌可正常合成细胞壁而存活。导致 VRE 形成的基因分为 *van A*、*van B*、*van C* 和 *van D* 四种基因型。*van A*、*van B* 基因为获得性，*van C* 基因为固有，*van D* 基因与前两者的结构与作用相似，但目前临床意义尚不明确。因此，*van A* 和 *van B* 基因常作为 VRE 核酸检测的靶基因。

287. 为什么要进行肺炎支原体核酸分子检测

答：肺炎支原体（*Mycoplasma pneumoniae*）是引起呼吸系统感染的一种常见病原体，尤其是青少年急性呼吸道感染的主要病原菌之一。支原体培养耗时较长，初次培养时一般10 天左右才能长出菌落，有的需要 20 天或更长时间，故对临床快速诊断意义不大。目前，临床上常用的检测肺炎支原体的方法是检测患者血清中的肺炎支原体抗体 IgM 和 IgG。然而肺炎支原体感染的潜伏期一般为 2~3 周，在急性期肺炎支原体 IgM 抗体的阳性率往往较低。而另一方面，对于成人肺炎支原体感染患者，肺炎支原体 IgG 抗体阳性并不能区分是现症感染还是既往感染。因此为了得到明确诊断，一般建议采集间隔 2~3 周的双份血清检测 IgM 和 IgG，如果抗体滴度前后相差 4 倍或 4 倍以上，即可判断为现症感染或近期感染。但是，利用这种血清学方法进行诊断，可能会延误最佳治疗时间。采用分子生物学方法对肺炎支原体的核酸分子进行检测，其特异性和敏感度均有明显提高，适用于临床肺炎支原体的诊断和鉴别诊断，且由于使用痰液和咽拭子标本，取材方便快捷，敏感性更高，同时还能区分现症感染和既往感染。目前肺炎支原体核酸检测方法主要有针对 DNA 的qPCR 技术和针对 RNA 的实时荧光恒温扩增（SAT）技术。

288. 为什么要进行肺炎衣原体核酸分子检测

答：肺炎衣原体（*Chlamydia pneumoniae*）是一种重要的呼吸道病原体，可引起青少年急性呼吸道感染。由于肺炎衣原体严格的细胞内寄生，目前临床上对肺炎衣原体感染检测的金标准方法就是细胞培养法，但是细胞培养法花费大、操作繁琐、培养周期长，对实验室的技术要求高。细胞培养的敏感度一般为 70%~96%，它受到标本采集、转运、保存以及实验室条件和技术的影响，阳性率比较低，即使在国外也不是一般实验室所能做到。而临床常用的 ELISA 方法，虽然操作简便，敏感性和特异性也较高，但是其缺点是容易受血清中其他因子的影响，出现假阳性。此外，由于人感染肺炎衣原体后，IgM 需要 3 周后才出现升高，而 IgG 则需要 6~8 周才出现升高，这会使得检测窗口期延后，从而延误诊断和用药治疗。即使免疫荧光法可以提高检出的敏感性，也容易受类风湿因子的干扰，特别是在老年人中。采用 PCR 技术对肺炎衣原体核酸分子进行检测具有检出敏感性高、快速、窗口期短、交叉反应低等优点，目前已广泛应用于临床病原体的诊断。

289. 为什么可用分子生物学检测泌尿生殖系统感染标本的支原体与衣原体

答：解脲支原体（*Ureaplasma urealyticum*）、生殖支原体（*Mycoplasma genitalium*）和沙眼衣原体（*Chlamydia trachomatis*）均可引起泌尿生殖系统感染，可通过性接触传播和母婴垂直传播。目前临床上对解脲支原体和生殖支原体的诊断多依靠快速支原体培养，而沙眼衣原体则采用金标免疫法检测，然而这些方法敏感性和特异性均有不足。分子生物学检测技术具有高敏感性和高特异性，近几年来被广泛用于这些病原体的检测，主要方法有：①qPCR 法，这是在普通 PCR 基础上发展起来的实时荧光检测技术，灵敏度高、特异性强、重复性好；②RNA 实时荧光核酸恒温扩增检测（SAT）技术，与 qPCR 技术一样，敏感性和特异性高，且该技术主要以 RNA 为靶标进行检测，由于病原体死后 RNA 易降解，因此 RNA 检测更能够反映实时感染的情况。

（李　佳　钟政荣）

第二节　病毒感染性疾病分子检测

290. 为什么乙肝患者要定期监测乙肝病毒 DNA 载量

答：乙型肝炎病毒（*Hepatitis B virus*，HBV），简称乙肝病毒，是一种 DNA 病毒，其感染可引起乙型病毒性肝炎，简称乙肝。全球约有 20 亿人曾感染过 HBV，每年约有 100 万人死于由 HBV 感染引起的各种疾病。HBV 脱氧核糖核酸（HBV-DNA），即 HBV 基因，是 HBV 感染最直接、特异性强和灵敏度高的指标。HBV-DNA 阳性，提示 HBV 处于复制期和有传染性。HBV-DNA 载量越高代表病毒复制越活跃，传染性越强，肝脏损害程度和肝组织炎症反应可能越重。定期监测 HBV-DNA 含量的意义包括：①病毒 DNA 基线水平评估；②把握治疗指征、评价抗病毒疗效；③治疗终点判定；④治疗后复发的早期检测；⑤乙肝女性患者怀孕时机的评估。在抗病毒治疗期间，血清学标志物的变化通常滞后于 HBV-DNA 载量的变化，HBV-DNA 载量是反映 HBV 复制，评价抗病毒疗效最直接、可靠的指标之一。

291. 为什么建议乙肝患者同时检测乙肝两对半和 HBV-DNA 载量

答：乙肝病毒（HBV）感染的诊断主要依靠 HBV 的血清学指标，即所谓乙肝两对半，包括 HBV 表面抗原（HBV surface antigen，HBsAg）、HBV 表面抗体（HBV surface antibody，抗-HBs 或 HBsAb）、HBV e 抗原（HBV e antigen，HBeAg）、HBV e 抗体（HBV e antibody，抗-HBe 或 HBeAb）和 HBV 核心抗体（HBV core antibody，抗-HBc 或 HBcAb）。乙肝两对半检查可以判断患者是 HBV 感染者还是携带者，以及是否具有传染性或免疫力，但血清学检查不能确定病毒载量的多少。HBV-DNA 存在于 HBV 的核心部分，没有核酸病毒就不能复制，因此 HBV-DNA 检测是判断 HBV 是否复制的金标准，能够在 HBV 感染的窗口期就发现是否有病毒感染，可比免疫学指标更早地对乙肝进行诊断。同时 HBV-DNA 检测也可用于抗病毒治疗适应证的选择和疗效的判断。但是 HBV-DNA 载量与肝脏的损害程度也并非完全一致，所以建议乙肝患者同时进行乙肝两对半和 HBV-DNA 载量的检测。

292. 为什么血清 HBsAg 阴性仍可出现 HBV-DNA 检测结果阳性

答：在临床上，有时会发现一些血清 HBsAg 阴性而 HBV-DNA 检测结果阳性的患者，出现这种情况可能存在以下一些原因：

（1）目前临床上多采用 PCR 技术检测 HBV-DNA 的水平。由于 qPCR 灵敏度高于免疫学方法，外周血中检测到抗原抗体的时间要晚于 HBV-DNA。因此，在病毒感染潜伏期或早期，也叫"窗口期"，会出现 HBsAg 阴性而 HBV-DNA 阳性的情况。

（2）对于低浓度的 HBV 感染也可能出现 HBsAg 抗原阴性而 HBV-DNA 阳性。

（3）隐匿性慢性乙型肝炎患者也主要表现为血清 HBsAg 阴性，但血清和（或）肝组织中 HBV-DNA 阳性，并有慢性乙型肝炎的临床表现，除 HBV-DNA 阳性外，患者可有血清抗-HBs、抗-HBe 和（或）抗-HBc 阳性，但约20%隐匿性慢性乙型肝炎患者的血清学标志物均为阴性。最常见的原因是由于 HBsAg 发生基因突变，改变了 HBsAg 的抗原性，使其不能被常规 HBsAg 免疫试剂所检出。还有一些患者是由于外周血单个核细胞受 HBV 感染，宿主处于免疫功能低下或免疫耐受的状态无法清除低水平 HBV 病毒，而出现隐匿性 HBV 感染。

（4）急性 HBV 和丙型肝炎病毒重叠感染的患者 HBsAg 的表达通常会推迟，也可表现为 HBsAg 检测阴性。

293. 为什么某些慢性乙肝患者需要检测 HBV-DNA

答：某些慢性乙肝患者需要检测 HBV-DNA，主要包括：①出现肝功能指标波动的慢性乙肝患者，检测 HBV-DNA 可判断其肝功能状况是否与病毒活动有关，必要时选用抗病毒药物控制病情反复与进展；②正使用抗病毒药物的慢性乙肝患者，定期检测 HBV-DNA 有助评价药物疗效；③两对半全阴但谷丙转氨酶（glutamic pyruvic transaminase，GPT）异常，怀疑慢性隐匿性乙肝的患者，或者 HBV 表面抗原（HBsAg）阳性、HBV 核心抗体（HBcAb）阳性但 HBVe 抗原（HBeAg）和 HBVe 抗体（HBeAb）均阴性者，可能存在 HBsAg 和（或）HBeAg 变异，检测 HBV-DNA 可明确体内 HBV 复制水平以及是否有病毒变异，指导抗病毒治疗；④小三阳（HBsAg 阳性、HBcAb 阳性、HBeAb 阳性）慢性乙肝患者，通常复制水平较低，如暂不打算进行抗病毒治疗，应定期检查 HBV-DNA，监控 DNA 复制水平。

此外，对已感染或爱人感染 HBV 的妇女，若准备妊娠，应检测 HBV-DNA，判断母婴传播概率，采取合理措施阻断母婴传播，降低婴幼儿感染率。

294. 为什么采用 PCR 技术检测 HBV-DNA 载量不宜用直接煮沸法提取核酸

答：由于操作简便，临床上有时会使用直接煮沸法提取核酸。但是，直接煮沸法只是简单地将核酸释放出来，所得 DNA 产物不纯，标本中的某些成分如酸性多糖、糖蛋白、血红素及其代谢产物的存在会抑制后续的 PCR，使测定结果偏低。其次，直接煮沸法本身具有局限性，所用血清的量较少，裂解不充分，样品在处理过程中未经浓缩，操作过程中容易丢失样本 DNA，使检测灵敏度大大降低。再者，由于直接煮沸法得到的 DNA 不纯，包含抑制物（如表面活性剂和某些无机盐），因此用于模板的实际量很少（增加模板量的同时会增加抑制物含量从而抑制 PCR 扩增），也会降低检测灵敏度。因此，采用 PCR 技术检测 HBV-DNA 载量不宜用直接煮沸法提取核酸。

295. 为什么要用超敏 PCR 方法检测 HBV-DNA

答：普通的 qPCR 方法对 HBV-DNA 定量检测的下限一般为 500IU/ml，而超敏 PCR 方法检测 HBV-DNA 的下限通常为 10～20IU/ml，检测的范围也较宽，可达 20～10^9IU/ml。因此，用超敏 PCR 方法检测 HBV-DNA 比用一般的 PCR 方法进行 HBV-DNA 定量检测具有更高的灵敏度。

超敏 PCR 方法检测 HBV-DNA 主要应用于：

（1）HBV 感染的早期发现：当病毒复制水平低于 500IU/ml 时，只有超敏 HBV-DNA 才能准确定量，故有助于临床早期诊断。

（2）抗病毒治疗的疗效监控：乙肝患者抗病毒治疗期间，需定期监测 HBV-DNA 以评估疗效，对于乙肝抗病毒治疗有效的患者，其血清中 HBV-DNA 的水平肯定会出现低于常规方法检测下限的水平（<500IU/ml），此时必须通过超敏 HBV-DNA 检测来对乙肝患者的疗效作出准确评估。

（3）治疗终点的判定：慢性乙肝防治指南规定的乙肝治疗终点指标之一是 HBV-DNA 至少 12 个月低于 10~15IU/ml，只有超敏 HBV-DNA 的检测下限才能满足要求。

（4）治疗后复发的早期发现：由于超敏 PCR 方法检测 HBV-DNA 的灵敏度高，故可以早期发现病毒活动情况。

296. 为什么要检测乙型肝炎病毒的耐药突变

答：在抗病毒治疗中，HBV 基因组中某些核苷酸位点突变可能会导致相应的氨基酸发生改变，使病毒对核苷类似物抗病毒药物的敏感性明显下降，出现 HBV 基因型耐药（genotypic resistance of HBV）。核苷类似物如拉米夫定（lamivudine）、恩替卡韦（entecavir）等是治疗慢性乙肝的首选药物。拉米夫定的主要作用位点是 HBV-DNA 多聚酶活性 P 位的四个氨基酸 YMDD（酪氨酸-蛋氨酸-天门冬氨酸-天门冬氨酸），拉米夫定能与之结合干扰 HBV 的复制。如果该位点发生突变，即称为 YMDD 变异。最常见的 YMDD 变异是 M 被缬氨酸（V）或异亮氨酸（I）取代，分别称为 YVDD 或 YIDD 变异。一旦发生了 YMDD 变异，拉米夫定对 HBV 的抑制作用就会大大下降，产生拉米夫定抵抗。此时，病毒可以重新开始复制，临床上表现为耐药。恩替卡韦的耐药发生率一般很低，病毒需要在拉米夫定耐药突变的基础上，合并发生另 3 个位点变异时才会对恩替卡韦产生耐药。

由于 HBV 基因的变异位点与 HBV 的耐药性有直接的因果关系，因此，通过对这些耐药变异位点的检测可指导临床制订个体化抗病毒治疗方案，合理选择药物。

297. 为什么要检测乙型肝炎病毒的基因型

答：目前发现 HBV 至少存在 9 种基因型：A、B、C、D、E、F、G、H、I。我国以 B 型和 C 型为主，而欧洲和美洲等国家以 A 型为主。每个基因型各有其特性：①不同基因型的 HBV 感染者疾病转归不一样，如 C 基因型较 B 基因型有更高的 HBeAg 阳性率，并且与较重的肝脏疾病（慢性肝炎、肝纤维化和肝细胞癌）发病机制相关，可作为肝癌高危指标之一；A 型与肝脏慢性炎症相关；D 型与急性自限性肝炎相关。②不同基因型的 HBV 感染者对干扰素治疗的应答不一样，A 型疗效最好，其次是 D 型，然后是 B 型，最难治疗的是 C 型。③不同基因型的 HBV 对各类抗病毒药物的应答及耐药发生率存在差异，如用拉米夫定治疗时，B 型的应答较 C 型佳，并且耐药发生率低，A 型耐药率较高。④HBV 基因型与突变类型有一定关联，如 B 基因型以 YVDD 变异为主，C 基因型则以 YIDD 变异为主。因此 HBV 基因型检测可为临床制订治疗方案提供重要信息。

298. 什么方法可以检测乙型肝炎病毒耐药突变

答：目前用于 HBV 耐药突变检测的方法包括 qPCR、PCR-反向点杂交（PCR-reverse dot blot，PCR-RDB）以及 PCR 产物直接测序。qPCR 法由于灵敏度高、操作简便快速，目前广泛应用于临床实验室，qPCR 法可检测变异发生率低于 10% 的耐药变异，但缺点是仅能检测已知位点，不能一次检测多个耐药突变位点。PCR-RDB 技术一次可检出多个位点，但也只能检测已知位点，尽管检测的位点数可能高于 qPCR 方法，但检测的位点数量也是有限的。Sanger 测序法被认为是检测 HBV 基因型变异的金标准，能够检测已知和未知的变异位点，缺点是检测灵敏度不高，仅能检测出突变发生率大于 20%~30% 的突变株。焦磷酸测序技术适用于已知短序列的测序分析，重复性和精确性能与 Sanger 测序法相媲美，且通量大大提高，可快速直观地进行单核苷酸多态性（SNP）研究，为临床检测 HBV 耐药突变提供了理想的技术操作平台。

299. 为什么乙肝患者体内 HBV-DNA 存在两种形式

答：HBV 是一种 DNA 病毒，其基因组 DNA 呈环状，部分双链，即松弛环状 DNA（relaxed circular DNA，rcDNA），其中一条较长的负链形成完整的环状，另一条较短的链为正链，与负链配对形成部分双链。HBV 感染肝细胞后，较短的正链以负链为模板，在 DNA 聚合酶的作用下发生延伸修补，最终与负链共同形成一个完整的共价闭合环状 DNA（covalently closed circular DNA，cccDNA）。cccDNA 是 HBV 复制的原始模板。病毒复制时，首先以 cccDNA 为模板在 RNA 聚合酶的作用下，转录成 mRNA 和前基因组 RNA（pregenome RNA，pgRNA），然后以 mRNA 为模板翻译成 HBV 的蛋白质，而 pgRNA 则在反转录酶的作用下反转录成负链 DNA，随后 pgRNA 被降解，再以负链 DNA 为模板，合成正链 DNA，形成部分双链环状 DNA（rcDNA），与病毒衣壳蛋白组装成完整的病毒体，释放到肝细胞外，进入血液循环。因此，乙肝患者体内会存在 rcDNA 和 cccDNA 两种形式，rcDNA 存在于血液循环系统中，是临床上常规分子生物学检测的靶标，而 cccDNA 通常存在于肝细胞内，只有肝细胞被破坏时才可能会释放入血液中。

300. 为什么 HBV-DNA 检测无反应性或低于检测下限也不能表示乙肝病毒完全被清除

答：临床分子诊断报告中经常看到 HBV-DNA 检测结果低于检测下限或无反应性，这种情况不能简单地理解为 HBV 阴性或 HBV 已清除，这是因为：①常规的 qPCR 技术灵敏度有限（尤其是定量的方法），当 HBV-DNA 拷贝数处于检测下限时，由于结果不可靠，无法被准确检出，通常只报告低于检测下限或无反应性，此时患者体内仍可能携带有低水平的 HBV-DNA，HBV 并未清除。②由于 cccDNA 存在于肝细胞内，具有很强的隐蔽性。目前临床抗病毒药物靶点主要针对的是 rcDNA，而 cccDNA 又是 HBV 复制模板，即使药物清除了血液中的 HBV-DNA，肝细胞中残存的 cccDNA 仍然能够死灰复燃，复制成新的 HBV 而导致疾病复发。因此，即使血清 HBV-DNA 检测呈阴性，并不表示 HBV 已被彻底清除，肝内 cccDNA 分子仍可能长期稳定存在。

301. 为什么检测肝细胞内 HBV-cccDNA 比血清 HBV-DNA 更能反映 HBV 复制情况

答：由于 HBV-cccDNA 存在于肝细胞核内，是肝细胞内 HBV 病毒复制的原始模板，也是慢性 HBV 持续感染的罪魁祸首。目前临床所用的核苷类似物均是通过抑制病毒 DNA 多聚酶和反转录酶活性来发挥抗病毒作用的，它们都不能根除肝细胞内的 cccDNA，也不会影响 HBV pgRNA 的形成和病毒蛋白的产生。临床上许多经过长期抗病毒治疗且对治疗完全应答的患者，在停止抗病毒治疗后，又会发生 HBV 的再激活和病情复发，其原因正是肝细胞内 HBV cccDNA 的存在。血清 HBV-DNA 反映的是细胞外 HBV-DNA 的水平，其阴性并不代表 HBV 不再复制或被清除，肝细胞核内 HBV-cccDNA 是否清除才是临床疾病治愈的关键。所以检测肝细胞内 HBV-cccDNA 比血清 HBV-DNA 更重要，但是由于检测 HBV-cccDNA 所需的标本来源有创、风险高，其临床应用受到了极大限制。

302. 为什么乙肝患者血清中也能够检测出 HBV-cccDNA

答：HBV-DNA 存在两种形式：rcDNA 和 cccDNA，前者主要存在于血液中，而后者主要存在于宿主肝细胞核内。当 HBV 复制活跃而导致肝细胞被破坏时，cccDNA 也可释放至血液循环中，且病情越严重，变性坏死的肝细胞越多（如肝衰竭大面积肝坏死时），其血清中 cccDNA 分子水平也就相应越高。因此，通过检测血清中的 HBV cccDNA 水平，不仅对 HBV 感染的诊断和治疗具有重要的作用，同时还可以间接评估肝细胞受损程度。由于通过肝活检来监测乙肝患者肝组织中 HBV cccDNA 水平的变化存在着一定困难，因而监测血液中 HBV cccDNA 的动态变化也许更具现实意义。当然也存在一些问题有待研究和解决，比如血液中的 HBV cccDNA 水平远远低于肝组织中的 cccDNA 水平，也远远低于血液中的 HBV rcDNA 水平；此外，HBV rcDNA 和 HBV cccDNA 序列同源，扩增时必须能够严格区分。因此必须进一步提高 HBV cccDNA 检测的灵敏度以及引物的特异性，以保证检验结果的可靠。

303. 为什么检测 HBV-cccDNA 需要特殊的引物

答：HBV 基因组独特，为部分双链环状 DNA，其复制过程也比较特殊，在某些情况下，外周血中可能同时存在 rcDNA 和 cccDNA 两种形式。由于 rcDNA 和 cccDNA 序列具有高度的同源性，体外检测 HBV cccDNA 时，设计引物必须确保只能扩增得到 cccDNA 而 rcDNA 不被扩增。目前一般利用 rcDNA 和 cccDNA 结构上的差异来解决这一问题。由于 rcDNA 的正链较短，与负链配对时存在缺口，故可以在缺口处设计引物，这样 rcDNA 不会被扩增，而 cccDNA 由于是完整的双链结构则可以被选择性扩增。

304. 为什么可以有多种方法检测 HBV cccDNA

答：尽管 HBV cccDNA 的检测存在一定的困难，但目前也有多种方法可以用于 HBV cccDNA 检测，主要有：选择性 qPCR、Southern 杂交、侵入分析法（invader assay）、嵌合引物荧光 PCR 等。

（1）选择性 qPCR 技术：可一方面根据 rcDNA 和 cccDNA 结构上的差异，在缺口处设计引物，使 cccDNA 被选择性扩增，另一方面还可利用特殊的 DNA 酶对 HBV cccDNA 进行定量分析。该酶具有只破坏 HBV rcDNA，而不能对 HBV cccDNA 进行水解的特点。

（2）Southern 印迹杂交：是定性检测 HBV cccDNA 的经典方法，但该方法技术要求高，敏感性较低。

（3）侵入分析法：需分别设计两种探针，一种是原始探针（primary probe），而另一种是侵入者探针（invader probe），后者含有与待测模板无关的 5′侧翼的碱基片段。此法是基于荧光共振能量转移（FRET）系统来实现对 HBV cccDNA 的定量，其特异性较选择性 qPCR 高。

（4）嵌合引物荧光 PCR：是指在引物设计时加入一段 HBV-DNA 非同源片段，由于 rcDNA 的正链 DNA 不完整，不能与之结合，从而特异性扩增 cccDNA，灵敏度较侵入法有所提高。

305. 什么是丙型肝炎病毒基因组结构的特征

答：丙型肝炎病毒（hepatitis C virus，HCV）是丙型病毒性肝炎（简称丙肝）的病原体。HCV 基因组为线性单正链 RNA，编码一个多聚蛋白前体，该前体蛋白在宿主信号肽酶及病毒蛋白酶作用下，可切割产生 10 个病毒蛋白，包括：核心蛋白、包膜蛋白-1（E1）、包膜蛋白-2（E2）、p7 蛋白、非结构蛋白-2（nonstructural protein 2，NS2）、NS3、NS4A、NS4B、NS5A 和 NS5B，其中核心蛋白、E1 和 E2 为病毒结构蛋白，构成 HCV 的衣壳及包膜；而 NS2、NS3、NS4A、NS4B、NS5A 和 NS5B 为非结构蛋白，在病毒蛋白的成熟和基因复制中起关键作用，是新的直接抗病毒药物的作用靶点。HCV 基因组高度变异，依据基因序列的差异，可将 HCV 毒株分为 6 种基因型（1~6 型）和多个亚型（分别用"a、b、c…"表示），这些亚型的分布有明显的区域性，其中基因 1 型最为常见，全球约占 46.2%，其次是基因 3 型，约占 30.1%，我国以 1b 和 2a 型为主，美国、巴西、欧洲西北部以 1a 型为主。且不同的 HCV 基因型或基因亚型又各具特性，这为 HCV 的治疗带来了非常棘手的问题。

306. 为什么丙型肝炎可以采取直接抗病毒药物治疗

答：HCV 感染是全球性的公共卫生问题之一。清除 HCV 感染、达到治愈是丙型病毒性肝炎治疗的最主要目标。近年来，科学家们发现，一些小分子化合物能直接作用于 HCV 病毒复制过程，通过抑制病毒复制达到治疗丙肝的目的，临床上把这类药物叫做直接抗病毒（directly acting antivirals，DAA）药物。DAA 可以有效清除病毒，并且安全性和耐受性均较好，国际上已广泛用于 HCV 感染者的治疗。相比以干扰素为基础的标准治疗，DAA 能强效抑制 HCV 复制，迅速降低 HCV-RNA 水平，缩短治疗周期，显著提高持续病毒学应答率（the sustained viral response，SVR）。目前 DAA 主要分为 3 类：NS3/4A 抑制剂（丝氨酸蛋白酶抑制剂）、NS5B 抑制剂（RNA 依赖的 RNA 聚合酶抑制剂）和 NS5A 抑制剂（病毒复制和装配抑制剂）。DAA 治疗方案给采用聚乙二醇干扰素加利巴韦林治疗失败的丙肝患者带来了希望。它不仅提高了丙型肝炎的治疗效果，还有可能取代干扰素成为一种标准治疗，这一点对于有干扰素禁忌证或不能耐受干扰素治疗或干扰素治疗无效的患者尤其重要。

307. 为什么丙型肝炎病毒基因分型具有重要的临床意义

答：由于不同的 HCV 基因型或基因亚型在致病性上呈现明显的生物学差异，给 HCV 的治疗带来了非常棘手的问题。如 HCV 1b 型感染与重症肝病、疾病恶化相关，易发生肝硬化及肝功能失代偿；HCV 1a 和 2a 型合并感染 HBV 的概率较高；HCV 3a 型感染则与肝脂肪变有关。因此检测 HCV 基因型有助于判断病情。此外，不同基因型的 HCV 对药物治疗的敏感性不一样，临床已证实，HCV 基因 2 型和 3 型感染患者对干扰素治疗应答较好；而基因 1 型和 4 型 HCV 感染者对干扰素治疗的应答较差，被称为"难治的基因型病毒"。近年来上市的直接抗病毒（DAA）药物中，第一代针对 NS3/4A 的蛋白酶抑制剂类药物博赛普韦和特拉普韦专门用于基因 1 型 HCV 感染患者的治疗；而第二代药物西米普韦则对基因 1 型和 4 型 HCV 均有较强的抑制作用，但对 1a 亚型中 NS3 基因 Q80K 变异株疗效较差；索非布韦和达拉他韦等属于广谱的抗 HCV 药物，对多种病毒都有效。因此，HCV 患者在治疗前检测 HCV 基因型可为临床制订个性化抗病毒治疗方案提供指导。

308. 为什么丙型肝炎病毒容易发生基因变异

答：RNA 病毒与 DNA 病毒相比，其病毒基因在复制过程中更易发生碱基错配，在每个复制周期内，RNA 病毒碱基错配率可高达十万分之一至千分之一，甚至更高，只有少数的 RNA 病毒可完全无误地复制。这主要是因为 RNA 依赖的 RNA 聚合酶校读（proof reading）能力低，合成核酸时发生错配的速度是 DNA 聚合酶的 100 万倍，所以，即使是同一种 RNA 病毒，其基因序列也可能不完全相同，一般把基因序列差异在 1%~5% 的病毒称为"准种"。

HCV 属于 RNA 病毒，其复制周期短、速度快，每天可复制出 10^{12} 个子代病毒，HCV 在这种高复制率、高变异率驱动下，极易发生变异。这些变异株的出现，一方面可逃避宿主的免疫系统，另一方面，对 HCV 的诊断、治疗以及疫苗开发也是严峻的挑战。

309. 为什么丙型肝炎直接抗病毒药物治疗需要采用超敏 PCR 技术监测 HCV-RNA 水平

答：监测丙型肝炎患者直接抗病毒（DAA）药物治疗效果最重要的指标是 HCV-RNA 水平，如果 DAA 治疗有效，病毒复制水平会逐渐下降。临床的治愈标准通常要求 HCV-RNA 水平降到 15IU/ml 以下，然而目前常规 qPCR 技术的 HCV-RNA 检测下限通常为 500~1000IU/ml，对于 HCV-RNA 低于 500IU/ml 的丙型肝炎患者的诊断和疗效评估无能为力，无法满足临床需求。采用超敏 PCR 方法检测 HCV-RNA，其检测下限能够达到 15IU/ml 以下，灵敏度高。欧洲肝病学会和亚太肝病学会的指南均提出，治疗丙型肝炎的期望终点是清除病毒，HCV-RNA 治疗终点的下限应<15IU/ml，建议采用高灵敏的检测方法。故采用超敏 PCR 技术检测 HCV-RNA，对临床制订治疗策略、正确判断治疗终点，防止丙肝复发具有重要的意义。

310. 为什么 HCV-RNA 样本保存要求高于 HBV-DNA 样本

答：HCV-RNA 为单股正链 RNA，极不稳定，在水溶液中呈酸性，易自发水解，在弱碱性条件下更容易分解。其次，RNA 的溶液会发生盐析，即溶液中加入一定的盐类 RNA 便会沉淀析出。与 DNA 不同，RNA 分子的 2′碳原子连接的是羟基，可以形成 2′,3′-环形磷酸盐的中间产物，易分解。此外，RNase 极其稳定，广泛存在于环境中，能够耐受高温高压，很难去除，而 DNase 在高温下即失活。因此相比 DNA，体外贮存的 RNA 更容易因为污染 RNase 而降解。所以 HCV-RNA 样本的保存通常要求容器须经 RNA 酶抑制剂处理，保存温度也比 HBV-DNA 更低。

311. 为什么会出现丙型肝炎病毒抗体阳性而 HCV-RNA 阴性

答：HCV 抗体阳性提示感染 HCV，机体产生抗 HCV 抗体。HCV-RNA 反映的是病毒在体内的活动状态，其拷贝数越高，提示病毒复制越活跃。在丙型肝炎急性恢复期，或者慢性治疗期，病毒复制水平逐渐下降，当 HCV-RNA 水平低于检测下限时即表现为 HCV-RNA 阴性，而丙型肝炎抗体转阴的时程则较长，故丙型肝炎恢复期便会出现抗体阳性而 HCV-RNA 阴性的情况。此外，由于 HCV-RNA 容易降解，实验中有可能产生假阴性，或者 HCV 抗体检测也可能出现假阳性。因此，当怀疑实验过程可能存在问题时，若遇到检测结果为 HCV 抗体阳性而 HCV-RNA 阴性时，需要重复实验验证后再发检验报告。

312. 为什么会出现 HCV-RNA 阳性而丙型肝炎病毒抗体阴性

答：HCV 感染后，机体产生抗体需要一定的时间，并且与个体免疫功能相关。而从检测方法上来看，采用 PCR 技术检测核酸要比免疫学方法检测抗体更灵敏。因此在急性丙肝早期，如果患者由于免疫功能低下而导致抗体产生延迟时，就会出现 HCV-RNA 阳性而 HCV 抗体阴性。另一方面，虽然 RNA 检测不易出现假阳性（RNA 容易降解），但还是会有被污染的可能（比如邻近的阳性样本、阳性质控、阳性标准品等），此外 HCV 抗体检测过程中也可能出现假阴性。因此，当发现实验结果与临床不符合者、或怀疑实验过程中可能存在问题时，遇到检测结果为 HCV-RNA 阳性而 HCV 抗体阴性的情况需要及时复检，以确保检验结果的准确性。

313. 为什么人乳头瘤病毒检测以分子生物学方法为主

答：人乳头瘤病毒（Human papillomavirus，HPV）属于乳多瘤病毒科、乳头瘤病毒属，是一种特异感染人类上皮、黏膜的微小共价双链环状 DNA 病毒，其基因组长约 8 000bp，分为早期编码区（E 区）、晚期编码区（L 区）、非编码区（控制区），包含 8 个开放读码框。HPV 病毒无包膜，由 DNA 核心和蛋白衣壳组成。应用分子生物学方法目前发现 HPV 有 120 多个型别，各型别之间的 DNA 同源性小于 50%，根据病毒的致病性可分为高危型和低危型，HPV 感染可引起寻常疣和尖锐湿疣等，与宫颈癌和鼻咽癌等肿瘤密切相关。目前 HPV 病毒仍不能在体外细胞中培养，而且型别多，同源性小，其检测主要是基于 HPV-DNA 的分子生物学方法。

314. 为什么临床上可采用多种人乳头瘤病毒分子检测方法

答：临床上 HPV-DNA 检测及基因分型主要采用分子生物学技术，主要包括核酸分子杂交、PCR 技术、基因芯片、流式荧光液芯技术及飞行时间质谱技术等。

核酸分子杂交技术主要是核酸印迹、原位杂交和杂交捕获。核酸印迹是 HPV 基因分型的金标准，但灵敏度较低、操作复杂。原位杂交虽可进行定位，但特异性较低。杂交捕获法能够区分高危型和低危型，但不能确定其具体型别，在临床上多用于大规模筛查。

PCR 技术可以直接检测 HPV-DNA，具有特异、敏感、高效、重复性好、易自动化的特点，现已成为 HPV 感染最常用的检测方法之一。目前常用 PCR 技术有型特异性引物

PCR、通用引物 PCR 及 qPCR 技术。型特异性引物 PCR 可对组织标本提取的 HPV-DNA 进行特异性扩增，而后通过凝胶电泳进行检测和分析，可以快速分型。通用引物 PCR 依据不同 HPV 亚型具有共同保守序列的特点来设计通用引物，实现广谱 HPV 的扩增，扩增产物可用直接测序法、RFLP 分析、反向杂交、基因芯片等进行基因分型。qPCR 包括探针类和非探针类两种。探针类利用与靶序列特异杂交的探针来指示扩增的进行，非探针类则利用荧光染料或特殊设计的引物。qPCR 技术可实现 HPV-DNA 定量和快速检测。基因芯片技术利用通用引物扩增待检样本，再与固定在芯片上的亚型特异性探针进行杂交，通过检测杂交信号的强弱来判断样本靶分子的数量，可对 HPV 进行分型和多重感染的诊断。

流式荧光液芯技术是将 PCR 扩增产物和微球上交联的探针杂交，加入荧光标记反应，在流式荧光检测仪上检测荧光信号，此法可同时检测多种 HPV 型别。

飞行时间质谱技术首先采用多重 PCR 进行扩增，使扩增产物与特异性探针引物相结合，然后通过飞行时间质谱技术检测探针引物及延伸后引物，可进行 HPV 精确分型，具有很好的灵敏度和特异性。

上述 HPV 分子检测方法较传统细胞学检测均表现出较高的特异性和灵敏度，在 HPV 感染的诊断与防治方面已得到越来越广泛运用。

315. 为什么 HPV-DNA 检测要区分高危型和低危型

答：由于 HPV 对黏膜和皮肤有高度的特异亲和力，目前发现有近 40 种型别与生殖道感染有关，不同型别的 HPV 感染结局不尽相同，根据感染的 HPV 与癌症发生之间的相关性将 HPV 分成高危型和低危型两大类。高危型 HPV 包括 HPV-16、18、31、33、35、39、45、51、52、56、58、59、68 型，这些型别 HPV 的持续感染是宫颈癌及其宫颈癌前病变最重要危险因子，其中 HPV-16 和 HPV-18 亚型与 70% 的宫颈浸润癌以及 50% 的宫颈癌前病变相关，故也有人把高危型 HPV 称作癌相关型。临床上常见的生殖道尖锐湿疣等良性病变则常由低危型 HPV 引起，其中最常见的是 HPV-6、HPV-11、HPV-42、HPV-43 型和一些新型 HPV 等，低危型 HPV 感染所致的宫颈癌比较少见，故低危型 HPV 也被称为非癌相关型。

316. 为什么建议有性生活的妇女定期进行 HPV-DNA 分型筛查

答：HPV 是一种常见的病毒，可以通过性接触和直接接触广泛传播。女性一生中感染 HPV 的概率是 80%，其中约 90% 的 HPV 感染属一过性感染，没有临床症状，而且多数在无临床干预的情况下可自然清除。HPV 感染的自然清除时间是 7~19 个月，平均为 11.3 个月，少数 HPV 可形成持续性感染。与 HPV 相关的宫颈疾病包括：宫颈湿疣、宫颈病变和宫颈癌等良性和恶性病变，持续的高危型 HPV 感染是导致宫颈癌及其癌前病变的主要原因，比如 HPV-16 和（或）HPV-18 型持续感染。近年来通过对 HPV 流行病学特征及基因亚型与疾病的关系的研究，证实年龄是 HPV 感染的重要危险因素之一，年轻女性为 HPV 的易感人群，初次性生活后，感染 HPV 的危险性显著提高，20~25 岁为 HPV 感染的高峰年龄。从感染 HPV 到发生宫颈浸润性病变一般至少需要 8 年时间，因此对年轻女性特别对有性生活的女性进行 HPV 相关知识的宣传教育，定期进行 HPV 分型筛查工作对于预防宫颈病变有重要意义，对于同一高危型 HPV 长期持续感染应该加以重视。

317. 为什么HPV-DNA高危型初次检测为阳性时建议定期复查

答：在发展中国家，子宫颈癌已成为女性癌症死亡的第一因素，同时它又是唯一病因明确并可以预防的癌症，因此对宫颈癌的筛查工作具有重要意义。目前认为99%的子宫颈癌都与高危型HPV持续感染有关，如HPV-16、18、31、33、35、39、45、51、52、56、58、59、68和73型等，最多见的是HPV-16和18型。高危型HPV感染通常为一过性感染并可以自行清除，而且多数没有明显临床症状，但如果自身免疫力较差，或伴有其他协同或增加感染的因素，则会造成持续性感染，在潜伏数年后可能导致癌变。HPV分型检测技术的应用，可以预测妇女宫颈恶性病变的潜在风险，对于初次检测出高危型HPV为阳性的妇女，建议定期复查，并密切关注复查结果，积极预防宫颈病变，以达到早预防、早发现和早治疗的目的。

318. 为什么HPV-DNA检测引物多针对人乳头瘤病毒的L1区

答：HPV呈球形，无包膜，基因组为双链环状DNA，分为三个功能区即早期编码区、晚期编码区和非编码区。晚期编码区又称L区包括L1和L2，编码晚期蛋白，这些蛋白主要为病毒的衣壳蛋白。其中L1衣壳蛋白是HPV主要的结构蛋白，是机体免疫监控识别的位点及疫苗作用的位点。HPV的衣壳蛋白具有较高的保守性，病毒衣壳在外界环境作用下变异很小，不同型的HPV其L1蛋白氨基酸序列同源性在60%以上。迄今已发现HPV分型有120多种，如针对不同型别HPV的特异序列合成引物进行PCR，则工作量大，消耗多。因此，HPV检测时多依据HPV各型高度保守的L1区序列来合成通用引物，包括MY09/11、PGMY09/11、GP5+/6+、SPF1/2。其优点是通过一个PCR过程即可扩增多种HPV基因型序列，并可进而对扩增产物采用杂交或测序等方法来确定具体的HPV型别。

319. 为什么采用HPV-DNA通用引物检测阳性时需要进一步进行分型检测

答：通用引物PCR是指依据不同HPV亚型有共同保守序列的特点来设计引物扩增广谱的HPV。该方法灵敏度较高，可检测出10～400个拷贝的HPV病毒含量。采用针对HPV L1序列保守区域设计的通用引物进行检测，可以在一次PCR中同时检测多种型别的HPV感染，常用于大样本检测。若通用引物PCR结果为阳性时，则还需要进一步对HPV进行分型检测，其主要意义在于：①当同一样本中同时存在多种HPV类型感染时，通用引物扩增法往往存在竞争抑制，会导致对多重感染难以正确判断，进行分型检测则可以明确HPV感染类型；②由于持续的高危型HPV感染是导致宫颈癌变的重要因素，利用分型检测可以明确引起持续性感染的HPV类型；③通用引物对不同型别HPV扩增效率不同，有可能存在漏诊宫颈癌患者的风险，利用分型检测可以根据感染类型，对高风险人群进行筛查；④基因分型可以明确HPV型别的流行病学分布，为HPV疫苗的研制提供参考依据，同时也有助于对HPV感染的治疗及预后的判断。

320. 为什么HPV-DNA分型检测需要与液基薄层细胞学检测联合进行

答：宫颈癌及癌前病变的筛查对于该疾病的早期发现和早期治疗非常重要。以往多通过宫颈巴氏涂片或宫颈刮片进行筛查，漏检率较高。随着液基薄层细胞学（thinprep cytology test，TCT）技术的应用，改进了由于传统涂片取材、制片及阅片因素而导致的假阴性，使漏检率大大降低。病因学研究已表明，高危型 HPV 感染是宫颈癌及癌前病变的主要因素，因此 HPV-DNA 的检测可以作为一种有效筛查手段。与细胞学方法相比，采用高危型 HPV-DNA 检测筛查宫颈癌及癌前病变具有较高灵敏度，但特异性较低，感染 HPV 的女性不一定会发生宫颈病变，且 HPV 分型检测无法对病变进行分级和确诊。因此，目前推荐在有条件的地区进行 HPV 分型检测与宫颈细胞学双筛查：对 30 岁以上妇女进行普查，两种检查均阴性，每 3 年复查一次；若 HPV-DNA 阳性，每 1 年复查一次，并每年重复进行 TCT 和 HPV-DNA 联合检测，若 HPV16 型或 HPV18 型阳性，必须立即进行阴道镜检查；若 TCT 阳性，HPV-DNA 阴性或二者双阳性均要立即进行阴道镜检查。TCT 和 HPV 联合检测几乎可以 100% 防止漏诊，同时也可监测 HPV 感染的转归，有助于临床对宫颈病变进行个体化处理。

321. 为什么可以用多重 PCR 方法进行人乳头瘤病毒分型检测

答：由于 HPV 型别众多，目前临床上 HPV 基因分型一般采用多重 PCR 扩增检测。多重普通 PCR 方法是在同一反应体系中加入多对引物，同时扩增一份 DNA 样品中同一靶基因的不同序列片段或多个不同靶基因的片段。多重普通 PCR 体系中的多对引物必须满足两个条件：①将反应条件较为接近的引物组合在一起，以使该反应条件能尽量适合所有被扩增片段；②同一反应条件内各扩增产物片段的大小应不同，以便检测分析时能通过电泳将各片段分离。为此，多重 PCR 扩增所用的引物设计一般选择针对 HPV 基因组 L1、E1 区的开放阅读框（ORF）区域。由于 L1 区和 E1 区具有良好的序列保守性，引物序列近乎一致，但其扩增产物的片段长度大小不一，因此通过分析产物大小可以对 HPV 基因型别进行鉴别。在多重普通 PCR 方法基础上发展起来的多重 qPCR、多重 PCR-印记杂交、多重 PCR-基因芯片以及多重 PCR-微流控技术，则进一步提高了通量，简化了操作，也使结果判读更方便、更客观。

322. 为什么临床上通常不进行 HPV-DNA 载量分析

答：常用的 HPV-DNA 载量检测方法主要有两种：qPCR 技术和第二代杂交捕获技术。两者所得结果相关性很强，灵敏度都很高。但是对于宫颈脱落细胞标本而言要获得 HPV-DNA 载量的准确值，以上两种方法对标本都有着很高要求，如何确定待测分泌物、液基保存液及组织中的细胞量是非常重要的。其次由于方法学的高灵敏度，还会导致许多没有病变风险的低病毒载量感染者检测为 HPV 阳性，而这些患者通常只是一过性感染，额外的诊断及治疗会使患者焦虑和不安，并致远期妊娠并发症风险升高等。另外宫颈癌的发展是一个渐进的过程，部分 HPV 亚型虽然病毒载量低，但一旦发生重复感染或持续感染，也会进一步导致肿瘤病变。许多研究表明，HPV-DNA 载量与疾病的严重程度并没有一致性关系，不是宫颈病变的独立预后因素，只可作为宫颈病变严重程度及治疗效果随访的参考。HPV 检测的目的并不是筛查是否有 HPV 感染而是筛查出有高度病变风险的人群，因此较少对宫颈脱落细胞标本进行 HPV-DNA 载量分析。相比而言，HPV 分型比 HPV 负荷检测更为重要。

323. 为什么杂交捕获二代法能有效地对人乳头瘤病毒进行初筛

答：HPV 是环状双链 DNA 病毒，仅对人皮肤和黏膜上皮细胞具有高亲嗜性，复制方式独特，与上皮细胞的分化阶段相关。主要感染宿主上皮细胞。HPV 的检测方法主要依赖核酸探针杂交等分子生物学技术，包括原位杂交法、PCR 法、杂交捕获二代法和基因芯片技术等。目前临床上主要应用的是 PCR 法和杂交捕获二代法。杂交捕获二代法的原理是利用增幅杂交反应来检测 HPV-DNA，通过运用"核酸杂交-化学发光-信号放大"技术，利用 A 与 B 两种 RNA 探针组合同时检测 13 种不同型别的高危型 HPV 和 5 种低危型 HPV。探针组合 A 含有 5 种低危型 HPV 的核酸探针，分别是 HPV-6、11、42、43、44 型；探针组合 B 含有 13 种高危型的 HPV 探针，分别为 HPV-16、18、31、33、35、39、45、51、52、56、58、59、68 型。这些核酸探针首先与被检样本中的 HPV-DNA 杂交，形成 RNA-DNA 杂交体，并被包被有相应单克隆抗体的微孔板捕获，再加入碱性磷酸酶标记的第二抗体与 RNA-DNA 杂交体结合，最后由碱性磷酸酶催化底物释放化学发光信号，并通过基因信号放大仪进行检测，根据反应体系中信号强弱或有无可定量检测标本中的 HPV-DNA。该方法针对每种特定型别都有各自独立的 RNA 探针，不使用共同引物，可避免不同亚型之间的竞争性抑制，特异性高，使用方便，工作效率高，适用于在大样本人群中进行 HPV 初筛。但是由于使用的第一和第二抗体是针对所有亚型以及同一发光底物，所以检测结果只能定量，无法针对 HPV 分型。

324. 为什么会出现 HPV-DNA 杂交捕获法阳性而 PCR 检测结果为阴性

答：目前 HPV-DNA 杂交捕获法和 HPV-DNA PCR 技术是临床上用于检测 HPV 的常用方法。HPV-DNA 杂交捕获法的检测灵敏度和特异性均高于 HPV-DNA PCR 技术，其原因在于 HPV-DNA 杂交捕获法应用了信号放大与探针技术，同时还避免了 PCR 扩增过程中 DNA 碱基和引物的错配。若 DNA 杂交捕获法检测阳性而 HPV-DNA PCR 检测结果为阴性，其原因可能是因为宫颈脱落细胞标本中含有血红蛋白等 DNA 聚合酶抑制物，降低了聚合酶的扩增效率，此外 PCR 体系内多对引物间、探针间、引物与探针间的比例以及不同荧光标记之间的干扰也都会影响扩增效率，导致假阴性。在临床实践中应根据不同检测目的选择合适的检测方法，HPV-DNA 杂交捕获法主要适用于宫颈癌的筛查和随诊，而 HPV-DNA PCR 法则适用于 HPV 的分型，以及对高危型 HPV-DNA 检测结果阳性而细胞学检查阴性的患者的分流管理。

325. 为什么检测 HPV-DNA 的同时还要进行人乳头瘤病毒 E6/E7 mRNA 检测

答：HPV 的基因组分为三个功能区即 E 区、L 区、控制区。其中 E 区由 4500 个碱基对组成，分别编码 E1、E2、E4、E5、E6、E7、E8 七个早期蛋白，其中 E6、E7 为病毒癌基因，主要与病毒的细胞转化功能及致癌性有关，E6、E7 蛋白可通过与 P53、Rb 等抑癌蛋白结合抑制后者的功能，激活端粒酶活性使细胞不能正常凋亡，并通过影响细胞周期调控等机制发挥转化和致癌作用。在 HPV 感染早期，E6、E7 病毒癌基因低水平表达，随着病毒基因组整合入宿主基因组，E6/E7 mRNA 呈现出持续的高水平转录。E6、E7 的这种持续性高水平表达是宫颈上皮细胞发生恶性转化及进展为宫颈癌的必要条件。在癌前病变阶段，通过 HPV E6/E7 mRNA 检测可以反映 E6、E7 表达过程中的转录活性。因此建议在检测 HPV-DNA 的同时进行 HPV E6/E7 mRNA 检测。

326. 为什么人乳头瘤病毒感染除了与宫颈癌有关外还与其他肿瘤有关

答：HPV 是一种嗜上皮性病毒，在自然界中广泛传播。HPV 主要感染人的皮肤和黏膜上皮细胞，并可以寄生在鳞状和柱状上皮层，且往往会同时感染多型 HPV。大多数没有明显症状和体征，但可以作为传染源在人群中广泛传播，少数可引起感染部位良性和恶性病变。除宫颈外，HPV 也可寄生在身体其他部位：如口腔、咽喉、胃肠道、皮肤、肛门和外阴等。HPV 主要通过性传播和皮肤接触传播，也可通过母婴传播。丈夫生殖器上 HPV 的存在可使妻子宫颈受染的危险增加 9 倍，相同的 HPV 亚型可以在性伴侣中检出，而母亲生殖道 HPV 感染也可以传播至婴儿口腔中。宫颈和口腔 HPV 存在共同感染机会，且可以相互传播。另外一些不良生活方式也可能与 HPV 在口腔、咽喉或肛门上皮层等部位寄生增殖有关。皮肤及黏膜上高危型 HPV 的持续感染可诱发相应部位肿瘤的发生。

327. 为什么可以使用多种标本检测人巨细胞病毒核酸

答：人巨细胞病毒（*Human cytomegalovirus*，HCMV）属于疱疹病毒科 β 疱疹病毒亚科，现称人疱疹病毒 5 型，是一种双链 DNA 包膜病毒。上皮细胞和内皮细胞是 HCMV 的易感细胞。呼吸道、泌尿生殖道、胃肠道的上皮层构成了机体与环境的界面，而内皮细胞则是组织和血液循环的界面，因此，HCMV 核酸检测可采集血液、尿液、唾液、肺泡灌洗液、乳汁、宫颈脱落细胞等标本。对于免疫力正常的个体，HCMV 呈潜伏感染。若机体免疫力发育不成熟或当机体免疫力发生不同程度的波动时，HCMV 会有不同程度的复制。由 HCMV 导致的胎儿宫内感染可检测孕妇宫颈脱落上皮细胞的核酸。由 HCMV 导致的肝炎和肺炎是婴幼儿最常见的 HCMV 感染疾病，可分别检测血清及肺泡灌洗液沉淀物中的 HCMV 核酸。怀疑 HCMV 感染性肾病可检测尿液脱落细胞中的 HCMV 核酸。因此，不同疾病可采集不同的标本用于检测 HCMV 核酸。

328. 尿液 HCMV-DNA 的定量检测有助于监测肾移植后人巨细胞病毒的感染

答：肾移植术后通常尿液中 HCMV-DNA 的阳性率高于血浆，但峰值出现时间在 12 周左右，晚于血液中 HCMV-DNA 的峰值出现时间。这是由于肾移植术后通常会使用免疫抑制剂，患者体内潜伏感染的 HCMV 被激活并开始复制，血液中的 HCMV-DNA 含量增高；而尿道上皮细胞是 HCMV 的易感细胞，HCMV 的大量复制导致尿道上皮细胞被破坏并随尿液排出。因此在肾移植术后血液和尿液中的 HCMV-DNA 均增高。而随着肾移植术后免疫抑制剂用量的下降及患者免疫力的逐渐恢复，血液中 HCMV 的复制开始下降，血液中的 HCMV-DNA 也逐渐下降；而免疫系统对尿道上皮细胞感染的 HCMV 的杀伤作用相对较晚，造成尿液中 HCMV-DNA 载量会维持相对较长的时间。因此，肾移植术后较长的一段时间尿液中 HCMV-DNA 的阳性率高于血浆，临床对尿液 HCMV-DNA 进行定量检测有助于监测肾移植后 HCMV 的感染。

329. 为什么 HCMV-DNA 定量检测有助于人巨细胞病毒感染的早期治疗和预防

答：HCMV 感染的检测方法有病毒分离培养法、血清免疫学法和分子生物学技术。病毒分离培养虽然是 HCMV 感染实验室诊断的金标准，但 HCMV 在人胚肺成纤维细胞上出现典型细胞病变一般需要 1~3 周，阳性结果一般还需要进一步通过免疫学方法进行鉴定；做出 HCMV 病毒分离阴性诊断则需要至少 4 周以上，必要时还需要进行盲传后培养，意味着需要更长的检测时间。而血清中 HCMV IgM 抗体一般在感染后 1~3 个月才出现，HCMV IgG 抗体出现的时间更晚，且不能区分 HCMV 的现症感染和既往感染。

与传统的 HCMV 检测方法相比，采用分子生物学的手段对 HCMV-DNA 进行检测则具有时间短、灵敏度高的特点。HCMV-DNA 检测阳性通常早于病毒感染后临床症状的出现或血清学反应，采用 qPCR 技术检测 HCMV-DNA 的灵敏度更高，且能对 HCMV-DNA 进行定量检测，并评价 HCMV 感染性疾病的发展趋势，对早期治疗和预防 HCMV 相关性疾病具有重要意义。

330. 为什么人巨细胞病毒感染性肺炎建议使用下呼吸道分泌物标本检测 HCMV-DNA

答：对有临床症状的 HCMV 感染性肺炎，检测下呼吸道分泌物 HCMV-DNA 比血清 HCMV-DNA 的检测更具临床意义。因为血清 HCMV-DNA 检测无法确定感染来源，只能表明体内有 HCMV 的复制，而不能直接说明肺炎与 HCMV 的复制相关。从病变肺原位检测的结果虽然可靠，但是需有创取材、实施困难。而呼吸道上皮细胞是 HCMV 的易感细胞，HCMV 病毒复制导致的呼吸道上皮细胞的破坏，可以反映 HCMV 肺部感染的情况，且下呼吸道分泌物不易受到上呼吸道正常菌群的干扰，影响 HCMV-DNA 检测的非特异性反应较少。因此，采取肺炎患者的下呼吸道分泌物进行 HCMV-DNA 检测，特异性高，可定位病变部位，优于血清和上呼吸道标本。

331. 为什么孕妇及胎儿的 HCMV-DNA 检测可以采用孕妇宫颈脱落细胞标本

答：HCMV 能通过母婴垂直传播导致新生儿生长发育迟缓，小头畸形、智力低下、黄疸、肝脾肿大、听力或视力丧失等多脏器、多系统的不可逆性损害。孕妇血清 HCMV-DNA 的定量检测无法反映子宫内部 HCMV 感染情况；而羊水 HCMV-DNA 定量检测虽然能很好地反映子宫内 HCMV 的感染情况，但属于侵入性检查，对患者有一定的风险和损伤。而孕妇宫颈脱落细胞采集创伤较小，对其进行 HCMV-DNA 定量检测能反映孕妇子宫内 HCMV 感染情况。但是由于宫颈脱落细胞 HCMV-DNA 检测会受到标本采样及个体操作差异的影响，因此结合孕妇血清学 HCMV IgM 和 IgG 共同判断子宫内 HCMV 感染的程度才能全面反映孕妇 HCMV 感染的情况。

332. 为什么新生儿 HCMV-DNA 检测不能使用脐带或新生儿血液

答：怀疑新生儿患有 HCMV 感染性疾病时，不宜使用脐带或新生儿血液进行 HCMV-DNA 定量检测。因为新生儿在娩出时，其体内尚混有微量来自母亲的血液，而作为母胎交换的脐带中的血液更含有来自母体及胎儿双方的血液。故从脐带血或初生新生儿血中检测 HCMV-DNA 均无法排除来自母体 HCMV 感染的干扰，以此提示新生儿 HCMV 感染是不可靠的。故对于新生儿 HCMV 感染性疾病需从疾病部位采集标本进行 HCMV-DNA 定量检测，或采用 RT-PCR 对 HCMV-mRNA 进行定量测定，以确定 HCMV 载量及 HCMV 病毒活动情况来诊断新生儿 HCMV 相关性疾病。

333. 为什么人巨细胞病毒的 mRNA 检测能说明人巨细胞病毒活动性感染

答：HCMV 活动性感染需要检测 HCMV 的 mRNA。因为 HCMV-DNA 仅能反映携带病毒，不能直接反映病毒是否转录并具有活性，无法分辨病毒是处于活动性感染或是潜伏感染。临床上以 HCMV 基因转录作为 HCMV 病毒活跃复制的标志，常将 HCMV 早期基因和晚期基因的转录产物 mRNA 作为诊断 HCMV 活动性感染的指标，而 qPCR 技术是检测 HCMV-mRNA 的最佳方法，先将 HCMV-mRNA 反转录成 HCMV-cDNA，然后通过带荧光标记的引物探针进行 PCR，以荧光强度判断 HCMV-mRNA 载量。

334. 为什么核酸依赖性扩增检测技术对检测 HCMV-mRNA 具有独特的优势

答：核酸依赖性扩增检测技术（NASBA）是一种等温扩增 RNA 技术，能直接扩增单链 RNA 特异序列。该方法能在发现 HCMV 病毒感染后的 4 小时以内检测到 HCMV 的 mRNA。NASBA 法定量检测 HCMV-RNA 主要检测的是 HCMV 的早期抗原基因 IE1（UL123），PP67（UL65）及免疫逃逸基因（US3、US6 和 US11）。进一步应用多重实时荧光定量 NASBA 法则可同时对 HCMV 的早期抗原 IE1 和晚期结构抗原 pp67 的 mRNA 进行检测，能够比 HCMV-DNA 更准确地判断 HCMV 是否活动性感染以及病毒的复制情况，为制订早期抗病毒治疗方案提供可靠依据。目前 NASBA 技术已经被用于多个含单链 RNA 基因组的病原性病毒的快速检测中。

335. 为什么不同 EB 病毒相关性疾病进行核酸检测时需选择不同标本

答：EB 病毒（*Epstein-Barr virus*，EBV）现称人疱疹病毒 4 型，属人类疱疹病毒科 γ 疱疹病毒亚科，具有嗜 B 淋巴细胞特性。EBV 感染 B 淋巴细胞后，大多数情况下，细胞中的 EB 病毒基因组处于潜伏状态，在体内形成潜伏感染，可在体内终生携带。EBV 主要通过唾液传播，也可经输血传染。原发 EBV 感染时，EBV 先是在口咽部上皮细胞内增殖，然后感染附近的 B 淋巴细胞，受到感染的 B 淋巴细胞进入血液循环可以造成全身性感染。EBV 是一种重要的肿瘤相关病毒，与鼻咽癌、淋巴瘤、胃癌、移植后淋巴增殖症等多种肿瘤的发生密切相关。非肿瘤性 EBV 感染疾病主要包括传染性单核细胞增多症（infectious mononucleosis，IM），慢性活动性 EBV 感染（chronic active Epstein-Barr virus infection，CAEBV），EBV 相关嗜血淋巴组织细胞增生症（Epstein-Barr virus-related hemophagocytic lymphohistiocytosis syndrome，EBV-HLH）。

肿瘤中 EBV 核酸检测可采用肿瘤活检标本或手术切除的肿瘤标本；非肿瘤性的 EBV 全身感染性疾病可采用血清标本或外周血单个核细胞检测 EBV 核酸；EBV 感染的局限性疾病可采用病变部位的标本检测 EBV 核酸。

336. 为什么需要对 EBV-DNA 进行定量分析来诊断 EB 病毒相关性疾病

答：由于人群中存在 EBV 的潜伏感染，诊断 EBV 相关性疾病需要对 EBV-DNA 进行定量分析以区别低载量的潜伏感染。同时，EBV 载量检测可以鉴别 EBV 健康携带者的低水平复制与 EBV 相关疾病患者高水平活动性感染。活动性 EBV 感染者和 EBV 相关肿瘤患者的血清、血浆或单个核细胞中常有高水平的 EBV-DNA 载量，而 EBV 健康携带者血液中仅在单个核细胞内存在低水平的 EBV-DNA 载量，而其血清或血浆中则检测不到 EBV-DNA

载量。所以利用 qPCR 技术检测不同标本中的 EBV-DNA 载量，对诊断 EBV 相关性疾病具有重要的意义。

337. 为什么 EB 病毒急性感染 2 周后不推荐检测血清 EBV-DNA 载量

答：EBV 急性感染患者，如传染性单核细胞增多症（IM）患者，EBV 感染 2 周后不推荐进行血清 EBV 载量检测。因为在 IM 患者中，外周血清中 EBV 载量在 EBV 感染 2 周内达到峰值；随后由于 EBV 对 B 淋巴细胞的易感性使得其在 B 淋巴细胞内增殖，而血清 EBV-DNA 载量迅速下降；在 EBV 感染 22 天后，IM 患者血清中甚至可以检测不到 EBV 核酸。可见，在 EBV 急性感染的 2 周后，血清 EBV-DNA 阳性检出率会下降，其载量也可与病情呈非相关性下降，因此不推荐对 EBV 急性感染患者 2 周后进行血清 EBV-DNA 载量检测。

338. 为什么 EB 病毒慢性感染推荐使用外周血单个核细胞 EBV-DNA 载量检测

答：EBV 慢性感染患者，如慢性活动性 EBV 感染（CAEBV）患者的外周血中 EBV 载量通常明显高于潜伏感染个体，外周血单个核细胞、血清或血浆均被用来检测 EBV-DNA 载量。但是大多数 CAEBV 患者外周血单个核细胞中 EBV-DNA 水平较血清高，更有部分 CAEBV 患者血浆或血清中 EBV-DNA 检测呈阴性，且其血浆/血清中 EBV-DNA 水平与病情严重程度和预后不相关。因此，对于 EBV 慢性感染推荐使用外周血单个核细胞检测 EBV-DNA 载量。

339. 为什么需要进行单纯疱疹病毒核酸分型检测

答：单纯疱疹病毒（*Herpes simplex virus*，HSV）根据抗原性不同，可分为 HSV1 和 HSV2 两种亚型，现分别称人疱疹病毒 1 型和 2 型，其临床表现各不相同。HSV1 主要引起腰部以上，如眼、口、唇的皮肤黏膜以及中枢神经系统的感染；HSV2 则主要引起生殖器部位的皮肤黏膜及新生儿感染，并与女性外阴癌和宫颈癌的发生有关，属于性传播疾病。HSV 两种亚型感染的预后和处理方法也不同，因此对 HSV 感染进行早期诊断和分型具有重要的临床意义和流行病学意义。对 HSV1 和 HSV2 核酸的定性分析能用于疾病诊断，对 HSV1 和 HSV2 核酸的定量分析则能监测疾病及预后。

340. 为什么血清标本不宜用于单纯疱疹病毒核酸的检测

答：HSV 初次感染后可在感觉神经节中终身潜伏，偶可在迷走神经、肾上腺组织和脑组织中检出，由于潜伏状态下只有少量病毒基因表达，因此血清标本无法检测 HSV 的潜伏感染。当机体受到多种因素影响后，潜伏的病毒被激活，病毒会沿感觉神经纤维轴索下行至神经末梢，感染上皮细胞。HSV 核酸只有在机体免疫力下降时才有可能在血清中出现，且血清 HSV-DNA 与病情及疗效无相关性。因此，血清样本不适宜用于 HSV 核酸检测。

341. 为什么疑似单纯疱疹病毒感染患者进行 HSV-DNA 检测优于血清学检测

答：HSV 的血清学试验主要检测的是存在于血清中的 HSV 抗原或特异性抗体，常用方法为 ELISA、间接免疫荧光法和胶体金方法等。ELISA 方法对疱疹早期渗出液的 HSV 抗原检出率较高，但对疱疹后期渗出液的 HSV 抗原检出率则较低，容易出现漏诊。而血清 HSV 特异性 IgM 和 IgG 抗体则需要在感染一段时间后才产生，检测窗口期较长，并有可能受到嗜异性抗体、钩状效应等因素的影响出现假阳性或假阴性，产生误诊和误治。临床研究显示，采用 PCR 法检测 HSV-DNA 与采用 ELISA 法检测 HSV 抗原的特异性一致，而 PCR 的检测灵敏度为 ELISA 法的 20 倍，而且 PCR 技术使用的标本量少，若采用疱疹液和脑脊液，敏感性可更高，更具特异性和诊断价值。因此对于疑似 HSV 感染的患者进行 HSV-DNA 检测优于血清免疫学检测。

342. 为什么可以使用 qPCR 通用型试剂筛查流感病毒感染

答：流感病毒是引起人和家禽家畜等动物发生流行性感冒的主要病原体。流感病毒的遗传物质是单负链 RNA。流感病毒根据核蛋白和膜蛋白的不同，可分为甲（A）、乙（B）、丙（C）3 种。甲型和乙型流感病毒各有 8 个 RNA 节段，丙型流感病毒有 7 个节段。最常见的甲型流感病毒根据血凝素（hemagglutinin，H）抗原和神经氨酸酶（neuraminidase，N）抗原的不同又分为 17 个 H 亚型和 10 个 N 亚型，它们之间可以通过抗原转换形成新的亚型。采用通用型 qPCR 法检测流感病毒时，引物设计针对的是不同类型流感病毒核酸的保守序列，因此可以使用甲型流感病毒通用型引物对甲型流感病毒感染进行筛查。

343. 为什么流感病毒核酸检测最好采集深部咳痰和气管吸出物

答：用于流感病毒核酸检测的标本主要为鼻咽分泌物、口腔含漱液、呼吸道分泌物、气管吸出物等，以深部咳痰和气管吸出物为最佳。因为气管深部咳痰或气管吸出物检测阳性率高于上呼吸道标本，且后者还易受到其他细菌病毒的干扰。由于 qPCR 检测的高灵敏度和高特异性，对可疑流感病毒感染患者早期识别中宜首选此法进行病毒核酸检测，且需在抗病毒治疗之前送检。对重症病例则应定期行下呼吸道分泌物或吸出物核酸检测，直至阴转。有人工气道者应优先采集气道内吸取物以提高流感病毒核酸检测的阳性率。

344. 为什么流感病毒核酸分型能用于流感的诊断及流行病学调查

答：通过 qPCR 技术可对流感病毒核酸进行检测，并对高致病性的 H5N1、H7N7、H7N9、H9N2 等病毒进行定量，实现对高传染性的流感病毒的早期诊断及病情评估。而在流行病学调查方面，通过对人群中不同型别流感病毒的核酸检测，可以实现对流感病毒所致的流感暴发进行预警，早期发现病毒的变异过程，并可进一步通过细胞、动物实验提示高毒力株的存在及在人群传染的可能性。在病毒的流行病学调查中，流感病毒核酸分型还能说明流感病毒的亲缘性，了解病毒的进化及演变。

345. 为什么 qPCR 技术在人高致病性禽流感的诊断和治疗中发挥重要作用

答：qPCR 灵敏度高、特异性强、重复性好，结果准确。2009 年甲型 H1N1 流感暴发以后，世界卫生组织（WHO）推荐使用探针法 qPCR 技术检测高致病性禽流感病毒的核酸，在疫情的防控工作中发挥了重要作用。根据最新人高致病性禽流感诊疗指南，在治疗高致病性禽流感过程中应连续多次对所感染的高致病性禽流感病毒核酸进行 qPCR 监测。

考虑到高致病性禽流感的高传染性，并可能存在标本采集误差、RNA 酶污染等因素的影响，需谨慎判断高致病性禽流感治愈情况。按照指南要求，对住院治疗的患者，至少需连续 2 次高致病性禽流感病毒核酸检测结果为阴性后，方可转出隔离病房做进一步治疗。而对体温正常，临床症状基本消失的患者，呼吸道标本连续 2 次高致病性禽流感病毒核酸检测结果阴性则可出院。需要强调的是，目前人高致病性禽流感的首次确诊也须检测禽流感病毒核酸，且必须由专门机构进行检测并出具报告（通常为疾病控制中心），一般临床实验室只能做抗原或核酸的通用引物筛查。

346. 为什么流感病毒核酸检测阴性不能排除病毒感染的可能

答：流感病毒核酸检测易受到检测前、检测中、检测后多因素的影响。检测前误差主要来自于采样，标本采集部位不当、标本采集方法不正确、标本运送过程受到 RNA 酶污染等均可导致流感病毒核酸检测假阴性。而针对流感病毒核酸检测设计的 PCR 通用引物有可能无法完全覆盖所有亚型的流感病毒。另外由于流感病毒具有高度变异性，高致病性流感病毒核酸检测可能不能检出尚未报道的高致病性的流感病毒变异株。因此，临床高度怀疑流感病毒感染的患者需连续多次进行流感病毒核酸检测；对临床高度怀疑而实验室流感病毒核酸反复检测为阴性的情况，应及时调整检测手段或更换不同厂家试剂，以提高流感病毒的检出及高致病性流感病毒的早期发现。

347. 为什么手足口病患者需进行肠道病毒通用型核酸检测

答：手足口病是由肠病毒引起的疾病，多发于 5 岁以下婴幼儿，目前发现有 20 多种（型）肠道病毒可引起手足口病，其中以柯萨奇病毒 A 组 16 型（coxsackie virus A 16，CVA16）及肠道病毒 A 71 型（enterovirus A 71，EVA71）最为常见。手足口病起病急，多数可自愈，少数病情进展迅速，重者会危及生命。与 HPV 和甲型流感病毒一样，引起手足口病的肠道病毒的型别（或种类）较多，需使用针对肠道病毒核酸保守序列的通用型引物对肠道病毒进行筛查。检测结果能帮助早期发现是否可能为肠道病毒感染的手足口病，从而早期提示临床诊断。如肠道病毒通用型核酸检测阳性则需进一步检测 EVA71 和 CVA16，以确证手足口病，并判断其预后。

348. 为什么手足口病患者需进行肠病毒核酸分型检测

答：手足口病主要由肠病毒 CVA16 和 EVA71 感染引起。CVA16 与 EVA71 均属于小 RNA 病毒科肠道病毒属肠道病毒 A 种，是单正链 RNA 病毒。其中 EVA71 感染易导致中枢神经损害、急性肺水肿等，致死率及病死率较高。而 CVA16 感染引起的临床症状较轻微，不合并较为严重的并发症。由于 CVA16 与 EVA71 的氨基酸和核苷酸分别具有 89% 和 77% 的同源性，应用免疫学方法检测存在交叉反应。而由 CVA16 和 EVA71 感染导致的手足口病的临床预后具有较大差异，因此对手足口病的病原体进行早期分型鉴定能有效地指导临床用药并提示预后，对提高治愈率、降低死亡率具有重要的意义。

349. 为什么手足口病需采集咽拭子或疱疹液进行病毒核酸检测

答：由肠道病毒感染引起的手足口病多数通过粪-口途径传播病原，经消化道感染，咽部是手足口病相关病毒较早感染繁殖的部位，能早期采集到病毒。但咽拭子采集时的部位、力度及采集时间与病毒的检出密切相关。在发病早期怀疑手足口病时，可采集咽拭子进行病毒核酸检测，病毒核酸检测阳性则能提示临床早诊断、早治疗。对于病毒滴度不高的感染患者，咽拭子标本的病毒核酸检出阳性率也不高，故阴性检测结果并不能排除手足口病。而手足口病引起的疱疹出现较晚，疱疹液中有较高的病毒载量，病毒核酸阳性检出率高。因此采用咽拭子和疱疹液进行病毒核酸检测，能明确诊断手足口病。

350. 为什么诊断婴幼儿腹泻时需进行轮状病毒核酸检测

答：轮状病毒（Rotavirus，RV）是引起 5 岁以下儿童重症腹泻的最常见病原体之一。轮状病毒是双链 RNA 病毒，属于呼肠病毒科，通过粪-口传播，主要感染小肠上皮细胞。据统计，全球 5 岁以下住院的腹泻患儿中，有 20%～50% 是轮状病毒肠炎患者，重者可因脱水导致死亡。轮状病毒的血清型检测多针对轮状病毒 A 种，而通过 RT-PCR 的方法能检测所有种类与所有血清型的人类轮状病毒的 mRNA。由于目前对轮状病毒肠炎尚无有效的防治措施，快速、准确的轮状病毒核酸检测，对于轮状病毒的早期防治具有重要意义。

351. 为什么需检测人微小病毒 B19 核酸

答：人微小病毒 B19 属于细小病毒科，是一种体积微小、无囊膜的单链 DNA 病毒。B19 病毒感染的靶细胞是人骨髓造血系统中的红细胞系，病毒受体是红细胞 P 抗原。该病毒主要通过呼吸道传播，也可通过输血及血制品传播。B19 病毒感染可导致传染性红斑、再生障碍性贫血等疾病。在免疫力低下的人群中，B19 的感染是致命的。B19 病毒检测主要就是对 B19 病毒核酸进行检测，可通过内外两对引物进行巢式 PCR 扩增，也可通过 PCR 结合酶联免疫的方法进行检测。B19 核酸检测有助于临床对传染性红斑的早期诊断。

352. 为什么要进行艾滋病病毒核酸定量检测

答：人类免疫缺陷病毒（Human immunodeficiency virus，HIV），也称艾滋病（acquired immunodeficiency syndrome，AIDS）病毒，可引起人类获得性免疫缺陷综合征。HIV 广泛存在于感染者的血液、精液、阴道分泌物中，主要通过性接触、血液和母婴垂直传播。HIV 主要感染人的辅助性 T 细胞（CD4$^+$ T），潜伏期长，病死率高。HIV 的基因组比已知任何一种病毒基因都复杂，根据其血清反应性和核酸序列可分为 HIV-1 和 HIV-2 型，但两型之间的核酸序列同源性仅为 50% 左右。尽管 HIV-1 和 HIV-2 型都来源于非洲，但流行区域存在差异，HIV-1 型是引起全球艾滋病流行的主要病原体，而 HIV-2 主要局限于西部非洲；此外，HIV-1 和 HIV-2 型在传播和疾病进展方面也不尽相同，如 HIV-2 型性传播和母婴传播的能力比 HIV-1 低，并且比 HIV-1 具有更长的潜伏期。鉴于 HIV 可引起人类严重的免疫缺陷，因此早诊断早治疗尤为重要，有条件的实验室应尽可能采用定量检测。按照我国《全国艾滋病检测技术规范（2015 年修订版）》所述，HIV 核酸定量的检测可用于以下方面：

（1）监测抗病毒药物治疗效果：抗病毒药物治疗前后，定期对病毒载量进行分析和监测，并结合 CD4$^+$T 淋巴细胞计数，有助于抗病毒药物治疗方案的确定和修改。

（2）监测疾病进展：定期检测 HIV-1 病毒载量，有助于监测感染者和患者的病程变化，结合 CD4$^+$ T 淋巴细胞计数，可为抗病毒药物治疗提供病毒学依据。

（3）诊断急性 HIV-1 感染：针对 HIV-1 抗体筛查阴性、近期有流行病学史的个体，或 HIV-1 抗体筛查结果不确定的个体，可根据核酸定量检测来诊断 HIV-1 急性期感染。

（4）确定 HIV-1 感染：针对 HIV-1 抗体筛查阳性或结果不确定的个体，结合流行病史、临床病史以及 CD4$^+$T 淋巴细胞计数等，可使用核酸定量检测帮助确定 HIV-1 感染。

353. 为什么小于 18 个月的婴儿需在不同时间进行两次 HIV-1 核酸检测阳性才可确诊感染

答：由于小于 18 个月的婴儿免疫系统发育不健全，因此对艾滋病产妇所生小于 18 月的新生儿或婴儿 HIV-1 感染的早期诊断必须进行核酸检测。其次，新生儿体内可能尚混有来自母亲 HIV-1 阳性的血液以及 PCR 技术的高敏感性，检测新生儿血液中的核酸时，无法排除来自母体血 HIV-1 污染的干扰，仅以单次检测结果提示新生儿 HIV 感染是不可靠的。因此为了慎重起见，《全国艾滋病检测技术规范（2015 年修订版）》规定，HIV-1 感染母亲所生小于 18 个月龄的婴儿，必须在不同时间的两次 HIV-1 核酸检测均为阳性才可作出明确诊断（即"婴儿 HIV 感染早期诊断"）。如果儿童第一次采血时已满 18 个月，则应按照 HIV 抗体检测流程进行 HIV 抗体检测，无需进行"婴儿 HIV 感染早期诊断"检测。此外，由于核酸定量检测方法获得的低病毒检测值可能是核酸污染所致的结果，因此即使是成人，对于小于 5000IU/ml 的 HIV-RNA 结果，也应采集两份血样检测 HIV-RNA，两次定量检测有助于准确判断结果。必须指出，HIV 的确诊结果只能由疾病控制中心出具报告，一般临床实验室只能进行 HIV 的筛查。

354. 为什么 HIV 抗体阴性仍可检测到 HIV 核酸

答：从 HIV 感染机体至机体对病毒反应并产生抗体的时间称为 HIV 抗体检测的窗口期，而检测试剂的灵敏度也会直接影响 HIV 抗体的检出。按照目前常用的第三代 HIV 抗体检测试剂，HIV 抗体的检测窗口期为 14~35 天，平均 22 天。而 qPCR 等核酸检测技术由于灵敏度高，在 HIV 感染后 2 周左右即可检出 HIV 病毒核酸并可对 HIV 核酸载量进行定量。此外，HIV 还具有高度变异性，因此有可能出现 HIV 抗体阴性而 HIV 核酸阳性。

（耿朝晖　陈小颖　丁洁颖　钟政荣）

第三节　真菌感染性疾病分子检测

355. 为什么真菌核酸检测可用于真菌感染性疾病的诊断及用药监测

答：临床上针对真菌的核酸检测项目非常有限，多数仅用于科学研究。目前临床上经过国家食品药品监督管理部门注册的项目有：白念珠菌核酸检测、光滑念珠菌核酸检测、热带念珠菌核酸检测，这些项目主要针对真菌的 DNA，多采用 qPCR 技术。PCR 技术能实现对真菌的鉴定、对经培养标本（血培养）的快速检测及鉴定、以及对临床难培养真菌的直接检测及鉴定。qPCR 技术的出现则进一步提高了对真菌检测的灵敏度，可达 300cfu/ml。基于 PCR 的随机扩增多态性 DNA（RAPD）技术能帮助鉴定临床遗传背景不清的真菌；基于测序的多位点序列分型（MLST）技术可实现对真菌的分型，帮助临床合理用药；而基于 PCR 的 DNA 测序技术还能鉴定临床一些少见的致病真菌。

356. 为什么多位点序列分析可以鉴定真菌

答：多位点序列分型方法（MLST）是一种基于核酸序列测定的微生物分型方法。这种方法通过 PCR 扩增多个管家基因内部片段并测定其序列，分析菌株序列差异，然后进行等位基因图谱（allelic profile）或序列类型（sequence type，ST）鉴定。

以念珠菌 MLST 基因分型鉴定为例，MLST 方法一般测定 6~10 个管家基因内部 400~600bp 的核苷酸序列，每个位点的序列根据其发现的时间顺序赋予一个等位基因编号，每一株菌的等位基因编号按照指定的顺序排列就是它的等位基因谱，也就是这株菌的 ST。这样得到的每个 ST 均代表一组单独的核苷酸序列信息。通过比较 ST 可以发现菌株的相关性，即密切相关菌株具有相同的 ST 或仅有极个别基因位点不同的 ST，而不相关菌株的 ST 至少有 3 个或 3 个以上基因位点不同。MLST 操作简单，能快速得到结果并且便于不同实验室进行比较，已经用于多种真菌的流行病学监测和进化研究。随着测序速度的加快和成本的降低，以及分析软件的发展，MLST 将逐渐成为真菌的常规分型方法。

357. 为什么鉴定真菌的探针多针对真菌的管家基因

答：管家基因是真菌表达的一类基因，其产物为维持真菌基本生命活动所必需的蛋白，在进化上相对保守，因此可以作为真菌种属以及型别鉴定的依据。在真菌的核酸鉴定中，真菌核糖体上的 5.8S rRNA、18S rRNA 和 28S rRNA 基因有极大的保守性，即存在着广泛的异种同源性，因此真菌核酸鉴定探针多针对真菌的此类管家基因。目前临床上常见的白色念珠菌的核酸检测一般针对管家基因 CaAAT1a、CaACC1、CaADP1、CaPMI、Ca-SYA1、CaVPS13、CaZWF1b 进行探针设计；而光滑念珠菌的核酸检测常以管家基因 FKS、LEU2、NMT1、TRPI、UGPl、URA43 等设计探针。

358. 为什么多位点序列分型分析能实现实验室真菌鉴定的标准化

答：针对真菌多个管家基因的 MLST 分析可对多种致病性真菌的内转录间隔（internal transcribed space，ITS）序列进行多重扩增并测序。ITS 分为 ITS1 和 ITS2，ITS1 位于 rRNA 基因 18S rDNA 和 5.8S rDNA 之间，ITS2 位于 5.8S rDNA 和 28S rDNA 之间，序列相对保守，但 ITS 进化速度快，在种内不同菌株间序列高度保守，而在菌种间则存在较大变化，故 ITS1 和 ITS2 区域多用于设计种特异性引物。目前，针对多种致病性真菌已有 ITS 区扩增所需的标准通用引物，且 GenBank 等数据库也已存在部分真菌 ITS 区的标准序列，可以供各实验室进行比对。以白色念珠菌为例，MLST 具有高度分辨力，技术简便，结果可共享，已实现了部分实验室间结果的比较，在一些网站（如 http：//calbicans. mlst. net）上也已提供了白念珠菌的 MLST 数据库。因此，MLST 有望实现实验室真菌鉴定的标准化，这对真菌的鉴定及种系发育进化分析具有重要价值。

359. 为什么随机扩增多态性 DNA 技术能用于检测遗传背景不清的真菌

答：随机扩增多态性 DNA（RAPD）是以碱基顺序随机排列的寡核苷酸单链（通常不多于 10 个碱基）为引物，对碱基组进行单引物 PCR 扩增，反映基因组相应片段的 DNA 多态性，判断菌株间及菌种内基因片段的差异进行聚类分析来鉴定真菌。对于遗传背景不清的真菌，可通过此种方法随机扩增真菌的 DNA 序列并获得其扩增产物谱，根据聚类分析其与已知真菌扩增谱的异同，以确定该真菌所在的种属。RAPD 法与常见的真菌鉴定法（如 MLST）相比分析较为复杂，因此仅应用于临床罕见真菌的分析及临床科学研究中。

360. 为什么真菌基因型与耐药谱不一定具有相关性

答：真菌基因型一般通过对真菌管家基因 18S rDNA、5.8S rDNA、28S rDNA 等高度保守的序列来鉴定，而真菌的耐药基因不一定存在于管家基因内。真菌的耐药可由细胞内药物积聚降低、细胞壁成分改变、生物膜形成等因素造成，真菌的耐药基因（如：药物靶点基因突变产生耐药性）改变只是真菌耐药产生的部分因素，最新的研究还显示一些真菌（毛霉菌等）更可通过 RNA 干扰（RNAi）导致在特定环境中产生耐药。因此，真菌的基因型与真菌的耐药谱虽存在一定的相关性，但不能完全解释真菌对药物耐药的情况。

361. 为什么药物外排泵基因 CDR1 的 mRNA 定量分析能提示念珠菌唑类药物的耐药

答：唑类药物是目前临床应用最广泛的抗真菌药物之一。念珠菌特别是白念珠菌对唑类药物是否敏感主要与真菌外排泵基因的表达强度相关。念珠菌 CDR1 基因编码念珠菌药物外排泵，其表达增强能导致念珠菌对唑类药物的外排功能增强从而引起真菌对唑类药物耐药。CDR1 基因表达增加可由药物转运体转录调节因子 PDR1 等的突变造成。对 CDR1 基因 mRNA 进行 qPCR 检测分析能了解致病真菌该外排泵基因的表达转录情况，对治疗时是否使用唑类药物、需使用的量等可提供可靠的临床指导。

362. 为什么 ERG11 基因的序列检测能提示念珠菌唑类药物的耐药

答：ERG11 基因编码念珠菌 14-α-去甲基酶（14-alpha demethylase，14-DM），参与麦角固醇的合成，麦角固醇则是真菌细胞膜的重要成分。唑类药物是通过抑制 14-DM 的活性、破坏真菌细胞膜的合成而发挥杀菌作用的。如果念珠菌的 ERG11 基因突变导致 14-DM 的构象发生变化，唑类药物不能与之结合或亲和力降低即会发生耐药；另外，如果 ERG11 基因过表达，14-DM 生成过多，常规剂量的唑类药物不能完全抑制 14-DM 的活性，抗菌效果无法达到，也会间接导致念珠菌对唑类药物的耐药，此时必须增加唑类药物的剂量才能发挥抗菌作用。事实上，ERG11 基因的过表达往往是由该基因多位点的突变而引起的，因此对 ERG11 基因的序列检测能提示临床念珠菌感染性疾病对唑类药物的敏感性，并指导临床用药。

363. 为什么真菌核酸检测不能取代真菌培养

答：真菌核酸检测快速、敏感、特异，对真菌感染的快速诊断具有重要作用。但临床真菌检测标本常来自于有正常菌群存在的标本，由于正常菌群有真菌存在，这些标本核酸检测出真菌只能说明标本中含有某种真菌，不能说明该真菌的致病性和活力，也无法鉴别该真菌是致病菌还是定植菌。因此，真菌标本、特别是从非无菌部位采取的标本，不能仅以核酸检测来鉴定真菌，更不能以此来诊断疾病，需要先进行真菌分离培养，再结合临床病史以及真菌形态、生化反应等来检测及鉴定真菌。

（丁洁颖　钟政荣）

第四章 肿瘤分子生物学检验

第一节 肿瘤基因

364. 什么是原癌基因和癌基因

答：原癌基因（proto-oncogene）是指普遍存在于人类或其他动物细胞（以及致癌病毒）中的固有基因，负责调控正常细胞的生长和分化。原癌基因的表达水平一般较低，生物进化过程中高度稳定。在致癌因素作用下，原癌基因可通过点突变、移码突变、基因重排、染色体异位、插入或扩增等序列变化被异常激活而成活性形式的癌基因（oncogene），引起细胞癌变。癌基因分为两大类：一类是病毒癌基因（virus oncogene，v-onc），指反转录病毒的基因组里所携带的可使受病毒感染的宿主细胞发生癌变的基因；另一类是细胞癌基因（cellular oncogene，c-onc），指正常细胞基因组中，一旦发生突变或被异常激活后可使细胞发生恶性转化的基因。目前所发现的原癌基因已超过 100 种。

365. 为什么抑癌基因也会致使细胞癌变

答：抑癌基因（anti-oncogene）又称肿瘤抑制基因（tumor suppressor gene），为一类可编码对肿瘤形成起阻抑作用的蛋白质的基因，正常情况下抑制细胞增殖、促进细胞分化。抑癌基因的致癌作用机制不同于癌基因的显性作用方式，而是呈隐性作用方式，即一般需要两个等位基因的功能丢失，使细胞丧失生长控制和负性调控功能，引起细胞的恶性转化。抑癌基因失活的方式大致可分为两类：①由于 DNA 点突变或缺失，导致抑癌基因失活，如 Rb、P53、WT1 等基因；②由于 DNA 甲基化和组蛋白去乙酰化等表观遗传的改变抑制抑癌基因的表达，最终导致肿瘤的发生。

366. 为什么细胞能维持正常的细胞周期

答：细胞周期是指正常连续分裂的细胞从前一次有丝分裂结束到下一次有丝分裂完成所经历的连续动态过程，是多阶段、多因子参与的精确而有序的调控过程。细胞周期的特点有：①单向性：即细胞只能沿 G1→S→G2→M 方向推进，而不能逆行；②阶段性：细胞可因某种原因在某时相停止下来，待生长条件好转后，细胞可重新活跃起来过渡到下一时相；③周期检测点（checkpoints）：增殖细胞在分裂过程中，为了保证 DNA 复制和染色体分配质量，细胞周期内各时相交叉处存在检测点，只有通过检测点才能进入下一个时相。

细胞周期运行的动力主要来自细胞周期蛋白依赖性激酶（cyclin dependent kinase，CDK），它的活性受细胞周期蛋白（cyclin）和细胞周期蛋白依赖性激酶抑制剂（CDK inhibitor，CDKI）调控。这些调控方式相互制约，形成一个复杂的细胞周期分子调控网络。任何自身调节基因的变化或外来因素影响都会导致细胞周期失控，甚至出现细胞无限增殖，发展为肿瘤。

367. 为什么DNA损伤能得以修复

答：DNA在复制过程中可能产生错配，DNA重组、病毒基因的整合，会局部破坏DNA的双螺旋结构；某些物理化学因子，如紫外线、电离辐射和化学诱变剂等，也会对DNA结构域造成破坏；因此，生物机体需要通过由DNA修复基因编码的蛋白质来修正所产生的错误，避免因DNA损伤导致一系列基因突变的累积而发生恶变。

目前已知的细胞内针对DNA损伤的修复系统有五种：①错配修复（MMR）：直接将含有错配碱基的一段单链DNA切除，再由DNA聚合酶和连接酶合成正确的DNA链；②直接修复：在DNA的5′端和3′端未受损害的情况下，连接酶能够直接修复DNA的断裂口；③切除修复：将DNA分子中受损伤部分切除掉，然后以完整的那一条链为模板，合成出切除的部分，使DNA恢复正常结构；④重组修复：先复制再修复，修复酶跳过损伤部位，子代链在损伤处留下缺口，从同源DNA的母链上将相应的核苷酸序列片段移至子链缺口处，然后用再合成的序列来补上母链的空缺，此过程即为重组修复；⑤易错修复：即在细胞DNA受到损伤或复制系统受到抑制的紧急情况下，细胞可诱导产生缺乏校对功能的DNA聚合酶，在DNA损伤部位进行复制而避免死亡，但是却造成高的变异率，这种修复机制称为易错修复。

368. 为什么大多数肿瘤的形成是一个复杂而漫长的过程

答：肿瘤的发生是一个多阶段、多步骤的渐进过程，需要多种致癌因素的综合作用，是生物体内基因遭受多次打击的结果。在肿瘤形成的过程中，涉及到外源性理化、生物等致癌因素的影响，细胞内基因的变异（包括癌基因点突变、易位、扩增、甲基化改变等），以及基因相关功能（凋亡、侵袭、血管生成等）的改变等。一般来说，细胞内一个原癌基因的激活或抑癌基因的失活，并不会导致肿瘤的发生。肿瘤的发生通常是由多个基因变异所致，如家族性腺瘤样息肉症（familial adenomatous polyposis，FAP）患者会同时出现KRAS基因突变、DCC基因缺失、c-myc基因扩增、P53基因丢失等。此外，从细胞内基因发生改变，到细胞出现表型和功能的异常，直至最终出现特征性癌细胞，大都需要经过相当长的时间。因此，大多数肿瘤的形成是一个漫长而复杂的过程。

369. 什么是胚系突变

答：胚系突变（germline mutation）是通过卵子和（或）精子传递的一种遗传性基因缺陷。这种缺陷存在于生殖细胞内，几乎会导致子代所有的胚胎细胞都带有同样的基因缺陷，并代代相传。胚系突变也可以是新发于精子或卵子的突变，同样可以遗传给子代。胚系突变的存在证明有部分患者在出生时就已成为某些遗传性疾病（包括肿瘤）的高危群体，且常常会早发肿瘤。例如，少数来源于神经组织或胚胎组织的肿瘤几乎完全由遗传因素主导，并按常染色体显性遗传的方式遗传。这类遗传性肿瘤虽然比较少见，但在肿瘤病因学研究中意义重大。

370. 什么是体细胞突变

答：体细胞突变是个体在后天的生长发育过程中，受到各种诱变剂作用后累积到一定程度而发生的突变，是后天获得的。体细胞突变发生在机体的体细胞内，而非生殖细胞中。大多数肿瘤都是因为体细胞内的遗传物质发生变异，并不断积累而最终引起的。这种体细胞突变只会引起体内局部的细胞遗传结构发生改变，一般不会传递给子代。

371. 为什么幼稚细胞分化受阻和肿瘤发生相关

答：细胞分化是指同一来源的细胞逐渐产生出形态、结构和功能特征各不相同的细胞类群的过程。细胞分化多从干细胞开始，经原始细胞、幼稚细胞，分化发育为成熟细胞，直至衰老死亡，一般来说这个过程是不可逆的。分化早期阶段的细胞具有较强的分裂和增殖能力，在分化的同时能不断进行细胞的自我更新；而较成熟的细胞在分化过程中会逐渐丧失其分裂能力。细胞分化的整个过程都受到严格地调控，各种理化及生物致癌因素的出现，均可导致细胞分化过程异常，甚至被阻断。这种阻断可以发生在细胞分化的任何阶段，越是早期阶段的细胞分化受阻，细胞越容易发生癌变，且肿瘤细胞分化的程度越低，恶性程度往往越高。恶性肿瘤细胞的特征之一就是形态上的幼稚性，其多种表型趋于原始的胚胎细胞表型或幼稚细胞表型，即细胞的去分化现象，而在功能上则表现为增殖失控和分化受阻。因此，幼稚细胞分化受阻与肿瘤的发生关系非常密切。目前多倾向于认为肿瘤来源于分化障碍的干细胞。

372. 为什么肿瘤干细胞较一般肿瘤细胞具有更强的致瘤能力

答：肿瘤干细胞是指存在于肿瘤细胞群体中的少数干细胞样癌细胞亚群，具有显著的非对称性细胞分裂和强烈的自我复制能力，能够持续增殖分化，形成集落。与一般肿瘤细胞相比，肿瘤干细胞具有极强的致瘤能力，并对肿瘤的存活、增殖、转移及复发有着重要的作用。从本质上讲，肿瘤干细胞的自我更新和无限增殖能力维持着肿瘤细胞群的生命力，肿瘤干细胞的运动和迁徙能力又使肿瘤细胞的转移成为可能。此外，肿瘤干细胞还可以长时间处于休眠状态并具有多种耐药分子，从而对杀伤肿瘤细胞的外界理化因素不敏感，在常规的治疗方法消灭大部分普通肿瘤细胞后一段时间，肿瘤往往会复发。

373. 为什么肿瘤实验诊断可以采用分子生物学检测方法

答：肿瘤标志物（tumor marker）一般是指特征性存在于恶性肿瘤细胞，或由恶性肿瘤细胞产生，或是宿主对肿瘤细胞反应而产生的物质。这些物质存在于肿瘤细胞和组织中，也可以进入血液和其他体液。当肿瘤发生发展时，这些物质明显异常，其在细胞中表达水平的高低或在体液中的含量能反映恶性肿瘤的发生发展以及对治疗的反应。

传统的肿瘤标志物主要为胚胎蛋白类、糖蛋白类及癌基因蛋白类等蛋白类标志物，但随着分子生物学技术的不断发展，肿瘤标志物的种类越来越多，如肿瘤组织或细胞中发生突变或表达异常的基因物质，主要包括癌基因、抑癌基因、基因组、转录组、SNP 及核酸甲基化、乙酰化等表观遗传学相关分子，这类标志物称为肿瘤基因类标志物，其检测以分子生物学技术为主。肿瘤分子生物学检验就是利用分子生物学原理和技术建立的肿瘤诊断方法，其核心为基于核酸和蛋白质的分子生物学检验技术，通过检测与肿瘤发生发展相关的生物大分子结构或表达调控等改变，为肿瘤的预测、诊断、治疗、预后及转归提供分子水平上的诊断信息。

（吕少刚　娄加陶）

第二节　循环肿瘤细胞和循环肿瘤 DNA

374. 为什么要进行循环肿瘤细胞检测

答：循环肿瘤细胞（CTC）是指自发或因诊疗操作由实体瘤或转移灶释放入外周血液循环的肿瘤细胞，不仅存在于转移性肿瘤患者的血液中，也可存在于原位癌患者中，是肿瘤侵袭转移的关键因素。监测患者 CTC 数量的变化可以更加灵敏地观测疾病的进展，科学、迅速地评价某一治疗方案的效果。相对于创伤较大的病理学诊断，外周血 CTC 检测取材方便、可重复操作，可实时分析肿瘤的生物学特征，实时监测肿瘤细胞的转移情况以及评估肿瘤的发展，及时调整治疗方案，实现实时个体化治疗。

375. 为什么循环肿瘤细胞存在异质性

答：肿瘤的异质性是恶性肿瘤的特征之一，是指肿瘤在生长过程中经过多次分裂增殖，其子细胞呈现出分子生物学方面的改变，从而使肿瘤在生长速度、侵袭能力、对药物的敏感性以及预后等各个方面产生差异。

循环肿瘤细胞（CTC）可来源于原发肿瘤，也可来源于不同转移部位的肿瘤。这些不同来源的异质肿瘤细胞进入血液循环后，可以跟随血流定植在身体的其他部位。一方面，当肿瘤细胞从原发灶或转移灶释放入外周血时，会发生上皮间质转化（epithelial-mesen-chymal transition，EMT），另一方面，部分 CTC 在到达靶器官后又会发生间质上皮转化（mesenchymal-epithelial transition，MET）。因此，CTC 与原位肿瘤细胞和（或）转移部位的肿瘤细胞之间存在差异，其本身也可分为不同亚型，即上皮型、中间型和间质型。此外，CTC 在外周血中经历癌细胞扩散和全身治疗，有些会发生死亡，另一些则会由于基因组的不稳定性形成新一代肿瘤细胞克隆，产生异质性的 CTC。

随着单细胞测序技术的开展，已证实 CTC 存在与原发和（或）转移部位肿瘤组织相同的基因谱，同时又具有自己独特的变异；同一个肿瘤患者体内的 CTC 之间也会具有不同的分子生物学特征，因此 CTC 是一群异质性的肿瘤细胞。

376. 为什么要进行循环肿瘤微栓子检测

答：循环肿瘤微栓子（circulating tumor microemboli，CTM）是存在于血液循环系统中，由至少 3 个 CTC 或 CTC 与多种其他类型细胞（包括成纤维细胞、白细胞、内皮细胞或血小板）构成的细胞团块。

CTM 是肿瘤细胞的"集体迁移"行为，一方面，CTM 的产生可以使 CTC 避免失巢现象，且基质细胞和宿主细胞的存在提供了特殊的转移巢，帮助肿瘤细胞逃脱免疫监视等；另一方面，CTM 中的肿瘤基质（纤维细胞、血小板、白细胞等）为转移的形成提供了支持；除此之外，CTM 中的细胞处于细胞周期停滞状态，能增强肿瘤细胞的生存能力和抗化疗能力。CTM 在肿瘤转移中具有重要的作用，因此 CTM 的检测具有比较重要的临床价值。

377. 为什么从原发灶释放的循环肿瘤细胞只有少部分最终形成转移灶

答：肿瘤细胞经主动或被动方式脱离原发灶进入外周血中，一方面会因受到血细胞冲撞和血流的剪切等发生机械损伤而死亡；另一方面，又会因自然杀伤细胞、单核细胞、巨噬细胞、中性粒细胞和树突细胞等免疫细胞的免疫杀伤而被清除；除此之外，进入外周血中的循环肿瘤细胞（CTC）平均半衰期大约为 1~2.4 小时，大部分 CTC 在体内循环过程中处于休眠状态，期间也可能会发生凋亡，最终只有少部分 CTC 在远处定植生长形成转移灶。

378. 为什么循环肿瘤细胞能够在外周血中逃逸免疫系统的杀伤作用

答：肿瘤细胞进入循环系统后，大部分受到机体免疫系统的清除或因机械作用而损伤，或者自身在短期内发生凋亡，只有很少一部分具有高活力及高转移潜能的循环肿瘤细胞（CTC）能够存活下来，进而在远处脏器中定植并发展成为转移灶。这一小部分 CTC 一方面通过上皮间质转化（EMT），增加细胞因子、化学因子和生长因子的表达来逃避免疫攻击；另一方面，CTC 自身生物学特性的改变也是其逃避免疫杀伤的一项重要机制。例如：CTC 表达的 B7-H1 分子（又称程序性死亡配体 1）能与特异性 T 细胞表面的程序死亡分子结合，诱导 T 细胞凋亡。CTC 表面标志物对细胞毒性免疫因子敏感性下降，也会使 CTC 耐受细胞介导的杀伤作用。此外，CTC 周围血小板的聚集也能保护 CTC 免受自然杀伤细胞介导的溶解作用。

379. 为什么鉴定循环肿瘤细胞的状态具有重要的意义

答：外周血中循环肿瘤细胞（CTC）具有三种状态，即增殖期、凋亡期和休眠期。CTC 在外周血中的存在依赖于细胞复制和凋亡之间的平衡。另有一部分 CTC 以孤立或者细胞簇的状态贴附在其他组织上并未进入细胞周期，这些 CTC 可长期保持休眠状态，待激活剂或在某种因素刺激下获得活力并增殖，形成新的转移灶。休眠肿瘤细胞对现有化疗药物应答率较低，因而可以耐受化疗而存活。检测 CTC 的凋亡可以评估 CTC 中活跃细胞的比例，而检测休眠状态的 CTC 有助于探讨 CTC 的耐药机制以及检测肿瘤复发。但目前检测手段尚不能鉴别 CTC 的状态。因此，积极寻找反映 CTC 增殖、凋亡和休眠的标志物，有助于更好地制订临床治疗策略，实现个体化治疗。

380. 为什么上皮细胞类标志物不能用于识别所有的循环肿瘤细胞

答：上皮细胞类标志物虽然是肿瘤细胞以及循环肿瘤细胞（CTC）最常见的标志物，但它并不能用于识别所有的 CTC。一方面由于肿瘤细胞类型不同，上皮细胞特异性抗体不能识别非上皮来源的 CTC；另一方面，CTC 会发生上皮间质转化（EMT），即一些恶性肿瘤细胞为了获得运动性和侵袭性会丢失上皮细胞特性，获得某些间充质细胞的形态学和基因型特征，丢失上皮抗原。因此，上皮细胞类标记物不能用于识别所有的 CTC。

381. 为什么循环肿瘤细胞检测是一种实时监测的液体活检技术

答：液体活检是一种从血液等非实性生物组织中取样并分析，主要用于诊断或监测肿瘤疾病的方法。目前，液体活检主要包括循环肿瘤细胞（CTC）、循环肿瘤 DNA （ctDNA）与外泌体等。CTC 的检测仅通过抽取患者外周血液进行分析并获得患者肿瘤相关信息，对患者不造成创伤，操作方便快捷，且能反复获取，易于实时监控。CTC 来源于肿瘤组织，其本身的生物学特性能够实时反映肿瘤的全貌。对 CTC 进行检测，有助于选择精准治疗方案、判断预后、评价疗效与监测复发等，在实时个体化医疗中具有独特的优势。

382. 为什么循环肿瘤细胞检测首先要进行富集

答：由于循环肿瘤细胞（CTC）在外周血中的数量极少，通常需要在约 1 亿个白细胞和 500 亿个红细胞中寻找仅有的数个肿瘤细胞，因此 CTC 的分离非常困难。为了提高 CTC 的检出率，通常需要在检测时首先进行 CTC 富集，即利用 CTC 或血细胞的一些特性尽量将两者分离，以提高检测的敏感性。目前 CTC 的富集主要基于物理特性和生物特性。基于物理性质的分离，主要是利用 CTC 与血细胞在密度、体积大小、变形性和电性能等方面的差异，通过密度梯度离心、微滤、微流体和双向电泳等方法从外周血分离 CTC。基于生物学特性的免疫亲和分离是利用特异性抗体识别 CTC 特异表达的标志物，对 CTC 进行分离和富集，主要包括免疫磁性分离、微流体芯片技术等。

383. 为什么目前的循环肿瘤细胞富集技术具有局限性

答：基于物理特性的富集技术操作简便、价格低廉，分离后循环肿瘤细胞（CTC）活力保留较好。由于物理分离不依赖特异的标志物，因此被认为具有广泛性，可以富集任何类型的 CTC，并且不受抗原表达变化或上皮性标志物丢失的影响，因此具有高捕获效率（>80%）。但是同时由于不依赖特异的标志物，这些方法又缺乏特异性。另外，采用物理学方法分离获得的 CTC 通常会存在较大的白细胞污染，有可能对 CTC 分子生物学特性的分析造成影响。

基于生物学特性的免疫亲和富集方法主要依据 CTC 表面表达的特异性分子标记物。但是目前 CTC 缺乏特异性的分子标记，如应用最广泛的上皮源性标志物角蛋白抗体在结合 CTC 的同时，也可以结合巨噬细胞、浆细胞和有核红细胞等。而且并非所有的 CTC 都会表达该抗原。因此，此种免疫亲和富集 CTC 技术也存在一定局限性。

384. 为什么免疫磁珠法可以提高外周血循环肿瘤细胞的检出率

答：循环肿瘤细胞（CTC）富集目前多采用的是免疫磁珠方法，它是利用磁珠包被的特异性抗体识别细胞表面特异性标志物，利用磁场将该种细胞进行分离，包括正向富集和负向富集。正向富集是磁珠包被抗体识别 CTC 特异性标志物，直接分离 CTC。该方法分离纯度较高，但获得率有限。负向富集是指磁珠包被抗体识别白细胞等血细胞，通过磁场将血液中的白细胞等去除，从而得到 CTC。用该方法富集 CTC 获得率较高，但纯度有限。一般来说，免疫磁珠富集法可对外周血中的肿瘤细胞进行 $(1\sim20)\times10^4$ 倍的富集，与常规检测技术相结合，可大大提高外周血样本中肿瘤细胞的检出率。

385. 为什么微流控芯片是一种比较可靠的循环肿瘤细胞检测技术

答：循环肿瘤细胞（CTC）芯片技术是一种基于微流体学的 CTC 检测技术，受检血液在空气推力的作用下与 CTC 芯片表面的标志物接触，进行计数或者分子分析。由于血液未经过任何处理且经过芯片的时候阻力非常小，所以会有较高的获得率和纯度。

第一代 CTC 芯片称为 CTC-Chip，该芯片表面可以排列 78 000 个包被抗体的位点。当血液流过芯片时，其中的肿瘤细胞可以与芯片黏附结合，理论上可从 10 亿个细胞中检测到一个肿瘤细胞。第二代 CTC 芯片是 HB-Chip（herringbone chip），将光滑的表面改为带有凹槽的结构，当血液流经后可以形成微漩涡，增大了血液与抗体的结合面积，能够检出90% 的肿瘤细胞。如果再安装一个载玻片，则可以直接对肿瘤细胞进行病理学分析，更加可靠。

386. 为什么纳米载体技术能够捕获到各种异质性的循环肿瘤细胞

答：免疫分离方法主要基于细胞表面特异性表达的抗原标志物。但是，由于这些标志物的表达在肿瘤进展过程中会发生变化，因此会造成循环肿瘤细胞（CTC）检测结果的假阴性。研究发现，肿瘤细胞和正常细胞在粗糙表面上具有不同的黏附特性，因此可以利用纳米增糙表面（如功能化的纳米线、纳米柱）来分离血液中的 CTC。这种基于纳米结构物理性能的 CTC 富集技术不依赖于抗原-抗体的相互作用，避免了因细胞表面特异性抗原丢失所导致的假阴性结果。

387. 为什么要获取单个循环肿瘤细胞进行检测

答：大部分循环肿瘤细胞（CTC）的研究都是在 DNA 或者 RNA 水平直接分析富集后剩余的细胞沉淀，而沉淀中的细胞除极少量 CTC 外，还有大量白细胞的污染，使得这些研究的敏感性和特异性都不高。此外，考虑到 CTC 的异质性，对单个 CTC 细胞进行分子检测无疑具有更大的应用价值，它既能很好地克服白细胞污染的问题，同时也可以全面反映原发肿瘤细胞的特征。

单细胞测序技术目前已经得到了很好的发展，利用 CTC 进行单细胞测序，可以清楚分辨肿瘤的全部细胞亚型和状态，是肿瘤研究的理想方法。对 CTC 进行单细胞测序主要包括 DNA 测序和 RNA 测序。DNA 测序可以获得完整的基因组信息，能够深入了解肿瘤细胞的增生、抗药物作用能力，阐述肿瘤的演进过程，了解驱动基因的产生和分布情况。利用 RNA 测序可以分析细胞的类型和状态、基因的表达和调控等，从转录组水平分析肿瘤的信号通路、增殖过程、免疫反应，同时在探讨肿瘤内异质性和肿瘤干细胞等问题上也将发挥重要作用。

388. 为什么循环肿瘤细胞的检测技术是制约其临床应用的关键

答：循环肿瘤细胞（CTC）是代表原发肿瘤细胞特征的液态活检标本，对肿瘤的早期诊断、预后有重要的价值，但目前其临床应用面临着重大挑战，主要的制约因素就是目前的检测技术尚存在局限性。首先 CTC 在外周血中数量稀少，一般在 $10^6 \sim 10^7$ 个白细胞中仅含有 1 个肿瘤细胞，精确分离很困难。其次目前 CTC 特异性的标志物及特征没有统一的标准，而且不同组织学类型和分子表型的肿瘤细胞分别表达不同的标志物，使得技术研发和临床应用均受到限制。

389. 为什么必须建立循环肿瘤细胞检测的质量管理体系

答：目前循环肿瘤细胞（CTC）的检测技术众多，发展迅速，各种技术各有优劣。虽然 CTC 的检测和分析有非常重要的临床价值，但是检测方法的多样性增加了实际应用的困难。由于目前尚无统一的标准，导致不同实验室间不同方法的检测结果无法进行比较，并且很难对结果做出准确的临床解释。

良好的质量控制是保障检测结果快速、准确的基础，而质量控制的核心是对分析前、分析中和分析后各因素实施严格的系统性规范。除了 CTC 检测方法的标准化，这些规范还涉及检测前的患者准备、血样采集和运送，检测中的环境要求、试剂质量及人员操作规范，以及检测后的报告发送、结果解释、患者反馈和档案保存等。建立 CTC 检测的质量管理体系是目前亟待解决的任务，也是 CTC 分析在临床推广面临的一个巨大挑战。

390. 为什么循环肿瘤细胞检测可用于肿瘤的早期诊断

答：目前肿瘤的早期诊断主要依靠影像学检测，但其灵敏度和特异性并不高。利用影像学能发现的最小肿瘤直径为 5mm，形成 5mm 肿块需要至少 5×10^6 个细胞，在早期肿瘤患者中，影像学还未发现病灶时即有肿瘤细胞进入血液循环。因此循环肿瘤细胞（CTC）可以用于肿瘤的早期诊断。一项关于乳腺癌的研究显示，相对于乳腺 X 线或磁共振等影像学手段，CTC 能够在疾病早期提供诊断帮助。在肺癌、结直肠癌中，CTC 也显示出了早期诊断的潜力。

391. 为什么循环肿瘤细胞可以用于肿瘤患者预后评估

答：对于肿瘤患者而言，目前尚缺乏特异性的标志物进行预后评估。临床医师主要根据肿瘤病理类型、临床分期、临床特征等对患者预后进行判断。大量前瞻性研究显示，肿瘤患者术前循环肿瘤细胞（CTC）值可用来预测行根治性手术切除的 I～II 期非小细胞肺癌（non-small cell lung cancer，NSCLC）患者的无疾病进展期和总体生存时间。无论化疗前还是化疗后的 CTC 值都是 IV 期 NSCLC 患者无疾病进展期和总体生存时间的强预测因子。可见，CTC 对于肿瘤患者的预后评估具有重要的价值。

392. 为什么循环肿瘤细胞可以用于肿瘤治疗的疗效评价

答：目前肿瘤治疗的方式越来越多，化疗、放疗、免疫治疗以及分子靶向治疗等。如何评估患者的治疗效果显得尤为重要，大部分肿瘤患者治疗期间通常以经典的血液肿瘤标志物以及影像学变化来评估疗效，但由于敏感性和特异性欠佳，准确性无法满足要求。研究表明，患者在治疗前后循环肿瘤细胞（CTC）的数量变化与标准的疗效评价体系有很好的对应关系。在肿瘤治疗过程中，通过动态监测治疗前后 CTC 数目变化，能够准确评估肿瘤治疗的效果。

393. 为什么循环肿瘤细胞可以指导肿瘤患者靶向治疗

答：肿瘤的靶向治疗需要对肿瘤患者在分子水平进行多次、重复的监测和分析。循环肿瘤细胞（CTC）可以进行多次实时检测，能更好地反映肿瘤细胞的分子特性。CTC 检测对肿瘤的个体化治疗具有重要的临床应用价值。一方面 CTC 的数量可在一定程度上反映肿瘤负荷，从而在治疗方案上给予提示。另一方面，CTC 携带了肿瘤的全部基因，反映的是肿瘤的即时信息。因此，可以通过获取 CTC 进行基因信息分析，实时了解患者肿瘤的基因状况，选择对应的分子靶向药物，辅助个体化治疗。

394. 为什么循环肿瘤细胞与肿瘤复发转移有关

答：恶性肿瘤复发转移的途径主要有：淋巴转移、血道转移、直接蔓延和种植性转移。肿瘤细胞在机体内常以休眠状态存在。当机体受到内外环境刺激时，微小病灶被激活并且增殖，穿过脉管系统基底膜，进入组织，在新的组织中增殖。进入外周血中的肿瘤细胞能否形成远端转移灶与肿瘤的微环境和肿瘤细胞本身的特性相关。部分循环肿瘤细胞（CTC）被机体免疫系统识别攻击，部分 CTC 会发生凋亡，存活下来的 CTC 则可在远处组织定植。因此，原发的肿瘤切除后，远处部位再次出现肿瘤的转移与复发，血液中的 CTC 是重要的原因之一。

395. 为什么循环肿瘤细胞可以辅助肿瘤的临床分期

答：临床病理 TNM（tumor node metastasis）分期是目前国际上最为通用的肿瘤分期系统。T（tumor）指肿瘤原发灶的情况，用以评估肿瘤体积和邻近组织受累范围；N（node）用以评估淋巴结受累程度和范围；M（metastasis）用以评估远处转移情况。在此基础上，用 TNM 三个指标的组合可划出特定的分期。其中，肿瘤细胞是否发生远处转移是判断肿瘤临床分期的标准之一。循环肿瘤细胞（CTC）的存在与肿瘤分期存在明显的相关性，CTC 数目可以随着疾病分期的增加而明显增加，CTC 目前可作为相关肿瘤组织学类型及临床分期的有益补充，其存在被视为肿瘤 TNM 分期中 M 分期的真实状态。因此，CTC 可用于辅助肿瘤的临床分期，与病理学和影像学的检查结果结合，能更准确地反映患者当前病情。

396. 为什么循环肿瘤细胞亚型能更精准地诊疗恶性肿瘤

答：循环肿瘤细胞（CTC）虽然能反映肿瘤细胞的全貌，但与肿瘤细胞仍存在差异，其本身就具有不同的分子亚型，如经过上皮间质转化（EMT）变化后，CTC 可分为上皮型、中间型、间质型，不同亚型的 CTC 在转移潜能、预后复发等方面都有不同的表现，例如，间质表型的 CTC 与细胞毒药物的耐药相关。因此，CTC 亚型分析更能对恶性肿瘤进行精准化诊疗。

397. 为什么循环肿瘤 DNA 只占体内游离 DNA 很小一部分

答：人体血浆中的游离 DNA（cfDNA）来源广泛，有的来自于正常细胞，有的来自于异常细胞（如肿瘤细胞、炎症细胞），还有部分来自于人体外部（如细菌、病毒 DNA）。对于肿瘤患者而言，一部分 cfDNA 来源于肿瘤细胞，被称为循环肿瘤 DNA（ctDNA），其可以被定义为是由肿瘤细胞释放的携带有肿瘤特异性遗传学改变的自由基因组片段。实际上，肿瘤细胞可释放 DNA 入血，但绝大多数的 cfDNA 却并非来源于肿瘤。也就是说，ctDNA 是 cfDNA 的一部分，即血液中与癌症相关的那部分 cfDNA。ctDNA 仅占全部 cfDNA 的 1%，甚至只有 0.01%。

398. 为什么循环肿瘤 DNA 可以作为肿瘤标志物

答：循环肿瘤 DNA（ctDNA）最显著的特征是携带肿瘤细胞的基因组信息，包括一些肿瘤细胞特定的基因组变异，包括单核苷酸变异（SNV）、插入/缺失（Indel）、拷贝数变异（CNV）以及结构变异（SV）等，其中最常见的变异形式是 SNV。ctDNA 的这些遗传学改变与肿瘤发生演化、疾病进展、治疗反应、疾病预后及生存期密切相关，是肿瘤散落在血液中的信息密码。由于肿瘤细胞的克隆性质，ctDNA 中的核酸序列与组织样本来源的肿瘤特异性核酸序列保持着高度的一致性。因此，通过分析 ctDNA 的遗传学变异类型与数量，可以确定对该变异类型敏感的治疗手段和靶向药物，对肿瘤治疗进行预后监测，最终形成有针对性的个体化诊疗方案。

399. 为什么循环肿瘤 DNA 可发展成为新型肿瘤标志物

答：1948 年 Mandel 和 Métais 通过高氯酸沉淀的方法首次发现了人类血液中游离 DNA（cfDNA）的存在。1977 年，人类第一次发现肿瘤和血清中 cfDNA 的含量存在一定关系，但当时无法知道这些 cfDNA 的来源。直到 1989 年，Stroun 等通过 DNA 链的热力学稳定性比较，才首次确认肿瘤患者血浆中 cfDNA 有一部分来自于肿瘤细胞。自此，cfDNA 检测开始受到研究者的关注并逐渐发展起来。1994 年，Sorenson 和 Vasioukhin 等采用 PCR 方法分别在胰腺癌和白血病患者血浆/清中检测到了突变的 RAS 原癌基因片段，至此，人们才认识到 cfDNA 的重要性，并先后在不同类型癌症患者外周血的循环肿瘤 DNA（ctDNA）中检测到了肿瘤相关的遗传学改变。近年来，随着高灵敏度和高特异性检测技术的发展，ctDNA 作为血源性生物标志物在肿瘤研究领域得到了飞速发展。

400. 为什么可以通过体液来检测循环肿瘤 DNA

答：目前认为，循环肿瘤 DNA（ctDNA）来源于肿瘤原发灶、转移灶和循环肿瘤细胞（CTC）等。ctDNA 的释放机制包括肿瘤细胞凋亡、坏死及分泌等方式，其中以凋亡释放为主，但释放的速率和水平尚无定论。据估计，一个重约 100g 的实体肿瘤（约 3×10^{10} 个癌细胞）每天可释放肿瘤细胞 DNA 的 3.3% 入血。人的单个体细胞约含有 6.6pg 的基因组 DNA，而晚期癌症患者每毫升血浆中约含有 17ng 的 DNA，相当于大约 2500 个体细胞的基因组含量。而血液循环可将 ctDNA 带到身体各个部位，因此，可以通过血液、唾液、尿液等体液检查来检测 ctDNA。

401. 为什么循环肿瘤 DNA 可以更全面地反映肿瘤的整体特征

答：循环肿瘤 DNA（ctDNA）来源于机体所有荷瘤部位，包括肿瘤原发灶、转移灶，甚至微小残留病灶。肿瘤组织存在异质性，一方面局部穿刺标本难以准确反映肿瘤的整体特征，即空间异质性；另一方面，随着治疗选择压力导致的肿瘤演变以及耐药基因的出现，即时间异质性。因此仅仅依靠治疗前组织标本去指导后续临床决策可能会造成治疗的偏倚。另外，对于无法进行或不耐受组织活检的患者，液态活检可以作为一个良好的补充检查手段。由于不同部位的肿瘤都会持续释放 ctDNA 进入循环系统，血液中匀质性的 ctDNA 检测比局限性的组织活检具有更好的代表性。

402. 为什么循环肿瘤 DNA 的含量可以反映肿瘤严重程度

答：肿瘤患者体内的癌细胞会持续或间断地发生凋亡、坏死或主动分泌肿瘤 DNA 入血。释放出的肿瘤 DNA 若不能在短时间内清除，就会导致血液中的循环肿瘤 DNA（ctDNA）在一定时间内积累。理论上越接近癌症晚期的患者，肿瘤体积越大，肿瘤病灶越多，相应释放的 DNA 也越多，清除相对越慢，ctDNA 含量也就越高，因此检测 ctDNA 含量可以在一定程度上反映机体的肿瘤负荷。但是，由于受到肿瘤类别、释放部位、释放机制以及个体间代谢清除速率的影响，ctDNA 含量在不同类型的癌症患者体内差异很大，即使在同一癌症类型的不同个体间 ctDNA 的含量差异也很大。一般来说 ctDNA 含量较高的患者比 ctDNA 含量较低的患者具有更短的无病生存期和总生存期。因此，ctDNA 的含量可以反映疾病严重程度。

403. 为什么一些肿瘤患者体液中检测不到循环肿瘤 DNA

答：在临床实际应用中，会出现部分肿瘤患者体液中无法检测到循环肿瘤 DNA（ctDNA）的现象，这时需要考虑以下因素：①ctDNA 在血液循环中的含量很低，且极易被丰度较高的非 ctDNA 背景污染和稀释，尤其是早期癌症患者；②受肿瘤生长部位的影响，例如原发性脑瘤患者可能由于血脑屏障的阻隔作用，难以在外周血中检测到 ctDNA；③受检测方法的影响，目前很多针对 ctDNA 的检测平台灵敏度还不够高，一些 ctDNA 极低含量的患者难以检测到；④ctDNA 的半衰期很短，肿瘤患者的体液是一个很复杂的环境，如果不能及时正确地处理体液样本也有可能造成极低含量的 ctDNA 被降解。因此，复杂的人体环境、目前的技术限制以及后续不恰当的处理都有可能造成一些肿瘤患者体液中无法检测到 ctDNA。

404. 为什么循环肿瘤 DNA 表现出高度片段化特征

答：循环肿瘤 DNA（ctDNA）并不是以随机片段或者以整条 DNA 链的形式进入血液的，它们有自己的载体—核小体。核小体以单个、二联或三联的形式进入血液，并逐步分解，因此大部分的 ctDNA 都表现出显著的片段化特征，缠绕在每个核小体及其连接区域的 DNA 长度约 166～180bp，因此 ctDNA 的长度约为 150～200bp 及其数倍，表现出高度的片段化特征。

405. 为什么循环肿瘤 DNA 可以实时反映肿瘤的动态变化

答：循环肿瘤 DNA（ctDNA）的稳定性和在血循环中的清除机制目前还不十分清楚，也无法确定人体的生理节律、炎症甚至特殊的治疗方式是否会对 ctDNA 的清除造成影响。但体内循环核酸的清除是极其迅速有效的，生理情况下，吞噬细胞会迅速清除凋亡或坏死的细胞碎片，此外，脾、肾、肝等也是重要的清除器官，因此目前大部分观点认为，ctDNA 在血循环中的半衰期不足 2 小时，能实时反映肿瘤的动态变化。

406. 为什么循环肿瘤 DNA 检测可以作为组织活检的必要补充

答：虽然基因分型基础上的分子靶向治疗在肿瘤学领域发挥着重要的作用，组织活检仍是目前肿瘤诊断的金标准。但是，有相当一部分患者不耐受组织活检甚至根本未发现原发病灶；而那些在治疗过程中需要不断监测病情演变的肿瘤患者，对其进行多次重复组织活检也是不现实的；还有一部分患者由于组织样本不足也无法实现进一步的基因检测。循环肿瘤 DNA（ctDNA）能够真实地反映实体瘤组织中的基因突变图谱与频率，可作为治疗效果评估及治疗后临床随访的重要监测指标。而且，ctDNA 检测不仅简便易行，还可以避免活体检查引起的并发症，并可随时监测疾病变化，因此可以作为组织活检的必要补充。

407. 为什么循环肿瘤 DNA 检测对标本的采集、运输、保存有严格的要求

答：外周血中的循环肿瘤 DNA（ctDNA）含量非常低、半衰期短、降解快，而且血液中的细胞成分复杂，血细胞裂解后会释放正常基因组 DNA，对检测结果产生干扰。因此外周血 ctDNA 检测对标本有严格要求：利用 EDTA 抗凝管采集新鲜外周血 8~10ml，轻轻倒转 8~10 次，保证充分混合。在 4~37℃保存和运输，禁止全血冷冻保存。在血液离体 4 小时内，采用 2 次离心法，分离血浆，马上提取血浆中游离 DNA（cfDNA），或者将分离的血浆保存在-80℃冰箱。

408. 为什么循环肿瘤 DNA 检测有较高的技术要求

答：由于循环肿瘤 DNA（ctDNA）仅占游离 DNA（cfDNA）的 1%，甚至 0.01%，其检出率高度依赖于肿瘤发展阶段、肿瘤类型和检测方法。而在癌症早期患者的血中 ctDNA 的含量往往更低，且被大量的正常细胞基因组 DNA 污染和稀释，因此对 ctDNA 检测的技术要求更高。如何在成本允许的范围内尽可能开发高灵敏度、高特异性的检测方法（包括技术平台建设、实验方法创新、分析算法优化等），提高方法性能，并能在降低样本用量的同时尽可能并行检测多种变异类型，是目前整个液体活检领域普遍面临的难题。

409. 为什么循环肿瘤 DNA 与循环肿瘤细胞检测各具优劣

答：循环肿瘤 DNA（ctDNA）主要是由凋亡、坏死、脱落的肿瘤细胞释放到循环中的基因组片段，携带着肿瘤特异性的遗传学改变，是肿瘤散落在血液中的信息密码，具有均质性，能够代表机体全部荷瘤部位的整体特征，但是其不能反映处于活跃增殖状态的肿瘤细胞的状态；而循环肿瘤细胞（CTC）则是肿瘤脱落到循环中的活细胞，有可能代表了肿瘤转移的种子，利用 CTC 构建的人源异种移植模型可以用于功能研究以及描述特定分子的功能特性，CTC 体外培养可以进行药敏实验，但是 CTC 具有异质性，无法反映肿瘤的整体特征，而且相对于 ctDNA，早期肿瘤患者可检测到的 CTC 阳性率较低，检测敏感性可能次于 ctDNA。

410. 什么方法可以用来检测外周血循环肿瘤 DNA

答：循环肿瘤 DNA（ctDNA）对检测技术的要求很高。近年来，随着人们对 ctDNA 认识的不断深化以及科学技术的发展，高敏感性和高特异性的 ctDNA 检测技术不断涌现，主要可分为两个方面：一是检测 ctDNA 的浓度或含量，二是检测 ctDNA 的遗传学变异。根据所依赖的技术平台，ctDNA 检测方法大致可以分为两类：一类是针对少量已知突变的基于 PCR 的检测方法，主要以扩增阻滞突变系统 PCR（ARMS-PCR）、数字 PCR（dPCR）、磁珠乳液扩增方法（beads emulsion amplification magnetics，BEAMing）为代表；另一种是

靶向多基因的基于下一代测序（NGS）技术的方法，主要是选定十几到几十个肿瘤相关基因进行测序，检测的技术关键在于如何富集这些相关基因。根据富集策略的不同，基于NGS的技术目前又可分为靶向扩增子测序（targeted amplicon sequencing）和目标序列捕获测序（targeted capture sequencing）。前者需针对目的基因设计几十对甚至上百对PCR引物，利用多重PCR扩增富集，代表性方法有标记扩增深度测序（tagged-amplicon deep sequencing，TAM-Seq）、环化单分子扩增与重测序技术（circulating single-molecule amplification and resequencing technology，cSMART）等，而后者则是针对目的基因设计探针，通过捕获杂交的方法富集，该方法较为经典的是深度测序肿瘤个体化建档法（cancer personalized profiling by deep sequencing，CAPP-Seq）。

411. 为什么传统的扩增阻滞突变系统 PCR 可以用来检测循环肿瘤 DNA

答：扩增阻滞突变系统PCR（ARMS-PCR）技术是目前国家食品药品监督管理总局（CFDA）批准的肿瘤患者外周血循环肿瘤DNA（ctDNA）突变检测的方法。ARMS-PCR技术简便快速、特异性好、普及度高、适合医院广泛开展，是目前医疗市场主流的肿瘤基因突变检测产品。2015年《NSCLC血液EGFR基因突变检测中国专家共识》指出，"目前成熟且最常用的血液EGFR基因突变检测方法是ARMS-PCR法"，"检测已知的、单个临床可用药物抑制的靶点，液体活检推荐ARMS-PCR法"。但是，ARMS-PCR的方法学灵敏度只能达到1%，很多情况下难以满足含量极低的ctDNA的检测，因此，越来越多新技术的逐步出现终将替代传统的ARMS-PCR检测。

412. 为什么数字 PCR 是目前检测循环肿瘤 DNA 最灵敏的方法

答：数字PCR（dPCR）是一种能够实现复杂来源样品中极低含量核酸分子（DNA或RNA）稳定检出的基于PCR的绝对定量技术。dPCR灵敏度极高，其实验中标准反应体系分配的过程可以极大程度地降低与目标序列有竞争性作用的背景序列浓度，其本质是把弱信号从噪音信号中"拎"出来，因此特别适合在复杂背景中检测稀有突变。循环肿瘤DNA（ctDNA）只占游离DNA（cfDNA）的0.01%~1%，dPCR可以有效地识别cfDNA复杂背景中的微量ctDNA，灵敏度高达0.01%~0.001%，是目前已知的检测ctDNA最灵敏的方法。

413. 为什么下一代测序技术可以用于循环肿瘤 DNA 检测

答：数字PCR（dPCR）以及扩增阻滞突变系统PCR（ARMS-PCR）等方法只能检测已知的有限突变位点，而下一代测序技术（NGS）则可检测未知突变，检测基因数量不受限，具有通量大、时间短、精度高和信息量丰富等优点，极大地拓宽了基因测序的应用范围，尤其促进了分子诊断方法的革新，在肿瘤个体化诊疗领域十分具有潜力。而且，相对于一代测序，NGS技术的敏感性大大提高，使其用于循环肿瘤DNA（ctDNA）检测成为可能。在日后的诊疗中，随着越来越多原发或继发性耐药的发生，针对驱动基因的检测绝不是一次性就可解决的问题，而是需要在治疗过程中进行动态的检测，因此NGS的应用必不可少。而检测已知的、多个平行临床可用药物抑制的靶点，以及用于发现未知基因，探索疗效监测、预后判断和发现耐药机制等，液体活检推荐NGS方法。

414. 为什么深度测序肿瘤个体化建档法可以用于循环肿瘤 DNA 检测

答：深度测序肿瘤个体化建档法（CAPP-Seq）属于目标区域捕获测序，以肺癌为例，其主要原理是利用定制化的探针组成肺癌筛选器（lung cancer selector），构建循环肿瘤 DNA（ctDNA）测序文库并进行高达 10000× 的超深度测序。其对非小细胞肺癌（NSCLC）的检测敏感性在 I 期和 II ~ IV 期分别达到 50% 和 100%，对各期 NSCLC 的特异性均可达 96%。在 II ~ IV 期和所有分期的 NSCLC 中，根据 ROC 曲线计算出的曲线下面积（area under curve，AUC）分别为 0.99 和 0.95，说明 CAPP-Seq 方法具有十分强大的靶向捕获能力。

415. 为什么标记扩增深度测序可用于循环肿瘤 DNA 检测

答：标记扩增深度测序（TAM-Seq）的原理是首先针对目标区域设计引物进行 15 个循环的预扩增，产生大小 200bp 以下末端重叠可覆盖整个区域的扩增子，此时突变型 DNA 片段和野生型 DNA 片段同时得到扩增；然后通过单重 PCR 选择性扩增带突变的扩增子区从而排除非特异性产物；最后在扩增产物两端加上测序接头及特异性的标签序列进行单端测序。此种方法的突变频率检出率可达 2%，特异性高于 97%，可以发现肿瘤中的新型未知突变。

416. 为什么环化单分子扩增与重测序技术可以用于循环肿瘤 DNA 检测

答：环化单分子扩增与重测序技术（cSMART）要求首先在全部游离 DNA（cfDNA）片段两端添加带有标签序列的特制接头，然后将添加接头的 cfDNA 片段环化，在突变位点附近设计背靠背式引物进行反向 PCR 扩增，富集目标 DNA 片段，获得线性化的 PCR 扩增引物，再对扩增后产物进行高通量测序。测序后的序列有三种：①起止位点和标签序列均相同的序列，识别为原始血浆中同一条 cfDNA 片段经 PCR 扩增获得的产物，只进行一次计数；②起止位点相同但标签序列不同的序列，识别为原始血浆中不同的 cfDNA 片段，分别进行计数；③起止位点不同的序列，识别为原始血浆中不同的 cfDNA 片段，进行分别计数。采用这样的计数方法即可准确识别携带有基因突变的循环肿瘤 DNA（ctDNA）序列，并将测序结果还原回血浆原始 cfDNA 片段数量。临床验证表明，cSMART 技术的准确性高达 99%，对 ctDNA 的检测敏感性达 0.03%，并可对 ctDNA 进行绝对定量，敏感性可达 0.01%。

417. 为什么下一代测序技术用于循环肿瘤 DNA 检测短期内还难以在临床全面应用

答：下一代测序技术（NGS）建库技术复杂，建库过程原始信息丢失严重，且业内缺乏相关的标准化规范，全面实现临床应用需要解决以下问题：①不断优化建库与分析流程；②构建药物与突变的关联性数据库；③对临床相关的意义解读实行严格与标准化的证据分级；④检测与治疗紧密合作，相互反馈，形成行业共识与共享的知识库；⑤对 NGS 技术进行标准化。因此，NGS 的临床应用还有许多技术、临床的问题亟待解决，短期内还难以实现从转化研究、临床试点到全面临床应用的转变。

418. 为什么循环肿瘤 DNA 的检测技术目前仍旧面临问题和挑战

答：大量的临床肿瘤试验研究使针对循环肿瘤 DNA（ctDNA）的液体活检逐渐被人们所认知，但将其正式应用于临床实践前还需要大量的前瞻性临床研究来进行验证，且应对其分离检测及分析过程的每个环节进行标准化。由于实验室间检测方法和检测平台的不同，ctDNA 检测的差异从样本核酸提取的步骤就开始形成。不同实验室的检测平台间最低检测限、方法灵敏度等性能相差甚远，给检测结果的对比分析造成困难。现有的分子检测技术本身在重复性和准确性方面仍不能令人满意，例如 NGS 技术就面临着测序平台及基因富集方法的选择、生物信息学分析和实验室信息管理系统如何既能支持 NGS、满足诊断实验室的需求又能灵活适应检测的变化等问题。此外，如何处理大范围的基因组重排和临床意义不明的突变体都是未来需要解决的问题。

419. 为什么下一代测序和数字 PCR 联用可更加有效地实现对肿瘤的动态监测

答：针对循环肿瘤 DNA（ctDNA）的下一代测序（NGS）分析，在对各种肿瘤相关基因的覆盖度方面具有优势，能够更加全面地检测基因突变，PCR 扩增子测序和捕获测序的方法可以在指定区域进行检测，并发现新型的未知突变。而数字 PCR（dPCR）检测，则以操作快速、灵敏度高及突变率计算简捷见长，可以与 NGS 平台获得的数据进行相互印证，并持续跟踪血浆中 NGS 检测出的基因突变，实现肿瘤患者治疗过程中的动态监测，二者各有所长，互为补充。

420. 为什么循环肿瘤 DNA 可用于肿瘤的早期诊断

答：癌症早期检测是癌症治疗的关键，通过对人体血液中痕量的循环肿瘤 DNA（ctD-NA）进行捕捉检测，可以在影像学还未发现病灶时指示肿瘤的存在，具有很强的检测潜能。但是，癌症早期患者血中 ctDNA 的含量往往更低，对检测技术的要求非常高。目前，有一种集成数字错误抑制方法（integrated digital error suppression，IDES），能够检测到频率低至 0.004% 的突变等位基因，使 ctDNA 检测用于肿瘤的早期诊断成为可能。此外，相对于 ctDNA 的体细胞基因突变，ctDNA 的甲基化可以作为更早的肿瘤标志物被检测到。甲基化改变是不同类型癌症的共同特征，CpG 岛的局部甲基化甚至早于肿瘤细胞的恶性增生，因此 ctDNA 的甲基化检测可用于肿瘤发生的早期预测。

421. 为什么循环肿瘤 DNA 可用于指导肿瘤的个体化治疗

答：目前多数肿瘤的诊疗路径中，基因检测是肿瘤个体化治疗的必要环节。检测循环肿瘤 DNA（ctDNA）的遗传学改变，可以为患者选择合适的靶向药物，制订并适时调整个体化诊疗方案。ctDNA 的半衰期很短，可以实时反映肿瘤的进展。当治疗有效时，ctDNA 含量会随之减少；而当肿瘤体积变大或者发生耐药导致疾病发生进展时，ctDNA 的含量又会随之上升。因此，ctDNA 可以更加精确实时地监测肿瘤对治疗的反应。

422. 为什么循环肿瘤 DNA 可以比影像学更早地预测肿瘤复发

答：许多手术无法切除的微小残留病灶以及微小转移灶会持续不断地释放循环肿瘤 DNA（ctDNA）入血，进而被检测到。对于接受手术以及放化疗或靶向治疗的肿瘤患者，同步监测外周血 ctDNA 以及影像学定期随访的结果，会发现治疗过程中或者术后 ctDNA 含量不降反而上升的患者在后期往往会发生影像学可以确认的疾病进展，而耐药性的基因突变也先于影像学可以确认的进展出现，即所谓的临床复发前导时间。因此，ctDNA 检测可以发现疾病复发的早期迹象，而传统的影像学检查对疾病复发转移的诊断在时间上要滞后于 ctDNA 的检测结果。

423. 为什么要利用循环肿瘤 DNA 对肿瘤靶向治疗的靶点进行监测

答：循环肿瘤 DNA（ctDNA）片段携带肿瘤细胞中特异性的遗传学变化，通过对其进行检测，能够发现肿瘤细胞中基因改变的信息，为靶向用药的选择提供重要依据。肿瘤患者在疾病进展、治疗等过程中可获得与治疗药物相关的耐药基因突变。而经化疗或靶向治疗后，患者的肿瘤组织难以进行二次活检，因此检测 ctDNA 可成为动态监测药物疗效和肿瘤耐药性的重要工具之一。ctDNA 水平基因突变的检测敏感性及其与病情变化的相关性均明显优于肿瘤组织 DNA 以及传统的肿瘤标志物，甚至优于循环肿瘤细胞（CTC）。根据 ctDNA 基因改变的信息，可以不断调整个体化治疗方案，提高肿瘤治疗的效果，延长无进展生存期以及总生存期，因此利用 ctDNA 可以进行治疗药物靶点监测。

424. 为什么循环肿瘤 DNA 检测可用于监测肿瘤耐药

答：对合适的肿瘤患者运用靶向治疗可以提高肿瘤缓解率、生存率与生活质量，然而许多接受靶向治疗的患者在获得一段时间的临床缓解后几乎都会不可避免地发生耐药，而影像学能够发现的疾病进展往往滞后于耐药的发生。例如：应用表皮生长因子受体酪氨酸激酶抑制剂（EGFR-tyrosine kinase inhibitor，EGFR-TKI）对非小细胞肺癌（NSCLC）患者进行靶向治疗，大多患者在经过 9~13 个月的中位生存期后，都会不可避免地出现对 EGFR-TKI 的耐药。其中有 50% 的耐药患者存在 EGFR 基因第 20 号外显子点突变 T790M。循环肿瘤 DNA（ctDNA）可以比影像学更早地检测到耐药基因的存在及含量的上升，从而为及早进行临床决策提供线索。

425. 为什么利用循环肿瘤 DNA 可以判断疾病预后和患者生存期

答：越来越多的研究证实，肿瘤体积越大，代谢越活跃，释放的循环肿瘤 DNA（ctDNA）越多；基线 ctDNA 浓度较高的患者比基线 ctDNA 浓度较低的患者具有更短的无病生存期和总生存期。因此，基线 ctDNA 的浓度可作为一个独立的预后因素。此外，ctDNA 上携带的特异性的遗传学改变也可以预示肿瘤的发展，所以说 ctDNA 可以用来判断疾病预后和患者生存期。

426. 为什么循环肿瘤 DNA 检测可以溯源体内肿瘤位置

答：细胞中的 DNA 甲基化具有时空特异性，不同组织和不同类型的细胞之间存在特殊的差异甲基化模式，通过对比已建立的甲基化图谱，可以辨别循环肿瘤 DNA（ctDNA）的组成成分，从而判断 ctDNA 的来源。另外，在人体细胞中，DNA 是通过一个接一个的核小体，反复卷曲、折叠，包装在细胞核中的。机体中每一种细胞类型包装 DNA 的方式都略有不同。这些差异可在生成的 cfDNA 上留下标记。cfDNA 是以单个或几个核小体的形式进入血液的。通过对血浆中的 cfDNA 进行深度测序，可以绘制体内核小体的全基因组图谱。不同类型的肿瘤细胞所释放的 ctDNA 有不同的核小体特征，即所谓的核小体指纹，通过这些指纹可以鉴别肿瘤的解剖学起源。

427. 为什么循环肿瘤 DNA 检测在肿瘤精准治疗领域具有潜力

答：近年来，随着分子生物学技术的发展，基于病理形态学的肿瘤诊断模式正逐渐向分子分型方向转变，而在分子分型基础上的靶向治疗也已成为癌症治疗的重要手段之一。循环肿瘤 DNA（ctDNA）检测作为一种无创的检测方法，能够真实地反映实体瘤组织中的基因突变图谱与频率，是评估治疗效果及治疗后临床随访的重要监测指标。此外，除了研究血液中的 ctDNA，科学家也在积极探索将脑脊液中的 ctDNA 作为脑肿瘤液体活检的标志物以克服血脑屏障影响。另外肺癌患者唾液中的 ctDNA 也呈现出与血液 ctDNA 相近的检测效果。随着技术的发展及相关法规的建立健全，ctDNA 检测在肿瘤精准治疗领域将会得到越来越多的应用。

（赵明娜　郭巧梅　娄加陶）

第三节　肿瘤分子诊断与个体化治疗

428. 为什么遗传多态性在个体的肺癌易感性方面起重要作用

答：吸烟被公认为是肺癌最重要的危险因素之一。但随着研究的深入，肺癌的遗传多态性越来越受到人们的关注。研究表明，尽管 80%～90% 的肺癌与吸烟有关，但吸烟者中只有 10%～15% 的人发生肺癌，说明不同个体对烟草中致癌物的敏感性不同。对于包括烟草在内的多数致癌物来说，无论是外源性还是内源性，必需在体内经过代谢转化或解毒，在此过程中涉及的酶（如细胞色素 P450 酶，谷光苷肽转移酶同工酶等）的遗传多态性在决定人群和个体的肺癌易感性方面起到了决定性作用。其次，肺癌的遗传易感性还体现在对诱变剂的敏感性和 DNA 的修复能力等方面。DNA 修复过程是恢复正常 DNA 序列及维持遗传信息相对稳定的重要步骤。参与 DNA 修复途径的关键基因（如切除修复交叉互补基因 1、X 射线交错互补修复基因 1 等）在肺癌的发生和发展中均具有重要作用。

429. 为什么外周血微小 RNA 可以作为肺癌早期诊断的分子标志物

答：外周血微小 RNA（miRNA）在血清或血浆中不仅可以稳定存在，而且可以耐受强酸、强碱、温度改变及反复冻融等环境变化。利用其在肺癌患者及健康者中表达谱的不同，可以早期诊断肺癌。例如，使用 10 种血清 miRNA（miR-16、miR-574-5p、miR-1228、miR-663、miR-1972、miR-593、miR-452、miR-718、miR-2114、miR-518a-5p）联合诊断非小细胞肺癌（NSCLC）的敏感度和特异性分别可达 93% 和 90%。另外血清 miRNA 的检测在肺癌预后评估中也具有潜在的价值。但肺癌相关特异性 miRNA 表达谱的筛选、检测方法及检测程序的标准化、合适的内参基因的选择等仍是目前血清 miRNA 研究中需要解决的问题。

430. 为什么分子靶向治疗在肺癌的治疗中占重要地位

答：近年来，随着分子生物学技术的发展和对肺癌发病机制的进一步认识，人们开始了以肺癌发生相关的细胞受体、关键基因和调控分子为靶点的治疗，并称之为"分子靶向治疗"。这些靶向药物包括靶向表皮生长因子受体（EGFR）的抑制剂、针对某些特定细胞标志物的单克隆抗体、针对某些癌基因的药物、抗肿瘤新生血管和针对血管生长因子的药物、抗肿瘤疫苗及基因治疗等。在不到 10 年的时间里，该领域的研究有了长足的进步，并在肺癌的治疗中表现出了值得期待的疗效。

431. 为什么表皮生长因子受体在非小细胞肺癌发生发展中发挥重要作用

答：表皮生长因子受体（EGFR）是一种具有酪氨酸激酶活性的跨膜蛋白，活化后的EGFR 可以将其下游分子迅速磷酸化，从而激活 PI3K/AKT、RAS-RAF-MEK-ERK、及STAT 等信号通路，这些信号通路对细胞的增殖、分化、迁移和血管生成有很强的刺激效应。

EGFR 酪氨酸激酶抑制剂（EGFR-TKI）是一类能作用于细胞内受体酪氨酸激酶区的小分子药物，可通过与 ATP 或底物竞争性结合胞外的配体结合位点，阻断 EGFR 分子内酪氨酸的自身磷酸化及酪氨酸激酶的活化，干扰 EGFR 同源二聚体或异源二聚体的形成，进而抑制 EGFR 激活，阻止下游信号转导，抑制细胞周期进程、加速细胞凋亡、抑制血管生成，从而达到治疗肺癌的目的。目前 EGFR-TKI 已被批准用于 EGFR 基因药物敏感性突变的 NSCLC 患者的一线治疗。

432. 为什么表皮生长因子受体基因检测对肺癌的靶向治疗至关重要

答：肺癌中表皮生长因子受体（EGFR）基因突变主要发生在胞内段编码结构域（外显子 18～21），包括外显子 19 的缺失突变（delE746～A750）和外显子 21 点突变（L858R），两者占所有 EGFR 激酶突变的 90% 以上；此外，还有外显子 18 点突变（G719S）发生率在 5% 左右。这些突变均与其对 EGFR-TKI 所具有的敏感性有关。而EGFR 基因外显子 20 的插入突变，则与 EGFR-TKI 的耐药有关，发生率在 5% 左右。因此，EGFR 基因检测对肺癌的靶向治疗至关重要，美国国立综合癌症网络（National Comprehensive Cancer Network，NCCN）指南已将检测 EGFR 突变类型列为一线使用 EGFR-TKI 的前提条件。

433. 为什么使用表皮生长因子受体酪氨酸激酶抑制剂的患者会出现获得性耐药

答：虽然在表皮生长因子受体（EGFR）基因突变的非小细胞肺癌（NSCLC）患者中EGFR 酪氨酸激酶抑制剂（EGFR-TKI）可以起到很好的疗效，但大部分患者在治疗 6～12个月内会发生获得性耐药。发生这种获得性耐药的机制主要包括：①EGFR 基因二次点突变：EGFR 基因 20 外显子 T790M 突变是 NSCLC 患者中最常见的 EGFR-TKI 获得性耐药机制，该突变究竟是在 EGFR-TKI 治疗过程中产生的，还是在开始 EGFR-TKI 治疗前即存在，只是通过 EGFR-TKI 的作用筛选出了耐药克隆，目前尚无定论。②MET 基因扩增：MET 基因编码的是一个相对分子质量约为 190 000 的跨膜糖蛋白，属于酪氨酸激酶生长因子受体家族成员。MET 基因扩增可持续激活相关下游信号，从而避开 EGFR-TKI 的靶点。

③EGFR突变基因丢失或拷贝数下降。④出现 NSCLC 向小细胞肺癌的组织学转变。

434. 为什么对一线使用表皮生长因子受体酪氨酸激酶抑制剂治疗的肺癌患者要定期进行表皮生长因子受体基因 T790M 检测

答：临床上使用表皮生长因子受体酪氨酸激酶抑制剂（EGFR-TKI）进行治疗后，发生获得性耐药的患者中，约有 50% 存在 T790M 突变。其导致耐药的可能机制为：①位阻效应，减弱了 EGFR 与 ATP 口袋中药物的结合力；②T790M 突变使 EGFR 与 ATP 亲和力至少增加 10 倍，ATP 可以完全取代 EGFR-TKI 与 EGFR 结合。随着三代 EGFR-TKI 在全球范围的加速上市，针对存在 T790M 突变的 NSCLC 的靶向用药已经进入市场，因此对一线使用 EGFR-TKI 的患者定期进行 T790M 检测，对于准确调整用药方案有重要作用。

435. 为什么肺癌患者除了表皮生长因子受体基因之外，还要进行其他基因的检测

答：部分非小细胞肺癌（NSCLC）患者存在对 EGFR-TKI 的原发性耐药，即首次使用 EGFR-TKI 即产生耐药。主要受以下基因突变的影响：①KRAS 基因突变：KRAS 是 EGFR 下游的一个重要信号转导分子，突变后的 KRAS 蛋白不再依赖上游 EGFR 的活化而会直接激活 MAPK 信号通路，导致肿瘤增殖、转移；②EGFR 基因耐药突变：EGFR 基因外显子 20 的插入突变和 T790M 突变，与 EGFR-TKI 的原发耐药相关；③PI3K/AKT 信号通路的激活，也会产生对 EGFR-TKI 的原发性耐药；④BRAF 基因突变：约 2%~3% 的 NSCLC 患者存在 BRAF 基因突变，对 EGFR-TKI 耐药；⑤人类表皮生长因子受体 2（human epidermal growth factor receptor2，HER2）基因突变：此突变使受体持续激活，导致肿瘤细胞不断增殖、转移；⑥MET 基因扩增和过度表达可以参与 EGFR-TKI 的耐药。因此，为了能够精准地评估 EGFR-TKI 的疗效，对以上相关基因进行检测也是极其必要的。

436. 为什么肺癌患者要进行间变性淋巴瘤激酶融合基因的检测

答：间变性淋巴瘤激酶（anaplastic lymphoma kinase，ALK）基因突变型肺癌均具有明确的分子靶点、靶点检测技术及上市的靶向药物，使临床疗效得到明显提高。ALK 基因突变的 NSCLC 虽然仅占全部 NSCLC 的 5%，但是每年新发病例数在中国仍接近 35 000 例。针对 ALK 基因靶点的小分子抑制剂克唑替尼（crizotinib）是一种 ATP 竞争性酪氨酸激酶抑制剂，可特异性靶向抑制 ALK，也可抑制 MET 和 ROSl 等信号通路。临床试验显示，对于携带 ALK 基因突变的晚期 NSCLC 患者，克唑替尼的疗效显著优于传统化疗。2013 年初，国家食品药品监督管理总局（CFDA）已批准克唑替尼用于治疗局部晚期或转移性 ALK 突变的 NSCLC 患者。

肺癌中 ALK 基因变异主要为 ALK 基因发生重排与其他基因融合。其中，棘皮动物微管相关蛋白样 4（echinoderm microtubule associated protein-like 4，EML4）与 ALK 基因融合是其主要类型。目前针对 ALK 融合基因检测常用的方法主要有 3 种：荧光原位杂交（FISH）、基于 PCR 的技术和免疫组织化学法（immunohistochemistry，IHC）。上述 3 种方法各有其优缺点。FISH 虽然是临床试验验证的标准方法，但价格昂贵，操作规范要求较高，且只能判断 ALK 基因是否断裂，而无法区分与其发生融合的基因是什么；RT-PCR 对

标本取材要求较高，需专用的试剂盒进行检测；IHC 简便易行，但阳性标准不统一。鉴于此，2013 年中国临床肿瘤学会（Chinese Society of Clinical Oncology，CSCO）就我国 ALK 基因突变的 NSCLC 的诊断标准达成了专家共识，该共识明确了 FISH、IHC 以及 RT-PCR 技术均可作为 ALK 阳性肺癌的诊断技术，检测实验室应该根据组织标本类型选择合适的检测技术，当怀疑一种技术的可靠性时，可以考虑采用另一种技术加以验证。

437. 为什么可以使用外周血循环肿瘤 DNA 检测表皮生长因子受体基因突变

答：多个临床研究证实，肺癌患者外周血循环肿瘤 DNA（ctDNA），可用于检测表皮生长因子受体（EGFR）基因突变状态，评估和监测患者 EGFR 酪氨酸激酶抑制剂（EGFR-TKI）的治疗效果。2014 年欧洲药品管理局提出：当难以获取肿瘤组织样本时，可采集外周血作为补充标本评估 EGFR 基因突变，以明确吉非替尼治疗中受益的患者。2015 年《NSCLC 血液 EGFR 基因突变检测中国专家共识》指出：肿瘤组织仍是优先选择的生物样本，但难以获取时血液可作为合适的替代生物材料。与组织相比，血液检测具有采集方便、无创、安全等特点，可以避免肿瘤组织异质性带来的干扰，随着技术的成熟和发展，外周血 ctDNA 进行基因检测将会给医生和患者提供更多的选择和机会。

438. 为什么不同的循环肿瘤 DNA 检测技术在肺癌个体化诊断中有不同的应用价值

答：目前临床实验室比较常见的循环肿瘤 DNA（ctDNA）检测技术有扩增阻滞突变系统 PCR（ARMS-PCR）、数字 PCR（dPCR）和下一代测序（NGS）。不同的技术平台有各自的优势和特色。ARMS-PCR 成本低、操作简单、易于标准化，但灵敏度有限，在 ctDNA 检测方面会存在一定的假阴性；dPCR 和 NGS 技术复杂，对实验室和技术人员都有较高要求，目前尚无标准化的操作流程，但灵敏度高，在 ctDNA 检测方面有一定的优势。其中，NGS 技术的高通量检测方法，使其在肺癌患者基因突变谱的筛查方面有广阔的应用市场；dPCR 通量较低，适合筛查后单个位点的验证和治疗过程中相关位点的监测。

439. 为什么外周血循环肿瘤 DNA 与组织检测表皮生长因子受体基因突变结果有差异

答：组织和外周血表皮生长因子受体（EGFR）基因突变状态检测结果有时不是完全一致，原因可能有：①血浆中肿瘤来源的循环 DNA 浓度低，易于降解，超出了方法学的检出限，会造成组织阳性的突变在血浆中无法检出；②肿瘤组织高度异质性，包括空间上原发灶内部异质性、原发灶与转移灶之间的异质性，不同转移灶之间的异质性，以及时间上治疗前后和疾病进展的异质性，因此单位点穿刺样本无法反映临床疾病的真实状态，造成血浆和组织结果的不一致。

440. 为什么乳腺癌易感基因 1 和乳腺癌易感基因 2 突变的携带者具有较高的乳腺癌患病风险

答：乳腺癌易感基因 1（breast cancer 1，BRCA1）和乳腺癌易感基因 2（breast cancer 2，BRCA2），又称作乳腺癌易感基因 1/2（BRCA1/2），在正常情况下是能够抑制肿瘤发生的抑癌基因。但一旦其结构发生突变，它所具有的抑癌功能受影响，反而可能导致乳腺癌、卵巢癌等相关癌症的发生，尤其与乳腺癌的发生密切相关，约占遗传性乳腺癌的

20%~25%。研究表明，携带 BRCA1 或 BRCA2 突变的女性终身患乳腺癌的风险大约在 50%~85% 之间，而未携带者终身患病风险仅是 12%。由于其高发病风险，预防性乳腺切除术有效降低这些女性患乳腺癌的概率达 90%，但是并不能完全消除这种危险。不同人群中 BRCA1/2 基因突变的携带率有较大差异，举例而言，在美国高加索人群中突变率约 3%，美国黑人约 1.3%，而在犹太人中突变率高达 10%。亚裔人群 BRCA1/2 携带率则较低，仅约 0.5%，且突变位点多与国外报道不同。故目前在中国人群中大规模使用 BRCA1/2 基因突变检测筛查有较大争议。

441. 为什么要利用下一代测序技术对乳腺癌易感基因 1/2 进行检测

答：BRCA1/2 基因目前已报道的变异类型包括无义突变、移码突变、非移码插入、非移码缺失、错义突变、同义突变、剪接位点突变，以及大片段的缺失或重排等，涉及到近 4 000 个变异位点，而且这些突变分散遍布于各个外显子，没有证据显示存在突变热点区域，只存在少数几个相对高频的变异位点。若用传统的一代测序、PCR 方法或多重连接依赖探针扩增（MLPA）技术等对 BRCA1/2 整个基因进行检测，都不能一次性检测 BRCA1/2 基因的所有变异类型，且需要耗费大量的时间并且价格不菲。相比之下，下一代测序技术（NGS）则能高效快速且一次性对 BRCA1/2 基因所有外显子及邻近上下游区域内的变异同时进行检测，以更高性价比的优势脱颖而出，有望成为 BRCA1/2 基因检测的首选技术。

442. 哪些人群需要进行乳腺癌易感基因 1/2 检测

答：由于中国人群 BRCA1/2 基因突变频率较低，大规模使用 BRCA1/2 基因突变检测有较大争议。大部分专家认为，BRCA1/2 基因筛查应在特定人群中进行：①50 岁以前诊断乳腺癌；②双侧乳腺癌；③同一个患者或家族同时具有乳腺癌和卵巢癌；④家族中出现多个乳腺癌患者；⑤同一个家族成员患有两种或以上与 BRCA1/2 相关的肿瘤；⑥男性乳腺癌。

443. 为什么激素受体阳性的乳腺癌患者可以采用内分泌治疗

答：雌激素受体（estrogen receptor，ER）和孕激素受体（progesterone receptor，PR）是乳腺癌重要的生物学标志物。ER 和 PR 是正常乳腺上皮细胞中存在的性激素受体，可调控乳腺生长、发育和细胞增殖。临床上，75% 的乳腺癌患者雌孕激素受体阳性。在 ER 或 PR 阳性的乳腺癌术后患者中，内分泌治疗（endocrine therapy）的有效率高达 70% 以上。而 ER 和 PR 阴性的患者由于其肿瘤生长增殖不受内分泌激素的调控，内分泌治疗有效率则不足 10%，预后较差。

444. 为什么雌激素受体阳性的患者会出现内分泌治疗耐药

答：内分泌治疗是指选择性雌激素受体调节剂（selective estrogen receptor modulator，SERM）类药物与雌激素受体（ER）的配体结合区（ligand binding domain，LBD）结合，形成药物复合体发挥作用。但是，在接受内分泌治疗的患者中，约有 30% 的患者存在原发性耐药，即使初治有效的患者多数也会发生继发性耐药。患者耐药的可能原因包括：①在

ER 阳性的患者中可能同时伴有人类表皮生长因子受体 2（HER2）基因的突变，可通过 MAPK 等通路激活肿瘤细胞增殖；②编码 ER 的 ESR1 基因突变可改变 ER 的配体结合区（LBD），使其无法与药物结合。上述个体差异造成了内分泌治疗效果的差异，因此未来可能还需要进一步对乳腺癌进行分类。

445. 为什么细胞色素 P450 氧化酶 2D6 检测可以帮助临床对乳腺癌内分泌治疗药物进行选择

答：他莫昔芬（tamoxifen）是重要的内分泌治疗药物，是一种没有活性的前体药物，需通过细胞色素 P450 氧化酶 2D6（cytochrome P450 2D6，CYP2D6）产生代谢产物 4-羟基-N-去甲基他莫昔芬（endoxifen），后者的雌激素抑制活性远强于前体。人群中由于 CYP2D6 存在多态性造成酶活性的差异，代谢表型可分为超快代谢型、快代谢型、中间代谢型、慢代谢型。在中国人群中约 20% 的患者为 CYP2D6 的中间代谢型和慢代谢型。与快代谢型相比，中间代谢型和慢代谢型人群应用他莫昔芬治疗后，生存期显著下降。因此，通过 CYP2D6 检测可以帮助临床医师预测患者是否适合应用他莫昔芬治疗。

446. 为什么雷帕霉素靶蛋白可以影响乳腺癌的内分泌治疗

答：雷帕霉素靶蛋白（mammalian target of rapamycin，mTOR）是 PI3K/AKT 下游一种重要的丝氨酸-苏氨酸蛋白激酶，通过激活核糖体激酶调节肿瘤细胞的增殖、存活和侵袭转移。PI3K/AKT/mTOR 通路与多个信号通路如雌激素受体（ER）、表皮生长因子受体的交互调节被认为与乳腺癌内分泌治疗耐药和曲妥珠单抗抵抗有关。理论上同时阻断相关的通路可以逆转耐药。临床实验证明，采用 mTOR 抑制剂（依维莫司）联合三苯氧胺可改善内分泌治疗耐药。

447. 为什么要进行乳腺癌的分子分型

答：由于乳腺癌是一种异质性肿瘤，各亚型在自然病程和治疗应答上存在着一定的差异，因此需针对不同的亚型采取合适的治疗策略。2011 年 St Gallen 共识制定乳腺癌分子 4 种亚型及治疗原则如下：①管腔上皮 A 型（Luminal A 型）：单纯内分泌治疗。②管腔上皮 B 型（Luminal B 型）（HER2 阴性）：内分泌治疗±细胞毒治疗；（Luminal B 型）（HER2 阳性）：内分泌治疗±细胞毒治疗+抗 HER2 治疗。③ERBB2 过表达型：细胞毒治疗+抗 HER2 治疗。④基底样型：细胞毒治疗。

不同亚型的乳腺癌在总生存期和无复发生存期上存在显著差异，其中 Luminal A 型的预后较好，基底样乳腺癌的预后较差。

448. 为什么管腔上皮 A 型乳腺癌患者预后较好

答：管腔上皮 A 型（Luminal A 型）：定义为雌激素受体（ER）阳性、孕激素受体（PR）阳性、人类表皮生长因子受体 2（HER2）阴性，Ki67（一种与细胞增殖相关的核蛋白，其功能与有丝分裂密切相关）低表达（<14%）的乳腺癌亚型。Luminal A 型是乳腺癌中最常见的分子亚型，预后最好。该亚型通常为早期乳腺癌，复发风险较低，且对内分泌治疗敏感。因 Luminal A 型的乳腺癌细胞依靠雌激素生存及繁殖，所以 Luminal A 型对

抗雌激素治疗较其他亚型更敏感，生存期更长，但对化疗不敏感。

449. 什么是管腔上皮 B 型乳腺癌

答：管腔上皮 B 型（Luminal B 型）约占乳腺癌的 8%，根据雌激素受体（ER）、孕激素受体（PR）、人类表皮生长因子受体 2（HER2）、Ki67 表达情况又可分为：①Luminal B 型（HER2 阴性）：ER 阳性、HER2 阴性，Ki67 高表达（≥14%）和（或）PR 阴性或低表达（<20%）；②Luminal B 型（HER2 阳性）：ER 阳性、HER2 阳性，任何状态的 Ki67 和 PR。Luminal B 型乳腺癌还表达低到中度的上皮特异性基因，除 CK8、CK18 表达水平低于 Luminal A 型，其余肿瘤增殖相关标志物水平均较高。

Luminal B 型激素受体阳性接受内分泌治疗的无病生存期较高，但 ER 与 HER2 通路之间存在相互作用，会使其对内分泌治疗的反应降低。

450. 什么是 ERBB2 过表达型乳腺癌

答：ERBB2 是 HER2 蛋白的编码基因。ERBB2 过表达型乳腺癌即 HER2 阳性，ER 和 PR 阴性。ERBB2 过表达型除高表达 HER2 外，其 P53 突变率达 40%～86%。肿瘤分化较差，组织学分级多为Ⅲ级，所以其复发转移较早，预后较差，并且明显影响患者的无病生存。

451. 为什么基底样型乳腺癌患者预后较差

答：基底样型乳腺癌发病率在 10% 左右，病理免疫组化（IHC）情况为雌激素受体（ER）阳性、孕激素受体（PR）、人类表皮生长因子受体 2（HER2）均阴性，而基底上皮标志物表皮生长因子受体（EGFR，也称 HER1）和细胞角蛋白 5/6（cytokeratin 5/6，CK5/6）阳性。基底样型乳腺癌好发于 40 岁以下女性，多表现为侵袭性病程，容易发生远期转移和局部复发，预后较其他类型乳腺癌差，内分泌和靶向治疗均无效。

452. 为什么目前乳腺癌的分子分型有局限性

答：乳腺癌的分子分型与乳腺癌的临床特征、疾病转归、预后和治疗反应密切相关，与过去单纯病理学分型相比能更精确地识别疾病类型，给予个体化治疗。但是针对乳腺癌病理分子标志物的免疫组化（IHC）及荧光原位杂交技术（FISH）检测准确性还存在问题，Ki67 的判读也缺乏客观的标准。除此之外，乳腺癌分子亚型间存在发病年龄、种族、恶性程度、化疗敏感性、预后等方面的巨大差异，而导致这些差异的机制目前尚未明了。应用基因芯片全面分析乳腺癌的基因分子亚型能更好地区别疾病，但是成本较高。

453. 为什么乳腺癌患者必须进行人类表皮生长因子受体 2 基因检测

答：人类表皮生长因子受体 2（HER2）是乳腺癌预后判断的重要因子，在 20%～30% 的乳腺癌中都有表达的增加，是乳腺癌生长与转移的最重要因素之一。HER2 基因过表达与患者无病生存期的缩短及总生存期的下降息息相关。除此之外，HER2 基因也可以预测乳腺癌药物治疗的效果，包括：对靶向治疗药物的反应性、对紫杉醇及蒽环类药物治疗的反应性、对三苯氧胺的耐药性。因此，HER2 基因检测可使乳腺癌患者获益，已纳入美国国立综合癌症网络（NCCN）等国际指南之中。

454. 为什么荧光原位杂交是乳腺癌人类表皮生长因子受体2检测的金标准

答：免疫组化（IHC）和荧光原位杂交技术（FISH）是美国临床肿瘤学会（American Society of Clinical Oncology，ASCO）、美国病理学家协会（CAP）推荐的人类表皮生长因子受体2（HER2）的检测方法。FISH为定量检测，是检测HER2的金标准，但是相比IHC检测成本更高、也更费时。实际工作中，所有的患者一般先进行IHC检测，如果免疫组化评价在++以上的，则需要进一步进行FISH检测以确定治疗方案。

455. 为什么只有人类表皮生长因子受体2阳性的乳腺癌患者才可以使用曲妥珠单抗

答：曲妥珠单抗是一种重组DNA衍生的人源化单克隆抗体，其作用靶点为人类表皮生长因子受体2（HER2）分子，选择性地作用于HER2的细胞外部位，从而阻断癌细胞的生长，因此只在HER2阳性的患者中才可取得理想的疗效。

临床试验结果证实，对于HER2阳性的乳腺癌患者，使用曲妥珠单抗组，不论是与化疗同时使用还是化疗完成后使用，亦或是在蒽环类化疗前短期使用，患者的复发率均明显降低，其2年无病生存期的绝对获益率达到6%~8.4%，预计到第4年，其绝对获益率可达18%，这是继他莫昔芬后多年来乳腺癌辅助化疗研究从未达到过的疗效。

456. 为什么对乳腺癌患者除了检测人类表皮生长因子受体2外，还要进行其他常见治疗靶点检测

答：临床上除了对乳腺癌患者检测人类表皮生长因子受体2（HER2）外，还要进行其他一些治疗靶点的检测，包括：

（1）细胞周期素依赖性激酶4/6（CDK4/6）：其对视网膜母细胞瘤抑制蛋白（retinoblastoma tumor suppressor protein，pRb）的磷酸化起重要作用，促进细胞周期从G1期进展到S期。CDK4/6抑制剂可以减少pRb的磷酸化，减少真核转录因子的表达，进而阻滞生长。该药物已经通过Ⅱ、Ⅲ期临床实验，获得美国食品药品监督管理局（FDA）批准。

（2）PI3K/AKT/mTOR信号通路：与乳腺癌细胞增殖与抗癌药物耐药性密切相关，并在癌症细胞中调控异常。依维莫司（everolimus）是mTOR受体抑制剂，与长春瑞滨或他莫昔芬联用相比单用药物可延长患者无病生存时间。

（3）血管内皮生长因子（vascular endothelial growth factor，VEGF）：其在肿瘤生长、生存、进展及转移过程中发挥着重要的作用，可促进内皮细胞增殖、迁移和新生血管生成。VEGF抑制剂贝伐单抗（bevacizumab）2004年曾获得FDA认可，但随后临床实验中发现其获益较少不良反应较多，FDA已于2010年不建议将贝伐单抗用于乳腺癌患者。

除了以上靶点之外，成纤维细胞生长因子受体（fibroblast growth factor receptor，FGFR），细胞凋亡相关蛋白BCL2，雄激素受体（androgen receptor，AR）均可作为治疗的靶点。

457. 为什么要进行乳腺癌21基因检测

答：乳腺癌21基因检测是指检测乳腺癌肿瘤组织中21个不同基因的表达水平，包含

16 个乳腺癌相关基因和 5 个参考基因，这个检测能够提供个体化的治疗效果预测和 10 年复发风险的预测。通过检测 21 个基因，分析它们之间的相互作用来判断肿瘤特性，可预测乳腺癌复发指数（recurrence score，RS）以及接受化疗的效益比。结果以积分的形式表示，用于对肿瘤可能发生的生物学行为的预测。这是目前最受临床实验和指南支持，应用最广，成本较低的一项基因检测方式。

目前已有多份国外指南对 21 基因检测给予推荐：2007 年美国临床肿瘤学会（ASCO）指出乳腺癌治疗方案制订过程中应该考虑为雌激素受体（ER）阳性、淋巴结未扩散的早期乳腺癌患者进行乳腺癌 21 基因检测。2011 St. Gallen 会议中，绝大部分专家团成员同意对于 Luminal B（HER2 阴性）经过其他检测后仍存在不确定性的内分泌治疗敏感患者，应使用 21 基因检测来预测化疗的疗效。2011 美国国立综合癌症网络（NCCN）指南中，对于 ER 阳性/HER2 阴性患者的化疗指征评定需要结合 21 基因检测来判断。

458. 为什么乳腺癌 21 基因检测可以帮助临床判断预后及复发

答：乳腺癌 21 基因检测可让医生和患者更进一步了解肿瘤状况，有助于医生作出更精确的治疗判断。检测得到的复发指数（RS），是一个介于 0 到 100 之间的积分，根据 RS 可分为三组：RS<18、18≤RS<31、RS≥31，RS 越低，乳腺癌复发的概率也就越低，同时预示患者越不容易在化疗中获益，因此，医生可以建议这部分患者只需使用激素治疗。RS 越高，乳腺癌复发的概率越高，但好处是这些患者在化疗中获益的概率也同时增高，因此这些患者在激素治疗外需加以化疗，以帮助这类患者降低乳腺癌复发的概率。

459. 什么是乳腺癌 21 基因表达水平检测

答：2004 年 Paik 等首先提出乳腺癌 21 基因检测概念，以乳腺癌标本为对象，经甲醛溶液固定和石蜡包埋处理后，进行 RT-PCR，选择检测与肿瘤复发相关的 21 个基因，目前已有商品化试剂盒。这 21 种基因包含 16 种癌症相关基因：Ki67、STK15、Survivin、CCNB1、MYBL2、GRB7、HER2、ER、PGR、BCL2、SCUBE2、MMP11、CTSL2、GSTM1、CD68 和 BAG1 以及 5 种内参基因：ACTB、GAPDH、RPLPO、GUS 和 TFRC。

460. 为什么相当一部分结直肠癌患者具有遗传性

答：结直肠癌（colon and rectum carcinoma，CRC）是胃肠道中常见的恶性肿瘤，与肺癌、乳腺癌并列为目前世界上最常见的三大恶性肿瘤，并呈稳定增长趋势。CRC 是至今遗传背景最强、研究最为深入的一类恶性肿瘤，仅约 5% 的 CRC 发生是典型的单基因病。绝大部分 CRC 的发生发展是一个多步骤、多阶段、多基因参与的过程，是外在环境因素和机体内在遗传因素相互作用的结果。接触同样的环境致癌因子，并非所有个体都会发生癌症，个体特异的遗传易感性在 CRC 发生中有着重要的意义。遗传性 CRC 主要有两种：一种是家族性腺瘤性息肉病（FAP），在西方国家约占 CRC 的 1%，与之相关的腺瘤样结肠息肉（adenomatosis polyposis coli，APC）易感基因已得到克隆和鉴定。另一种是遗传性非息肉病性结直肠癌（hereditary nonpolyposis colorectal cancer，HNPCC），约占 CRC 的 4%～13%，HNPCC 与散发性癌在体征上很难区分。对于 HNPCC 个体及其家属，需要更为积极地进行 CRC 和其他癌症筛查。目前普遍认为，在高危家族中进行结肠癌相关基因突变筛查，可降低其患癌风险。

461. 什么是遗传性非息肉病性结直肠癌的诊断标准

答：遗传性非息肉病性结直肠癌（HNPCC）是遗传性 CRC 的一种，呈染色体显性遗传，又称为林奇（Lynch）综合征。在 HNPCC 家族中异常基因携带者早期发生 CRC，多为右侧结肠癌，同时子宫内膜癌、卵巢癌、胃癌等其他部位恶性肿瘤发生率也明显高于正常人群。其诊断标准为：①家族中至少 3 人经病理确诊为结肠癌，且其中 1 人为其他 2 人的直系亲属；②必须累及连续 2 代人；③至少 1 人大肠癌发病早于 50 岁；④排除家族性腺瘤性息肉病（FAP）。

462. 为什么结直肠癌有很多早期筛查方法

答：目前临床上常用的结直肠癌（CRC）早期筛查方法有：大便隐血试验、肿瘤标志物癌胚抗原（carcino-embryonic antigen，CEA）和糖链抗原 19-9（carbohydrate antigen 19-9，CA19-9）、结肠镜等。其中最常用的初筛方法是大便隐血试验，其敏感性高，但特异性差，极易出现假阳性，如结肠炎或痔疮导致的隐血结果阳性。因此，即使隐血试验结果阳性，仍需进行结肠镜等直观检查。血中肿瘤标志物 CEA、CA19-9 可在多种肿瘤中出现阳性，特异性及敏感性不高。影像学检查如气钡双重灌肠 CT 结肠成像是一种非侵入性或者小侵入性检查，但是，在发现有结肠息肉时，不能及时行息肉切除术及病理活检，最终还是要依靠结直肠镜检查。近年来，分子生物学技术大量应用于癌症的诊断和筛查中，为 CRC 的诊疗提供了新的方法和思路。DNA 甲基化是最早发现的基因表观修饰之一，异常的甲基化状态通常与癌症的发生发展密切相关。越来越多的特定基因甲基化状态改变被发现与 CRC 的早期诊断及预后相关，包括 Septin9、ALX4、EYA2、BMP3、Vimentin、MUTYH 等，其中 Septin9 基因的 DNA 甲基化检测被认为是 CRC 敏感而且特异的分子生物学检测指标，已获得国家食品药品监督总局（CFDA）的批准，可用于 CRC 的早期诊断。

463. 为什么腺瘤样结肠息肉易感基因可用于结直肠癌检测

答：腺瘤样结肠息肉（APC）易感基因是一种抑癌基因，定位于染色体 5q21，所编码的 APC 蛋白在细胞周期进程、细胞生长调控及自身稳定中起重要作用。继早期发现其与家族性腺瘤性息肉病（FAP）发病的关联后，人们陆续发现在散发性大肠癌的发生中，APC 也起着重要作用。APC 基因在 85% 的结肠癌中缺失或失活，被认为是大肠肿瘤发生的早期分子事件，在结肠癌的发生中起主要的启动和促进作用，且稳定于肿瘤发生发展的全过程。

APC 基因突变主要包括点突变（无义突变、错义突变和拼接错误）和框架移码突变（缺失和插入）。缺失多发生在有重复序列的核苷酸位置，以 5 个碱基的缺失最为多见。移码突变可产生截短蛋白，主要分布在编码序列前 1/2 区。生殖细胞突变散布于基因 5′端，80% 集中在 15 号外显子的 5′端，以 1061~1063 和 1309~1311 密码子为热点。体细胞突变主要（65%）集中于 15 号外显子，1286~1513 密码子之间 10% 左右的编码区，又以 1309 和 1450 为相对热点。APC 基因突变检测对 FAP 及散发性结直肠癌人群的筛查和早期诊断均有重要意义。目前，大多采用直接测序分析和 PCR 单链构象多态性法（PCR-SSCP）检测 APC 基因的突变。

464. 为什么结直肠癌患者要进行微卫星不稳定性检测

答：微卫星 DNA 是真核基因组中一种短串联重复（STR）序列。人体在正常的状态下，微卫星的长度和排序不变，并且稳定遗传。在某些因素作用下，微卫星 DNA 在复制过程中由于 DNA 多聚酶滑动，导致双链分子的碱基发生错配、插入或缺失，引起微卫星的结构发生改变，称为微卫星不稳定性（MSI）。MSI 与结直肠癌（CRC）的发生发展有重要关系，遗传性非息肉病性结直肠癌（HNPCC）中 MSI 的突变率可高达 70%~90%。根据微卫星位点的改变情况，MSI 可以分为高频（high-frequent MSI，MSI-H）、低频（low-frequent MSI，MSI-L）和微卫星稳定（microsatellite stability，MSS）三种状态。微卫星高度不稳定性（MSI-H）是 I 期 CRC 患者预后判断的标志物之一。

465. 为什么检测 DNA 错配修复基因可以作为结直肠癌病因学诊断

答：正常人体细胞内，微卫星的分子结构保持稳定不变，其原因是在人体细胞内有一种能够修复微卫星异常的安全保障体系，这种体系由一系列特异性修复微卫星碱基错配的酶分子组成，称为微卫星错配修复（MMR）系统。近来发现 MMR 在结直肠癌（CRC）的发病中起着重要作用，在 HNPCC 中尤其如此。MMR 相关基因突变后不能及时修复 DNA 复制错误，导致广泛的 MSI，是细胞恶化的重要原因。迄今已发现 6 个 MMR 基因（hMLH1、hMSH2、hPMSH1、hPMSH2、hMSH3 和 GTBP/hMSH6）与遗传性非息肉病性结直肠癌（HNPCC）的发生关系密切，其中 hMSH2 或 hMLH1 缺陷约占 HNPCC 的 70%~90%，hPMSH1 或 hPMSH2 缺陷约占 HNPCC 的 10%~20%。MMR 基因的突变包括置换、移位、错义、插入等。hMSH2 基因的突变分散于 5、7、8、12、13、15 等外显子，缺乏突变热点。除了在第 12 外显子 622 密码子处发生单个碱基突变外，其余多数突变均是大片段的缺失。hMLH1 的常见突变方式与 hMSH2 相似，除在 252 密码子处发生单个碱基突变外，其余突变多数也是大片段的缺失。因此检测 MMR 基因有助于结直肠癌（CRC）的遗传学诊断。

466. 为什么 MSI 分型与结直肠癌的临床治疗和预后判断有关

答：临床上主要通过检测结直肠癌（CRC）患者的微卫星不稳定性（MSI）状态和 MMR 蛋白（包括 MLH1、MSH2、MSH6 和 PMSH2 等）的表达情况对 MSI 进行分型。常用的判断标准有：①美国国家癌症研究院 NCI（National Cancer Institute，NCI）推荐使用 2 个单核苷酸位点（Bat25、Bat26）和 3 个双核苷酸位点（D5S346、D2S123、D17S250）作为检测 MSI 的标志物，若其中 ≥2 个位点出现异常，可判定为 MSI-H。只出现 1 个位点异常为 MSI-L；无位点异常时判定为 MSS。②如果检测位点 ≥10 个，其中 ≥30% 的位点有改变，可确定为 MSI-H。临床上一些回顾性研究结果显示 MSI-H 患者多预后良好，但对 5-氟尿嘧啶（5-fluorouracil，5-FU）为主的化疗药物不敏感。若 CRC 患者考虑 5-FU 类单药治疗，推荐进行 MMR 检测。

467. 为什么目前有多种方法可对结直肠癌进行微卫星异常的检测

答：微卫星异常与结直肠癌（CRC）的发生发展密切相关，主要包括 MSI 和微卫星杂合性缺失（LOH）。对 CRC 患者行微卫星异常检测有助于帮助判断预后，以及提供正确的诊疗方案。目前常用于进行微卫星异常检测的方法主要有下述两种：

（1）毛细管电泳（CE）：是一项成熟的技术，具有操作方便、分辨率和自动化程度高的特点，使大规模、高通量的全基因组扫描得以实现。

（2）荧光标记多重 PCR 方法：是采用 FAM、TET 和 AEX 三种不同颜色的荧光染料标记微卫星引物，采用多重 PCR 方法，将多种引物混合，放入同一试管中进行 PCR 扩增，该法敏感、省时、高效。

468. 为什么要采用不同的方法对遗传性非息肉病性结直肠癌突变基因进行检测

答：虽然 hMSH2、hMLH1 等基因的突变分散于较多的外显子中，给检测带来一定困难，但所幸它们的突变方式主要是大片段缺失，故采用 cDNA 扩增后的电泳分离检测可达到目的。目前针对遗传性非息肉病性结直肠癌（HNPCC）突变基因携带者的检测方法较多采用：PCR-单链构象多态性法（PCR-SSCP）、蛋白截断试验、异源双链分析、变性凝胶梯度电泳（DGGE）、单体型分析、短荧光片段多项 PCR 法、酶突变法、免疫蛋白染色和 DNA 直接测序等。其中 PCR-SSCP 和 DGGE 法应用比较广泛；短荧光片段多项 PCR 法属于半定量方法；免疫蛋白染色和异源双链分析均可以检出常规方法检测不到的 hMLH1 和 hMSH2 的缺失性突变；酶突变法是一种比较新的方法，利用核酸内切酶Ⅶ和荧光标记引物，检测错配修复（MMR）基因的裂解产物，操作简便，可迅速准确地检测突变；DNA 直接测序结果可靠，但花费昂贵。上述检测方法各有优缺点，多种方法联合使用可提高检出率。

469. 什么是结直肠癌突变基因

答：结直肠癌突变基因（mutated in colorectal cancer，MCC）是一种抑癌基因，定位于染色体 5q21，与腺瘤样结肠息肉易感基因（APC）位点接近，相隔约 150kb，两者有相似的序列片段，约 15% 散发性结肠癌中 MCC 基因因体细胞突变而失活。MCC 的编码蛋白由 829 个氨基酸组成，与 G 蛋白耦联 m3 型毒蕈碱乙酰胆碱受体的部分氨基酸序列十分相似，提示其功能可能参与 G 蛋白活化，调节细胞间的信号传导。MCC 基因的失活机制主要与 DNA 重排、点突变及杂合性缺失（LOH）等有关。由于 MCC 基因与腺瘤发展至癌的演变有一定的关联，故被认为是大肠癌基因变化的早期事件，临床上将其作为判断大肠癌的指标之一。

470. 什么是结直肠癌缺失基因

答：结直肠癌缺失基因（deleted in colorectal carcinoma，DCC）是一种抑癌基因，与结直肠癌的发生、发展、转移与预后关系密切。定位于染色体 18q21，全长大于 1Mb，至少含有 29 个外显子，所编码蛋白是相对分子质量约为 190 000 的 Ⅰ 型跨膜蛋白，参与细胞生长、凋亡的调控。DCC 基因的突变方式主要为：等位基因杂合性缺失（LOH）、5′端纯合性缺失、外显子的点突变以及甲基化异常等。其中等位基因 LOH 可能是 DCC 基因失活最主要的机制，发生率在 66%~75%。

471. 为什么目前结直肠癌缺失基因突变有众多检测方法

答：目前用来检测结直肠癌缺失基因（DCC）突变的方法主要有：①通过 PCR-PAGE 分离或者通过 qPCR 技术检测肿瘤组织的微卫星不稳定性（MSI），可以间接反映 DCC 基因是否失活；②应用 PCR-单链构象多态性法（PCR-SSCP）、PCR 结合变性高效液相色谱分析（DHPLC）和 DNA 测序等方法检测 DCC 基因的突变；③应用甲基化特异性 PCR（MSPCR）检测 DCC 基因的甲基化状态。这些方法各有其优缺点，MSI 的检测简单、可靠，但是无法真实地反映出全部 DNA 序列上微卫星位点的变异。SSCP、DHPLC 每次反应只能检测 DCC 基因个别外显子的突变情况，且不能确定变异的位置和变异的类型。甲基化检测则反映 DCC 基因表观遗传学改变的部分机制。因此，在对 DCC 基因进行检测时，应根据目的要求选择合适的方法。

472. 为什么要研究 P53 基因与结直肠癌之间的关系

答：结直肠癌（CRC）中 P53 基因的缺失率为 50%~70%。研究证实，大肠肿瘤中 P53 基因的突变主要发生在晚期腺瘤向癌转变的最后阶段，提示 P53 基因突变可能是腺瘤向癌转化的最关键的因素。在分化良好的腺瘤（如家族性多发性结肠息肉）中 P53 的表达明显低于 CRC。P53 基因的突变还与肿瘤侵袭性等生物学特征显著相关，包括肿瘤的分期、非整倍体、肿瘤的低分化和血管浸润与转移等。由于 P53 与大肠癌的预后关系密切，可以作为一个独立的预后指标应用于临床。

473. 为什么 RAS 基因家族与许多癌症相关

答：RAS 基因家族由 KRAS、HRAS、NRAS 三个成员组成，属于细胞内信号转导蛋白类原癌基因。各种 RAS 基因具有相似的结构，均由 4 个外显子组成。编码的蛋白质相对分子质量均约为 21 000。RAS 基因活化的主要方式为点突变和插入激活。RAS 基因，尤其是 KRAS，与许多肿瘤的发生和预后关系密切，包括结直肠癌（CRC）、肺癌、胰腺癌等。对于不同的肿瘤类型，RAS 基因表达差异明显，最高可达 90%（胰腺癌），其次是甲状腺癌（53%）和结肠癌（47%）。突变的 RAS 基因种类与某些肿瘤类型密切相关，即在突变上有优势激活的现象，如胰腺癌、结肠癌、肺癌等以 KRAS 突变为主，造血系统肿瘤多发现 NRAS 突变，泌尿系统肿瘤则以 HRAS 为主。

474. 为什么要研究 KRAS 基因突变与结直肠癌发生的关系

答：KRAS 基因最常见的激活方式为点突变，突变位点几乎都集中在 1 号外显子的第 12、13 密码子上（占 88%），也有密码子 61 的突变。KRAS 的突变使 RAS 蛋白始终处于激活状态，持续激活下游信号通路，刺激细胞不断生长或分化，引起细胞恶变。在大肠肿瘤中除出现 KRAS 基因点突变以外，还常常会发生 RAS 基因的过度表达。在 ≥1cm 的结直肠腺瘤中有 50% 的机会可检测到 RAS 基因家族中至少 1 个点突变；<1cm 的腺瘤点突变率约 10%。突变率与腺瘤的非典型增生程度直接相关，可作为腺瘤伴恶性的潜在性信号，故目前也有人以突变检出率估计恶性程度及推测预后。

475. 为什么接受表皮生长因子受体酪氨酸激酶抑制剂治疗的结直肠癌患者必须检查 RAS 基因突变

答：表皮生长因子受体酪氨酸激酶抑制剂（EGFR-TKI）的出现是结直肠癌（CRC）治疗的一个重要发展过程。但大量临床数据表明，KRAS 基因突变的 CRC 患者采用抗 EGFR 治疗无效。2015 年美国临床肿瘤学会（ASCO）发布 CRC 分子检测指南草案，推荐接受 EGFR-TKI 治疗的 CRC 患者必须检测 RAS 基因的突变情况，包括 KRAS 基因和 NRAS 基因 2 号外显子的 12 密码子和 13 密码子、3 号外显子的 59 密码子和 61 密码子、4 号外显子的 117 密码子和 146 密码子。进行 RAS 基因突变检查，有利于正确指导临床对 CRC 进行靶向治疗。

476. 为什么要对结直肠癌患者进行 BRAF 基因突变检测

答：BRAF 通过激活 MAPK 通路和抑制促凋亡因子 BIM，导致细胞异常增殖和分化。BRAF 基因突变参与结直肠癌（CRC）的"畸形隐窝灶-增生性息肉-锯齿状腺瘤-癌"成瘤途径，并与 CpG 岛甲基化和 MSI 有着密切关系。统计显示约 15% 的 CRC 患者有 BRAF 基因突变。一部分 KRAS 基因未发现突变而存在 BRAF V600E 基因突变的患者对西妥昔单抗等药物无效，故野生型 BRAF 基因对西妥昔单抗等药物的有效性是必需的。近年来除了 EGFR-TKI 以外，也出现了针对突变型 BRAF 和 KRAS 的分子靶向抑制剂，因此，对 CRC 患者进行 BRAF 基因检测，可为携带 BRAF/KRAS 突变的患者提供更多选择。

477. 为什么 BCL2 基因与多种癌症相关

答：BCL2 是一种原癌基因，最早是从滤泡型淋巴瘤相关的 t（14；18）染色体易位断裂点克隆得到的。BCL2 是调节细胞凋亡的重要基因之一，其本身无促进增殖的作用，也无促进细胞恶性转化的作用，但它可以在无生长因子或神经营养因子存在的条件下，通过抑制凋亡延长细胞存活时间，增加细胞染色体畸变和病毒感染机会，导致细胞恶变和促进肿瘤的发生发展。结直肠癌（CRC）早期在癌组织中可见有 BCL2 的基因重排，染色体易位可引起 18 号染色体上的 BCL2 基因与 14 号染色体免疫球蛋白重链结合区串联，使 BCL2 置于免疫球蛋白重链基因启动子及增强子控制之下，导致基因过度表达，细胞凋亡受到抑制，因此被认为是 CRC 的重要易感因素之一。除此之外，研究已明确，胃癌的形成也与 BCL2 高表达有关，而且主要发生在癌变早期，在重度不典型增生及合并肠化生的萎缩性胃炎中 BCL2 基因表达增高。BCL2 还可使胃癌的耐药性增高。在其他如肺癌和乳腺癌中也发现 BCL2 高表达，但常与较好的预后相关。此外，BCL2 基因虽然与肝癌患者年龄、性别、肿瘤大小及预后无直接关联，却常与升高的 P53 蛋白同时出现，提示 BCL2 基因虽不能作为肝癌的独立预后因子，但可以和其他因子结合起来进行综合考虑。

478. 为什么要对结直肠癌患者进行分子生物学检测

答：结直肠癌（CRC）相关基因表达产物及其突变体的检测为 CRC 的早期诊断开辟了新的途径。目前，分子生物学检验已成为 CRC 诊断的重要手段，包括：①微卫星异常检测。②腺瘤样结肠息肉易感基因（APC）突变检测。③结直肠癌缺失基因（DCC）突变检测。④DNA 甲基化的检测。⑤CRC 个体化治疗的相关检测。⑥CRC 患者预后判断检测等。CRC是众多肿瘤中遗传因素最突出的一种肿瘤，通过分子生物学方法可以预测患者家属的发病可能，从而对这些人群进行必要的医学监护，以便早期发现，或通过一定的干预措施预防CRC的发生。此外，在对CRC患者治疗反应性的预测、个体化治疗方案的选择和预后的评估中，分子生物学检验也日益受到重视。Eschrich等人采用基因芯片技术，分析了3.2万个基因在78例结肠癌组织中的表达，并筛选出的43个与预后相关的关键基因，建立了分子分期的方法。结果显示该法能正确区分预后好（生存期>36个月）和预后差（生存期<36个月）的两组患者，准确率达90%（敏感性93%，特异性87%）。虽然目前CRC预后判断的主要依据仍然是肿瘤的临床病理TNM分期。但随着分子生物学的发展，针对基因分子标记物（如KRAS、MSI等）的检测必将在预测CRC的预后中发挥越来越重要的作用。

479. 为什么现阶段遗传性非息肉病性结直肠癌的基因检测有两种策略

答：由于遗传性非息肉病性结直肠癌（HNPCC）相关基因突变携带者数量较多，且缺乏明显的临床指征和有效监测手段，因此建立起检测HNPCC基因突变的分子诊断技术，可提高大肠癌的早期诊断率和治愈率。有关HNPCC检测目前有两种策略：①针对所有小于50岁的结直肠癌（CRC）患者，先进行微卫星不稳定性（MSI）检测，个案若为高度不稳定性（MSI-H）肿瘤，便进一步行MSH2等基因检测。不过这种以MSI为基础的策略筛查效果有限，因为只有10%~15%的CRC具有高度MSI，并且其中只有10%是真正的HNPCC。②只针对符合1990年"国际HNPCC合作组织"于阿姆斯特丹指定的标准或修改标准的家族行基因检测。此策略需依赖完整的族谱分析，以减少大规模筛查的成本浪费，这种以族谱分析为基础的策略会导致部分HNPCC个案的遗漏。因此在选择检测策略时，需作多方面考虑，比如在典型的阿姆斯特丹家系中直接进行突变基因检测，而对于有遗传倾向的家族则实行MSI两步法。此外还应考虑到MSI阴性的错配修复（MMR）基因突变问题。

480. 为什么分子生物学检测在血液恶性肿瘤的诊治中有重要作用

答：血液恶性肿瘤的发生主要是调控造血的基因发生了变异，分子生物学检测是血液恶性肿瘤诊断分型、患者预后评估和靶向治疗的依据，能指导临床医生制订个体化治疗方案，避免不必要的过度治疗或治疗不足。2016年世界卫生组织（WHO）修订了血液肿瘤的分类和诊断标准，分子生物学标志在其中具有重要的作用。

分子生物学检测在血液恶性肿瘤诊治中的价值主要体现在：①对疾病进行精细的分子分型，为患者预后评估、分层治疗提供依据；②追踪患者体内微小残留病（minimal residual disease，MRD）；③为靶向治疗提供可靠的依据；④能捕捉到常规核型检查检测不出的隐匿性染色体易位和基因突变，从而补充其他检查的不足。

481. 为什么在血液系统恶性肿瘤治疗过程中需要监测微小残留病

答：微小残留病（MRD）是指患者缓解后残留在体内的少量肿瘤细胞，可以反映患者的治疗效果，与血液系统恶性肿瘤复发密切相关。当患者对治疗敏感，并和体内免疫系统维持平衡，MRD可维持在相当低的水平，甚至低于检测方法的灵敏度。一旦MRD水平呈现升高的趋势，则预示着分子水平复发，应尽快进行有效的治疗干预，避免随后的复发。患者体内 MRD 水平的高低能反映其预后，不同患者在治疗过程中体现出的不同的 MRD 动力学变化也具有预后意义。因此，在患者治疗过程中定期监测 MRD 非常必要，已被常规用于评价患者对治疗的反应和预测复发，MRD 还是评价造血干细胞移植净化效果的实验室指标。目前，采用 qPCR 检测 MRD 的靶分子包括：①白血病特异的融合基因转录本；②免疫球蛋白基因或 T 细胞受体（T-cell receptor，TCR）基因重排；③其他分子标志物，如 NPM1、WT1 等。

482. 为什么监测微小残留病时需要同时定量目的基因和内参基因

答：在白血病微小残留病（MRD）监测中往往需要采用 qPCR 的方法对特异的融合基因转录本进行定量。为了评价 RNA 样本的质量，并且去除加样以及反转录效率上可能存在的差异，必须在定量检测目的基因转录本水平的同时，定量检测该样本的内参基因转录本水平，并将目的基因定量结果报告为"目的基因转录本拷贝数/内参基因转录本拷贝数"。患者缓解随访时的阴性样本，其内参基因转录本水平能反映该样本的检测灵敏度。在内参基因的选择上，应考虑其在正常人和白血病患者中、不同样本类型及不同的细胞中均可恒定表达，且不受任何实验（治疗）处理的影响，不存在假基因以避免基因组扩增。对于白血病相关基因定量检测，欧洲抗癌（Europe Against Cancer，EAC）计划已筛选出 ABL1 基因作为定量检测的内参基因并标准化该 qPCR 检测方法。

483. 为什么疑似急性早幼粒细胞白血病要检测 PML-RARA 融合基因转录本

答：急性早幼粒细胞白血病（APL）是一种具有侵袭性的急性髓细胞性白血病（acute myeloid leukemia，AML），约占 10% 的 AML 病例。APL 具有特征性分子异常，即由 t（15；17）（q22；q21）引起的第 15 号染色体上的 PML 基因和第 17 号染色体上的维 A 酸受体 α（retinoic acid receptor α，RARA）基因融合产生的 PML-RARA 融合基因。临床上，约 95% 的 APL 患者可检测到此融合基因，而非 APL 患者则无此融合基因。WHO 血液肿瘤分类诊断系统明确表示，只要检测到 PML-RARA 融合基因，即使骨髓原始细胞<20%，也能诊断为 APL。由于 PML 基因断裂点的不同，PML-RARA 融合基因可分为长型（L 型，占 55%）、短型（S 型，占 40%）和变异型（V 型，占 5%）。携带短型融合转录本的 APL 患者易复发。PML-RARA 不仅是 APL 发病和全反式维 A 酸（all trans-retinoic acid，ATRA）联合砷剂靶向治疗的分子基础，也是 APL 疗效分析、预后判断和预测复发最可靠的指标。使用 RT-PCR 方法检测 PML-RARA 融合基因是诊断 APL 最特异、敏感的方法之一。

484. 为什么个别急性早幼粒细胞白血病患者检测不到 PML-RARA 融合基因转录本

答：虽然 95% 的急性早幼粒细胞白血病（APL）患者都伴有特征性的 PML-RARA 融合基因，但临床上仍有约 5% 的 APL 患者初发时检测不到 PML-RARA 融合基因，这是因为这些患者的分子异常不是典型的 PML-RARA，而是一些少见的融合变异，如 PLZF-RARA、NuMA-RARA、NPM1-RARA、STAT5B-RARA、F1P1L1-RARA、PRKAR1A-RARA、BCOR-RARA、IRF2BP2-RARA、GTF2I-RARA、NABP1-RARA 等，这些融合基因中，虽然 RARA 基因的断裂点与 PML-RARA 中的相似，但由于与 RARA 基因融合的伙伴基因不同，这些患者大部分对全反式维 A 酸（ATRA）治疗无效，建议患者在化疗缓解后进行骨髓移植。因此，一旦临床上遇到高度怀疑 APL，而 PML-RARA 融合基因阴性时，应排除存在其他 RARA 融合基因以明确诊断。

485. 为什么急性早幼粒细胞白血病患者在治疗过程中要定量检测 PML-RARA 融合基因转录本水平

答：PML-RARA 融合基因是急性早幼粒细胞白血病（APL）特异的分子标志物，是监测 APL 患者微小残留病（MRD）的首选标志。在 APL 患者治疗的整个过程中定期检测 PML-RARA 融合基因转录本水平可动态反映患者体内的白血病细胞负荷和疗效，指导治疗。更敏感特异的 qPCR 已成为目前 APL 患者 MRD 检测的主流方法，其 PML-RARA 融合基因转录本的检测敏感度可达到 $10^{-5} \sim 10^{-4}$。当 qPCR 检测不到 PML-RARA 融合转录本，表明患者处于分子水平缓解，一旦检测到患者体内 PML-RARA 融合转录本水平升高，则提示分子水平复发。分子水平复发通常较血液学复发提前约 2~3 个月，期间临床医生可进行治疗干预，以防血液学复发。目前认为，巩固治疗结束时的 MRD 水平比诱导结束时的 MRD 水平更能反映患者的长期预后。

486. 为什么急性早幼粒细胞白血病患者还需要检测 FLT3 基因突变

答：Fms 相关酪氨酸激酶 3（fms related tyrosine kinase 3，FLT3）是Ⅲ型受体酪氨酸激酶家族成员。国内外大量临床研究已证实，急性早幼粒细胞白血病（APL）患者中存在 FLT3 基因高频突变，主要表现为 FLT3 基因近膜区的内部串联重复（FLT3-ITD）和激酶区（FLT3-TKD）的点突变，二者的发生频率分别为 15%~35% 和 5%~10%。FLT3 基因突变能引起 FLT3 发生非配体依赖性激活，进而持续活化下游的信号转导途径，起到促进增殖和抑制凋亡的作用。FLT3-ITD 的重复片段通常为 3~400bp 不等，且与短型或变异型的 PML-RARA 融合基因密切相关。具有 FLT3-ITD 的患者外周血白细胞计数高，临床预后较差，易复发，有待使用靶向 FLT3 的药物治疗以提高疗效。因此，FLT3 基因突变是 APL 另一个重要的分子标志物，对 APL 患者筛查 FLT3 基因突变有助于评估患者预后。但 FLT3-ITD 不稳定，不宜作为 APL 患者微小残留病（MRD）的监测标志。

487. 为什么要对难治/复发的急性早幼粒细胞白血病患者进行 PML-RARA 融合基因突变检测

答：全反式维 A 酸（ATRA）联合砷剂之所以能有效治疗急性早幼粒细胞白血病（APL）是基于 ATRA 靶向维 A 酸受体 α（RARA）和砷剂靶向 PML 蛋白，二者分别从两个不同的作用途径降解 PML-RARA 来达到治疗目的。然而，临床上仍有小部分高危患者复发，再用 ATRA 和砷剂治疗效果较差，这与药物作用靶点区域的突变有关，主要包括融合蛋白中 RARA 配体结合区（LBD）的突变（如 L224P、R272Q、R276W 和 S287L 等）和 PML B2 结构域的突变（如 A216V、L218P、S214L、L217F 和 S220G 等）。虽然这些基因突变介导的耐药机制有的仍待明确，但对难治/复发的 APL 患者进行上述突变热点的检测，可实现 APL 的分层和个性化治疗，从而提高临床治愈率，减少复发。

488. 为什么确诊核心结合因子相关性急性髓细胞性白血病需要检测融合基因

答：核心结合因子相关性急性髓细胞性白血病（core binding factor-AML，CBF-AML）是指那些核心结合因子（core binding factor，CBF）受累的急性髓细胞性白血病（AML）。这类患者对大剂量阿糖胞苷敏感，预后较好，属于低危组。因此，明确患者是否是 CBF-AML 对临床治疗方案的制订至关重要。CBF 由 CBFα（RUNX1）和 CBFβ 两个亚单位组成，由 t（8；21）产生的 RUNX1-RUNX1T1 融合基因和 inv（16）或 t（16；16）产生的 CBFB-MYH11 融合基因是 CBF-AML 特征性的分子异常。CBF-AML 占原发 AML 的 10% 左右，其主要的分子标志是 RUNX1-RUNX1T1 和 CBFB-MYH11 两种融合基因。其中，RUNX1-RUNX1T1 发生率较高，约占原发 AML 的 6%~8%，尤其好发于 M2b 型 AML 患者，是 M2b 最常见的分子异常。CBFB-MYH11 在我国发生率较低，约占 4%~5% 的非 M3 型 AML，主要见于 M4Eo 型 AML，其次为 M4 型。与 PML-RARA 一样，世界卫生组织（WHO）血液肿瘤分类系统明确表示，只要检测到患者表达 RUNX1-RUNX1T1 和 CBFB-MYH11 融合基因转录本，即使骨髓原始细胞<20%，也能诊断为 CBF-AML。采用 qPCR 检测二种融合基因转录本水平还可动态监测患者体内微小残留病（MRD），评估患者治疗反应和预后。值得注意的是，CBFB-MYH11 融合基因转录本种类较多，PCR 引物应覆盖所有的断裂点以防出现假阴性结果。

489. 为什么核心结合因子相关性急性髓细胞性白血病患者初发时需常规检测 KIT 基因突变

答：除了两种常见的融合基因外，核心结合因子相关性急性髓细胞性白血病（CBF-AML）常伴有其他的分子异常，包括 KIT，NRAS，FLT3 等，其中，KIT 基因突变发生率最高，约 13%~46% 的 CBF-AML 患者存在 KIT 基因突变，尤见于 RUNX1-RUNX1T1 阳性患者，KIT 突变主要发生在其酪氨酸激酶结构域。美国国立综合癌症网络（NCCN）急性髓系白血病（AML）指南（2015 年第 1 版）中明确指出，CBF-AML 属于预后良好组，但是如果同时伴有 KIT 突变即归于中危组，复发率高，预后差，这类患者适宜采用酪氨酸激酶抑制剂治疗。NRAS 突变主要见于 CBFB-MYH11 阳性患者，FLT3 基因突变在 CBF-AML 患者中相对少见。

490. 为什么筛查 KMT2A（MLL）相关融合基因对急性白血病至关重要

答：KMT2A（MLL）基因位于 11q23，编码一组蛋白甲基转移酶，是早期发育和造血调控的关键基因。临床上，约 5%~10% 的 AML 患者和约 20% 的 B 细胞急性淋巴细胞白血病（B-cell acute lymphoblastic leukaemia，B-ALL）患者（包括80%的婴儿 ALL 和10%的儿童和成人 ALL）伴有 KMT2A 基因重排。迄今，已报道 KMT2A 基因可与 80 种伙伴基因融合。在 AML 中，KMT2A 基因重排多见于 M4 和 M5 亚型，较常见的 KMT2A 重排为 KMT2A-MLLT3（MLL-AF9）、KMT2A-MLLT10（MLL-AF10）、KMT2A-AFDN（MLL-AF6）和 KMT2A-ELL（MLL-ELL）。而在 B-ALL 中最常见的 KMT2A 重排为 KMT2A-AFF1（MLL-AF4）和 KMT2A-MLLT1（MLL-ENL）。伴有 KMT2A 基因重排的患者很少同时发生其他分子异常。KMT2A 基因重排是白血病患者的一个重要预后因子。临床上，伴有 KMT2A 基因重排的患者属于高危组，强烈建议患者在缓解后进行骨髓造血干细胞移植治疗。因此，对急性白血病患者常规筛查 KMT2A 相关融合基因是非常必要的。需要注意的是，KMT2A 相关的融合基因转录本种类较多，应用 PCR 方法检测时应注意选择包含所有断裂点的引物。

491. 为什么核型正常的急性髓系白血病患者初发时必须评估 FLT3、NPM1、CEBPA、DNMT3A 基因突变状况

答：临床上有近 50% 的急性髓系白血病（AML）患者核型是正常的。尽管这类核型正常的 AML 患者总体上预后属于中危组，但患者之间仍存在高度的异质性。一些基因突变有助于进一步区分这组患者的预后，包括 FLT3、NPM1、CEBPA、DNMT3A、RUNX1、IDH1、IDH2 等。其中部分基因突变预后意义明确：$FLT3^{WT}/NPM1^{MUT}$、$DNMT3A^{WT}/NPM1^{MUT}$ 和 CEBPA 双等位基因突变预示患者预后较好；而 $FLT3^{ITD}$ 和 $DNMT3A^{MUT}$ 患者预后较差。因此，临床医生可根据核型正常的 AML 患者初发时基因突变情况评估其预后并制订适宜的个体化治疗方案。

492. 为什么 BCR-ABL1 融合基因阳性者并不一定患慢性髓细胞性白血病

答：95% 的慢性髓细胞性白血病（CML）患者中均存在特征性的染色体易位 t（9；22），即所谓 Ph 染色体，形成 BCR-ABL1 融合基因。该分子异常发生在早期髓系造血干细胞。相比野生型 ABL1，融合蛋白 BCR-ABL1 的酪氨酸激酶活性持续活化，会促使细胞过度增殖，并抑制凋亡的发生。但值得注意的是，由 Ph 染色体产生的 BCR-ABL1 融合基因并不仅仅存在于 CML 患者中。有近 30% 的成人 B 细胞急性淋巴细胞白血病（B-ALL）和约 10% 的儿童 B-ALL 患者也携带 BCR-ABL1 融合基因，甚至在 AML 患者中也可偶见该分子异常。可见，BCR-ABL1 融合基因不仅是 CML，也是 B-ALL 重要的分子标志。因断裂点不同，BCR-ABL1 融合基因及其 mRNA 和蛋白产物呈现多样性。临床上，绝大部分 CML 相关的 BCR-ABL1 融合蛋白产物相对分子质量约为 210 000 和 230 000，相应的融合基因表示为 BCR-ABL1（p210）和 BCR-ABL1（p230）。B-ALL 相关的融合蛋白相对分子质量约为 210 000 和 190 000，融合基因表示为 BCR-ABL1（p210）和 BCR-ABL1（p190）。

493. 为什么 BCR-ABL1（p210）定量检测报告中会多出一个国际标准结果

答：随着伊马替尼（imatinib）等酪氨酸激酶抑制剂（TKI）治疗 BCR-ABL1 阳性患者取得显著疗效，定量检测患者外周血或骨髓中 BCR-ABL1 转录本水平成为慢性髓细胞性白血病（CML）疗效监测的重要部分。但是由于各实验室使用的 qPCR 仪、检测试剂和内参基因的不同，检测结果会很不一致。这种各实验室间结果的不可比性给 CML 规范化治疗带来了障碍。2005 年，在美国国立卫生研究院（National Institutes of Health，NIH）召开的国际 CML 共识会议上提出了要对 BCR-ABL1 定量检测结果进行标准化，即为统一不同实验室得到的 BCR-ABL1 值，制定了一套国际标准（international scale，IS）。IRIS（International Randomized Study of Interferon vs STI-571）研究确定：国际标准化的 BCR-ABL1（$BCR\text{-}ABL1^{IS}$）% =（各实验室得到的 BCR-ABL1 拷贝数/内参基因拷贝数）×各实验室的转换系数（conversion factor，CF）。其中，各实验室的 CF 是通过该实验室与参比实验室交换样本，比较 BCR-ABL1 转录本水平检测值后计算得到的，由参比实验室定期验证以确认其有效性。通过 CF 转换得到的 $BCR\text{-}ABL1^{IS}$% 实现了不同实验室之间所报 BCR-ABL1 定量结

果的可比，从而得以准确评价疗效。需要提醒的是，该国际标准还规定，CF 仅在 BCR-ABL1^{IS}% ≤ 10% 时有效，且 IS 目前仅适用于 BCR-ABL1（p210）融合基因转录本。

494. 为什么诊断慢性髓细胞性白血病必须检测 BCR-ABL1

答：BCR-ABL1 融合基因是慢性髓细胞性白血病（CML）发病的分子基础。随着小分子酪氨酸激酶抑制剂（TKI）在治疗 CML 中的成功应用，BCR-ABL1 融合基因也成为诊治 CML 必须的客观指标。对疑似 CML 患者，首先判断其是否携带 BCR-ABL1 融合基因，一旦检测到 BCR-ABL1 阳性，即诊断为 CML 并开始接受 TKI 治疗。鉴于绝大多数患者服用 TKI 后均可达到完全细胞遗传学反应，即检测不到 Ph 染色体，因此，在 TKI 治疗期间，采用 qPCR 方法监测 BCR-ABL1 转录本水平来评估 TKI 治疗的有效性并预测患者的长期反应是非常有价值的。在分子水平上，当 CML 患者的 BCR-ABL1（p210）转录本水平较未治疗前下降 ≥ 1 000 倍（即 3 log）或 BCR-ABL1^{IS}% ≤ 0.1% 时，则认为其获得了主要分子学反应（major molecular response）。CML 患者接受 TKI 治疗后的早期分子反应能反映其长期的疗效，获得主要分子学反应越早，维持时间越长，预后越佳。经 TKI 治疗 6 个月和 12 个月时，若患者 BCR-ABL1 转录本水平分别 >10% 和 >1% 者，则无事件生存率低，疾病进展为加速期或急变期的时间短。

495. 为什么接受酪氨酸激酶抑制剂治疗的 BCR-ABL1 阳性患者要监测 BCR-ABL1 激酶区基因突变

答：部分接受酪氨酸激酶抑制剂（TKI）治疗的 BCR-ABL1 阳性患者在多种机制的作用下，包括 BCR-ABL1 激酶区（KD）突变、克隆演变、BCR-ABL1 过表达等，会对药物的敏感性下降而发生耐药。其中，BCR-ABL1 基因 KD 突变可以导致 TKI 不能与之结合或结合力下降，是 TKI 治疗失败的重要原因。及时检测 BCR-ABL1 基因 KD 突变，有助于合理选择有效的 TKI 药物，是 CML 规范化诊疗中的重要一环。当 CML 患者初诊时即为加速期或急变期，或 TKI 治疗失败，或 BCR-ABL1 转录本水平升高时，都应进行 BCR-ABL1 基因 KD 突变检测。目前，常规检测 BCR-ABL1 基因 KD 突变的方法为 RT-PCR 扩增 BCR-ABL1 基因 KD 后进行 Sanger 测序。BCR-ABL1 基因 KD 突变的种类繁多，其中尤以 T315I 突变耐药程度最高，这类患者建议进行造血干细胞移植治疗。此外，V299L、T315A 和 F317L/V/I/C 突变患者宜服用尼洛替尼治疗，而 Y253H、E255K/V 和 F359V/C/I 突变患者宜服用达沙替尼治疗。其他基因突变患者则可通过提高 TKI 服用剂量改善耐药状况。

496. 为什么 BCR-ABL1 阴性的骨髓增殖性疾病要检测 JAK2、CALR、MPL 基因突变

答：骨髓增殖性疾病（myeloproliferative neoplasma，MPN）是以骨髓一系或多系髓系细胞持续增殖为特征的一组克隆性造血干细胞疾病。这类疾病中最常见的有慢性髓细胞性白血病（CML）、真性红细胞增多症（polycythemia vera，PV）、原发性血小板增多症（essential thrombocythemia，ET）和原发性骨髓纤维化（primary myelofibrosis，PMF）。其中，PV、ET 和 PMF 一起被归为 BCR-ABL1 阴性的 MPN。近年来，发现多个分子标志与这类疾病相关。在 2016 年修订的 WHO 血液肿瘤诊断分类系统中，JAK2、MPL、CALR 基因突变成为 BCR-ABL 阴性 MPN 主要的诊断指标。JAK2 基因突变是 MPN 最为特征性的分

子异常，包括 JAK2 V617F 和 JAK2 第 12 号外显子突变，存在于近 96% 的 PV、约 60% 的 ET 和约 65% 的 PMF。JAK2 突变患者有较高的血栓形成率。MPL 基因突变可见于 3%~5% 的 ET 和 5%~10% 的 PMF，该基因最常见的突变为 MPL W515L 和 W515K。编码钙网织蛋白的 CALR 基因突变发生于无 JAK2 和 MPL 基因突变的 ET 和 PMF 中，突变频率可达 67% 和 88%。CALR 基因突变主要发生在第 9 号外显子，突变形式为插入或缺失。CALR 突变患者的血小板计数较高，具有 CALR 突变的 ET 患者较 JAK2 突变者具有较低的血栓发生率。CALR 突变是 JAK2 和 MPL 突变阴性 MPN 患者特异性的分子标志物。因此，联合检测患者外周血或骨髓中 JAK2、CALR、MPL 基因突变将提高 BCR-ABL1 阴性 MPN 患者的诊断水平，为治疗选择提供依据。

497. 为什么要对骨髓增生异常综合征患者进行基因突变检测

答：骨髓增生异常综合征（myelodysplastic syndrome，MDS）是一组克隆性造血干细胞疾病，多数 MDS 病例以进行性的骨髓衰竭为特征，并最终都会发展成为 AML。肿瘤起源的异常核型已纳入现有的预后评估体系，但这些染色体异常只出现于不到 50% 的病例中，临床迫切需要更精细的预后分层体系。使用下一代测序（NGS）技术，可在 80%~90% 的 MDS 患者中检测到基因突变。最常见的突变基因包括：①表观遗传学基因，如 TET2、ASXL1、DNMT3A、EZH2 等基因；②信号转导或转录因子等相关基因，如 NRAS、KRAS、RUNX1、P53、NPM1 等基因；③RNA 剪接体相关基因，如 SF3B1、SRSF2、U2AF1、ZRSR2、U2AF35 等基因。值得一提的是，RNA 剪接体相关基因突变在 MDS 中更为常见，且往往互斥存在。目前，已明确的对 MDS 诊断以及预后评估有指导意义的基因突变有：①SF3B1 基因突变，该突变在诊断伴环铁粒幼细胞 MDS 时有价值，且突变患者预后好，疾病进展率低；②P53 基因突变，突变患者通常预后较差，疾病进展率高，对预后较好的 del（5q）MDS 患者监测 P53 基因突变能从中筛选出预后较差的患者；③NPM1 基因突变，突变患者易进展为急性髓细胞白血病（AML）。

498. 为什么恶性淋巴系统增殖性疾病诊断要进行免疫球蛋白基因或 T 细胞受体基因重排检测

答：恶性淋巴增殖性疾病是一组阻断在不同分化阶段的恶性淋巴细胞的克隆性增殖病，主要包括淋巴细胞白血病和淋巴瘤及浆细胞疾病。组织或细胞形态学和细胞免疫表型检查能鉴别绝大部分恶性和反应性淋巴增殖性疾病。然而，有 5%~10% 的病例表现复杂，有赖于分子生物学检测免疫球蛋白基因或 T 细胞受体（TCR）基因重排的克隆性来判定疾病的良恶性。免疫球蛋白基因或 TCR 基因重排发生在淋巴细胞分化早期，具有严格的时序性。一旦淋巴细胞发育阻滞在某一阶段并恶性增殖，相应的某种免疫球蛋白基因或 TCR 基因重排会呈现出单克隆性。使用多重 PCR 技术可特异地扩增出单克隆性条带，而对于正常人，则检测不到单克隆性条带。qPCR 检测患者特异的免疫球蛋白基因或 TCR 基因重排是这类疾病微小残留病（MRD）监测很好的选择。因此，检测免疫球蛋白基因或 TCR 基因重排在淋巴系统增殖性疾病中具有重要的鉴别诊断意义及疾病监控作用。需要注意的是，免疫球蛋白基因和 TCR 基因重排并不局限于 B 和 T 细胞，存在谱系交叉。免疫球蛋白基因或 TCR 基因重排检测不适用于 NK 细胞肿瘤。

499. 为什么 B 细胞急性淋巴细胞白血病患者要进行分子分型

答：B 细胞急性淋巴细胞白血病（B-ALL）是最常见的一种 ALL 亚型，对 B-ALL 患者进行分子分型能对患者进行预后分层，制订个体化治疗方案。其中，①代表预后好的分子异常有：隐匿性染色体易位 t（12；21）产生的 ETV6-RUNX1，好发于儿童（14.0%～19.8%），成年患者偶见。②中危分子异常有：t（1；19）产生的 TCF3-PBX1，儿童患者发生率为 4.1%～7.2%，成年患者为 0.5%～9.8%；t（5；14）产生的 IL3-IGH，在儿童和成年患者中发生率低。③预后差的分子标志有：t（9；22）产生的 BCR-ABL1，见于近30% 的成年患者和 10% 左右的儿童患者；累及染色体 11q23 上的 KMT2A 基因重排，最常见的为 KMT2A-AFF1（MLL-AF4）和 KMT2A-MLLT1（MLL-ENL）。常规的 RT-PCR 方法均能检测出这些融合基因。2009 年，应用高通量基因表达芯片技术又鉴定出一个与 BCR-ABL1 阳性 ALL 表达谱相似的分子亚型：Ph-like ALL。这一分子亚型约占 1/4 的 B-ALL，同时伴高频 B 细胞发育相关基因突变，包括 IKZF1、TCF3、EBF1、PAX5、VPREB1 等。这组患者预后与 BCR-ABL1 阳性患者相似，属于预后高危组。通过基因突变筛选出这组患者对其诊断分型和分层治疗具有显著的实用价值。

500. 为什么 T 细胞急性淋巴细胞白血病患者要进行分子生物学检测

答：T 细胞急性淋巴细胞白血病（T-cell ALL，T-ALL）是不成熟 T 细胞异常增生的恶性肿瘤性疾病，分别占儿童和成人 ALL 的 10%～15% 和 25%，患者预后往往较差。SIL-TAL1 融合基因是最早发现的 T-ALL 特异的分子异常，SIL-TAL1 在儿童中的检出率（26.0%～38.5%）明显高于成人（4.8%～16.0%），且常伴有白细胞计数升高、乳酸脱氢酶升高等不良预后因素。异常活化的 NOTCH1 信号通路是 T-ALL 最常见的分子异常，包括 NOTCH1 和 FBXW7 基因高频突变，发生率分别为 50% 和 10% 左右。突变患者预后取决于治疗方案的选择和其他分子异常。另外，T 细胞发育相关转录因子 TLX1、TLX3、TAL1 过表达也是 T-ALL 特异的分子异常。

501. 为什么部分 T 细胞急性淋巴细胞白血病要进行髓系分子标志的鉴定

答：应用基因表达芯片技术，从 T 细胞急性淋巴细胞白血病（T-ALL）患者中鉴定出一类新的分子亚型：早期前体 T 细胞急性淋巴细胞白血病（early T-cell precursor ALL，ETP-ALL），起源于早期前体 T 细胞（ETP），大约占 15% 的 T-ALL。与经典的 T-ALL 相比，ETP-ALL 具有独特的免疫表型，不表达 T 细胞分化抗原 CD1a 和 CD8，而异常表达髓系或造血干细胞分化抗原。分子水平上，ETP-ALL 也显示与髓系肿瘤相似的基因突变谱，FLT3、NRAS、KRAS、DNMT3A、IDH1、IDH2、RUNX1 和 EZH2 等基因在这组患者中有较高的突变频率。目前针对 T-ALL 的治疗方案对许多罹患 ETP-ALL 的患者疗效甚微，提示这是一类分化极差的干细胞白血病。通过细胞免疫表型和基因突变检测可明确诊断这类疾病，对其采取急性髓系白血病相关的治疗有可能改善患者预后，使之获得缓解。

502. 为什么免疫球蛋白重链可变区基因突变是慢性淋巴细胞白血病患者预后评估的重要标志

答：慢性淋巴细胞白血病（chronic lymphoblastic leukemia，CLL）是一种慢性淋巴增

殖性疾病，表现为成熟样小淋巴细胞在外周血、骨髓和淋巴组织中蓄积，并产生相应的临床症状。绝大多数 CLL 为 B 细胞来源。不同类型的 CLL 在预后上存在很大的差异，需要进行精细的分子分型来指导治疗。B 细胞表面的免疫球蛋白具有识别抗原的功能，为了提高与抗原结合的效率，B 细胞发育过程中免疫球蛋白基因会发生突变，称为体细胞高突变。体细胞高突变可用来判断 CLL 的成熟状态。目前已发现的免疫球蛋白重链可变区（immunoglobulinheavychain variable region，IGHV）突变是预测 CLL 病情最稳定的分子标志。通常 IGHV 体细胞高突变（IGHV 碱基突变率>2%）者较无突变者预后好，总体生存期长。IGHV 突变的 CLL 患者采用氟达拉滨、环磷酰胺和利妥昔单抗（FCR 方案）治疗能够达到长期无疾病生存期。

503. 为什么非霍奇金淋巴瘤诊断要进行分子生物学检测

答：非霍奇金淋巴瘤（non-Hodgkin lymphoma，NHL）是一组异质性很大的起源于 B 淋巴细胞、T 淋巴细胞或 NK 细胞的淋巴增殖性疾病。包括弥漫性大 B 细胞淋巴瘤（diffuse large B-cell lymphoma，DLBCL）、滤泡性淋巴瘤（follicular lymphoma，FL）、套细胞淋巴瘤（mantle cell lymphoma，MCL）、Burkitt 淋巴瘤（Burkitt lymphoma，BL）、毛细胞白血病（hairy cell leukemia，HCL）、间变性大细胞淋巴瘤（anaplastic large cell lymphoma，ALCL）等。在我国，NHL 占淋巴瘤的 90%，且各年龄段发病率呈上升趋势，明确诊断是后续有效治疗的保障。NHL 的实验室诊断主要依赖病理和细胞免疫表型检测，但部分病例表现复杂，单纯通过形态学和免疫表型很难准确鉴别，而一些特异性的分子改变可帮助诊断及进一步分型。

（1）DLBCL 是最常见的一种 B 细胞淋巴瘤，也是一组高分子异质性的疾病。BCL6 基因重排可能是 DLBCL 所特有的，见于约 40% 的具有正常免疫功能的患者。约 30% 的 DLBCL 具有 BCL2 基因重排。MYC 基因重排可见于 9%~17% 的 DLBCL 患者。同时伴有 BCL2 或 BCL6 和 MYC 基因重排的 DLBCL 具有高度侵袭性，患者预后极差。

（2）FL 经典的分子异常为 t（14；18）引起的 BCL2 基因异常高表达，是预后不良的指标。

（3）MCL 特征性的分子异常为 t（11；14）导致的 CCND1 基因高表达，可帮助鉴别诊断 MCL 以及进行微小残留病（MRD）监测。另外，40%~75% MCL 有 ATM 基因突变，35% 有 CCND1 基因突变。

（4）几乎所有的 BL 均存在 t（8；14）、t（8；22）或 t（2；8）引起的 MYC 基因高表达。

（5）HCL 具有特异的基因突变 BRAF V600E，可用于 HCL 鉴别诊断并为靶向治疗奠定基础。

（6）ALCL 中 60%~70% 具有 t（2；5）引起的 NPM1-ALK 融合基因。

（7）复发、难治的 NHL 患者往往伴有 P53 基因突变。

（王　琳　马硝惟　张宸梓　朱勇梅　娄加陶）

第五章　药物基因组分子生物学检验

第一节　药物基因组学与药物相关基因

504. 什么是药物基因组学

答：药物基因组学（pharmacogenomics）是将基因组与药物治疗联系在一起进行研究的一门交叉学科。药物基因组学应用基因组的信息和研究方法，分析核酸的遗传变异以及监测相关基因的表达谱，以阐明药物反应差异的遗传学本质，以药物效应和安全性为主要目标，研究药物体内代谢和效应过程差异的基因特性，以及基因变异所导致的不同患者对相同药物产生的不同临床反应，从而研究和开发新的药物并指导临床合理和安全用药。

505. 为什么药物基因组学和药物遗传学既有联系又有区别

答：药物遗传学（pharmacogenetics）是药理学与遗传学相结合发展而来的一门学科，主要研究机体的遗传因素对药物在体内吸收、分布、代谢和排泄（即药物动力学）以及对药物效力的影响，尤其是遗传因素引起的异常药物反应。药物遗传学主要运用个体间基因序列的变异性来说明药物反应个体差异的发生机制，用遗传分析指导用药，提高药物临床效果。

药物基因组学是在基因组整体水平上阐明人类遗传变异与药物反应的关系，用基因组学信息来指导临床前新药开发与研制、临床新药应用与临床实践中药物的合理使用以及个体化用药。与药物遗传学侧重于单个基因的研究不同，药物基因组学则把目光投向整个基因组的所有基因，从整体水平考虑基因组的多态性、基因的结构和功能，以及基因之间的相互作用等因素可能对药物反应产生的潜在影响。药物基因组学和药物遗传学有着一定的联系，同时又有本质的区别。

506. 为什么要研究药物基因组学

答：在临床疾病治疗过程中，经常会出现这样一种现象：两名患者诊断相同，临床表现也相似，使用相同的药物治疗，后续血药浓度监测也相同，但疗效却大相径庭，甚至有的患者会产生严重的不良反应。出现这种现象使用传统的药物代谢动力学无法解释，只能用个体差异或者遗传多态性来进行解释，这就是为什么要研究药物基因组学的原因。具体的说就是与药物作用的相关基因（例如：药物作用的受体，药物代谢相关酶以及药物转运通道等）发生了改变，这些改变可能发生在 DNA 水平，也可能发生在转录和转录后剪接、翻译和翻译后修饰等水平。对这些机制的深入研究，可以更全面、更深刻地了解药物可能产生的疗效以及不良反应，从而指导个体化药物治疗，提高临床用药安全。

507. 为什么说药物基因组学是药物遗传学的发展和延伸

答：早在 20 世纪 50 年代，人们就发现不同的遗传背景会导致药物反应的差异，特别是药物代谢酶基因的差异可引起药物的不良反应。1959 年，Vogel 提出了药物遗传学新概念。此后，随着分子生物学的进展，研究发现基因序列差异对药物药效有不同的影响。直到 20 世纪 80 年代，人们才把基因产生药效方面的遗传差异引入药物遗传学。20 世纪 90 年代，随着人类基因组计划的巨大成功，科学家揭示了人类具有 30 亿个碱基对的序列，并鉴定出其中 10 万多个基因的位置、结构，阐明了其中一部分基因的功能与疾病的关系。许多药物代谢酶类相继被发现，人们认识到药物在体内的反应和代谢涉及到多个基因的相互作用，基因的多态性导致了药物反应的多样性，由此"药物基因组学"应运而生（1997 年）。人类基因组信息的完整呈现和检测技术的发展，推动了药物基因组学的发展。2005 年，美国食品药品监督管理局（FDA）颁布了"药物基因组学资料递呈（pharmacogenomic data submissions）指南"，旨在敦促药企提交新药申请时，依据具体情况必须或自愿提供该药物的药物基因组学资料，使患者在获得最大药物疗效的同时，面临最小的药物不良反应风险。截止 2016 年 4 月，FDA、欧洲药物管理局（European Medicines Agency，EMA）、日本药品与医疗器械管理局（Pharmaceuticals and Medical Devices Agency，PMDA）、美国医疗保健服务公司（Health Care Service Corporation，HCSC）等机构已推荐了 199 种药物的基因组学信息，并纳入药物说明书中，用于预测不同基因型患者在应用药物时的疗效和不良反应。药物基因组学的发展史明确了它是药物遗传学的发展和延伸。

508. 为什么药物基因组学能够为药物治疗提供客观依据和指导

答：实际应用中药物基因组学需解决的问题是：①为什么不同人群对同一药物的反应有差异；②这种差异能否在基因组水平上被科学地预测，从而指导临床正确、安全和合理地用药；③能否运用这种基因组多态性的信息为药物的发现和研制提供更合理的依据，减少风险。药物基因组学研究常按以下几个步骤进行：①选定可能与某个或多个药物疗效相关的候选靶基因和基因簇；②在临床试验前和临床试验中对药物疗效与该基因或基因簇多态性的关系进行研究分析；③对人群中该基因或基因簇的多态性分布进行统计学资料分析，指导药物治疗。研究所要达到的最终目的是从基因组水平为高效和安全的药物治疗提供客观依据和指导。

509. 为什么药物基因组学研究的基因分为三类

答：药物基因组学主要是基于药物代谢酶、药物转运体和药物作用靶点的基因多态性，在整个基因组水平上研究遗传因素对药物治疗效果的影响。因此药物基因组学研究的基因可依其作用不同分为三类：第一类为药物作用靶点（如受体）相关基因，其遗传变异决定了不同个体对药物敏感性的差别。第二类为药物代谢酶基因，这类酶的遗传变异能影响药物的代谢和清除，导致患者对药物反应出现多样性。药物代谢包括Ⅰ相和Ⅱ相反应。Ⅰ相反应通过引入或脱去功能基团（-OH、-NH$_2$ 和-SH），从而使原形药生成极性高的代谢物；Ⅱ相反应通过介导药物代谢产物与葡萄糖醛酸、醋酸及甘氨酸等物质结合，增强其极性，促进排泄。与之相应的药物代谢酶被称为Ⅰ相酶和Ⅱ相酶。Ⅰ相酶的代表为细胞色素 P450（cytochrome P450，CYP450），Ⅱ相酶的代表为 N-乙酰基转移酶（N-acetyltrans-ferase，NAT）和硫嘌呤甲基转移酶（thiopurine s-methyltransferase，TPMT）。第三类为药物不良反应相关基因，这些基因的遗传变异与患者服用药物过程中引起的不良反应有关。

510. 为什么药物相关基因检测项目要分级

答：药物遗传学和药物基因组学知识库（pharmacogenetics and pharmacogenomics knowledge base，PharmGKB）按临床证据水平分级，根据项目成熟程度将个体化用药基因检测项目分为4级，并认为其中1级项目（包括1A级和1B级）是满足临床应用的最高标准，而4级项目适于临床应用的证据最少。1A级项目是同时获临床遗传药理学实施联盟（clinical pharmacogenetics implementation consortium，CPIC）、认可 CPIC 药物基因组学指南的医学会、以及美国国家卫生研究院药物基因组学研究网络（pharmacogenomics research network，PGRN）认同的项目，这类项目的意义通常经过大规模随机对照临床试验（randomized controlled trial，RCT）的论证。1B级项目有确切的临床证据提示相关性，且这种相关性被具有一定样本规模的研究所证实，但还需进一步的临床证据。2级项目的意义为多个或单个队列研究所论证，3级为经过病例研究得出项目意义的。药物说明书中涉及基因信息的证据级别均为 1A，如抗血小板药物氯吡格雷说明书中明确患者服药前必须进行 CYP2C19 基因的检测，该证据级别为 1A。影响质子泵抑制剂药物奥美拉唑疗效的主要相关基因也是 CYP2C19，但其证据级别为 2A 级。SLCO1B1 基因多态性可影响阿托伐他汀药物疗效，其证据级别仅为 3 级。

据 PharmGKB 数据库统计，截止 2016 年，有文献报道的疗效或不良反应与患者基因有关的药物共计 674 个，涉及 2517 组单核苷酸多态性（SNP）和药物疗效的配对。其中，证据级别为 1 级的 SNP 与药物疗效配对 62 组，证据为 2 级的配对 209 组，证据为 3 级的配对 2001 组，证据为 4 级的配对 305 组，远超说明书中标示的基因信息，有很多证据可以帮助我们解释临床药物治疗的差异。

511. 为什么药物相关基因检测对检测标本有一定要求

答：可用于药物代谢酶和药物作用靶点基因检测的标本类型有多种，包括全血标本、组织标本（新鲜组织、冰冻组织、石蜡包埋组织、穿刺标本）、口腔拭子、骨髓、胸腹水等。因样本采集方便，临床上常用外周血作为检测标本。肝素会抑制 PCR，故抗凝剂只能选择 EDTA 或枸橼酸盐。标本采集时需注意将采血管轻轻颠倒混匀数次以确保充分抗凝，同时避免溶血。

当待检测的组织与血液或口腔脱落细胞基因型不一致时，或当组织是待测核酸必须的来源时（如检测肿瘤组织中 mRNA 表达、融合基因、基因扩增或缺失、甲基化水平、微卫星不稳定等），需采集组织标本进行检测。

标本在检测前必须确保其采集、运输和储存符合临床检验实验室的要求。标本处置不当可能引起核酸降解，导致检测结果不准确。

512. 为什么药物相关基因检测报告有特殊的要求

答：检测报告通常以纸质报告单或电子版通过网络形式发放。药物代谢酶和靶点基因检测结果报告需要有严谨的流程，以确保检验信息的完整、有效、及时、正确、同时保护隐私。报告单除了需要符合常规报告的要求以外，还应包含：检测方法、检测结果并附相关图表、结果解释、用药方案建议、检测的局限、必要的参考文献。检测结果应以清晰易读且容易被医师和患者理解的形式进行报告，报告单上应采用标准化的基因命名和计量单位。定量检测应注明参考区间、检测方法的线性或测定范围；定性检测可直接写基因型、基因扩增有或无、微卫星不稳定的程度（低、中、高）、甲基化有无等。

根据 2015 年国家卫生计生委个体化医学检测技术专家委员会制定的《药物代谢酶和药物作用靶点基因检测技术指南（试行）》，相关的实验室信息系统数据至少要拷贝 3 份并保存在不同的地方，以便日后核对。

（林佳菲）

第二节　药物作用靶点相关基因检测

513. 为什么要进行药物作用靶点的基因检测

答：药物作用靶点是指药物在体内的作用结合位点，包括基因位点、受体、酶、离子通道、核酸等。药物体内代谢、转运及药物作用靶点基因的遗传变异及其表达水平的变化可通过影响药物的体内浓度和靶点组织对药物的敏感性，导致药物反应性（包括药物的疗效和不良反应发生）的个体差异。对药物靶点基因进行检测可指导临床针对特定的患者选择合适的药物和给药剂量，实现个体化用药，从而提高药物治疗的有效性和安全性，防止严重药物不良反应的发生。

514. 为什么常规分子生物学技术可用于药物作用靶点基因检测

答：药物作用靶点基因检测主要检测靶点基因的遗传多态性或基因变异，常规的分子生物学技术均可用于药物作用靶点基因检测，包括 PCR-直接测序法、PCR-焦磷酸测序法、qPCR 法、PCR-基因芯片法、PCR-电泳分析、PCR-高分辨率熔解曲线法（HRM）、等位基因特异性 PCR 法、PCR-RFLP 方法、原位杂交等多种方法。目前临床上常用的技术有PCR-Sanger 测序、PCR-基因芯片和 qPCR 技术。

Sanger 测序法可直接读取 DNA 的序列，被认为是基因序列分析的金标准。该方法测序长度较长，可发现新的变异位点，小片段的插入缺失也能检测，但是它最大不足是灵敏度不高，尤其是在进行肿瘤组织体细胞突变检测时，当组织中靶标基因突变比例低于 20% 时，可能出现假阴性结果。

芯片杂交法主要优点是可同时对多个待测 SNP 位点进行检测，该方法只能用于已知序列的定性检测，通量较小，适合多个位点少量样本的检测。目前临床上多用于几个药物作用靶点同时检测的项目。

qPCR 技术是目前临床上使用最多的基因检测技术。该方法灵敏度高，分型准确，操作简便快捷，所用仪器容易普及，易于推广使用，主要适于对少量位点、大样本进行分型。对于肿瘤靶向治疗药物靶点的检测使用扩增阻碍突变系统（ARMS）。ARMS-PCR 是目前实验室常用的基因突变检测方法，它检测灵敏度高，可检测肿瘤细胞中突变比例为1%甚至更低的基因突变，但只能用于检测已知的突变类型。

515. 为什么VKORC1基因多态性会影响口服华法林起始使用剂量

答：VKORC1基因编码维生素K环氧化物还原酶复合物亚单位1（vitamin K epoxide reductase complex subunit 1，VKORC1）。该基因定位于染色体16p11.2，全长11kb。其编码的蛋白VKORC1定位于内质网膜，是人体执行维生素K还原的关键酶，在成人及胎儿肝脏中高表达，其次是胎儿心脏、肾脏及肺、成人心脏及胰腺。

VKORC1是抗凝药物华法林的作用靶点。华法林通过抑制该酶的活性可以阻断还原型维生素K（KH2）的生成，进而抑制维生素K依赖性凝血因子的γ-羧基化作用。VKORC1基因的遗传变异可通过影响VKORC1表达，从而影响华法林的敏感性。位于该基因启动子区的SNP（rs9923231 c.-1639G>A）可影响VKORC1的表达，是导致华法林用药剂量个体差异的主要原因之一。与该位点AA基因型患者相比，GA和GG基因型患者平均华法林起始使用剂量应分别增加52%（95%置信区间：41%~64%）和102%（95%置信区间：85%~118%）。

516. 为什么亚洲人使用华法林的起始剂量与其他人群不同

答：VKORC1基因启动子区的多态性c.-1639G>A破坏了其转录因子结合位点，使启动子活性显著降低，在该位点AA型患者肝脏组织中VKORC1基因mRNA水平较GG型下降了约30%，携带AA等位基因的个体应减少华法林的用药剂量。不同人群中VKORC1基因变异频率有非常大的差异，以VKORC1基因c.-1639G>A变异为例，白种人中纯合子AA型比率最低，仅占约15%，中国汉族人群中AA型占比却达到80%以上，而在新疆人群中AA型则约占40%左右。VKORC1基因多态性在不同人群间的差异，造成了药物疗效和剂量的巨大差异，其频率分布的种族差异与华法林用药剂量差异间具有很好的相关性。VKORC1基因多态性同时也影响华法林用药的临床后果。美国FDA于2010年修改华法林的说明书，建议结合VKORC1基因和CYP2C9基因的基因型考虑初始用药剂量。

由于VKORC1基因多态性为基因组水平的核酸变异，如仅需检测与中国人群药物剂量相关的VKORC1基因c.-1639G>A位点，可以使用全血、白细胞、口腔拭子等标本提取DNA后利用qPCR、Sanger测序与原位杂交等方法进行检测，目前已有商品化试剂盒可用于VKORC1基因多态性检测。

517. 为什么肿瘤靶向治疗药物针对的靶点有很多种

答：肿瘤治疗的靶向药物是基于肿瘤与正常细胞之间的分子生物学差异（包括基因、酶、信号转导等），依据不同肿瘤发生中所涉及的异常分子和基因设计的。通常药物主要作用于诱导肿瘤发生的信号通路（如EGFR信号通路）上的关键因子，可抑制肿瘤细胞的生长增殖，促进肿瘤细胞凋亡、死亡。分子靶向药物的作用效应与靶分子的基因类型及表达量直接相关。目前主要的分子靶向药物有以下几类：①酪氨酸激酶抑制剂（TKI）：吉非替尼（gefitinib）、埃罗替尼（erlotinib）、克唑替尼等；②抗表皮生长因子受体（EGFR）单抗：西妥昔单抗（cetuximab）、帕尼单抗（panitumumab）；③抗血管内皮生长因子

（VEGF）单抗：贝伐单抗（bevacizumab）；④抗 CD20 单抗：利妥昔单抗（rituximab）；⑤IGFR-1 激酶抑制剂：NVP-AEW541；⑥mTOR 激酶抑制剂：temsirolimus（CCI-779）、依维莫司（everolimus，RAD-001）。⑦泛素-蛋白酶体抑制剂：硼替佐米（bortezomib）。⑧多靶点抑制剂：舒尼替尼（sunitinib）、索拉非尼（sorafinib）、拉帕替尼（lapatinib）、范德他尼（vandetanib）等。

518. 为什么肿瘤患者在使用靶向药物前须做药物靶点的基因检测

答：肿瘤分子靶向治疗是以肿瘤细胞中特定的分子为靶点，通过药物与之特异结合，阻断或影响其功能，从而特异性地抑制肿瘤细胞增殖、侵袭和转移，促进其凋亡或死亡的治疗方法。与传统的细胞毒药物不同，靶向药物具有高度特异性，其作用和疗效除了药物本身外，很大程度上还取决于其作用的靶分子在肿瘤细胞中的表达与否及其表达水平和突变情况。因此，靶向药物在临床应用中选择合适的患者对取得好的效果非常重要。

以一代酪氨酸激酶抑制剂（TKI）治疗非小细胞肺癌（NSCLC）为例，只有 EGFR 基因有靶向药物敏感突变的患者服用 EGFR-TKI 类药物才有效，这一结果充分说明基因检测对靶向药物选择的重要性。目前已有较多的分子（或基因）检测可用于临床预测分子靶向治疗药物的疗效，通过检测患者肿瘤标本或外周血标本中的某些标志物的状态来预测患者对靶向药物的敏感性，以达到最佳的治疗效果，为临床合理选择和应用分子靶向治疗药物、实现个体化治疗提供帮助。

519. 为什么 BCR-ABL 融合蛋白可作为伊马替尼治疗的靶点

答：伊马替尼是新型的酪氨酸激酶抑制剂，是一种特异性针对 BCR-ABL 融合蛋白的靶向药物，临床上用于慢性髓细胞性白血病（CML）的治疗。CML 是一种起源于造血干细胞的恶性肿瘤，具有特征性的染色体易位 t（9；22），即 Ph 染色体。分子水平表现为 22 号染色体上的 BCR 基因和 9 号染色体上的 ABL 基因融合，编码 BCR-ABL 融合蛋白。BCR-ABL 为具有较高酪氨酸激酶活性的致癌蛋白，刺激细胞异常增殖，导致 CML 的发生。伊马替尼在体内外均可强烈抑制酪氨酸激酶的活性，能选择性地抑制 BCR-ABL 阳性克隆的增殖，因此 BCR-ABL 融合蛋白是伊马替尼治疗 CML 的靶点。

520. 为什么 BCR-ABL 酪氨酸激酶区突变会造成对酪氨酸激酶抑制剂的耐药

答：在接受伊马替尼等酪氨酸激酶抑制剂治疗的 CML 患者中，会有部分出现继发耐药，其中约 30%~50% 患者存在一种或多种 BCR-ABL 激酶区的变异。已发现的突变类型超百种，分布于整个 ABL 激酶区，突变直接或间接导致伊马替尼无法与其靶点结合，出现耐药现象。根据突变点位置，临床可以采取不同的干预措施，如换用敏感的第二代或第三代 TKI，或进行造血干细胞移植。因此，对于发生耐药的 CML 患者，有必要检测 ABL 激酶区突变来指导临床治疗。由于 ABL 激酶区点突变类型繁多、分布范围广，RT-PCR 结合 Sanger 测序是检测 ABL 激酶区点突变最适合的方法。

521. 为什么 PML-RARA 融合蛋白是全反式维 A 酸治疗的靶点

答：PML-RARA 融合基因是急性早幼粒细胞白血病（APL）的特异性分子标志，见于

98%的 APL 患者中。APL 患者的特异性细胞遗传学异常 t（15；17），导致 15 号染色体上的 PML 基因和 17 号染色体上的维 A 酸受体 α（RARA）基因融合，所编码的 PML-RARA 融合蛋白通过显性负作用抑制早幼粒细胞分化成熟。全反式维 A 酸（ATRA）可通过与 PML-RARA 融合蛋白结合，重新启动髓系细胞分化的基因调控网络，诱导白血病细胞分化成熟继而凋亡，发挥治疗作用。采用 ATRA 进行治疗，可使 90%左右的初发 APL 患者达到完全缓解（complete remission，CR）。

522. 什么是表皮生长因子受体分子

答：表皮生长因子受体（EGFR）定位于细胞膜上，是一个相对分子质量约 170 000 的跨膜糖蛋白，具有配体依赖的酪氨酸蛋白激酶活性，是表皮生长因子（epidermal growth factor，EGF）信号转导的受体之一。其所属的蛋白家族成员包括 HER1（也称 ERBB1 或 EGFR）、HER2（也称 ERBB2 或 NEU）、HER3（也称 ERBB3）及 HER4（也称 ERBB4）。EGFR 与 EGF 结合后，受体发生二聚体化，其酪氨酸蛋白激酶活性增强，磷酸化信号由受体酪氨酸蛋白激酶→Ras→MAPK 级联途径传递到细胞核内，启动相关基因的转录，改变某些转录因子的表达活性，从而促进细胞的分裂增殖。EGFR 广泛分布于哺乳动物上皮细胞、成纤维细胞、胶质细胞、角质细胞等细胞表面，其过度表达和自我激活与许多肿瘤的发生发展有关。

523. 为什么表皮生长因子受体基因突变检测只需要检测第 18~21 号外显子

答：编码表皮生长因子受体（EGFR）的基因位于人类 7 号染色体短臂，由 188 307bp 组成，包括 28 个外显子，其酪氨酸激酶功能区由外显子 18~24 编码。EGFR 基因的突变主要发生在胞内酪氨酸激酶区域的前四个外显子上（18~21 号），目前发现的酪氨酸激酶区域突变有 30 多种。缺失突变主要发生在外显子 19 上，最常见的是 del E746~A750；插入突变主要发生在外显子 20 上；点突变最常见的是发生在外显子 21 上的 L858R。外显子 20 上的点突变 T790M 为耐药突变，此外还有 L858Q、D761Y、T854A 等耐药突变。

临床上用于检测 EGFR 基因突变的方法应优先选用国际和国内"金标准"的检测方法，目前常规采用的方法为 ARMS-PCR 和 Sanger 测序。由于 Sanger 测序法操作繁琐、灵敏度不高，突变等位基因需要超过 10%~15%才能检出，因此临床上多采用 ARMS-PCR 法进行检测。

524. 为什么服用表皮生长因子受体酪氨酸激酶抑制剂类靶向药物前需要进行表皮生长因子受体基因突变检测

答：吉非替尼、厄洛替尼等小分子酪氨酸激酶抑制剂（TKI）的作用靶点是发生基因突变的表皮生长因子受体（EGFR）。然而，并不是所有携带 EGFR 基因突变的非小细胞肺癌（NSCLC）患者都对 TKI 有效。EGFR-TKI 的有效性因突变类型而不同，如对外显子 19 缺失突变的肿瘤患者有效率为 81%，L858R 突变患者的有效率为 71%，G719X 突变患者的有效率为 56%，而有些发生第 20 外显子插入突变的患者则可能对 TKI 无效。因此，在服用 EGFR-TKI 类药物前进行 EGFR 基因突变检测是非常重要的，通过检测能真正筛选出可能对 EGFR-TKI 类药物敏感的患者。

525. 为什么检测表皮生长因子受体基因耐药突变可以选用血浆作为检测样本

答：表皮生长因子受体（EGFR）基因耐药突变（如 T790M）常见于服用 EGFR-TKI 治疗后耐药的患者。对于经治患者，原先的组织标本对经治后的肿瘤分子病理状态缺少实时参考意义，且很难再次取得标本，故常选用 EDTA 抗凝的血浆作为检测标本。大量临床试验结果显示血液耐药突变检测与组织检测一致性较好，具有良好的灵敏度和特异性，而且血液中的耐药突变发现可早于临床进展数月，血液样本的耐药突变检测目前已用于靶向药物疗效监测。血液标本采样方便，一定程度上能有效克服肿瘤异质性，并实现实时动态监测，是用于检测 EGFR 基因耐药突变最合适的标本类型。

526. 为什么 KRAS 分子与肿瘤发生有关

答：KRAS 基因是 RAS 基因家族中的一员，位于 12 号染色体，含有 5 个外显子，编码含 189 个氨基酸的 KRAS 蛋白。KRAS 是 EGFR 信号通路的下游分子，具有 GTP 酶活性，与二磷酸尿苷（GDP）结合为非活性状态，与三磷酸尿苷（GTP）结合为活性状态。KRAS 好似一个分子开关，通过 GTP 和 GDP 的相互转化作用，KRAS 可调节下游信号通路的开启和关闭，传递细胞生长分化信号。KRAS 分子与人类肿瘤密切相关，正常情况下，野生型 KRAS 蛋白在控制细胞生长的信号通路中起着重要的调控作用；发生异常时，突变的 KRAS 蛋白处于持续活化状态，会使细胞内信号转导系统发生紊乱，细胞增殖失控导致癌变。KRAS 基因最常见的突变方式为点突变，90% 的 KRAS 基因突变位于 2 号外显子的第 12 和 13 密码子，另有 1%~4% 为第 61 和 146 密码子突变。其中结直肠癌（CRC）中最常见的是第 12 密码子（约 82%）的突变，中国人群样本检测数据显示 G12A 发生频率高于 G12S 或 G12C，西方人群相反。

527. 为什么使用表皮生长因子受体靶向药物或酪氨酸激酶抑制剂前要检测 KRAS 基因

答：表皮生长因子受体（EGFR）靶向药物或酪氨酸激酶抑制剂（TKI）均通过直接抑制 EGFR 发挥抗肿瘤的作用。这些靶向药物治疗的有效性同样会受其下游基因 KRAS 状态的影响，突变型的 KRAS 无需接受上游 EGFR 信号即能够自动活化该通路并启动下游信号的转导。因此只有 KRAS 基因野生型的患者才能从抗 EGFR 的治疗中获益，而突变型的患者则不能。KRAS 野生型患者使用 EGFR 靶向药物或 TKI 治疗效果确切，可显著提高患者的生存率和改善生活状态。而 KRAS 突变型患者使用 EGFR 靶向药物或 TKI 治疗无效，不建议使用该类药物。

528. 为什么 BRAF 分子与肿瘤发生有关

答：BRAF 基因是 1988 年由 Ikawa 等首先在人类尤因肉瘤中发现。BRAF 基因与 ARAF、CRAF 基因同属 RAF 家族，位于人染色体 7q34，长约 190kb，编码含 783 个氨基酸的蛋白，相对分子质量为 84 436。BRAF 分子是 MAPK 信号转导通路中的重要成员之一，也是 RAS-RAF-MEK-ERK 信号转导通路中的重要成员，在细胞增殖、分化及凋亡中起重要调控作用。正常的 BRAF 蛋白传递来自细胞膜的信号，且只在需要传递信号时保持活性状态。BRAF 突变使其处于持续活化状态，导致下游 MEK-ERK 信号通路持续激活，干扰细胞信号传递链的正常功能，诱导细胞异常增殖。在多种人类恶性肿瘤中，如恶性黑色素瘤、结直肠癌（CRC）、肺癌、甲状腺癌、肝癌及胰腺癌，均存在不同比例的 BRAF 突变，该突变对肿瘤的生长增殖和侵袭转移至关重要。

529. 为什么需要检测 BRAF V600E 突变

答：BRAF 突变主要发生在外显子 11 编码的甘氨酸环上和外显子 15 编码的激活区，其中绝大部分（黑色素瘤 80%～90%，甲状腺癌 99%，结直肠癌 96%，非小细胞肺癌 55%）突变是外显子 15 第 1799 核苷酸 T 突变为 A（c.1799T>A），导致其编码的缬氨酸被谷氨酸取代（V600E）。上述突变均能使 BRAF 激酶活性以及细胞转化能力提高，但以 V600E 更为重要。V600E 突变能模拟 T598 和 S601 两个位点的磷酸化作用，使 BRAF 蛋白持续激活。因此，BRAF 基因突变检测通常只需要检测 BRAF V600E 突变。

530. 为什么肿瘤患者使用表皮生长因子受体靶向药物前需要进行 BRAF 基因突变检测

答：BRAF 是位于 KRAS 下游级联信号通路上的一个重要蛋白，当 BRAF 基因发生突变后，其编码生成的蛋白产物无需接受上游信号蛋白的活化便始终处于激活状态，启动下游细胞信号转导途径，引起细胞增殖，使 EGFR 抑制剂西妥昔单克隆抗体和帕尼单克隆抗体等的疗效减弱甚至无效。因此，对于 KRAS 基因野生型但同时具有 BRAF 基因 V600E 突变的患者，抗 EGFR 单克隆抗体靶向药物治疗可能无效。所以肿瘤患者在使用 EGFR 靶向药物之前最好进行 BRAF 基因突变检测。

531. 为什么黑色素瘤患者使用靶向药物前需要进行 BRAF 基因突变检测

答：2011 年 FDA 批准维罗非尼用于治疗晚期（转移性）或不可切除的黑色素瘤，尤其是携有 BRAF V600E 基因变异的肿瘤患者。转移性黑色素瘤是最具侵袭性的一种皮肤癌类型，近半数黑色素瘤患者存在 BRAF 蛋白突变，维罗非尼是一种口服的可抑制黑色素瘤 BRAF 基因突变的分子靶向药物，可阻断 BRAF V600E 介导的肿瘤增殖。50% 以上表达 BRAF V600E 突变的晚期黑色素瘤患者在维罗非尼治疗中可获得临床应答。

（马硝惟）

第三节　药物代谢酶和转运体相关基因检测

532. 为什么要检测药物代谢酶及转运体基因

答：传统药物治疗是用同一种药治疗同一种疾病所有的患者，但个体间药物效应差别非常大，有时产生的毒副作用甚至可危及生命。美国每年因用药差异约有 10 万人死亡，已经成为美国第 4 至第 6 位的死亡原因。

近年来，随着药物基因组学的发展，我们了解到药物代谢酶和转运体在个体间的差异，并开始从相关基因水平来研究药物的反应，找到不同患者用药反应不同的标记，进而可通过检测与分析这些标记来确定患者属何种反应人群以便选择疗效最佳的药物和确定最佳剂量，从而真正达到"用药个性化"的目的，使临床用药更具针对性、高效性和安全性。

533. 为什么要按代谢速度将药物代谢酶分类

答：药物的生物转化要靠酶的促进，主要是肝微粒体混合功能酶系统，该系统对药物的生物转化起主要作用，又称肝药酶。此酶的个体差异大，作用专一性低。药物代谢酶的遗传多态性可造成代谢酶活性的改变，出现活性下降甚至表现为无活性。根据酶活性的强弱表型可将药物代谢酶分为四类：慢代谢型（poor metabolizer）、中间代谢型（intermediate metabolizer）、快代谢型（extensive metabolizer）和超快代谢型（ultraextensive metabolizer）。通常来说，慢代谢型的不良反应概率较高。药物代谢酶的遗传多态性是药物代谢速度存在个体差异的重要因素。

534. 为什么细胞色素 P450 酶超家族是药物代谢酶类的主要相关基因

答：细胞色素 P450（CYP450）是一组含亚铁血红素的酶，因酶蛋白中所含血红素与一氧化碳结合后于可见光 450nm 处有最大吸收峰而命名。人类 CYP450 超家族是分布最广泛、底物谱最广的 I 相代谢酶系，在诸多药物的代谢中发挥着重要作用，96% 的药物代谢性相互作用是由 P450 酶系介导的。

CYP450 基因多态性在临床上表现为相应酶功能的变化。由于代谢底物种类繁多，编码药物代谢酶的 CYP450 基因多态性可能会增加个体对药物或其他化学物质毒副作用的敏感性。根据 CYP450 基因序列的同源性，将 CYP450 划分为不同的基因家族、亚家族和酶。其中家族以阿拉伯数字命名；亚家族以阿拉伯数字后加一个英文字母来表示，同一个基因亚家族的氨基酸序列须有 55% 以上是相同的；单个酶以英文字母后再加一个阿拉伯数字来表示。如 CYP2C9 是 CYP450 2C 亚家族中的一种同工酶。CYP450 的基因多态性可以改变该基因的表达水平或其编码的酶的活性，导致这些酶底物的药代动力学发生显著性的改变，从而产生严重的药物不良反应或导致治疗无效。对药物代谢十分重要的 CYP450 主要包括 CYP1A2、CYP2C9、CYP2C19，CYP2D6、CYP2El、CYP3A4 和 CYP3A5，临床上所使用药物的 75% 是由这些酶负责代谢的，其中约 40% 由高度多态性的酶 CYP2C9、CYP2C19 和 CYP2D6 代谢。

535. 什么是 CYP2C9

答：CYP2C9 是 CYP450 第二亚家族中的一个重要成员，主要表达在肝脏和肠道，由 490 个氨基酸残基组成，占肝微粒体 CYP450 蛋白总量的 20%，仅次于 CYP3A。CYP2C9 能代谢许多不同性质的药物，主要是酸性底物，并在前致癌物、前毒物和致突变剂的活化中也起一定作用。据统计，目前约有 16% 的临床药物由 CYP2C9 负责代谢。CYP2C9 参与抗凝血药、抗惊厥药、降糖药、非甾体类解热镇痛抗炎药、抗高血压药以及利尿药等多种药物的羟化代谢，其中华法林、甲苯磺丁脲和苯妥因均为治疗指数较窄的药物，CYP2C9 活性变化可引起这些药物体内浓度出现较大变化，甚至导致严重药物不良反应的发生。

536. CYP2C9 主要参与哪些药物代谢

答：CYP2C9 主要参与代谢的药物有以下几类：
（1）抗癫痫药：苯妥因（phenytoin）。
（2）抗心律失常药物：胺碘酮（amiodarone）。

（3）免疫抑制剂：他克莫司（FK506）。

（4）抗凝药物：华法林（warfarin）。

（5）口服降糖药：格列苯脲（glibenclamide）、格列美脲（glimepiride）、格列吡嗪（glipizide）。

（6）非甾体抗炎药：双氯芬酸（diclofenac）、布洛芬（ibuprofen）。

（7）抗高血压药：氯沙坦（losartan）、厄贝沙坦（irbesartan）。

（8）利尿药：托拉塞米（torasemide）。

537. 为什么检测 CYP2C9 基因多态性时主要检测 *2 和 *3 位点

答：CYP2C9 基因位于染色体区 10q24.2 上，全长约为 55kb，由 9 个外显子构成。CYP2C9 与另一种 P450 酶 CYP2C19 有 92% 的序列同源性，但这两种酶具有完全不同的底物特异性。

近几年来有很多 CYP2C9 基因的多态性位点被发现，表明 CYP2C9 基因具有高度的遗传多态性。迄今为止，至少有 32 种 CYP2C9 基因编码区的 SNP 被发现并被人类 CYP450 等位基因命名法委员会记载，研究较多的包括 CYP2C9 * 2（c.430C > T p. R144C）和 CYP2C9 * 3（c.1075A>C p. I359L），这两个位点突变均导致氨基酸序列改变，并使酶的催化活性降低。CYP2C9 的基因频率在不同人种和不同民族之间差异很大。在中国人群中，除了野生型 CYP2C9 * 1，最主要的基因型是 CYP2C9 * 3，其基因频率约为 3.3%，低于在高加索人群中的频率；高加索人群中频率较高的 CYP2C9 * 2 型在中国人群中相对较为少见。CYP2C9 * 3 型编码的酶催化活性下降，对不同的药物底物催化代谢的影响不同，具有显著的底物依赖性。CYP2C9 * 2 和 CYP2C9 * 3 纯合子编码的酶为慢代谢型，CYP2C9 * 2 和 CYP2C9 * 3 与 CYP2C9 * 1 形成的杂合子则为中间代谢型。

538. 为什么 CYP2C9 基因的多态性会对华法林的用药剂量产生影响

答：华法林是临床上常用的抗凝药物，是深静脉血栓、心房纤颤、心脏瓣膜置换术和肺栓塞等疾病的一线用药，其临床疗效和不良反应存在很大的个体差异，血药浓度过高或敏感性增加可导致严重出血事件。华法林由 S- 和 R- 两种消旋体构成，其中 S- 华法林的抗凝活性约为 R- 华法林的 5 倍。85% 以上的 S- 华法林在体内经 CYP2C9 代谢为无活性的代谢产物，CYP2C9 * 3 型可导致其编码的酶活性比野生型 CYP2C9 * 1 降低 80%，CYP2C9 * 3 纯合子和杂合子基因型个体 S- 华法林的口服清除率分别下降 90% 和 66%，致使 CYP2C9 基因变异个体对华法林的剂量敏感性明显增强。携带突变基因的个体服用华法林后达到稳态浓度需要的时间延长，且在初期有较高的出血危险性，而所需维持剂量较低。

539. 为什么 CYP2C9 基因的多态性会对丙戊酸盐的剂量产生影响

答：丙戊酸钠（valproate，VPA）是治疗儿童癫痫的常用药物，有效治疗浓度 50 ~ 100μg/ml，但个体差异很大，服用相同的剂量后进行血药浓度监测，可以发现许多患儿的血药浓度低于 50μg/ml 或高于 100μg/ml。VPA 对消化系统、肝脏及血液系统均有潜在的毒性。VPA 由 CYP2C9 对具有肝毒性的代谢产物进行代谢。当患者出现 CYP2C9 基因变异后，会因酶活性降低造成代谢速度降低而引发肝毒性。故 CYP2C9 * 3 位点携带者需对 VPA

剂量酌情减量。

540. 什么是 CYP2C19

答：在 CYP2C 亚家族中，CYP2C19 酶广泛分布于肝、肾、脑、皮肤、肺、胃肠道及胎盘等组织器官，主要在肝脏。其参与多种外源性物质代谢，包括：药物、乙醇、抗氧化剂、有机溶剂、染料、环境污染物质等。CYP2C19 基因位于染色体区 10q24.2 上，由 9 个外显子构成。CYP2C19 酶具有遗传多态性，且有明显的个体、种族或地域差异。

541. CYP2C19 主要参与哪些药物代谢

答：CYP2C19 参与代谢的药物主要有以下几类：

（1）β 受体阻滞剂：普萘洛尔（propranolol）。

（2）抗血小板药物：氯吡格雷（clopidogrel）。

（3）降脂药：瑞舒伐他汀（rosuvastatin）。

（4）抗凝药物：华法林（warfarin）。

（5）质子泵抑制剂：兰索拉唑（lansoprazole），埃索美拉唑（esomeprazole），泮托拉唑（pantoprazole），奥美拉唑（omeprazole）。

（6）抗真菌药物：伏立康唑（voriconazole）。

542. 为什么 CYP2C19 基因多态性主要检测*2 和*3 位点

答：CYP2C19 基因具有很多 SNP 位点，最常见的是 CYP2C19*2 和 CYP2C19*3。CYP2C19*2（rs4244285 c.681G>A）会在 5 号外显子产生一个异常剪接位点，使随后的阅读框架发生改变，编码产生截短的无功能蛋白。而 CYP2C19*3（rs4986893 c.636G>A）则在 4 号外显子形成一个终止子导致蛋白合成提前终止，生成无功能的酶蛋白。据统计，CYP2C19*2 和 CYP2C19*3 两个突变位点能解释几乎 100% 的东亚人和 85% 的高加索人种的相关弱代谢遗传缺陷。野生型（CYP2C19*1 纯合子）为快代谢型；CYP2C19*2 纯合子、CYP2C19*3 纯合子，以及由 CYP2C19*2 和 CYP2C19*3 形成的杂合子为慢代谢型；CYP2C19*2 和 CYP2C19*3 分别与 CYP2C19*1 形成的杂合子为中间代谢型。大量证据证实，不同人种 CYP2C19 的底物代谢能力有很大差异，2%～5% 高加索人是弱代谢者，而 13%～23% 的亚洲人是弱代谢者。这正是由于在亚洲人口中 CYP2C19*2 和 CYP2C19*3 等位基因的高频率而造成的。

543. 为什么 CYP2C19 基因的多态性会对氯吡格雷治疗产生影响

答：经皮冠状动脉介入治疗术（percutaneous coronary intervention，PCI）后的患者需服用抗血小板药物氯吡格雷。氯吡格雷通过 CYP450 同工酶 CYP3A4 和 CYP2C19 代谢，氧化水解形成具有药理活性的硫醇衍生物，该活性代谢产物不可逆地与血小板二磷酸腺苷受体 P2Y12 结合，最终抑制纤维蛋白原受体 GP Ⅱb/Ⅲa 活化。CYP2C19 基因的部分多态性（如*2 和*3）产生提前的终止密码，使蛋白合成终止，导致 CYP2C19 酶活性丧失。CYP2C19 慢代谢型患者服用氯吡格雷药物后，通过该酶代谢的药物活性代谢产物明显减少，血小板抑制作用减弱，可能增加二级心血管事件的风险。所以患者 CYP2C19 的多态性检测可以作为 PCI 术后患者抗血小板药物选择的参考。

544. 什么是 CYP2B6

答：CYP2B6 是 CYP450 家族中重要的药物代谢酶，广泛分布于人体肝脏、肾脏、肺、小肠、子宫内膜、支气管肺泡的巨噬细胞、外周血淋巴细胞和脑部，参与多种内源性和外源性物质的合成和代谢。CYP2B6 基因定位于 19q12～13.2，全长 28kb，由 8 个内含子将 9 个外显子分隔开，编码的蛋白质由 491 个氨基酸组成，相对分子质量为 58 268。CYP2B6 酶活性的个体差异可超过 250 倍。

545. CYP2B6 主要参与哪些药物代谢

答：CYP2B6 参与代谢的药物主要有以下几种：

（1）依法韦仑（efavirenz）：一种非核苷类的反转录酶抑制剂，被 WHO 推荐为一线抗艾滋病（AIDS）药物，体外研究表明 CYP2B6 是依法韦仑的主要代谢酶。

（2）尼古丁（nicotine）：是一种存在于茄科植物（茄属）中的生物碱，也是烟草的最主要成分。肝是主要代谢尼古丁的器官，代谢酶主要是 CYP2A6，（CYP2B6 也可作用于尼古丁）。

（3）氯胺酮（ketamine）：为非巴比妥类静脉麻醉剂，广泛用于小儿短小手术的麻醉和术前基础麻醉。大部分经肝脏 CYP450 代谢，形成去甲氯胺酮。

（4）环磷酰胺（cyclophosphamide）：细胞周期非特异性药物，同时也具有免疫抑制作用。药物在体外无直接活性，需经 CYP2B6 催化转化为活性代谢物才能发挥出具治疗意义的细胞毒性作用。

546. 为什么 CYP2B6 基因多态性主要检测*6 位点

答：人类 CYP2B6 基因具有高度多态性，至今已陆续发现 9 个 CYP2B6 基因的变异位点，其中等位基因 CYP2B6*6 包含两个紧密连锁的突变位点，即 4 号外显子上的 c.516G>T 和 5 号外显子上的 c.785A>G。中国人群中最常见的基因型即为 CYP2B6*6，与日本人群、高加索人群及非洲人群相类似。CYP2B6*6 基因型会造成酶活性的下降，从而导致代谢药物的个体差异。

547. 为什么 CYP2B6 基因的多态性会对抗艾滋病药物产生影响

答：依法韦仑（efavirenz）是一种非核苷类的反转录酶抑制剂，常与其他药物联用降低艾滋病（AIDS）患者死亡率。依法韦仑在体内首先经羟化作用成 8-羟化依法韦仑，随后进一步羟化为 8，14-二羟依法韦仑，再经葡萄糖醛酸结合经肾脏排泄，以上两步羟化过程均通过 CYP2B6 催化。同时，依法韦仑又是一种治疗窗狭窄的药物，当血药浓度超过 4μg/ml 时，中枢神经系统毒性会明显增加，而当血药浓度低于 1μg/ml 时，抗病毒失败的风险又明显增加。所以，由 CYP2B6 基因多态性引起的 CYP2B6 酶活性改变必然会造成依法韦仑疗效的个体差异。

548. 什么是 CYP2D6

答：CYP2D6 又称异喹胍 4′-羟化酶，是 CYP450 第二亚家族中的重要成员。CYP2D 由 CYP2D6、CYP2D7P、CYP2D8P 组成，其中只有 CYP2D6 能够在肝脏及其他组织中表达活性蛋白，发挥代谢作用。CYP2D6 基因位于第 22 号染色体上，共有 9 个外显子，8 个内含子，编码 497 个氨基酸。虽然 CYP2D6 只占肝脏酶总量的 2%～9%，却参与 20%～30% 的药物代谢。CYP2D6 的代谢作用具有个体差异性，代谢表型可分为超快代谢型、快代谢型、中间代谢型和慢代谢型。白种人群中 CYP2D6 慢代谢型的发生率高达 5%～10%，而在东方人群中慢代谢型的发生率约为 1%。

549. CYP2D6 主要参与哪些药物代谢

答：CYP2D6 参与代谢的药物主要有以下几类：

（1）雌激素受体（ER）调节剂：他莫昔芬（tamoxifen）。

（2）β 受体阻滞剂：美托洛尔（metoprolol）。

（3）精神类药物：阿米替林（amitriptyline）、氯丙咪嗪（clomipramine）、去甲替林（nortriptyline）、地昔帕明（desipramine）、多塞平（doxepin）、丙咪嗪（imipramine）、马普替林（maprotiline）、奥匹哌醇（opipramol）、三甲丙咪嗪（trimipramine）。

（4）镇痛药：曲马多（tramadol）。

（5）止吐药：昂丹司琼（ondansetron）。

550. 为什么 CYP2D6 基因多态性主要检测*10 位点

答：目前发现 CYP2D6 基因约有 80 个变异位点，可引发酶活性和表达量的差异，从而导致药物代谢个体差异的产生。不同突变类型对酶活性和药物代谢的影响不一。中国人群中 CYP2D6 基因常见的导致酶活性降低的等位基因包括 CYP2D6*3（c. 2637delA）、CYP2D6*4（c. 1934G>A）、CYP2D6*5（CYP2D6 delGene）和 CYP2D6*10（c. 188C>T），频率分别为 1%、1%、6% 和约 50%。其中，CYP2D6*5 为基因缺失多态，导致慢代谢型表型。亚洲人（包括中国、日本和韩国等）CYP2D6*10 位点的发生概率约为 43%，CYP2D6*10 为该酶第 34 位脯氨酸被丝氨酸替代所致，编码产物只具有部分酶活性，导致中间代谢型表型。而慢代谢型变异 70%～90% 是由 CYP2D6*4 和 CYP2D6*5 所致，在亚洲人群中的发生率远低于欧美人群。所以亚洲地区 CYP2D6 的基因多态性检测主要集中于 CYP2D6*10 位点与其相关药物的代谢。

551. 为什么 CYP2D6 的多态性会对美托洛尔的治疗剂量产生影响

答：美托洛尔是一种 β 受体阻滞剂，常用于治疗高血压及心绞痛，主要在肝脏通过 CYP2D6 进行氧化代谢，给药剂量 10% 的美托洛尔完全由 CYP2D6 进行羟基化作用代谢为 α-羟基美托洛尔，而 65% 的美托洛尔则由 CYP2D6 脱甲基并在其他酶的作用下催化代谢为 O-去甲基美托洛尔。所以 CYP2D6 是美托洛尔代谢个体化差异的主要原因，与 CYP2D6 的活性密切相关。当给予中间代谢或慢代谢型患者与快代谢者相同剂量时，美托洛尔的血药浓度会升高数倍，从而降低对心血管的选择性，不良反应的发生率会显著高于快代谢者。对于长期使用美托洛尔者，建议先检测 CYP2D6 代谢型，根据指南调整剂量，以减少不良反应风险。

552. 什么是 CYP3A5

答：CYP3A5 基因位于人类第 7 号染色体 q21.1~22.2，全长为 31.8kb，有 13 个外显子，编码 502 个氨基酸。CYP3A5 是 CYP450 3A 亚家族的一员，50%以上临床常用药物的氧化还原反应需通过 CYP450 3A 亚家族来完成。CYP3A5 广泛分布于小肠、肝脏、肾脏、胰腺、前列腺和肺部，其活性存在个体差异，这种差异造成多种药物口服生物利用度和清除率不同。

553. CYP3A5 主要参与哪些药物代谢

答：CYP3A5 主要参与以下几类药物的代谢：

（1）大环内酯类抗生素：克拉霉素（clarithromycin）。

（2）苯二氮䓬类：阿普唑仑（alprazolam），咪达唑仑（midazolam），三唑仑（triazolam）。

（3）免疫抑制剂：环孢素（cyclosporine），他克莫司（tacrolimus）。

（4）抗 HIV 药物：茚地那韦（indinavir），奈非那韦（nelfinavir），利托那韦（ritonavir）。

（5）胃肠动力药：西沙比利（cisapride）。

（6）抗组胺药物：阿司咪唑（astemizole），马来酸氯苯那敏（chlorpheniramine），特非那定（terfenadine）。

（7）钙离子拮抗剂：氨氯地平（amlodipine），地尔硫䓬（diltiazem），非洛地平（felodipine）。

（8）降脂药物：阿托伐他汀（atorvastatin）。

（9）类固醇激素：黄体酮（progesterone），氢化可的松（hydrocortisone）。

554. 为什么 CYP3A5 基因多态性主要检测*3 位点

答：CYP3A5 的基因变异是产生酶活性差异的主要原因，其中 CYP3A5*3 在内含子 3 的突变（rs776746 c.6986A>G）可形成异常剪接位点，直接导致终止密码子提前出现，表达的截短型蛋白酶活性明显降低。因此 CYP3A5*3 纯合子个体肝脏和肠道 CYP3A5 蛋白表达和活性显著下降。CYP3A5*1 等位基因频率存在显著的种族差异，白种人群中为 10%~15%，中国人群中为 28%，而黑种人群则高达 60%~80%。CYP3A5*3 在中国人的携带率约 70%左右，是主要变异位点。

555. 为什么 CYP3A5 的多态性会对他克莫司的治疗剂量产生影响

答：他克莫司（FK506）是一种免疫抑制剂，在器官移植中发挥重要作用。由于其治疗窗口窄、个体反应差异大，常需要进行治疗药物监测。进入体内的 FK506 绝大部分在肝脏代谢、分解，主要通过肝脏的 CYP3A 同工酶代谢，其中 CYP3A4 和 CYP3A5 占主要地位。携带 CYP3A5*3/*3 基因型的人表达截短的 CYP3A5，酶活性降低，可导致他克莫司的血药浓度升高，不良反应增加。临床遗传药理学实施联盟（CPIC）指南建议携带 CYP3A5*3/*3基因型的移植患者减少他克莫司的用药剂量，以避免发生药物不良反应。

556. 什么是 CYP4F2

答：CYP4F2 是代谢花生四烯酸的重要 ω-羟化酶，产生羟化二十碳四烯酸。羟化二十碳四烯酸是肾、脑肠系膜和骨骼肌小动脉的强效收缩剂，在肾脏中又能促进尿钠排泄，具有升压和降压的双重作用。另外 CYP4F2 也是维生素 K 的单氧酶，可氧化底物产生 ω-羟基衍生物，对患者华法林用药剂量可造成影响。CYP4F2 的编码基因定位于染色体 19p13.11，长约 20kb，由 13 个外显子和 12 个内含子组成。

557. 为什么 CYP4F2 基因多态性主要检测 *3 位点

答：CYP4F2 基因是继 CYP2C9 基因和 VKORC1 基因之后第三个被发现与华法林剂量相关的基因。CYP4F2 与华法林剂量相关的多态性位点为 CYP4F2*3（rs2108622 c.1297C>T）。此位点具有一定的种族差异性，在中国人群中该等位基因携带率约 21.7%，而在高加索人群中可达到 44.7%。CYP4F2 是维生素 K 的单氧酶，当患者携带 CYP4F2*3 时，外显子 11 的单核苷酸 C 突变为 T，造成 433 位氨基酸由甲硫氨酸替代缬氨酸（p.V433M），使得患者对维生素 K 的氧化还原能力发生改变，纯合突变者可下降 75% 左右，这类患者需要更高的华法林维持剂量。CYP4F2*3 突变可以解释中国汉族人群约 1%~4% 的华法林剂量变异。

558. 什么是 ALDH2

答：人类乙醛脱氢酶（aldehyde dehydrogenase，ALDH）是一种四聚体蛋白，催化乙醛和其他脂肪族醛氧化。目前已发现 19 种 ALDH 同工酶，其中 ALDH2 基因编码的线粒体 ALDH2 同时具有脱氢酶和酯酶活性，最为重要，在肝和胃中具有很高的表达量，参与乙醇、硝酸甘油（nitroglycerin）等药物的代谢。ALDH2 基因位于人类第 12 号染色体，该基因具有明显的遗传多态性。携带野生型 ALDH2 基因的人对乙醇等物质的代谢能力比较强，而当 ALDH2 基因有变异时，往往对乙醇等物质的代谢能力较差，会出现饮酒后脸红、头痛、恶心、心悸，甚至引起其他更严重的后果。

559. ALDH2 主要参与哪些药物和体内物质代谢

答：硝酸甘油是治疗心绞痛的经典药物，可以通过释放一氧化氮（NO）舒张血管来发挥作用。乙醛脱氢酶 2（ALDH2）参与硝酸甘油转化为 NO。临床上部分患者舌下含服硝酸甘油不能迅速有效地缓解心绞痛，与 ALDH2 基因型有关。ALDH2*1 基因型的患者硝酸甘油治疗心绞痛的疗效明显优于 ALDH2*2 患者，且前者迅速起效率也明显高于后者。

560. 为什么 ALDH2 基因多态性主要检测 *2 位点

答：ALDH2 基因存在遗传多态性，可导致 ALDH2 的功能发生个体差异。例如 c.1510G>A 突变使氨基酸序列第 504 位上的谷氨酸被赖氨酸所替换（p.E504K），导致 ALDH2 的催化能力丧失。具有催化活性的野生型称为 G 等位基因（ALDH2*1），催化能力丧失的突变型称为 A 等位基因（ALDH2*2）。在亚洲的黄种人群中，ALDH2*2 是发生频率最高且最重要的突变型，频率约为 50%，而欧洲人群中只有 5%。同时 ALDH2*2 突变在中国人群中的分布还存在着明显的民族、地域和种族差异性。

561. 什么是 MTHFR

答：亚甲基四氢叶酸还原酶（methylenetetrahydrofolate reductase，MTHFR）蛋白是由 MTHFR 基因编码的，该蛋白是叶酸（folic acid）代谢与甲硫氨酸代谢中的关键酶。MTHFR 蛋白可以使 5，10-亚甲基四氢叶酸还原为 5-甲基四氢叶酸，从而作为甲基的间接供体参与体内嘌呤、嘧啶的合成及 DNA、RNA、蛋白质的甲基化，同时维持体内正常的同型半胱氨酸水平。

只有正常的 MTHFR 酶活性才能维持叶酸与甲硫氨酸循环的有效性，保证 DNA 的合成和甲基化的正常进行。若 MTHFR 酶活性发生变化，则会引起 5-甲基四氢叶酸生成障碍，以及 DNA 合成和甲基化异常、高同型半胱氨酸血症，进而导致多种遗传性疾病的发生。

562. 为什么 MTHFR 基因多态性会导致高同型半胱氨酸血症

答：同型半胱氨酸在亚甲基四氢叶酸还原酶（MTHFR）的催化下，以维生素 B_{12} 为辅因子，以甲基四氢叶酸为甲基供体，甲基化生成甲硫氨酸。MTHFR 基因 c.677C>T 多态性可导致 MTHFR 酶活性降低，同型半胱氨酸转化为 S-腺苷甲硫氨酸过程受阻，从而影响甲硫氨酸或 S-腺苷甲硫氨酸的合成，导致半胱氨酸的蓄积。高同型半胱氨酸可引起细胞毒性，血管内皮细胞损伤，刺激血管平滑肌细胞增生，破坏机体凝血和纤溶系统，最终导致动脉粥样硬化，增加冠心病、脑梗死等心脑血管病的发生风险。

563. 为什么 MTHFR 基因多态性会影响化疗药物副作用

答：甲氨蝶呤（methotrexate，MTX）是抗叶酸代谢的药物，大剂量 MTX 是急性淋巴细胞白血病主要的治疗药物之一。另外 MTX 还可作为免疫抑制剂用于风湿性关节炎、系统性红斑狼疮和强直性脊柱炎的治疗。临床用药过程发现相同剂量的 MTX 用在不同患者身上时毒副反应不一，MTX 通过竞争性地抑制四氢叶酸还原酶，在叶酸代谢途径的上游降低还原型叶酸含量。MTHFR 酶活性的降低很可能使体内 DNA 甲基化发生异常，从而协同 MTX 共同引起毒副反应。当使用大剂量 MTX 治疗时，MTHFR c.667C>T TT 型和 c.1298A>C CC 型可增加患者骨髓抑制和肝毒性发生率。

564. 为什么可以依据 MTHFR 基因多态性调整孕妇叶酸服用剂量

答：叶酸属于 B 族维生素，是人体不可缺少的营养元素之一，在胚胎发育、人体生长、新陈代谢等过程中发挥重要作用。人体自身无法合成叶酸，只能依靠外源供给。孕妇叶酸缺乏与多种自身及新生儿并发症发生有关，如孕妇贫血、妊娠高血压综合征、早产，以及胎儿唐氏综合征、神经管畸形、先天性心脏病等。为降低新生儿出生缺陷率（尤其是神经管畸形发生率），我国妇幼保健部门于 2006 年起建议妇女在备孕和孕早期服用叶酸，并免费向待孕妇女发放叶酸。

遗传（基因）缺陷导致机体对叶酸的利用能力低下是造成机体缺乏叶酸的主要原因之一。MTHFR 是叶酸代谢过程中的关键酶，可将还原型 5，10-亚甲基四氢叶酸转化为 5-甲基四氢叶酸，参与叶酸代谢循环，帮助机体 DNA 合成与修复。MTHFR 基因异常（c.667C

>T CT 型或 TT 型）的人，该酶活性明显降低，对叶酸代谢造成障碍，导致新生儿神经管缺陷、唇腭裂等疾病的发病风险明显增高。中国疾病预防控制中心妇幼保健中心对于根据 MTHFR 基因型补充叶酸的剂量有相应推荐：①MTHFR c. 667C>T CC 型妇女可按推荐在孕前 3 个月和孕早期（0～12 周以前）每天补充 400μg 叶酸，孕中/后期（13～40 周）则无需额外补充叶酸；②MTHFR c. 667C>T CT 型妇女需在孕早期每天增加 400μg 叶酸，在孕中/后期每天也需补充 400μg 叶酸；③MTHFR c. 667C>T TT 型妇女在孕前 3 个月和孕早期每天均需再增加补充 400μg 叶酸，在孕中/后期每天继续补充 400μg 叶酸。

565. 什么是 SLCO1B1 基因

答：有机阴离子转运多肽 1B1（organic anion transporting polypeptides 1B1，OATP1B1）特异地表达在肝细胞基底膜上，介导外源性及内源性物质从血液向肝细胞的转运，是主要的药物摄取转运体之一。OATP1B1 蛋白由 SLCO1B1 基因编码，后者定位于染色体 12p12.1，全长 108.59kb，由 15 个外显子组成，编码 691 个氨基酸。OATP1B1 蛋白是肝脏摄取各种药物的一个关键因子，也是机体清除药物的关键所在。SLCO1B1 基因的多态性与 OATP1B1 蛋白结构与功能的改变密切相关，并显著影响 OATP1B1 对底物的摄取能力。

566. 为什么 SLCO1B1 基因的多态性与他汀类药物的疗效和安全性相关

答：他汀类药物属于血脂调节药物，其作用靶点在肝脏内，药物须进入肝脏后起调节血脂的作用，若进入外周血循环的药物过多则可能会引起肌毒性。SLCO1B1 基因的多态性可导致其编码的转运体转运能力下降，进而引起药物药代动力学改变，使进入外周循环的药物增多，从而增加肌毒性，也可能降低药效。

SLCO1B1 基因具有高度的遗传多态性，现已发现 40 个以上的非同义 SNP，且具有种族特异性。其中第 5 外显子 c. 521T>C（rs4149056）多态性是亚洲人群中的主要遗传变异，在中国人群中约占 14%，该多态性使 OATP1B1 蛋白对其底物的摄取能力显著降低，导致他汀类药物（如普伐他汀、阿托伐他汀、辛伐他汀和罗苏伐他汀等）的血药浓度升高，因此与他汀类药物的不良反应密切相关。美国 FDA 提出，对于携带上述等位基因（521C）的患者，若需要长期服用他汀类药物，应适当降低剂量或选择其他药物，并监测肌酸激酶，以确保用药安全。

567. 什么是 N-乙酰基转移酶 2

答：N-乙酰基转移酶 2（NAT2）是体内重要的 Ⅱ 相代谢酶，可催化芳香胺类和杂环胺类物质的乙酰化过程。NAT2 基因位于染色体 8p22，编码区长 870bp。NAT2 在全身组织器官中均有不同程度的表达，以肝脏、肠道为主。NAT2 与吸烟和有毒物质接触史所致肿瘤有关，包括膀胱癌、肝癌、结直肠癌（CRC）、肺癌、胃癌等。NAT2 也是重要的药物代谢酶，它与众多氨基药物的药性发挥密切相关，影响着治疗的成败。

568. N-乙酰基转移酶 2 主要参与哪些药物代谢

答：N-乙酰基转移酶 2（NAT2）主要参与代谢的药物有：

（1）抗结核药物：异烟肼（isoniazide）在体内代谢过程中是通过 NAT 转变为乙酰异

烟肼而失去活性的，其毒性也随之降低。肾脏排泄乙酰异烟肼的能力比排泄异烟肼大得多，因此该药在体内消失的速度取决于体内乙酰化的速度和能力。

（2）柳氮磺砒啶：柳氮磺砒啶由5-氨基水杨酸和磺胺吡啶结合而成。口服后小部分药物在肠道吸收，其余未吸收部分被细菌还原酶裂解为5-氨基水杨酸和磺胺吡啶。大部分在肝脏 NAT 的作用下经乙酰化代谢成乙酰磺胺吡啶，经尿液排泄。

569. 为什么 N-乙酰基转移酶2基因多态性主要检测*5、*6和*7位点

答：N-乙酰基转移酶2（NAT2）基因具有高度多态性，国际芳香胺 NAT 基因命名委员会已发布了87种 NAT2 基因型。NAT2 基因的多态性与 NAT2 蛋白的功能密切相关，包括酶的稳定性、酶与底物的亲和力以及促使蛋白酶降解的方式等。NAT2 常见的等位基因有*4、*5、*6和*7四种。NAT2*4 是野生型等位基因，属快代谢型等位基因；NAT2*5、*6和*7则是慢代谢型等位基因型，其中 NAT2*5 型由 c.341T>C、c.481C>T 和 c.590G>A 联合突变形成，NAT2*6 型由 c.282C>T 与 c.590G>A 联合突变形成，NAT2*7 型则由 c.282C>T 与 c.857G>A 联合突变形成。

NAT2 代谢表型根据其基因多态性分为：快乙酰化型（*4/*4），中间代谢型（携带一个慢代谢型等位基因和一个快代谢型等位基因），慢代谢型（携带两个慢代谢型等位基因）。其中快代谢型为野生型（*4/*4），占中国人群中 NAT2 类型的多数。我国慢乙酰化型 NAT 频率与亚洲其他种族相似约10%，但与欧洲人群差异明显。

（马硝惟）

第四节 药物副反应相关基因检测

570. 为什么需关注药物引起的严重皮肤反应

答：药物不良反应（adverse drug reaction，ADR）是指质量合格药品在正常用法用量情况下出现的与用药目的无关的或意外的有害反应。皮肤药物不良反应（cutaneous ADR，cADR）即药物进入人体后引起的皮肤和黏膜反应，是最常见的 ADR，临床需加以关注。cADR 包括：①普通皮肤不良反应，有发疹型、荨麻疹型、急性泛发性发疹性脓疱病、固定性药疹等类型。②严重皮肤不良反应（severe cutaneous adverse reactions，SCAR），指皮损广泛、伴有系统损害的皮肤 ADR，包括药物超敏反应综合征、Stevens-Johnson 综合征（Stevens-Johnson syndrome，SJS）和中毒性表皮坏死松解症（toxic epidermal necrolysis，TEN）等。其中 SJS 和 TEN 均是严重威胁生命的 SCAR，病变累及皮肤面积少于10%为 SJS，而大于30%为 TEN，在10%~30%之间的为 SJS 与 TEN 共存。

571. 为什么人白细胞抗原-Ⅰ类分子与药物的严重不良反应有关

答：人白细胞抗原（human leucocyte antigen，HLA）是人类主要组织相容性复合物。经典的 HLA 系统是迄今所知人类多态性最丰富的遗传系统，定位于第6号染色体短臂6p21.31，长3600kb，是人类染色体中已知基因密度最高的区域，在不同的种族或同一种族不同群体中的分布有明显的种群特性。HLA 在异体器官移植排斥过程和免疫识别中起着重要作用，并与多种疾病密切相关。

药物不良反应（ADR）是长期困扰医药学界的难题，其原因复杂，普遍认为与遗传、环境和药物本身等多种因素相关。HLA 等位基因型被认为与 ADR 密切相关，如已证实的 HLA-B 等位基因与阿巴卡韦（abacavir）、卡马西平、别嘌呤醇、氟氯西林等药物所致的严重皮肤不良反应（SCAR）发生的风险相关。HLA 复合物中存在控制免疫应答的基因，可参与调节免疫细胞间的相互作用，涉及生命活动的各个水平与各个方面，尤其与疾病易感性、ADR 等密切相关，在机体与药物相互作用之间起着重要的调节作用。

572. 为什么分子生物学方法可以用于 HLA-B 位点等位基因型检测

答：HLA-B 位点等位基因众多，其多态性取决于其碱基序列的不同，分子生物学技术能够直接从基因水平对 HLA-B 位点多态性做出分析，方法准确且灵敏度高，已成为 HLA-B 分型的主要方法。

目前临床上用于检测 HLA-B 位点等位基因型的分子生物学方法有：

（1）PCR 产物直接测序法：直接测定 HLA-B 各等位基因的碱基序列。

（2）序列特异性引物 PCR（PCR-sequence specific primer，PCR-SSP）技术：根据 HLA-B 位点碱基序列的多态性，设计一系列等位基因型特异性序列引物，每对特异性引物对应一个型别，通过 PCR 扩增各等位基因的型别特异的 DNA 片段。

（3）流式荧光反向杂交法：类似于反向序列特异寡核苷酸探针 PCR（PCR-sequence specific oligonucleotide probe，PCR-SSOP）技术，先进行非特异性扩增，扩增产物经解链后与包被了特异性寡核苷酸探针的微珠结合，经缓冲液冲洗、加彩色荧光素染色后，在专用流式检测仪中检测，通过分析微珠表面的寡核苷酸探针与 DNA 样品之间的反应情况，得到 HLA-B 位点分型结果。

573. 什么是 DPYD 基因

答：DPYD 基因位于染色体 1p21.3，包含 26 个外显子，编码二氢嘧啶脱氢酶（dihydropyrimidine dehydrogenase，DPD）。DPD 是嘧啶类药物分解代谢酶以及尿嘧啶和胸苷分解代谢途径中的初始和速率限制因素，80% 以上的 5-氟尿嘧啶（5-FU）都是由 DPD 代谢降解。DPYD 基因具有高度的多态性，该基因的突变可引起 DPD 缺乏，使得与胸腺嘧啶尿嘧啶相关的嘧啶代谢出现障碍，导致接受 5-FU 化疗的患者发生不良反应的风险增加。

574. 为什么要检测 DPYD 基因突变

答：DPYD 基因有近 50 种不同类型的突变，有些突变使得 5-FU 的合成途径活跃、降解代谢减慢，其活性代谢产物的累积可以导致严重的不良反应（如血液、神经以及消化系统的毒性），有时甚至是致命的。因此检测对 DPD 酶活性影响较大的突变非常重要。

DPYD 基因的突变大致分为 4 种类型：移码突变、错义突变、无义突变和同义突变。最早发现的基因突变类型为 DPYD*2A（IVS14+1G>A），该突变位于 DPYD 第 14 号内含子和外显子结合处的剪切位点，由 GT 突变为 AT，导致 DPYD mRNA 中 165 个碱基的缺失，使其编码的 581～635 位 55 个氨基酸片段丢失。除 DPYD*2A 外，c.2846A>T 和 c.1679T>G 是最为常见的突变类型。中国人群 DPYD 基因的多态性与高加索人群有较大差异，DPYD*2A 突变率较低，外显子 13 上的 c.1627A>G 突变位点发生频率较高。DPYD

基因突变检测可采用 Sanger 测序，也可以使用 RT-PCR 通过检测组织中 mRNA 的表达量来判断 DYPD 基因是否发生突变。

575. 为什么 DPYD 基因突变会造成 5-氟尿嘧啶产生不良反应

答：DPD 作为 5-氟尿嘧啶（5-FU）分解过程的关键酶，其活性高低直接决定了 5-FU 进入合成代谢和产生核苷酸类似物的量。药代动力学显示 DPD 活性缺乏可导致 5-FU 体内清除受阻，半衰期显著延长，分解减弱而合成增加，导致 5-FU 在血浆中的浓度升高，细胞毒性也相应增强，从而引起不良反应的发生。除 DPYD＊2A 外，DPYD＊13、rs67376798 等遗传变异也会造成 DPD 活性缺失。对于 DPYP 基因突变的患者，使用 5-FU 时，会由于药物代谢蓄积而导致粒细胞减少等骨髓抑制现象的发生。FDA 推荐 DPYD＊2A、DPYD＊13、rs67376798 杂合突变患者的 5-FU 初始剂量应比常规减少 50%，以避免不良反应的发生。

576. 什么是 UGT1A1 基因

答：尿苷二磷酸葡萄糖醛酸基转移酶（UDP-glucuronosyl transferase，UGT）是人体内重要的催化 Ⅱ 相结合反应的酶。UGT 是一个超家族，按照序列相似性可分为两个大的亚家族 UGT1A 和 UGT2。UGT1A1 基因是 UGT1A 家族中的一员。人类 UGT1A 基因簇位于 2q37，跨度约 200kb，共包含 17 个外显子，有 13 个不同的启动子，分别负责特定转录产物的产生。UGT1A 家族成员第一外显子各异，但具有相同的 2~5 外显子。UGT1A1 基因的编码产物是 UGT 酶 1A1，主要分布于肝脏，因是胆红素及肿瘤化疗药物伊立替康（irinotecan）的主要代谢酶，而成为 UGT1A 家族中最受关注也是研究最深入的蛋白。UGT1A1 的主要作用是使多种外源性药物和内生底物发生葡萄糖醛酸化，增加底物极性，使其更好地从体内被清除。UGT1A1 基因以插入、缺失、SNP 等形式表现出序列间的个体差异。

577. 为什么 UGT1A1＊28 和＊6 型影响其编码产物的活性

答：目前对 UGT1A1 的药物基因组学研究是最深入的，已发现有 60 余种 UGT1A1 的多态性。UGT1A1 基因启动子区具有一定多态性，其不典型 TATA 盒区域中包含了 5~8 个 TA 重复序列，其中以含 6 个 TA 重复序列的基因型最为常见。随着 TA 重复序列数目的增加，UGT1A1 表达水平会下降。野生型 UGT1A1＊1 的 TATA 盒有 6 个重复的 TA，UGT1A1＊28 突变型则插入了一个 TA，变成 7 个重复的 TA，其转录活性下降三分之二，容易引起不良反应。UGT1A1＊6 型是 71 位密码子发生突变 c. 221G>A（p. G71R），导致酶活性显著下降，UGT1A1＊6 基因型患者的不良反应与 UGT1A1＊28 相近。

UGT1A1 基因多态性主要检测 UGT1A1＊28 和＊6 两种基因型。＊28 和＊6 的核苷酸变异位点相隔仅 300 多个碱基，可以通过直接 Sanger 测序法同时把这两个位点检测到。如果分别检测这两个类型也可以针对不同型别设计特异性引物和探针采用 qPCR 方法进行检测。

578. 什么是 TPMT 基因

答：硫嘌呤甲基转移酶（TPMT）是一种特异性催化杂环类和芳香类化合物的巯基甲

基化反应的细胞内酶，对临床常用的硫嘌呤类药物的代谢过程和疗效发挥起关键作用。其编码基因 TPMT 位于染色体 13q14，全长 26.8kb。TPMT 首先在肝脏、肾脏中被发现，随后陆续在胃肠道、肺、脑、血液、胎儿和胎盘等组织中发现，其在肝脏和肾脏中的活性最高。TPMT 活性缺陷者在使用嘌呤类药物治疗时会发生严重的造血毒性反应。

579. 为什么要检测 TPMT 基因的多态性

答：TPMT 基因的不同区域具有一系列的多态性现象，包括外显子区域、外显子-内含子剪切点和 5′-UTR。这些区域 DNA 序列的改变会对所编码的 TPMT 蛋白功能活性产生一定的影响。目前已发现 21 种基因多态性可引发 TPMT 酶活性的下降。最常见导致 TPMT 酶低活性的突变基因是 TPMT*3A、TPMT*3B 和 TPMT*3C。TPMT*3A 为外显子 7 存在 c.460C>A 和外显子 10 存在 c.719A>C，前者使丙氨酸被苏氨酸所取代，后者使酪氨酸被半胱氨酸所取代；TPMT*3B 为仅在外显子 7 发生 c.460C>A；TPMT*3C 则在东亚人群中最为常见，仅在外显子 10 发生 c.719A>C，这三种变异的杂合型表现为 TPMT 酶活性中等程度的下降，纯合型变异则表现为 TPMT 酶活性严重下降或缺失。

580. 为什么临床要进行 G6PD 基因检测

答：葡萄糖-6-磷酸脱氢酶（glucose 6-phosphatedehydrogenase，G6PD）是存在于所有细胞和组织中的一种酶，由 G6PD 基因编码，位于 Xq28，由 13 个外显子和 12 个内含子组成。G6PD 基因发生突变可导致 G6PD 缺乏症，是人类最常见的 X 染色体连锁遗传性酶缺陷病，临床表现可从无症状携带到出现新生儿黄疸，药物急性溶血，蚕豆病等不同症状。患者由于 G6PD 基因的先天缺陷，无法正常分解葡萄糖，在应用部分药物如乙酰苯胺、呋喃妥因、氯喹、磺胺、乙酰磺胺、磺胺吡啶、拉布立酶（rasburicase）、氨苯砜、阿司匹林、奎尼丁、奎宁、格列本脲后可能出现急性溶血反应，出现黄疸、精神不佳，严重时可出现呼吸急促、心脏衰竭甚至休克，严重威胁生命。

目前中国人群中发现有十余种 G6PD 突变，包括 c.85A>G、c.95A>G、c.392G>T、c.487G>A、c.493A>G、c.517T>C、c.519C>T、c.1025C>T、c.1376G>T、c.1388G>A 等。这些点突变发生时，会使位于 G6PD 酶活性中心的氨基酸残基发生改变或位于二聚体两亚基间相互作用部位的氨基酸被替代，导致 G6PD 酶功能的异常。不同地区人群的基因突变类型和发生频率不同，同一地区不同民族基因突变的类型也不相同。G6PD 外显子上 c.1376G>T 和 c.1388G>A 是中国人群中最常见的突变类型，在南方地区，c.1376G>T、c.1388G>A 和 c.85A>G 突变约占 60% 以上。因此，对于 G6PD 缺乏的部分高发地区可能还存在相当比例的基因突变未被发现。

581. 为什么拉布立酶的不良反应与 G6PD 基因多态性相关

答：拉布立酶是一种重组尿酸氧化酶，可催化尿酸氧化形成尿囊素，后者为一种比较容易排泄的代谢物，其溶解度为尿酸的 5~10 倍。大部分哺乳动物体内均有内源性尿酸氧化酶，但人体则缺乏这种酶。在血液肿瘤患者化疗初期使用拉布立酶可预防和治疗高尿酸血症，进而预防急性肾衰竭。

G6PD 缺乏会引起还原型谷胱甘肽不足，使拉布立酶副产物之一的过氧化氢无法被进一步代谢，造成血红蛋白氧化，发生溶血。因此，G6PD 缺乏症患者服用拉布立酶可导致溶血性贫血及高铁血红蛋白血症的发生，应禁止服用该种药物。美国食品药品监督管理局（FDA）推荐在使用该药时需进行 G6PD 基因检测。

（马硝惟　孟　俊　林佳菲）

第五节　常用药物的药物基因组检测

582. 为什么抗艾滋病药物阿巴卡韦服用前要进行 HLA-B 位点基因检测

答：阿巴卡韦是临床上常用的抗艾滋病（AIDS）药物，约 4%~8% 的患者在使用阿巴卡韦后会出现超敏反应症状。阿巴卡韦超敏反应是一种多器官综合征，患者会出现发热、皮疹、胃肠道反应、呼吸系统反应和全身性反应等症状或体征，严重者可导致死亡。

阿巴卡韦引起的药物超敏反应综合征被认为与 HLA-B∗5701 等位基因密切相关。2008 年，Chessman 等首次通过体外实验发现阿巴卡韦可直接与 HLA-B∗5701-多肽复合物相互作用，激发特异性 CD8$^+$T 细胞的免疫应答，但同属于 HLA-B17 家族的 HLA-B∗5801 却不可以，证明该超敏反应与 HLA-B∗5701 多肽配体密切相关。目前各国的阿巴卡韦说明书均指出在使用该药治疗之前，需对所有患者进行 HLA-B∗5701 等位基因的筛查，以减少超敏反应的发生风险。由于阿巴卡韦超敏反应的高风险性，不推荐携带 HLA-B∗5701 等位基因的患者使用阿巴卡韦。曾使用过阿巴卡韦并可耐受的患者，在重新使用阿巴卡韦时还会出现超敏反应。如果这些患者 HLA-B∗5701 状态不确定，在重新开始服用阿巴卡韦之前也要接受基因筛查。

583. 为什么白介素 28B 基因多态性检测可指导聚乙二醇干扰素 α-2b 的治疗

答：聚乙二醇干扰素 α-2b 是一种抗病毒药物，在体内外均可抑制病毒复制。聚乙二醇干扰素 α-2b 联合利巴韦林是慢性丙肝的标准治疗方案，但是部分 HCV 感染者未能获得持续病毒学应答。此外，干扰素治疗不良反应较大，部分患者在治疗过程中须要调整剂量甚至中断治疗。

白介素 28B（IL-28B）基因（编码 IFN-λ3）的 SNP 多态位点 rs12979860 和 rs8099917 与 HCV 感染后能否发生自发性清除相关，而且也与聚乙二醇干扰素联合利巴韦林治疗慢性 HCV 感染的疗效密切相关。其中 rs12979860 位点的基因型是预测聚乙二醇干扰素 α-2b 在 HCV 基因 1 型患者中疗效的最强证据。与 rs12979860 CT 或 TT 型相比，患者基因型为 rs12979860 CC 时，使用聚乙二醇 α-2b 效果可能更好，治疗 48 周后，约有 70% 的概率出现持续病毒学应答，而 CT 或 TT 基因型患者出现持续病毒学应答的概率约为 30%。相对于 CT 或 TT 型，CC 型 HCV 基因 1 型患者对三联疗法（替拉瑞韦、聚乙二醇干扰素 α-2a/b 和利巴韦林）的应答更好，可考虑缩短疗程，且 CC 型丙肝患者具有较高的自发病毒清除能力。同时聚乙二醇干扰素治疗费用昂贵且不良反应严重，在治疗前剔除治疗效果不好的患者既节约费用又可减少患者痛苦。

584. 为什么服用抗肿瘤药物伊立替康前必须要进行 UGT1A1 基因多态性检测

答：伊立替康作为抗癌药物，广泛应用于结肠癌、直肠癌、肺癌等实体瘤的治疗，但部分患者在治疗过程中会发生重度迟发性腹泻及中性粒细胞减少等药物不良反应。伊立替康是喜树碱的半人工合成衍生物，在体内经羧酸酯酶转化为 7-乙基-10-羟基喜树碱（7-ethyl-10-hydroxycamp-tothecin，SN-38）。后者为拓扑异构酶Ⅰ抑制剂，可抑制 DNA 单链断裂后的修复，通过干扰 DNA 复制和转录发挥细胞毒效应，从而导致肿瘤细胞死亡。SN-38 细胞毒性强，UGT1A1 酶能有效代谢 SN-38，将其灭活为无活性的 SN-38G。可见，伊立替康的毒性与其主要的药物代谢酶 UGT1A1 的酶活性有关，而后者酶活性的高低又受其编码基因多态性的影响。因此，UGT1A1 的基因多态性与伊立替康的不良反应密切相关。UGT1A1*28 突变的纯合子个体使用伊立替康治疗出现中性粒细胞减少症的风险增大，当已知患者是 UGT1A1*28 突变的纯合子时应考虑降低药物初始剂量，减少不良反应的产生。

585. 为什么服用硫唑嘌呤前要进行 TPMT 基因多态性检测

答：硫唑嘌呤（azathioprine，AZA）在儿童急性白血病、炎性肠道疾病、自身免疫性疾病及器官移植者的治疗中有着广泛的应用。AZA 是无内在生物活性的药物，必须通过体内一系列代谢后才能生成具有药理活性的 6-巯基嘌呤（6-mercaptopurine，6-MP）。而硫嘌呤甲基转移酶（TPMT）作为嘌呤类药物代谢过程中的关键酶在此类药物代谢中起重要作用。

TPMT 基因多态性会影响其编码的 TPMT 酶的活性。临床上给予常规治疗剂量时，TPMT 活性高的个体体内药物经甲基化途径代谢增多，生成无活性的甲基化产物增多，而生成有活性的 6-MP 减少，使用常规的药物剂量可能达不到治疗浓度范围；而 TPMT 酶活性缺乏或低下的个体，6-MP 浓度升高，可产生很强的抗肿瘤作用，但容易导致严重的骨髓抑制，产生血液毒性等不良反应。FDA 已批准在 6-MP 和 AZA 的药品说明书中增加在用药前进行 TMPT 基因多态性检测的建议。

586. 为什么检测 TPMT 基因多态性可以指导巯嘌呤药物的使用

答：巯嘌呤药物如 6-巯基嘌呤（6-MP）和 6-硫鸟嘌呤（6-thioguanine，6-TG）属于嘌呤核苷酸合成抑制剂，常用于恶性肿瘤的化疗。6-MP 经次黄嘌呤-鸟嘌呤磷酸核糖转移酶代谢为巯基次黄嘌呤单磷酸盐（thioinosine monophosphate，TIMP），后者再经过一系列的过程代谢为活性代谢产物 6-硫鸟嘌呤核苷酸（6-thioguanine nucleotide，6-TGN）后发挥抗肿瘤作用。6-MP 也可经 TPMT 代谢为无活性的 6-甲巯基嘌呤（6-methyl MP，6-MMP）。TPMT 的活性与红细胞及造血组织中 6-MP 活性代谢产物 6-TGN 的水平呈负相关，TPMT 活性降低可使巯嘌呤类药物的造血系统毒性（严重的骨髓抑制）增加。与携带 TPMT*1/*1 基因型的患者相比，携带无功能等位基因（*2、*3A、*3B、*3C 或*4）的患者接受 AZA 治疗后会由于 TPMT 活性降低导致嘌呤类药物失活减少，不良反应发生风险增加。因此，TPMT 快代谢型（TPMT*1/*1 纯合子）患者可以按照药物说明书推荐剂量给药；中间代谢型患者（TPMT*1/*3 杂合子）可按照正常剂量的 30%~70% 给药，并根据患者耐受滴定；慢代谢型患者（TPMT*3/*3 纯合子）则应选择替换药物或减少 90% 给药剂量，并根据骨髓抑制程度调整剂量。

587. 为什么肿瘤患者服用卡培他滨和 5-氟尿嘧啶前需要进行 DPYD 基因多态性检测

答：5-氟尿嘧啶（5-FU）和卡培他滨都为嘧啶类似物，属抗代谢类抗肿瘤药物。卡培他滨为 5-FU 的前体，在体内可活化代谢为 5-FU，用于结肠癌和对紫杉醇及多柔比星等无效的晚期乳腺癌患者的治疗。85% 的 5-FU 由二氢嘧啶脱氢酶（DPD）代谢灭活。DPD 酶活性低下的结肠癌和胃癌患者应用 5-FU 或卡培他滨后会出现体内 5-FU 蓄积，引起严重黏膜炎、粒细胞减少症、神经系统症状甚至死亡。因此肿瘤患者服用卡培他滨和氟尿嘧啶前需要对 DPD 蛋白的编码基因 DPYD 的多态性进行检测，携带可引起酶活性下降的 DPYD*2A 等位基因型患者需要降低用药剂量。

588. 为什么根据 DPYD 基因分型可以调整氟尿嘧啶类药物使用剂量

答：二氢嘧啶脱氢酶（DPD）是尿嘧啶及胸腺嘧啶代谢途径中的起始酶和限速酶，对 5-氟尿嘧啶（5-FU）的代谢起着重要的作用。DPYD*2A、DPYD*13、rs67376798 等遗传变异会导致 DPD 活性缺失。对于氟尿嘧啶类药物，DPD 正常代谢者（DPYD*1/*1 型），DPD 活性正常，使用氟尿嘧啶类药物时毒性风险正常，可按说明书推荐剂量使用。DPD 中间代谢者（DPYD*1/*2、DPYD*1/*13 及 DPYD*1/rs67376798A），DPD 活性降低为正常人的 30%～70%，使用氟尿嘧啶类药物时毒性增加，可以正常剂量的 50% 开始治疗，同时根据药动学和毒性进行剂量滴定。对于 DPD 慢代谢者（DPYD*2/*2、DPYD*13/*13 及 rs67376798A/rs67376798A），DPD 酶活性完全缺失，建议换用其他药物。

589. 为什么患者服用抗血小板药物氯吡格雷前必须进行 CYP2C19 基因多态性检测

答：氯吡格雷是一种抗血小板药物，广泛用于急性冠脉综合征、缺血性脑血栓、闭塞性脉管炎和动脉硬化及血栓栓塞引起的并发症。心脏支架手术后的患者需长期服用氯吡格雷以防止支架内再栓塞。CYP2C19 是氯吡格雷在体内生物代谢的重要酶。氯吡格雷经 CYP2C19 代谢转化为活性代谢产物，发挥抗血小板作用。CYP2C19 酶活性下降会导致氯吡格雷的血小板抑制作用减弱，可能会增加二级心血管事件的风险。因此，氯吡格雷药物说明书注明患者服用氯吡格雷前必须进行 CYP2C19 基因型检测。只携带 CYP2C19*1 等位基因的快代谢者服用氯吡格雷后血小板抑制作用正常，可按说明书剂量服用。CYP2C19*2/*2、CYP2C19*2/*3 和 CYP2C19*3/*3 基因型的慢代谢患者服用药物后，因为代谢减慢，活性代谢物减少，对血小板的抑制作用减弱，患者心血管事件发生风险增加，建议考虑换用其他药物，如替格瑞洛等。

590. 为什么服用抗凝药物华法林前必须进行 CYP2C9 和 VKORC1 基因多态性检测

答：华法林是目前对高危患者进行抗凝治疗、预防血栓并发症的主要药物。华法林的主要代谢酶 CYP2C9 以及华法林作用的靶标 VKORC1 的基因多态性与华法林治疗效果密切相关。CYP2C9 基因突变患者对华法林的代谢能力降低，他们对华法林剂量更敏感，更易导致出血。其中，CYP2C9*3 比 CYP2C9*2 代谢酶活力降得更低，因此 CYP2C9*1/*2 杂合子患者与 CYP2C9*1/*3 杂合子的患者服用华法林所需维持剂量比 CYP2C9*1/*1 野生型应分别低 17% 和 37%。另外，华法林剂量的变异与 VKORC1 基因多态性也有关，欧洲人、亚洲人、非洲人患者中，华法林剂量的个体差异与具有 VKORC1 rs9923231 c. -1639G>A 位点密切相关，GA 型患者使用华法林平均剂量比 AA 型要多，而比 GG 型则少。VKORC1 基因多态性也被认为是华法林抵抗的原因。

591. 为什么要依据 VKORC1 和 CYP2C9 基因检测结果综合计算华法林起始使用剂量

答：华法林的剂量必须根据凝血酶原时间（prothrombin time，PT）的国际标准化比值（international normalized ratio，INR）推测患者对药物的反应来进行个体化的调整。对于携带 CYP2C9 或 VKORC1 基因变异的患者，尤其是老年患者、虚弱患者和对华法林特别敏感的患者，初始治疗建议使用低剂量。携带 CYP2C9 变异基因的患者在初始治疗时严重出血的风险比正常基因患者高 4 倍，而 VKORC1 c. -1639G>A 基因变异并不会增加出血的风险。患者年龄、性别、体重、基因检测结果等多种因素都可影响华法林起始使用剂量，其数学预测模型较复杂。患者可使用 www. WarfarinDosing. org 网站免费预测服用华法林的起始剂量。

592. 为什么服用卡马西平前需要检测 HLA-B*1502 等位基因

答：治疗癫痫药物卡马西平可以诱发一系列皮肤不良药物反应，包括轻微的斑丘疹爆发、药物过敏反应综合征和 SJS 或 TEN（最严重的临床表现）。HLA-B*1502 等位基因与卡马西平所致的 SJS 或 TEN 密切相关。2007 年 12 月，美国 FDA 发布关于卡马西平的安全性信息，警告携带 HLA-B*1502 基因的患者服用卡马西平更易发生严重皮肤不良反应（SCAR），并建议服用药物前进行 HLA-B*1502 等位基因的检测，以降低此类严重不良反应的发生风险。

HLA 等位基因与卡马西平所致的严重皮肤过敏反应之间的相关性存在较大的种族差异，WHO 和卡马西平制药商获得的上市药品不良事件报告显示，卡马西平导致 SJS 或 TEN 的发生率在白种人中很低，只有万分之一至万分之六，而一些亚洲国家出现 SJS 或 TEN 的概率则大约要高出 10 倍。HLA-B*1502 在东南亚人群中的基因频率最高，而在白人中则较低，这可能是东南亚国家中卡马西平所致 SJS 或 TEN 高发，而在白种人中显著减少的原因之一。因此，对于高风险种族（如亚洲人群）的患者在服用卡马西平之前应该做 HLA-B*1502 筛查，如经检测结果呈阳性，则不宜使用卡马西平，除非药品的预期获益明显大于严重皮肤反应风险的增加。

593. 为什么欧美人群和日本人服用卡马西平前还需要检测 HLA-A*3101 型

答：卡马西平诱发的严重不良反应 SJS 综合征不仅与 HLA-B*1502 基因具有很强的相关性，与 HLA-A*3101 等位基因也有关，其证据级别为 2B 级。HLA-A*3101 的基因分布有明显的种族特异性，在日本人、美国人与印第安人突变频率高达 15%；在韩国人、欧洲人、拉丁裔美国人与阿拉伯人达 10%；而在非裔美国人、泰国人和中国台湾人约占 5%。据中华骨髓库 2016 年公布的数据显示，中国人群中 HLA-A*3101 的基因突变频率仅为 3.27%。因此，欧美人群和日本人服用卡马西平前还需要检测 HLA-A*3101 等位基因类型。

594. 为什么有些患者不能使用苯妥英和磷苯妥英替代卡马西平治疗

答：与携带 HLA-B∗1502 等位基因患者服用卡马西平可发生 SJS 或 TEN 一样，服用苯妥英和磷苯妥英出现的严重不良反应（包括 SJS 或 TEN）也被发现和 HLA-B∗1502 之间存在很强的相关性，因此携带该等位基因的患者不能使用苯妥英和磷苯妥英作为卡马西平的替代药物。

595. 为什么 CYP2C9 中等代谢型和慢代谢型患者需要调整苯妥英治疗的起始剂量

答：苯妥英是临床常用的一线抗癫痫药物，对癫痫发作有良效。CYP2C9 是苯妥英主要的代谢酶，由于苯妥英的毒性以及非线性的药代动力学，CYP2C9 酶活性下降会导致苯妥英在体内蓄积。

CYP2C9 快代谢型（∗1/∗1）患者可服用正常剂量，中间代谢型（∗1/∗3）和慢代谢型（∗3/∗3）患者服用苯妥英后体内代谢较慢，血药浓度较高，发生不良反应的风险较高，需要减少起始用药量，一般中间代谢型患者起始剂量减少 25%，慢代谢型患者减少 50%，7~10 天后评价疗效及血清浓度。

596. 为什么建议在服用奥美拉唑前进行 CYP2C19 基因多态性检测

答：奥美拉唑是质子泵抑制剂，能选择性地作用于胃壁细胞质子泵（H^+/K^+-ATP 酶）所在部位抑制该酶活性，阻断胃酸分泌。奥美拉唑在体内主要经 CYP2C19 代谢为 5-OH-奥美拉唑，或经 CYP3A4 代谢为奥美拉唑砜，前者为其主要代谢途径。CYP2C19 基因多态性是决定奥美拉唑药代动力学的关键因素，CYP2C19 酶活性下降会导致奥美拉唑在体内聚积，药效作用时间加长。对于服用质子泵抑制剂的患者，CYP2C19 慢代谢者的基因型所产生的副作用是有益的。在三联治疗幽门螺杆菌（HP）感染时，慢代谢者奥美拉唑的药-时曲线下面积（AUC）比快代谢者高 5~10 倍，慢代谢患者治愈率远远高出快代谢患者，同时由于药物的安全范围较宽，并不会增加药物的副作用。超快代谢型患者服用奥美拉唑剂量则需要增加 100%~200%。通过鉴别 CYP2C19 基因型，并根据基因型调整奥美拉唑的给药剂量，优化个体治疗方案，可提高临床疗效，对确保奥美拉唑合理用药很有意义。

597. 为什么 CYP2C19 基因多态性检测结果能够指导伏立康唑的使用

答：伏立康唑是目前临床应用广泛的第二代三唑类抗真菌药物，通过抑制真菌麦角固醇的生物合成增加细胞膜的通透性，导致细胞溶解和死亡。该药适用于治疗免疫缺陷患者进行性、威胁生命的真菌感染，口服吸收率极高，生物利用度可达 90%，但其药代动力学在不同种族、不同个体间的差异极大。CYP2C19 酶活性下降会导致伏立康唑在体内蓄积，产生诸如胃肠道症状、肝毒性和暂时性视觉变化等不良反应。同一种族中 CYP2C19 中间代谢和慢代谢者体内伏立康唑的血药浓度比快代谢者平均高 4 倍，因此对于中间代谢和慢代谢型患者需要监测血药浓度，以防不良反应发生。

598. 为什么服用可待因前要进行 CYP2D6 基因多态性检测

答：可待因（codeine）是中枢性镇咳药，可直接抑制延脑的咳嗽中枢，也是阿片类镇痛药，镇痛作用为吗啡的 1/12~1/7。其主要不良反应为心律异常，低钙血症，呼吸微弱、缓慢或不规则，肌肉强直，重症肌无力等。可待因由 CYP2D6 代谢为吗啡产生疗效，CYP2D6 酶活性升高或降低可能导致可待因毒性升高或疗效下降。因此在服用可待因前需要检测 CYP2D6 的基因型。

CYP2D6 基因较为复杂，既存在全基因缺失的无酶活型（CYP2D6*5），也存在全基因扩增的高酶活型（CYP2D6*1xN，CYP2D6*2xN），不同等位基因可组合形成超快代谢型，快代谢型，中间代谢型，慢代谢型。使用可待因药物时，CYP2D6 超快代谢型患者可能增加吗啡的形成，发生不良反应的风险升高，超快代谢型患者应避免使用可待因。中间代谢型患者药物代谢和清除率降低，可待因疗效降低，应密切监测疗效，并且提供替代镇痛方案。慢代谢型患者可待因疗效低，也应避免使用可待因。

599. 为什么有些 CYP2D6 基因型产妇接受可待因镇痛后不能进行母乳喂养

答：可待因是产科剖宫产手术时常用的镇痛药物。可待因经过 CYP2D6 代谢转化为吗啡，并可通过乳汁进入婴儿的体内。如果产妇是 CYP2D6 超快代谢型，乳汁中吗啡的浓度就会显著升高，若此时对婴儿进行哺乳，就会使婴儿的呼吸中枢受到强烈抑制，很可能发生生命危险，因此准备母乳喂养的 CYP2D6 超快代谢型母亲不建议服用可待因作为镇痛药物，可以选择不通过 CYP2D6 代谢的镇痛药物。

600. 为什么服用别嘌呤醇前需要做 HLA-B 位点分型检测

答：抗痛风药物别嘌呤醇因作用显著，价格低廉，作为降尿酸的一线药物，特别受人们的青睐。然而，别嘌呤醇容易引起各种形式的药物不良反应（ADR），从轻微的斑疹到严重的皮肤过敏反应（SCAR），别嘌呤醇诱导的 SCAR 与 HLA-B*5801 基因型有很大的相关性。最新的美国临床药理学治疗指南提出，有必要在口服别嘌呤醇之前检测患者 HLA-B*5801基因型。由于该基因型在发生过敏反应的亚洲人群中阳性率更高，因此更有必要进行检测。

（孟　俊　林佳菲　林　琳）

第六章 生殖发育分子生物学检验

第一节 无创产前 DNA 检测

601. 什么是无创产前 DNA 检测

答：1997 年，香港中文大学卢煜明教授（Dennis Lo）在怀有男胎的孕妇外周血中通过 PCR 扩增得到 Y 染色体的特异性 DNA 序列，证明孕妇外周血中存在少量的游离胎儿 DNA（cell-free fetal DNA，cffDNA），含量因孕妇个体和孕期而异。这些孕妇外周血中存在的 cffDNA 因其含量相对稳定、半衰期短、容易提取，而成为简便、有效的胎儿基因物质来源，为无创产前 DNA 检测提供了可能。

胎儿染色体异常会给母体外周血中 DNA 含量带来微量的变化。随着母体中游离 DNA（cfDNA）分离技术和检测技术的改进，利用胎儿 DNA 特殊标记，可以对母体外周血中 cffDNA 进行检测，从而提示胎儿遗传物质的生理病理情况。无创产前 DNA 检测是一种新兴的以 cffDNA 作为检测指标基于基因组学的非侵袭性产前检测（genomics-based noninvasive prenatal testing，gNIPT 或 NIPT）技术，又称无创产前基因检测或无创胎儿染色体非整倍体（aneuploid）检测。其原理是通过对母体外周血中的 cfDNA 片段（包含 cffDNA）进行高通量深度测序，并对测序结果进行生物信息分析，从中得到胎儿的遗传信息。NIPT 可以直接用于定量分析胎儿染色体遗传物质的变化，判断胎儿染色体是否存在非整倍性变化，是否有基因突变或序列的多态性，以及其他染色体改变，也可对胎儿进行性别鉴定。

602. 为什么怀孕母体外周血中存在游离胎儿 DNA

答：孕妇外周血中的游离胎儿 DNA（cffDNA）主要有三种组织来源：①来源于胎盘。母体和胎儿界面的胎盘滋养层细胞发生凋亡时会释放 cffDNA。②来源于进入母体血循环的胎儿有核细胞。胎儿造血细胞在穿越胎盘进入母体时可能因凋亡而释放出 DNA。③胎儿 DNA 分子可直接穿越胎盘屏障进入母体血浆。目前认为胎盘是 cffDNA 最主要的来源。cffDNA 在母体外周血中的浓度依个体而异，约占母体外周血中游离 DNA（cfDNA）总量的 10% 左右，且与母亲体重和孕期有关。在不同个体中，cffDNA 的检出时间略有不同，其随孕周数的增加而升高，总体呈一个缓慢上升的趋势。生理状态下，母体外周血中的 cffDNA 从第 8 周后含量出现明显上升并稳定存在。在病理性妊娠状态下，孕妇外周血 cffDNA 水平会异常升高，这可能是由于病理妊娠胎盘组织局部坏死或细胞凋亡释放大量 cffDNA 进入母体血循环所致，或者是负责清除血循环中 cffDNA 的主要器官（如肝、肾等）功能受损而使清除率下降。早产孕妇外周血 cffDNA 是同孕期正常孕妇的 3 倍，此外 cffDNA 水平在真、假性早产孕妇外周血中也存在差异。

603. 为什么母体外周血中游离胎儿 DNA 具有高度的特异性

答：普通个体外周血中均有游离 DNA（cfDNA）的存在，而怀孕母体外周血中的 cfDNA 片段中还包含有少量胎儿 DNA 成分。游离胎儿 DNA（cffDNA）有如下特征：①cffDNA 以短小的 DNA 片段存在，长度<313bp，一般来说，在 75~250bp 之间，平均仅为 166bp，而妊娠后母体外周血中母源性 DNA 分子的长度明显要大（>200bp）。②cffDNA 在母体外周血中的含量个体差异较大，分布区间在 5%~30%，与母亲体重和孕期有关。③cffDNA 含量有一定的变化规律。由于个体差异，cffDNA 检出时间也略有不同，一般从孕 4~5 周就可检出，随着孕周的增加，外周血中 cffDNA 的含量呈总体上升趋势，孕 8 周后含量明显增加并稳定存在，且在妊娠最后 8 周达到最大值。④cffDNA 在母体外周血中的半衰期很短，平均半衰期为 16 分钟左右，且分娩后 cffDNA 在短时间内快速降解消失，出生 2 小时后几乎检测不到。故经产妇外周血中不会存在残存的 cffDNA，而母体血中胎儿细胞则可持续存在数年。因此，以母体外周血中 cffDNA 作为无创产前基因检测的研究对象具有高度的特异性，可以避免因前次妊娠可能残留的胎儿 DNA 而影响本次妊娠检测结果。

604. 为什么母体外周血中还有其他形式的游离胎儿遗传物质

答：继 1997 年 Dennis Lo 在孕妇外周血中检测到 cffDNA 之后，2000 年 Poon 等报道了另一种形式的游离胎儿核酸物质，他们在怀有男性胎儿的母体外周血中检测到了由 Y 染色体转录而来的 mRNA，证明孕妇血液循环中除了 cffDNA 外，还存在来自胎儿的游离 mRNA（cell-free fetal mRNA，cffmRNA）。

与 cffDNA 一样，由于受到来自胎盘微粒的保护，cffmRNA 在外周血中非常稳定，不易降解，而且胎盘同样也是 cffmRNA 的主要来源。此外，胎儿造血干细胞也可能释放 cffmRNA。妊娠后第 4~5 周，母体血浆中即可检测到 cffmRNA，其在母体血液中的半衰期为 14 分钟。同样，分娩后，cffmRNA 也能迅速从母体血液中清除。与 cffDNA 不同的是，总 cffmRNA 水平在整个妊娠期保持衡定，对 cffDNA 水平有影响的侵入性操作并不影响 mRNA 水平。

605. 为什么能从母体血浆总游离 DNA 中区分出游离胎儿 DNA

答：利用胎儿 DNA 特殊标记，可以对母体外周血中 cffDNA 进行检测。目前，cffDNA 的特异性标志物主要有以下几种：①Y 染色体特异性序列：母体血中的 Y 染色体特异性 DNA 片段是最早发现并被应用的特异性 cffDNA 标志物，但它仅适用于孕有男胎的孕妇的检测，其中性别决定基因是目前最常用的一种，与多种其他 Y 染色体特异性标志物联合检测可提高胎儿性别检测的灵敏度和特异性；②遗传多态性标记：胎儿遗传物质中的 SNP 位点、点突变或短串联重复（STR）序列在父源性和母源性基因中存在差异，且大多不会直接导致某种特定的疾病。利用母体不含有的、胎儿所特有的父源性遗传标记可以区分 cffDNA 和母体自身的游离 DNA（cfDNA），并可以进一步诊断胎儿染色体数目或插入缺失等多态性；③表观遗传学标记：是一种不依赖于胎儿性别和遗传多态性的特异性生物学标记，利用母体与胎儿相同基因甲基化状态或程度的差别来区分胎儿 DNA。较早的胎儿表观遗传标记物是 SERPINB5 基因，其在胎盘组织中甲基化程度低，而在母体血细胞中呈高度甲基化；另一标志物是肿瘤抑制基因 RASSF1，其甲基化状态与 SERPINB5 正相反。

胎儿 DNA 标记物的研究为 cffDNA 应用于非侵入性产前检测提供了可靠性。虽然目前已经发现多种胎儿 DNA 标志物，但是如何准确地从母体血中总 cfDNA 中区分出 cffDNA 仍然是个难题。

606. 为什么无创产前 DNA 检测可应用于临床

答：1969 年国际上首次报道，母体外周血中存在胎儿细胞，但含量极低且存在时间较长（可持续存在数年），这些特点使母血中的胎儿细胞在产前筛查和诊断领域中的应用受到较大的限制。1997 年卢煜明教授发现母体外周血浆中存在游离胎儿 DNA（cffDNA），其随孕周增加稳定存在，并于分娩后快速消失，且影响因素较少，因此，cffDNA 被认为是非侵入性产前筛查和检测的理想材料。2007 年，几位华裔专家联合开发了以 cffDNA 作为检测对象的非侵入性产前基因检测（NIPT）技术，并且首先于 21-三体综合征（trisomy 21 syndrome）研究中取得突破，随后又对其临床应用进行了探索，并在此基础上相继开展 18-三体综合征（trisomy 18 syndrome）、13-三体综合征（trisomy 13 syndrome）等染色体疾病的产前检测。2012 年以来，NIPT 方法已经实现了对唐氏综合征、爱德华综合征（T18）、13-三体综合征三大染色体疾病的准确检测。但是 NIPT 作为一种产前筛查新技术，只能作为产前染色体非整倍体评估的补充检测，其结果不能视为诊断结果，异常结果还必须通过细胞遗传学方法来确诊。

607. 为什么无创产前 DNA 检测被称为是接近"诊断级"的筛检技术

答：无创产前 DNA 检测（NIPT）对技术要求极高，早期利用 NIPT 对三体胎儿检测时需要多个胎盘 DNA 或 RNA 标记，使得实验非常耗时和昂贵。经过不断的技术改进和优化，目前基于 NGS 技术的 NIPT 对染色体非整倍性（13-、18-和 21-三体）的筛查已经达到非常高的准确率，其中胎儿 21-三体综合征的检出率达到了 99% 以上，已作为一种新的无创性产前遗传病检测，特别是非整倍体检测的新技术，大规模地应用于临床。

NIPT 筛查快速、无创、安全，具有高灵敏度、高特异性、高准确度、低假阳性和低漏检率的特点，且检测结果受母体孕周、生育年龄、健康状况等因素影响较小，是一种国际认可的筛查方法，被称为是接近"诊断级"的筛检技术。但目前 NIPT 的检测成本高是其无法在临床广泛应用的瓶颈。另外，NIPT 只能作为产前染色体非整倍体评估的补充检测，其结果不能用于诊断，若要从二线筛查变为一线筛查，还需要更多的试验数据和临床经验。

608. 为什么无创产前 DNA 检测有深远的社会价值和意义

答：目前我国每年约 1600 万的新生儿中，先天性致愚致残缺陷儿总数高达 100 万，占全世界出生缺陷儿的五分之一。其中 21-三体综合征是目前我国预防和控制出生缺陷的主要目标疾病，政府每年支付巨额经费用于唐氏综合征患儿的医疗和社会救济，给社会和家庭造成了沉重的经济负担。

每对夫妻都有生育染色体疾病患儿的风险，具有偶然性和随机性，在没有家族史和明确的毒物接触史的情况下，风险随孕妇年龄的增高而升高。迄今为止，针对染色体疾病并无有效的治疗手段，因此预防显得更为重要。降低染色体疾病患儿出生风险应通过产前遗传咨询、产前检测以及产前诊断，发现并解决问题。我国通过建立全国出生缺陷筛查诊断网络体系，结合血清学筛查、超声检查和产前诊断手段，已大大降低了出生缺陷的发生率。但是目前应用最广泛的孕中期三联血清学筛查的检出率较低、假阳性率较高，往往导致不必要的侵入性产前诊断或者异常胎儿出生。因此，现有的产前筛查、产前诊断体系急需一种更安全、快速、准确、易标准化的检测方法，以提高工作质量。无创产前 DNA 检测（NIPT）的临床应用为染色体三体（trisomy）缺陷儿的产前检测做出了极大贡献，特别是对于唐氏综合征常规产前筛查为临界风险的孕妇，可增加阳性检出率，减少漏检。

609. 为什么无创产前 DNA 检测主要用于染色体异常或三体征的筛查

答：染色体异常是导致出生缺陷的重要原因，其中染色体三体以及性染色体数目异常占产前遗传疾病的 80%~90%，约占新生儿所有染色体异常的 65%~80%。这类疾病只能通过产前筛查和产前诊断来进行出生前预防。

目前无创产前 DNA 检测（NIPT）已发展成为临床上胎儿染色体非整倍体风险筛查的重要手段，应用最广的是对 21-、18-、13-三体、性染色体三体及 X 单体（monosomy）的筛查。胎儿染色体异常或非整倍体变化会给母体外周血中 DNA 的量带来微量变化，采用 NIPT 技术进行筛查时，首先提取母体外周血浆中总的 cfDNA（不需要直接分离母体中 cffDNA），经过高通量深度测序后，通过生物信息学分析比对将测得的 DNA 序列定位到相应的染色体上，检测胎儿 cffDNA 和母体总的 cfDNA 在某一染色体上的分布比例是否符合正常比例。以 21-三体综合征为例：100 单位 cfDNA，假设其中 95 个单位来源于母亲，5 个单位来源于胎儿，即 cffDNA 为 5%。通过高通量深度测序及生物信息分析，可得到分布在 21 号染色体上真实的 DNA 序列数量，并可进一步获得胎儿与母亲所含 21 号染色体 DNA 的比例数值，根据此比例数值是否偏离正常人群 21 号染色体的标准，便可推断胎儿染色体是否为非整倍体（即 21-三体）。当母体和胎儿都是正常核型时，该比例应该符合正常人群标准，即为正常胎儿；若胎儿为 21-三体时，则胎儿和母体总的 21 号染色体 DNA 比值会增高，超出正常人群标准，此时无创 DNA 检出阳性结果。

610. 为什么无创产前 DNA 检测还可用于其他多种临床检测和研究

答：染色体疾病迄今为止无法根治，只能进行出生前预防。染色体三体以及性染色体数目异常导致的出生缺陷在临床上占较高比例，是出生前筛查的主要目标。无创产前 DNA 检测（NIPT）目前已成为临床上染色体三体风险筛查（如 21-三体、18-三体和 13-三体）的重要手段。

随着技术的不断进步和临床应用的发展，无创产前 DNA 分析还可用于其他多种临床检测和研究：①与特定疾病有关的胎儿性别的无创鉴定：胎儿性别的鉴定对性连锁遗传病的诊断具有重要意义；②胎儿 Rh 血型的检测：这是基于 cffDNA 进行 NIPT 的第一项临床应用；③胎儿单基因病的检测：其基本原理是在母体血浆总 cfDNA 中检测出不同于母源性 cfDNA 背景的父源性 cfDNA 的遗传变异，包括基因突变、多态性序列及其他染色体改变等；④诊断早产：母体血中 cffDNA 的变化可作为反映胎盘异常的指标。在病理性妊娠状态下，孕妇血浆 cffDNA 水平会异常升高，早产孕妇的血浆 cffDNA 是同孕期正常孕妇的 3 倍。

611. 为什么无创产前 DNA 检测最佳时间为孕 12~22^{+6} 周

答：cffDNA 由于含量稳定、半衰期短、容易提取等优点，已成为 NIPT 检测的胎儿遗传物质来源。母体中 cffDNA 的出现时间和浓度有一定的规律可循，与孕期有关，也与母体的生理状况有关。通常孕 8 周后母体外周血中 cffDNA 含量明显上升并稳定存在，且含量随孕周增加而升高。但由于 cffDNA 含量存在个体差异，检出时间也略有不同，NIPT 检测在不同的孕期准确度有差别，孕早期检测结果误差较大，而孕中期的检测结果较准确。

通过大量的实验发现，NIPT 检测可在孕 12 周后进行，孕 12 周母体血中 cffDNA 含量可以保证达到检测标准，早于孕 12 周检测可能会由于个体 cffDNA 含量过低而达不到 NIPT 检测要求，无法得出准确结果；虽然 cffDNA 能持续存在于母体外周血中直到分娩以后，但如果孕 24 周以后进行 NIPT 检测，cffDNA 浓度的变化可能对检测结果产生影响。因此，推荐 NIPT 最佳检测时间为 12~22^{+6} 孕周。如果晚于孕 24 周检测，一旦出现阳性结果，可能会错过介入性产前诊断的最佳时间，考虑到伦理因素，不建议在孕 24 周以后进行 NIPT 检测；对于错过 NIPT 最佳检测时间的孕妇，应咨询产前诊断专家，由专家针对孕妇具体情况分析后再决定是否需要进行 NIPT 检测。

612. 为什么无创产前 DNA 检测有适应人群

答：无创产前 DNA 检测（NIPT）作为胎儿染色体非整倍体的一种初筛检测，适用于孕 12~22^{+6} 周的单胎孕妇，特别是高龄、高危人群，在恰当的遗传咨询指导下，经过充分的知情同意，对通过其他筛查方法确定为临界及高危风险、或者由母亲年龄或家族病史确定为高风险的孕妇进行筛查。适应人群有：①高龄（母亲年龄≥35 岁），不愿选择有创产前诊断的孕妇；②孕期血清学筛查（如唐筛）结果为高危风险或者临界高危，及血清单项指标值改变，而不愿选择有创产前诊断的孕妇；③孕期超声指标异常，胎儿颈项透明层（nuchal translucency，NT）厚度增高或其他解剖结构异常，提示胎儿非整倍体风险增高，不愿选择有创产前诊断的孕妇；④某些不适宜进行有创产前诊断的孕妇，如病毒携带者、中央前置胎盘、孕囊低置、羊水过少、Rh 血型阴性、先兆流产或珍贵儿、有反复流产史等；⑤曾生育过三体患儿，或者生育过 2 胎以上异常胎儿的孕妇；⑥常规产前诊断，如羊水穿刺细胞培养失败，不愿意再次接受有创产前诊断，或对介入性产前诊断有心理障碍的孕妇，希望排除胎儿三体综合征；⑦主动要求直接进行高精度筛查，排除胎儿染色体非整倍性疾病的孕妇；⑧就诊时处于较大孕周、超出目前产前血清学筛查范围的孕妇；⑨孕妇或夫妻双方之一为 13、21 号染色体的平衡易位携带者，胎儿具有 13-三体和 21-三体高风险。

613. 为什么有些孕妇不宜进行无创产前 DNA 检测

答：无创产前 DNA 检测（NIPT）不适用或慎用人群包括：孕妇本人为染色体非整倍体患者，不适用；有家族性遗传性疾病的孕妇或者夫妻双方均为染色体结构异常者，慎用；21、13、18 号染色体的嵌合型、易位型、微缺失、微重复等结构性异常，以及部分单体、部分三体等染色体异常高风险，尚不适用；生育过多发性畸形胎儿的孕妇不建议检测；孕 24 周以上的孕妇不适用，孕周小于 12 周不适用；孕妇前期接受过异体输血、移植手术、干细胞治疗等，在 4 周之内接受过引入外源 DNA 的免疫治疗、一年之内接受过异体输血，不适用；非单胎妊娠、多胎妊娠或通过辅助生殖技术受孕的多胞胎孕妇不适合检测；怀有多胎的孕妇或辅助生殖受孕的多胚胎中途停育目前为单胎的孕妇，不适用；其他因感染、药物、辐射等环境因素所引起的智力障碍、畸形等疾病不适用。

目前可以用 NIPT 检测的疾病尚有限，非整倍体以外的其他染色体异常或突变所致的遗传病不适用；性染色体异常检测有待改进；对嵌合体检测有局限。随着检测样本量的增加及信息分析方法的优化，NIPT 检测应用于胎儿染色体病筛查的局限性会越来越小，准确性将越来越高。此外，父母为平衡易位，并且胎儿为 13-三体或 21-三体高危风险者，孕期可以进行 NIPT 检测，但应作遗传咨询，并应考虑作产前诊断。

614. 为什么母体血中游离胎儿 DNA 的制备有特殊要求

答：通常 cffDNA 均为短片段，一般小于 200bp，相对而言不易捕获，而且 cffDNA 在母体外周血中含量相对较低，大量母源游离 DNA（cfDNA）的背景无疑也会增加 cffDNA 提取和检测的难度。NIPT 是通过母体内微量 cffDNA 来间接分析胎儿染色体的状况，因此，如何从母体外周血中提取到尽可能多的 cfDNA，以及较高浓度的 cffDNA 是 NIPT 筛查的关键。母体 cfDNA 以及 cffDNA 的提取效率对 NIPT 结果的准确性至关重要，其中抗凝剂、血样放置时间、离心速度等都会影响 cfDNA 的提取效率和实验结果的准确性。一般认为，抗凝剂采用 EDTA 效果优于柠檬酸钠，应为首选；血样放置一定时间虽然对短片段的 cffDNA 基本无影响，但易使母体的 cfDNA 发生降解，而 cffDNA 的含量则可能因短片段 DNA 总量发生变化而相对降低，导致检出灵敏度下降。因此，应尽量减少血样放置时间。

常规用于组织 DNA 提取的技术和试剂，对于 cfDNA 以及 cffDNA 的提取效率太低，不能满足 NIPT 检测的需要，难以保证筛查的准确性。目前，cfDNA 和 cffDNA 提取多采用微量 DNA 提取专用试剂，经两次离心之后取上层血浆：第一次离心，采用较低离心速度，将存在于血浆中的细胞沉淀初步分离出来，同时又防止细胞破损导致基因组 DNA 释放到血浆中；第二次离心，采用高速离心，进一步去除残留血细胞。离心速度对 cfDNA 和 cffDNA 的提取至关重要，离心过快会使 cffDNA 的量相对稀释变少，影响后续实验。

615. 为什么进行无创产前 DNA 检测需要采用高通量深度测序技术

答：无创产前 DNA 检测（NIPT）利用母亲体内 cffDNA 的微量变化判断胎儿染色体的异常，具有快速、准确、无创伤的优点，能够在胚胎发育的较早期，安全、准确地对缺陷患儿（特别是染色体三体征）做出风险筛查。最早用于 cffDNA 检测的技术是 PCR 技术，在怀有男胎的孕妇外周血中通过 PCR 扩增得到 Y 染色体的特异性 DNA 序列，不仅证明了 cffDNA 的存在，也可用于胎儿性别鉴定。理论上，可以用于 NIPT 的技术有：PCR 技术、微阵列技术、半导体测序技术、下一代测序（NGS）技术。但事实上，由于胎儿染色体异常（如增加一条染色体）所导致的母体血浆 cfDNA 含量的变化十分微小，因此，NIPT 检测对所用技术的灵敏度和准确性有较高的要求，目前，临床上主要还是采用 NGS 技术进行高通量深度测序（WGS 或者 TRS），对胎儿染色体三体风险进行筛查和评估。

616. 为什么下一代测序是无创产前 DNA 检测常用的检测技术

答：无创产前 DNA 检测（NIPT）需要选择超级灵敏的检测技术才能对母体游离 DNA（cfDNA）中的 cffDNA 序列和拷贝数做出准确判断。下一代测序（NGS）属于高通量测序，可以一次性对几百万甚至几亿个 DNA 分子进行并行测序，从而对一个物种的转录组和基因组全貌进行深入、细致的分析，又称为深度测序，或平行测序。NGS 技术改变了测序的规模化进程，具有高通量、高准确性和高灵敏度的特征，为 cffDNA 的检测提供了技术保障。通过 NGS 检测 cffDNA 进行无创产前检测已成为近年来的新趋势，目前已有多家试剂被 CFDA 批准。

临床上，NGS 是 NIPT 检测最常用的检测技术，利用 NGS 技术检测母体外周血中的 cfDNA 片段，包括来自母体的 DNA 片段和 cffDNA，进行胎儿染色体产前筛查，所需样本少，具有高通量，检出率高，准确度高，误诊率低等优点。基于 NGS 技术强大的检测性能，NIPT 预测胎儿 21 号染色体非整倍性的检出率（99%）明显高于唐氏血清学筛查（70%~80%），具有血清学筛查无可比拟的优越性，已成为一种近似于诊断水平的胎儿染色体非整倍体筛查技术，属于第二代无创产前筛查手段。目前临床上 NIPT 对 21-三体的检出率已接近 100%，准确性大于 99%。近年来，随着 cffDNA 全基因组测序（WGS）的完成，对于微缺失微重复综合征和单基因疾病的无创诊断和筛查的临床应用也将指日可待。

617. 为什么有些情况下无创产前 DNA 检测会出现假阴性或假阳性结果

答：无创产前 DNA 检测（NIPT）出现假阴性、假阳性结果的原因有以下几个方面：

（1）NIPT 一般不直接分离母体血中 cffDNA，而是对母体外周血中总的 cfDNA 进行检测，故当母体本身有染色体异常时，同样会被检出阳性，此种是受母体干扰出现的假阳性结果。因此，若孕妇本人为染色体非整倍体患者，不适合本检测。

（2）NIPT 检测主要针对 21-、13-、18-三体的产前筛查，由于该技术不能检测染色体易位、倒位、微缺失、微重复等结构性异常，可能会出现假阴性结果，因此不能排除某些特殊情况的智障或愚型，例如 21、13、18 号染色体部分单体、部分三体或四体等，以及平衡易位型 21-三体。

（3）若孕妇外周血样本中 cffDNA 浓度偏低，孕妇体内存在的其他 cfDNA 则会干扰 NIPT 检测结果。例如曾经接受过移植手术、干细胞治疗、4 周之内接受过引入外源 DNA 的免疫治疗或一年之内接受过异体输血等，都可能造成假阳性或假阴性结果。

（4）NIPT 检测的是由胎儿胎盘释放于母体中的 cfDNA，如果发生胎盘嵌合，在极端情况下会有胎盘和胎儿核型不同的情况，这也是 NIPT 检测出现假性的原因之一。因此，该技术对于嵌合体检测有局限，结果难以保证。

（5）此外，虽然 NIPT 技术对染色体三体（21-三体）的检测达到了几乎 100% 的检出率，准确性达到 99%，但对于性染色体的检出并不符合实际。

618. 为什么无创产前 DNA 检测有一定的局限性

答：无创产前 DNA 检测（NIPT）尽管针对 21-、13-、18-三体筛查已经达到相当高的精确度，但是目前技术上仍有一定局限性，会造成一定的误诊，在应用过程中，应正确客观的对待。

NIPT 检测的局限性表现在：①尚不能检出胎儿染色体易位、倒位、微缺失等异常疾患以及由 21、13、18 号染色体部分单体、部分三体或四体和平衡易位型 21-三体等特殊情况导致的智障或愚型；对于性染色体异常的检测也有待改进；不能筛查出神经管缺陷，因此无法取代现有的产前筛查方法。②对于染色体三体型疾病中存在的部分嵌合体，或双胎及多胎中的某一个胎儿，检测灵敏度与特异性有可能会降低，因此，嵌合体检测有局限，多胎妊娠尚不适合检测；孕妇本人或者夫妻双方为染色体结构异常者检测有局限，须视易位片段大小，并要做特殊分析；孕妇体重超过 100kg 可能导致 cffDNA 含量低于检出量；孕妇在之前接受过可能会引入外源 DNA 的特殊治疗、孕周计算不准（实际孕周小于 12 周或大于 24 周），均会影响检测结果。因此，NIPT 在临床上是一种针对 21-、13-、18-三体综合征的产前筛查技术，尚不能作为"确诊"手段，而且昂贵的费用也是该技术在临床上广泛应用的瓶颈。

619. 为什么不能用无创产前 DNA 检测替代介入性产前诊断

答：无创产前 DNA 检测（NIPT）可在孕 12 周开始进行，鉴于目前该技术的局限性和孕妇个体的差异，该检测有可能出现假性结果或者结果不确定。因此，有些情况下，即使无创检测是低风险，医生仍然会根据孕妇个人情况建议进行介入性产前诊断。虽然介入性产前诊断的取样（绒毛穿刺、羊水穿刺检查、脐血穿刺）有 0.5%～2% 的流产风险，容易导致胎膜早破、绒毛羊膜炎、阴道出血、早产等并发症，但有创性取样后进行染色体核型分析的产前诊断准确率高，有不可替代的优势，仍为临床诊断的金标准。临床上，一般只有在恰当的遗传咨询指导下，在充分的知情同意后，才会对通过其他筛查方法（如血清唐氏筛查和超声 NT 筛查）、母亲年龄或家族病史确定为高风险的孕妇建议进行 NIPT 检测。NIPT 当前只作为常规产前诊断对染色体非整倍体评估的补充检测，虽然拥有和常规的有创产前诊断相似的准确度，但仍然无法替代后者。NIPT 检测属于筛查范畴，其结果不能视为诊断，异常结果必须通过细胞遗传学诊断进行确诊。因此，对于 NIPT 高风险的孕妇或伴有其他危险因素的患者，羊水穿刺进行常规产前诊断应是首选。此外，NIPT 检测费用昂贵，现阶段技术准入需要行政许可等限制也大大影响该技术在临床上的广泛应用，尚不能完全取代介入性产前诊断。

620. 为什么无创产前 DNA 检测结果不能作为最终诊断结果

答：无创产前 DNA 检测（NIPT）报告通常包括四个部分：胎儿三体风险指数（检测值）、参考范围（正常参考值）、胎儿三体风险与结果描述。一般来说，NIPT 检测的正常参考值为：[-3, 3]。当胎儿三体风险指数检测值落在正常参考值内时，提示胎儿三体风险为低风险，结果描述为提示胎儿未见明显异常；当胎儿三体风险指数检测值≥3，高于正常参考值，提示胎儿三体风险为高风险，结果描述为提示胎儿可能异常，或提示胎儿三体征，具体需要咨询医生。

必须明确的是，NIPT 检测结果仅供参考，不能作为最终诊断结果。NIPT 结果为低风险：提示为染色体三体综合征低风险，说明胎儿患本检测目标疾病的风险很低，但不能排除其他异常的可能性，应同时结合胎儿系统超声检查及其他产前检查；NIPT 结果为高风险：提示胎儿患本检测目标三体疾病呈高风险，但不能排除正常胚胎的可能，需要进行遗传咨询并进行进一步的介入性产前诊断；如为双胞胎妊娠时，NIPT 结果出现高风险，不能确定哪个胎儿为高风险或者两胎均为高风险；如果孕妇孕周推算不准或孕周过小（小于12 周），可能影响结果的准确性；如果孕妇接受过移植等手术或输注过异体血制品，也会影响结果的准确性；此外，本检测对于胎儿染色体嵌合型、异位型、微缺失、微重复等结构异常不适合。

621. 为什么无创产前 DNA 检测要进行遗传咨询

答：无创产前 DNA 检测（NIPT）是一项针对胎儿三体征的比较精确的产前筛查技术，但实际检测中仍然会出现检测盲区、假阳性和假阴性结果，所以，在临床应用中，应由孕妇签署知情同意书，并注意做好遗传咨询，由专业的遗传咨询师详细介绍该技术的优点和局限性，正确解读检测结果，适时建议孕妇选择有创产前诊断。

美国国家遗传咨询师协会（National Society of Genetic Counselors，NSGC）针对 NIPT 的遗传咨询有如下指导意见：NIPT 当前只作为产前染色体非整倍体评估的补充检测，其结果不能视为诊断，异常结果必须通过细胞遗传学诊断确诊；因缺乏在中低风险人群中的临床数据，NIPT 暂时不能替代现有的染色体非整倍体筛查方法；需重视 NIPT 检测前和检测后的遗传咨询，并给出正确的意见；现有的临床数据显示，NIPT 只能涵盖 21、18、13-三体等，所以检测之前进行遗传咨询时，应对孕妇说明该技术的检测范围和检测局限性；针对适应人群和适应证的 NIPT 筛查结果，应进行详细的遗传咨询，筛查结果为低风险，并不能完全排除异常妊娠，而筛查结果为高风险时，也应提供遗传学咨询，并推荐其进一步做产前诊断；如果超声检查异常、家族有染色体异常病史、复发性流产、高龄、筛查高危等，无论其 NIPT 结果如何，都应进行详细的遗传咨询。

622. 什么是无创产前 DNA 检测的专家共识或指导意见

答：随着国内外临床研究的成功，相关的专业协会就无创产前 DNA 检测（NIPT）发表了一系列的专家共识或指导意见。2012 年国际产前诊断学会（International Society for Prenatal Diagnose，ISPD）发表声明指出，在恰当的遗传咨询指导下，在充分的知情同意后，通过其他筛查方法、母亲年龄或家族病史确定为高风险的孕妇，可以进行 NIPT 检测。同年，美国妇产科学会（the American College of Obstetricians and Gynecologists，ACOG）与美国母胎医学会（the Society for Maternal-Fetal Medicine，SMFM）也共同发表了指导意见，推荐 NIPT 作为非整倍体高危人群的一种初筛检测，不适合低风险人群和多胎妊娠孕妇。两个学会同时详细界定了非整倍体高危人群：①母亲预产期年龄超过 35 岁；②超声检查结果显示高危；③生育过三体患儿；④任何方式的血清学筛查显示高危结果；⑤父母为13、21 号染色体的平衡易位携带者。

2012 年，我国全国产前诊断技术专家组对 NIPT 进行了论证，指出该检测技术是一种"近似于诊断水平"、"目标疾病指向精确"的产前筛查新技术，应该与现行的产前筛查体系相结合，并准确把握临床适用人群，包括：①有介入性产前诊断禁忌证者（先兆流产、发热、有出血倾向、感染未愈等）；②其他产前筛查高危或临界高危孕妇；③珍贵儿，知情后拒绝介入性产前诊断的孕妇；④对介入性产前诊断极度焦虑的孕妇；⑤就诊时处于较大孕周、超出目前常规产前筛查范围的孕妇。

623. 为什么无创产前 DNA 检测有广阔的临床应用前景

答：出生缺陷是导致早期流产、死胎、围生儿死亡和先天残疾的主要原因，而染色体异常又是导致出生缺陷的重要原因，其中以 13-、18-和 21-三体综合征最常见。在孕期采取产前筛查和产前诊断的方法实施产前干预，是控制出生缺陷切实可行的方法。血清学筛查在三体综合征及某些出生缺陷筛查中有一定的应用价值，然而其较高的误诊率和假阳性率给孕妇带来极大的心理负担；而传统的侵入性产前诊断手段又可能会造成约 0.5%~2% 的胎儿流产率、宫内感染以及胎儿发育异常等不良妊娠结局。

母体血浆中 cffDNA 的发现为无创产前 DNA 检测（NIPT）提供了新思路。与侵入性产前诊断相比，NIPT 有其自身较大的优势，只需采集母体的外周血就可以直接分析胎儿的遗传物质，减少了对孕妇和胎儿的伤害，也可以避免因为侵入性诊断带来的流产、感染风险；相比于血清学筛查，基于测序技术的 NIPT 灵敏度高，误诊率低，可避免不必要的侵入性产前诊断；此外，无创产前检测还具有可早期筛查且检测周期短的特点。随着我国相关部门对 NIPT 技术的逐步认可，未来 NIPT 技术临床规范的出台，高通量测序技术成本的不断降低，以及临床应用经验的持续积累，NIPT 技术将极大地提高产前筛查水平，并切实有效地改善出生缺陷。而且，随着 NGS 技术的不断发展，NIPT 有可能不再局限于染色体非整倍体的筛查，而有望拓展到 DNA 片断性缺失、重排、移位等结构性异常和 DNA 单基因突变的检测，因此具有良好的应用前景。

（李美星　王文涓）

第二节　胚胎植入前分子检测

624. 为什么会产生辅助生殖技术

答：近年来，由于各种原因（环境、遗传、内分泌）导致的不孕不育夫妇数量逐年增加，不孕不育不仅是一种身体疾病，也是目前全球性的复杂社会学问题之一。为了满足这些人群的生殖要求，人类体外辅助生殖技术应运而生，简称辅助生殖技术（assisted reproductive technology，ART）。ART 是指采用医疗辅助手段使不孕不育夫妇发生妊娠的技术，包括人工授精（artificial insemination，AI）和体外受精-胚胎移植（in vitro fertilization and embryo transfer，IVF-ET）两大类，以及由此衍生的技术，是治疗不孕不育的重要方法。其中，IVF-ET 是 ART 技术的主要代表，是将从母体取出的卵子置于培养皿内，加入经过优选诱导获能处理的精子，使精卵在体外受精，并发育成前期胚胎，然后将其移植回母体子宫内，经妊娠后分娩婴儿。由于胚胎最初 2 天在试管内发育，所以 IVF-ET 技术又叫试管婴儿技术。

在临床上，ART 的直接效应是使不育夫妇实现妊娠生子的愿望，由不育引发的相关问题自然会随之得到解决。另一个重要应用是能遏止遗传病的传递，有遗传缺陷的育龄夫妇，不论有无生育能力问题，都可采用 ART 的供精、供卵、供胚或胚胎移植（ET）前遗传学诊断等方法，切断导致遗传病发生的缺陷基因与异常染色体向后代传递，保证生育健康婴儿。因此 ART 也是实现优生的重要手段。

625. 什么是试管婴儿技术

答：广义的辅助生殖技术（ART），包括人工授精（AI）和体外受精-胚胎移植（IVF-ET）以及由此衍生的技术。ART 经历了不同的发展阶段，其适应证有所不同。其中，AI 技术主要适应于男性因少精、弱精、液化异常、性功能障碍导致的不育、原因不明的不育、免疫性不育等，或者无精子症、畸精症等需供精的 ART。IVF-ET 则是狭义的 ART，又称试管婴儿技术，自 1988 年中国大陆第一例试管婴儿出生以来，IVF-ET 技术在我国大陆地区已发展近 30 年，通常说的试管婴儿技术即代指 ART。

根据适应证的不同，试管婴儿技术发展至今，经历了大约 4~5 个时期。第一代试管婴儿技术为 IVF-ET 技术，适用于输卵管堵塞、子宫内膜异位症引起的不孕症患者、女性免疫性不孕、不明原因不孕不育等。随着技术的不断进步，基于卵泡胞浆内单精子注射（intracytoplasmic sperm injection，ICSI）的第二代试管婴儿技术得以发展和应用，主要针对男性少精、弱精、畸精子症，生精功能障碍，以及男性免疫性不育、抗精子抗体阳性、IVF-ET 受精失败等，解决男性不育症。以胚胎植入前遗传学诊断为代表的第三代试管婴儿技术主要针对遗传疾病高风险夫妇或原因不明的不育夫妇，在 IVF-ET 程序时进行胚胎植入前诊断，可以真正杜绝遗传病发生，实现优生，主要用于可能生育 X 连锁遗传病、单基因相关遗传病、染色体病患儿的高风险人群等。第四代试管婴儿技术为辅助生殖的卵细胞核移植技术，适用于年龄大的患者，初衷是避免由遗传缺陷引起的线粒体疾病，应用该技术出生的婴儿将拥有父母双方的细胞核 DNA 以及第三方卵子的线粒体 DNA。接下去的第五代试管婴儿技术是未成熟卵的体外成熟技术，对于卵细胞发育障碍者，可以实现她们的生殖要求。

626. 为什么辅助生殖技术的应用有一定的禁忌

答：虽然辅助生殖技术（ART）技术在改善生殖健康和降低出生缺陷方面有很大贡献，应用前景良好，但其在临床应用中有一定的禁忌。其中女方因输卵管因素造成的精子和卵子结合障碍不适用于 AI 技术。IVF-ET 技术应用禁忌包括：女方患有遗传病、子宫不具备妊娠功能、严重躯体疾病、精神心理障碍等不能承受或不适合妊娠；提供配子的任何一方，以及接受胚胎赠送或卵子赠送的女方，患有生殖、泌尿系统的急性感染，或性传播疾病，或具有酗酒、吸毒等不良嗜好；提供配子的任何一方接触过致畸剂量的射线、毒物、药品，并处于作用期。2005 年，欧洲人类生殖与胚胎学会（European Society of Human Reproduction and Embryology，ESHRE）胚胎植入前遗传学诊断工作组进一步给出了有关 ART 应用指征的指南，指征分为建议纳入及不建议纳入两类，指出任何可能因卵巢刺激、卵泡穿刺、妊娠而产生并发症风险高的女性都建议不进行 ART；此外，生育力低下，如女性年龄较高（40~45 岁以上）、促卵泡生成激素基础值>15IU/L、体质量指数>30kg/m^2，以及其他不适合进行 ART 的疾病均不建议纳入。

627. 为什么辅助生殖技术须制定技术规范和操作指南

答：辅助生殖技术（ART）主要针对由遗传和环境的相互作用导致的出生缺陷和生育

障碍者，包括配子发生障碍，如卵母细胞和精子的数量减少、质量低下和功能缺陷导致的不孕不育症；机体对外界的环境因素更为易感，出现生育能力低下和妊娠丢失；子代的生育遗传风险加大。

对人类的配子和胚胎进行体外操作是 ART 的核心工作，2001~2003 年，原卫生部主管部门颁布了一系列针对 ART 的技术规范及管理办法，使得该项技术逐步走向规范化。2016 年中华医学会生殖医学分会发布了人类体外受精-胚胎移植（IVF-ET）实验室操作专家共识，目标是指导 IVF-ET 治疗中按照标准操作程序（SOP）进行人类配子和胚胎操作，从而获得更加稳定的临床结局，减少差错发生，适用于国内正式实施 IVF-ET 技术的生殖中心。

IVF-ET 技术要求如下：实施 IVF 的临床胚胎学家应该针对所有配子或胚胎进行的操作制定 SOP；所有操作应进行双人审核和监督；不应该在同一操作区域内同时操作两位或多位患者的配子或胚胎；所有操作方法应该简便、安全、可靠；胚胎培养室应遵循无菌、无毒、无味、无尘的原则；胚胎体外培养应该使胚胎时刻保持在合适的 pH、温度、渗透压等指标的环境中，以利于胚胎保持稳态。

628. 什么是胚胎植入前遗传学检测

答：胚胎植入前遗传学检测（preimplantation genetic testing，PGT）是在进行 IVF-ET 程序中，通过对遗传高风险配子或胚胎进行遗传学检测，分析配子或胚胎是否有遗传缺陷，进而选择未见遗传学异常的胚胎植入子宫。PGT 是近年来发展起来的体外辅助生殖检测的新方法和手段，在胚胎植入之前进行遗传学检测，以期解决遗传病及优生问题。该检测包括胚胎植入前遗传学诊断（preimplantation genetic diagnosis，PGD）和植入前遗传学筛查（preimplantation genetic screening，PGS）两种形式。

PGD 主要是指对于诊断明确的携带单基因疾病相关基因突变或染色体平衡易位的父母在进行体外辅助生殖时，进行胚胎植入前的针对性诊断，检测父母所携带的特定突变是否传递到胚胎，或者在胚胎形成过程中是否产生新的非平衡染色体异常。PGS 主要是检测胚胎染色体非整倍性，通过移植正常的胚胎来提高妊娠率，降低流产风险。目前，PGT 的相关检测技术发展迅速，并在临床应用中取得了良好的效果。但是，PGT 并不能检出胚胎中所有的异常，且相关技术本身对胚胎的影响也还需要进行长期的观察和随访。

629. 为什么胚胎植入前遗传学诊断可以剔除携带遗传疾病的胚胎

答：胚胎植入前遗传学诊断（PGD）是指有遗传性缺陷高风险的夫妇，进行体外辅助生殖时，在 IVF 程序之后，胚胎植入前，在体外应用分子生物学技术、细胞遗传学技术对胚胎的遗传物质进行遗传学诊断，选择正常胚胎进行胚胎植入，以预防遗传性疾病发生的过程，亦称为孕前诊断。

IVF-PGD 属第三代试管婴儿技术，是帮助双方或一方携带遗传病致病基因的夫妻进行优生的一项辅助生殖技术（ART）。在夫妇已经确诊患有某种已知遗传疾病（包括染色体疾病、单基因遗传病等）或携带其致病突变的情况下，取夫妇 IVF 后发育胚胎的部分细胞进行植入前基因检测，可以剔除携带遗传疾病的胚胎，选择表型正常的胚胎移植，或者受家族遗传病影响最小的胚胎进行植入，从而避免遗传病患儿出生，降低单基因疾病和染色体异常疾病导致的出生缺陷率，还可以避免选择性流产和多次流产对孕妇造成的身心危害。

630. 为什么胚胎植入前遗传学诊断是不同于常规产前诊断的一项新技术

答：早在 1964 年，学者 Edwards 就提出了胚胎植入前遗传学诊断（PGD）的思想。随着辅助生殖技术（ART）的成熟应用和分子诊断技术的快速发展，作为主动选择生殖方式的 IVF-PGD 技术逐渐产生并使用，1989 年 Handyside AH 首先将 PGD 技术成功应用于临床，即通过 PGD 对 X-连锁隐性遗传病患者的胚胎进行性别选择，将性别为女性的胚胎移植入子宫获妊娠成功，从而实现优生目的。

PGD 是一种 ART 与分子生物学技术相结合的全新产前诊断技术，针对 IVF-ET 技术而言，其与常规的产前诊断不同。随着 PCR 技术、芯片技术、测序技术以及衍生的多种分子诊断技术的不断涌现和应用，IVF-PGD 技术的优势不断展现，通过选择没有疾病表型、正常的胚胎移植，可阻断单基因病和染色体异常疾病的发生，很好地解决遗传病及优生问题；可以避免因常规产前诊断的有创操作所带来的并发症的风险，同时减少孕妇反复流产或引产的痛苦，在伦理上更容易被人接受；对于珍贵胚胎或易流产胚胎非常实用。PGD 为疾病的产前诊断开辟了广阔的前景，人们不再被动地仅仅在胎儿出生前进行常规产前诊断，转而选择进行主动性的孕前诊断，使出生前诊断进入了一个新的时代。

631. 为什么胚胎植入前遗传学诊断可以有不同的活检取样途径

答：IVF-PGD 是在 IVF-ET 前，取胚胎的遗传物质进行分析。胚胎活检取样主要有 3 个时期，即受精前后、8 细胞卵裂期和囊胚期，主要的活检取样途径有：

（1）极体活检：不影响受精和胚胎发育，对胚胎本身不造成影响，第一和第二极体携带与卵母细胞相同的遗传物质，能反映母源遗传因素；无嵌合体影响，检测时间充裕。缺点是不能提供受精后胚胎的染色体异常信息和父方来源的染色体异常信息，目前临床应用尚不普及。

（2）卵裂球细胞活检：是目前最常用的取材途径，一般选择培养到第 3 天，胚胎发育到 4~8 个细胞期的卵裂球，此期的细胞具有全能分化的潜能，活检 1~2 个细胞，通常不会影响胚胎的进一步发育；卵裂球带有父母亲遗传的全套基因组，可以进行比较全面的检查；检测时间充裕。缺点是材料少，卵裂阶段的胚胎嵌合体发生率高，而嵌合状态会影响诊断的准确性，可能导致误诊和漏诊；偶尔对胚胎发育的潜能可能存在不利影响。

（3）滋养外胚层活检：受精卵培养到第 5~6 天，从囊胚期胚胎滋养外胚层吸取 4~10 个细胞进行检测，增加了取材的量，可以提高 PGD 的准确性，且囊胚期嵌合体影响较小；不影响胚胎的发育潜能。缺点是滋养层细胞并不能完全代表内细胞团，有可能造成误诊；此期活检受胚胎移植（ET）时间的限制，诊断时间较少；囊胚培养技术要求高。

632. 什么是胚胎植入前遗传学诊断的应用指征

答：胚胎植入前遗传学诊断（PGD）的应用指征有以下几方面：①单基因疾病：常染色体隐性遗传病、常染色体显性遗传病、X 染色体连锁遗传病。②染色体异常：染色体易位、染色体倒位等结构异常。③某些有遗传倾向的疾病，包括肿瘤易感基因的剔除：如乳腺癌。④人类白细胞抗原（HLA）配型：针对已有干细胞治疗手段的疾病。⑤性别鉴定：主要针对性连锁隐性遗传疾病。⑥一些迟发性疾病的基因检测。⑦线粒体疾病：大约15%的线粒体疾病是由母系遗传的线粒体引起的线粒体DNA突变。通过PGD选择线粒体DNA突变比率低于发病阈值的胚胎，可以降低子代发生疾病的风险。

理论上，凡是能够被诊断的遗传性疾病都适用于PGD。目前，PGD建议纳入诊断明确的、严重致畸且遗传可能性大的单基因疾病；易位型染色体疾病；需HLA配型进行相关治疗的疾病。而肿瘤易感性、一些迟发性疾病以及线粒体病的基因诊断则是近年来PGD应用的新领域。多基因遗传病的PGD应用目前尚未见报道。PGD也有其他非医疗目的应用，如身高、智力、容貌等，但存在伦理方面的争议。此外PGD还可以进行Rh血型鉴定，预防新生儿溶血的遗传学选择。由于晚婚晚育使大龄产妇人数逐年增多，而45岁以上的妇女染色体异常率高、自然妊娠容易分娩18-三体和21-三体患儿，现今PGD的工作热点转向了对染色体病非整倍体预防的检测。

633. 为什么胚胎植入前遗传学诊断有一定的适应人群

答：胚胎植入前遗传学诊断（PGD）是针对父母本身有诊断明确的遗传学异常（如染色体疾病、单基因疾病），胚胎有遗传学异常高度风险的情况，提早在胚胎期进行胚胎植入前诊断的辅助生殖新技术，可以从根本上解决优生优育的问题。

PGD适用人群：夫妻为单基因遗传病患者或携带者、X连锁遗传病患者夫妇以及可能生育以上患儿的高风险人群；妻子有遗传学异常，胚胎有遗传学异常的高度风险，但不愿意接受选择性流产的人群，尤其是年龄大于37岁的妇女；由于染色体异常（携带平衡易位及倒位）导致的不孕不育、反复自然流产者或者不明原因死胎、死产的夫妻，PGD技术通过对胚胎进行遗传检测，挑选正常胚胎植入母体，可以提高此类患者的临床妊娠率；非整倍体性的体外受精者；原先有明确的单基因疾病的患儿，希望通过生育二胎为第一胎患儿提供干细胞移植的家庭，对胚胎进行HLA配型检测，如地中海贫血；有肿瘤相关基因突变家族史的家庭，试图对胚胎的肿瘤易感基因进行剔除，如：乳腺癌、卵巢癌等。

634. 为什么胚胎植入前遗传学诊断存在技术难度

答：IVF-PGD检测的物质为卵母细胞极体、卵裂球单个细胞或囊胚滋养层细胞。由于胚胎细胞珍贵，数量有限，用于PGD检测时只能取到极少量的细胞，在胚胎卵裂期仅为1~2个单细胞，在囊胚期为4~10个滋养层细胞，因此，在基因检测技术上有较高的难度。如何能在低样本量情况下进行准确检测是IVF-PGD需要解决的技术问题。

PGD最主要是针对单基因病（single-gene disorder，SGD）进行胚胎植入前遗传学诊断。目前单基因病胚胎植入前诊断（SGD-PGD）所用的技术手段多数是巢式PCR或多重PCR扩增，针对突变位点的特异靶向序列进行扩增，再进行测序或后续的分子生物学分析。随着遗传诊断技术的进步和不断推广，SGD-PGD的需求呈现持续上升势头，待测的基因致病位点越来越多。由于可用于PGD的诊断材料稀少，仅一个到几个细胞，且需针对不同的位点，每一个病例都需要对家系特异的单细胞突变位点检测体系进行评估和优化，现有的PCR方法存在一定的局限性，其诊断能力远远不能满足SGD家系进行PGD的需求。因此研发高通量、高灵敏度、高准确性的新方法是唯一出路。全基因组扩增技术

（WGA）是近年来出现的一种新技术，可以在没有序列倾向性的前提下大幅度增加 DNA 的总量，WGA 产物可进行多次、多位点的高通量分析。SGD-PGD 在实际应用中先采用 WGA 技术对单细胞 DNA 进行预扩增，再进行后续的分析。

635. 为什么胚胎植入前遗传学诊断目前仍保留了一些传统的检测技术

答：由于胚胎植入前遗传学诊断（PGD）的标本仅为单个卵裂球或少数几个囊胚滋养层细胞，DNA 含量极少，在检测上有较高的难度，严重地限制了 PGD 的发展。早期应用于 PGD 的常规方法为 PCR 和荧光原位杂交（FISH）技术。

单细胞 PCR 技术：PCR 具有较高的检测灵敏度，是最早应用于 PGD 领域的技术，世界首例 PGD 即是通过 PCR 完成的，目前基于 PCR 的 PGD 主要应用于单基因病（SGD）。单个细胞由于模板数量较低，能够直接进行 PCR 检测的遗传位点有限，且只有一次扩增机会，很容易造成扩增失败或者扩增偏倚，因此传统的 PCR 技术应用有局限。随后发展起来的其他 PCR 衍生技术，如单细胞巢氏 PCR 以及多重 PCR 技术，逐渐克服了标本模板量极低的问题。最新应用于 PGD 的 PCR 新技术是单细胞全基因组扩增（WGA），能从单细胞中扩增全部基因，将 DNA 量从 pg 级扩增至 μg 级，达到了可检测水平，拓宽了 PGD 应用的范围。

单细胞 FISH 技术：通常用于染色体数目和结构变异的检测，在 PGD 中的主要应用为胚胎性别的诊断和鉴定、染色体平衡易位和倒位的检测。FISH 技术在 PGD 领域的应用已经有 20 余年的历史，至今仍是筛查染色体病的主要方法。虽然 FISH 技术要根据不同的染色体疾病选择探针、设计实验方案，诊断的染色体条数十分有限，而且高比例的染色体嵌合型易造成误诊，但是 FISH 操作简便，为许多患染色体疾病的夫妇解决了生育问题。

636. 为什么胚胎植入前遗传学诊断领域出现了诸多新兴技术

答：传统的单细胞诊断技术因其应用的局限性，需要不断改进。如：单细胞 PCR 存在扩增量低、扩增易失败、出现优势扩增、污染、等位基因脱扣等问题，且通量较低；而 FISH 技术则无法一次性检测所有染色体，细胞固定要求高，容易发生核丢失、荧光信号重叠或分裂等情况，且由于染色体嵌合型问题，诊断的准确率难以达到 100%。

近年来，随着分子生物学技术日新月异的发展，更多的新方法、新技术已开始应用于 PGD 的单细胞诊断，如微阵列技术、微测序技术、多重置换扩增技术（MDA）等，这些方法的应用及两个或两个以上方法的综合应用大大增加了诊断的准确性，减小误诊风险。此外，高通量全基因组检测技术，也逐步进入了 PGD 领域的临床应用，不仅可以检测存在问题的目标染色体，而且也可以检测其他的染色体，提供更多遗传信息，在临床遗传学诊断中展示出良好的应用前景。目前临床上常用的新技术主要有：全基因组扩增（WGA）、比较基因组杂交（CGH）、微阵列单核苷酸多态性（single nucleotide polymorphism array，array SNP 或 aSNP）、微阵列比较基因组杂交（comparative genomic hybridization array，array CGH 或 aCGH）、变性高效液相色谱分析（denaturing high performance liquid chromatography，DHPLC）、微卫星 DNA 序列分析（STR 位点）和植入前遗传学单倍型分析（preimplantation genetic haplotyping，PGH）、微测序和下一代测序（NGS）。

637. 为什么微测序技术可以用于胚胎植入前遗传学诊断

答：微测序是一种在法医学、遗传学领域应用广泛的技术，又称为单核苷酸引物延伸法（single nucleotide primer extension，SnuPE）。其原理是设计一对针对突变位点的特异性引物，退火后直接结合于突变位点附近，同时加入与野生型及突变型模板互补的一种荧光双脱氧核苷酸，分别用不同的颜色标记 4 种双脱氧核苷酸，经过多轮的延伸与链终止过程，产生许多带有荧光标记的核苷酸片段，经毛细管电泳（CE）从而实现对模板序列的推导。微测序技术具有快速、高度敏感、自动化、结果易于分析等优点，开始主要用于检测 SNP 位点，结合 CE 技术可以一次实现对多个突变位点的检测，而达到高通量分析。Fiorentino 等较早提出将微测序技术用于 PGD 领域，在单细胞水平上进行微测序分析，快速且准确，可用于单基因疾病诊断。目前，通过微测序技术与其他技术的结合，已经能够对一些单基因疾病，如囊性纤维化、β-地中海贫血、镰状细胞贫血、A 型血友病、视网膜母细胞瘤、脊髓性肌萎缩等进行诊断，并已应用于临床 PGD 中。

638. 为什么胚胎植入前单倍型分析可以用于植入前遗传学诊断

答：胚胎植入前遗传学单倍型分析（PGH）：是将多重置换扩增（MDA）技术与短串联重复序列（STR）结合发展而来的，即选择与致病基因在染色体上位置紧密连锁的 STR 标记，通过鉴别胚胎是否遗传携带致病基因的染色体来达到 PGD 目的。PGH 无需检测疾病的相关突变位点，适用范围广，理论上可用于几乎所有的传递基因缺陷风险的患者，缺点是必须同时分析疾病基因两侧的多个 STR 相关疾病标记位点，避免误诊的可能。例如 A 型血友病、色素失调症、脑积水等疾病的致病基因集中在 X 染色体长臂端（Xq28），通过检测该区域的多个 STR 位点，即可鉴别胚胎是否遗传了含有致病基因的 X 染色体。理论上可以解决单细胞扩增模板中等位基因丢失的问题，同时避免了需针对每一种突变基因优化其单细胞 PCR 条件的繁琐。此外，还有一种情况是在获得父母致病基因连锁单倍型信息的情况下，通过对胚胎的多个 SNP 位点进行检测，结合家系 SNP 单倍型连锁分析，鉴别胚胎是否遗传携带致病基因的染色体来达到 PGD 目的。

639. 为什么在胚胎植入前遗传学诊断应用中须利用高通量检测技术

答：以微阵列和下一代测序（NGS）为代表的高通量检测技术给遗传诊断技术带来了里程碑式的意义。目前，基于微阵列技术的 PGD 已经开始在临床应用，而基于单细胞 NGS 技术的 PGD 也即将进入临床应用。

微阵列技术包括：①微阵列单核苷酸多态性（array SNP）：是近年来常用于 PGD 的分子细胞遗传学技术，具有诊断快、覆盖全面、分辨率高的特点，可以检测全基因组范围内的染色体异常，一次性得到从整条染色体到染色体微小片段的缺失、增加、插入、非平衡易位和染色体数目异常等信息，还能检测单亲二倍体、杂合性缺失（LOH）等；②微阵列比较基因组杂交（array CGH）：是疾病基因组研究和遗传病诊断的细胞分子遗传学平台，具有高通量、高分辨率、自动化、准确的特点，可精确检测基因拷贝数的缺失或增加，除了能进行染色体非整倍体检测外，还可以对微缺失或微重复以及亚端粒或其他不平衡的染色体异常进行检测。

NGS 技术：单细胞 DNA 经过 WGA 扩增后，建立测序文库，可以同时完成对上百个基因的准确检测，并且可一次性对多个样本同时进行检测，已逐渐成为大规模基因诊断的首选技术。NGS 技术具有高通量、高覆盖率、精确度高、速度快、操作便捷等特点。WGA 结合 NGS 检测可以覆盖全部染色体，不仅可以检测胚胎的非整倍性，还可以检测单基因疾病以及其他复杂的染色体畸变。

640. 为什么下一代测序技术可以用于分析胚胎多种类型的染色体异常

答：经过 30 多年的发展，基因测序技术已从最初的 Sanger 测序发展至当今的单细胞测序、甚至单分子测序。早期的 Sanger 测序虽应用于单基因疾病的检测，但因其检测通量小、速度慢，已逐渐被 FISH、CGH、微阵列等技术所取代。

PGD 的发展伴随着分子遗传诊断技术的发展，稳定、准确、高通量的新技术是 PGD 发展的趋势。NGS 技术作为高通量基因诊断的首选检测技术，特别是单细胞 NGS 技术，在临床 PGD 诊断领域展现出前所未有的应用前景。2013 年 NGS 已被应用于体外胚胎染色体异常分析。其优势是能够同时检测多种类型的染色体异常，不仅可迅速筛查染色体非整倍性、判断胚胎是否存在嵌合，以及检测染色体结构异常和单基因疾病，而且其检测精度更高，弥补了微阵列技术检测易受探针影响的缺陷。2015 年底，国际上首次建立了一种可在早期胚胎阶段同时对单基因遗传疾病和染色体疾病进行精确诊断的 PGD 新方法，即基于 NGS 的非整倍体测序与连锁分析（mutated allele revealed by sequencing with aneuploidy and linkage analyses，MARSALA），该技术将单细胞 WGA 技术与 NGS 相结合，通过高通量测序，在单细胞水平即可检测致病基因突变位点和全基因组范围染色体异常，同时完成高精度连锁分析，实现以单分子精度进行胚胎诊断，全面提高诊断的覆盖面和精准性，大大降低假阳性或假阴性错误。

641. 什么是用于胚胎植入前遗传学诊断的各种技术的特征

答：胚胎植入前遗传学单倍型分析（PGH）技术：通过检测与致病基因紧密连锁的 STR 标记，鉴别胚胎是否遗传携带致病基因的染色体达到诊断目的，理论上可以解决单细胞扩增中等位基因丢失，同时避免针对每一种突变进行条件优化。

比较基因组杂交（CGH）技术：可对全套染色体进行遗传学分析，提供有关三体、单体或染色体较大亚区拷贝数变化的信息。一次杂交即可在整条染色体或染色体区带水平对不同基因组间 DNA 序列及拷贝数的差异进行检测，但分辨率不高，操作复杂，在 PGD 中应用较少。

微阵列技术：目前在 PGD 中已取得良好的应用成果，array SNP 可同时检测 46 条染色体、分辨率高，可在全基因组范围内检测染色体的缺失和增加并能准确测定其大小；array CGH 可精确检测基因拷贝数的缺失或增加，对缺失的检测敏感度高于增加，已取代 CGH 在 PGD 中得到广泛应用。

全基因组扩增（WGA）技术：可以大幅度增加 DNA 的总量，从 pg 级上升至 μg 级（10^6 倍），检测灵敏度极高，结合后续其他技术能够快速、准确检测出早期胚胎的染色体数目和结构异常。WGA 技术的日益改良和优化，给 PGD 带来了巨大的发展机会。

下一代测序（NGS）技术：最大的优点在于高通量、高准确度，可以检测全部染色体，提供更多遗传信息，包括胚胎的染色体非整倍性、单基因变化以及其他复杂的染色体畸变。

642. 为什么胚胎植入前遗传学诊断有巨大的应用前景

答：IVF-ET 结合 PGD 称为第三代试管婴儿技术。PGD 属于早期产前诊断形式，在夫妇已经确诊患有某种已知遗传疾病（包括染色体疾病、单基因遗传病等）或携带其致病突变的情况下，对夫妇的胚胎主动进行植入前诊断，即孕前诊断。通过剔除基因异常的胚胎，选择正常的或选择受家族遗传病影响最小的胚胎植入，从而避免遗传病患儿出生，有效降低单基因疾病导致的出生缺陷率。

PGD 可以为有生育遗传病患儿高风险的夫妇生育健康宝宝提供更安全、更早期、更无创的选择，在植入前胚胎发育的最早阶段，排除患病和携带致病基因的胚胎，不仅减少反复流产的发生及流产带来的身心压力，也可避免生出有严重遗传疾病的孩子，与传统的产前诊断相比，PGD 对患者造成的影响较小，临床上易于接受，对于珍贵胚胎、容易流产胚胎有重要的意义。经过 20 多年的发展，可以说 PGD 能从根本上解决优生优育的问题，具有广阔的应用前景。

643. 为什么在有些情况下需要进行植入前胚胎的性别选择

答：IVF-PGD 能排除基因缺陷，遏制遗传疾病，对于某些已知遗传病高风险的胚胎，可以通过性别鉴定和选择，降低胎儿遗传病风险，减少先天缺陷和反常性胎儿的出生。如：位于 X 染色体上的性连锁遗传病多为隐性致病基因，男女发病率有显著差异，一般是父传女，母传子，人群中男性患者远较女性患者为多，常表现为女性携带，男性患病，如血友病、进行性肌营养不良、色盲等。目前，已有超过 200 种单基因遗传性疾病被认为是 X 染色体连锁的，这些疾病通常只会影响男性胎儿，因此需选择女性胚胎出生。另有 10 多种伴 X 性连锁显性遗传疾病，如佝偻病、遗传性慢性肾炎等，男女均发病，但一般男性较重。Y 连锁遗传病的特点是男性传递给儿子，而女性不会患病。因此，患有伴性遗传病的男性婚后想要孩子，应在医生指导下慎重选择胎儿的性别，以避免遗传病患儿出生。1989 年 Handyside AH 等就是通过 PGD 技术，对 Y 染色体特异基因进行体外扩增，将诊断为女性的胚胎移植入子宫，获得妊娠成功。

644. 为什么胚胎植入前遗传学诊断主要应用于单基因遗传病的检测

答：单基因遗传病（SGD）是指单个基因发生突变所引起的遗传病，如地中海贫血。目前已发现近 7000 种 SGD，大多数会致死、致畸或致残，临床上对此类疾病尚无根治办法，仅 1% 有有效的治疗药物。据统计，平均每个人会携带 2.8 个隐性遗传病的致病突变。在了解自身携带致病突变的情况下，可选择合适的预防措施避免遗传病患儿出生。一种方法是自然受孕后，遵循医生的指导进行产前诊断；另一种方法则是采取 IVF-PGD 技术对胚胎进行选择。SGD 的突变一般易于诊断，因此是 PGD 早期主要的适应证。目前尚未见到 PGD 在多基因遗传病诊断应用方面的报道。

单基因疾病患者或者携带者通过 IVF-PGD 对子代胚胎进行相关基因的检测，选择没有基因突变的胚胎进行移植，从而可避免子代发病。PGD 涉及的单基因疾病已近百余种，多集中在以下几种类型，①常染色体隐性遗传疾病：β-地中海贫血、纤维囊性变、脊髓性肌萎缩、镰状细胞贫血、黑矇性白痴等；②常染色体显性遗传疾病：亨廷顿病、强直性肌营养不良、腓骨肌萎缩症等；③性连锁性疾病：脆性 X 染色体综合征、Duchenne 型肌营养不良、A 型血友病、白化病、抗维生素 D 佝偻病等。

645. 为什么需要客观评价胚胎植入前遗传学诊断的单基因病检测结果

答：IVF-PGD 可用于一些单基因缺陷胚胎的特殊诊断，检测流程为：诱导排卵→取卵→常规体外受精（IVF）或 ICSI 受精→体外胚胎培养至卵裂期（取卵裂球细胞）或者胚胎发育到囊胚期（取囊胚滋养层细胞）→进行 PGD→选择正常的胚胎移植入子宫。根据指征可以通过 PCR、FISH 等技术进行检测和分析，或者进行全基因组扩增（WGA），对胚胎 WGA 产物采用目标基因捕获结合高通量测序进行检测，通过生物信息学分析，寻找胚胎样本基因突变和染色体的缺陷，或者通过父母致病基因连锁单倍型信息，结合胚胎样本的测序信息判断是否遗传了父母的致病单倍型，辅助临床上选择无单基因遗传病（SGD）的胚胎进行植入。

IVF-PGD 的应用虽然突破了产前诊断的局限，但同时也带来了另外一些问题，需要对 PGD 的结果进行客观评价。PGD 对于检测结果的要求是必须具有高度的准确性，但是目前无论是 PCR 技术还是 FISH 技术均有一定的误诊率，即使 WGA 也可能造成扩增不均一的情况，无法反映真实情况。此外测序数据复杂庞大，信息分析未必全面准确。因此如何克服极低标本量、技术缺陷、大数据分析瓶颈对诊断准确性以及有效性的影响，是未来 PGD 发展的方向和要求。随着分子生物学技术的不断发展，PGD 在未来针对致病基因的精确检测中必将发挥越来越重要的作用。

646. 为什么染色体平衡易位携带者需通过胚胎植入前遗传学诊断选择正常胚胎

答：染色体疾病可以分为染色体数目异常和结构异常，染色体易位和倒位等均属于染色体结构异常，其中染色体易位是最常见的结构畸形，与不良妊娠密切相关。染色体相互易位和罗伯逊易位统称为染色体平衡易位，平衡易位携带者通常无明显的表型异常，智力、外貌及发育情况正常，但其获得正常胚胎的概率往往低于正常人，存在生育问题和生育力下降。由于平衡易位携带者在受精卵形成过程中，可产生非平衡易位胚胎，伴随染色体片段的重复及缺失，极易发生反复流产、死产、新生儿死亡、胎儿畸形及智力低下等。此类染色体易位携带者可通过 PGD 技术鉴别非平衡易位胚胎，筛选出的正常或平衡易位胚胎进行植入，以避免不良孕产史的发生，提高其临床妊娠率、活产率，并降低反复流产风险。因此，临床 PGD 进行染色体结构异常检测，主要是针对染色体相互易位及罗伯逊易位的平衡易位携带者。

FISH 技术曾被广泛应用于 PGD 的染色体易位检测中，但由于技术的局限性，其应用受到了一定的限制。而 array CGH 技术可以弥补 FISH 的诸多不足，为染色体易位进行 PGD 提供了一种准确、稳定的检测技术，可在染色体平衡易位携带者的胚胎 PGD 应用中获得理想的临床妊娠结局，提高 ART 的移植成功率。

647. 为什么要通过胚胎植入前遗传学诊断进行 HLA 分型

答：人类白细胞抗原（HLA）是人类多态性最丰富的遗传系统，是免疫系统区分本身和异体物质的基础，决定着机体的组织相容性及器官移植的成败，在器官移植和造血干细胞移植中，HLA 不同可引起免疫排斥反应，而在非血缘关系人群中寻找相同 HLA 移植供体的难度则非常高。目前，PGD 应用范围已从避免单基因遗传病（SGD）扩展到对植入前胚胎的 HLA 分型检测。用于 HLA 配型的 PGD（HLA-PGD）主要针对已有干细胞治疗手段的疾病。临床上，对于希望通过生育二胎为第一胎患儿提供干细胞移植的家庭，可以通过试管婴儿技术联合 PGD，对植入前胚胎进行 HLA 配型，选择与患儿 HLA 基因型一致的正常纯合子（不携带致病基因）或者杂合子（携带隐性致病基因）胚胎进行移植，使用新生胎儿（胚胎经过挑选）的脐血或者骨髓治疗已有的患儿。

　　HLA-PGD 分为以下三种情况：HLA 配型联合 SGD 检测可以对 SGD（如 β-地中海贫血等）进行 PGD；对于某些血液病（如急性淋巴细胞白血病、急性髓系白血病等），可以通过单纯 HLA 配型的 HLA-PGD，选择与患儿相同配型的胚胎进行移植，救治已有血液病的患儿；此外，某些免疫缺陷疾病（如 X 染色体连锁的高 IgM 综合征等）也是 HLA-PGD 的应用指征。但是，PGD 婴儿因为其能成为"救治婴儿"而诞生，其他胚胎因为无"救治功能"而被丢弃，此举尚有伦理争议。

648. 为什么胚胎植入前遗传学诊断给有遗传疾病高风险的夫妇带来了福音

　　答：目前鉴于不孕不育人群的增加，ART（AI 和 IVF）的临床应用与日俱增。但与自然生产相比，由于这些技术鉴别异常胚胎缺陷的能力有限，以及需通过植入多胚胎以确保受孕率等操作，会增加胎儿出生缺陷的风险，影响婴儿的出生率。因此，第三代试管婴儿技术 PGD 应运而生。单细胞遗传诊断技术的飞速发展，为 PGD 发展提供了翅膀，也为有遗传疾病高风险的夫妇带来了希望。对于单基因遗传病（SGD），PGD 通过一系列的遗传检测对配子或胚胎进行遗传物质分析，选择没有遗传物质异常的胚胎植入子宫，确保植入更少但质量更优的胚胎，以避免出生缺陷，提高 IVF-ET 的成功率；对于染色体疾病，平衡易位是常见的染色体结构异常，患者常常表现为反复自然流产，PGD 可以选择正常的胚胎进行移植，有利于获得正常妊娠从而达到优生优育的目的。

　　PGD 避免了以往产前诊断方式可能的治疗性引产给母体带来精神和身体上的创伤，受到了广大患者和生殖及遗传领域专家的欢迎。1990 年诞生了世界第 1 例 PGD 婴儿，至 2004 年，已经有超过 1000 个经 PGD 诊断的正常婴儿出生，到 2010 年，全球大约有 10000 个经 PGD 的婴儿出生。近年来，欧洲和美国都相应制定了 PGD 技术指南或建议，我国卫生和计划生育委员会也发布了相关指南和技术规范。随着单细胞遗传诊断技术的不断发展与完善，相信越来越多存在着遗传疾病高风险的夫妇将会从中受益。

649. 为什么胚胎嵌合会影响胚胎植入前遗传学诊断的准确性

　　答：PGD 的准确性除了技术层面的因素，另一个难以避免的问题就是胚胎的嵌合现象。嵌合体（mosaicism）是胚胎的组成细胞中具有 2 种或以上染色体组成的细胞系，在人类辅助生殖过程的早期胚胎中非常常见，其中囊胚嵌合体现象至少占 30%。20 世纪 90 年代，FISH 技术在 PGD 的应用中已证实了人类早期胚胎嵌合体的存在，即胚胎的不同卵裂球中的染色体组成有不一致的现象，即使形态好的胚胎也可能有染色体嵌合现象存在。胚胎嵌合体和非整倍体可能是生殖细胞减数分裂（meiosis）或受精后的有丝分裂发生错误的结果，受体外培养环境和促排卵方案等多种因素的影响，可能是导致人类胚胎种植率低的主要原因。

胚胎嵌合体的发现使人们意识到单个卵裂球并不能完全代表整个胚胎。但目前在胚胎性别诊断中尚未发现在 XY 的男性胚胎中有 XX 卵裂球的嵌合，因此胚胎嵌合体不会对胚胎性别诊断造成影响。在常染色体隐性遗传疾病中，如果夫妇双方突变位点相同，检测的染色体增加一、两个拷贝或缺失一个拷贝不会造成致病基因型的漏诊，因此胚胎嵌合体也不会导致误诊。但在常染色体显性遗传疾病中，缺失一个拷贝即可导致致病基因型的误诊；另外，进行三体或单体的检测时，胚胎嵌合体也会对诊断的准确性造成影响。因此，一般建议活检两个细胞以增加准确性，降低误诊的风险。

650. 为什么植入前遗传学诊断的长期安全性会引发疑问

答：PGD 是体外辅助生殖的一个重要方面，其发展日新月异，随着每年 PGD 临床应用的不断增加，正如对 IVF、ICSI 等其他辅助生殖技术（ART）的担心一样，有专家对 PGD 的远期安全性表示担忧，但目前尚无关于 PGD 安全性方面较全面的资料及系统深入的研究。

PGD 是建立在 IVF 或 ICSI 基础上的一项技术。除了常规的体外操作外，胚胎还受到在配子或胚胎时期取材的机械或化学刺激，以及胚胎时期取材导致的胚胎物质减少等方面的影响。基因组印记是一种复杂的表观遗传学现象，它使基因呈现出亲本依赖性的差异表达，对个体的生长和发育起关键的调控作用。这类基因出现故障与许多复杂的人类疾病有关，印记基因的甲基化等表观遗传修饰主要发生于配子发育和胚胎种植前阶段，因此，对此期胚胎进行体外操作，可能会干扰基因组印记的建立与维持，使胎儿表观遗传学标记发生改变，以至造成表观遗传学疾病，影响胚胎发育和出生后的长期健康，甚至在心理行为、运动发育、以及情感、语言等方面出现异常。

因此，IVF-PGD 需要做好遗传咨询，医生应该客观地告知当事人 PGD 的过程及可能结果，而不是过分夸大其成功的结局。此外，建议夫妇不应随着胚胎移植入母体而结束对胚胎的监测，应该继续随访，包括常规产前诊断，乃至对日后出生的婴儿也应该继续随访。

651. 为什么胚胎植入前遗传学诊断尚存在一些争议

答：目前，PGD 为遗传病高风险夫妇在怀孕前的胚胎筛选提供相关的信息，检查结果正常时，为风险家庭提供肯定证据，尽管 PGD 有巨大的优势和应用前景，目前仍存在一些争议。①安全性问题：PGD 通过对正在发育的早期胚胎进行侵入性操作获得最终诊断，对子代的长期安全性影响尚不清楚，需要对子代健康状况进行长期大样本的随访评估；②误诊风险：由于检测技术本身的原因，操作人员的问题，以及胚胎的嵌合体现象，PGD 会产生一定的误诊；③伦理问题：在一些国家，胚胎与成人一样具有相同的权利，任何对胚胎的活检和损伤都被认为是非法的，因此，用 PGD 筛选正常胚胎会引发一定的争议，例如，对于 X 连锁的隐性遗传病进行性别筛选时，导致一半的健康男胚被丢弃；④PGD 的指征问题：对于一些家族性肿瘤（如家族性结肠息肉病、乳腺癌等）的易感性分析，以及通过 HLA-PGD 筛选来救治已有的血液病患儿，同样会引发争议；⑤性别争议：最初 PGD 检测性别是为了避免遗传疾病的发生和传递，例如选择女性胚胎移植，帮助有 X 连锁的隐性遗传病夫妇分娩出表观正常女婴，其中 50% 的女性携带者胚胎予以保留，按遗传规律，允许携带者女孩繁衍并不能切断致病基因的传递，却否定了 50% 的健康男孩出生；甚至有的家庭并非为了疾病而通过 PGD 选择胚胎性别，这些都会引起争议。

652. 什么是胚胎植入前遗传学筛查

答：胚胎植入前遗传学筛查（PGS）是指在进行辅助生殖（IVF 或 ICSI）助孕的过程中，在胚胎植入着床或者受精之前，对早期胚胎或者卵子散在发生的染色体异常进行筛查，通过一次性检测全部 23 对染色体的结构和数目，分析胚胎或卵子是否有遗传物质异常的一种早期产前筛查方法，从而挑选染色体正常的胚胎植入子宫或者挑选正常卵子进行受精，又称孕前筛查。

非整倍体是最常见的染色体数目异常，发生于卵母细胞或胚胎可导致胚胎种植失败、自发性流产和新生儿出生缺陷。对植入前胚胎进行染色体数目（非整倍体）筛查，进而排除异常的胚胎植入体内，可有助于提高高龄妇女、反复 IVF 种植失败和反复自然流产者 IVF 的胚胎存活率。因此，PGS 也称为胚胎植入前非整倍体筛查（preimplantation genetic diagnosis for aneuploid screening，PGD-AS），旨在减少因胚胎染色体非整倍体异常导致的流产及反复流产，获得正常的妊娠，提高 IVF 妊娠率。

653. 为什么会出现胚胎植入前遗传学筛查

答：胚胎植入前遗传学筛查（PGS）是一种辅助生殖技术（ART）与遗传学分析技术相结合的胚胎植入前染色体筛查技术，其出现的主要原因在于：在 ART 的临床应用中发现，部分高风险夫妇的胚胎容易出现染色体数目异常，而染色体数目异常的胚胎移植后会导致胚胎不能发育至足月，造成不孕、反复流产、胎儿畸形等，致使某些特殊不孕患者的活产率降低。特别是对于高龄妇女、反复 IVF 种植失败和反复自然流产者，胚胎中染色体非整倍体的比例非常高。IVF-ET 失败的关键因素，正是胚胎形成过程中发生的染色体非整倍体现象。因此，在 IVF-ET 过程中，仅从形态学及发育速度对早期胚胎进行筛选是远远不够的。针对这些夫妇双方未知的染色体水平的遗传缺陷，需要通过活检卵裂期细胞，并应用 FISH 等技术进行胚胎植入前染色体拷贝数异常的筛查，剔除染色体数目异常（非整倍体）的胚胎，植入染色体正常的胚胎，以此帮助高龄妇女、反复 IVF 种植失败和反复自然流产者提高 IVF 的胚胎存活率。

654. 为什么胚胎植入前遗传学筛查和胚胎植入前遗传学诊断有各自的优势

答：在临床应用上，胚胎植入前遗传学筛查（PGS）与胚胎植入前遗传学诊断（PGD）的适应证和临床用途均不同，各自有自身的优势。对于已经确诊患有某种已知遗传疾病或携带其致病突变的夫妻，想要得到健康的小孩，需要借助 IVF-PGD 技术进行胚胎植入前基因诊断、筛选，选择无遗传缺陷基因的正常胚胎和符合预期的正常胚胎进行移植，为减少遗传病患儿出生做好基础，实现优生优育。而对于高龄妇女、反复流产、反复 IVF 种植失败以及严重的男性不育等因素导致的不孕不育夫妇，为了提高 IVF 治疗的妊娠率，以及确定不孕不育原因，则需要进行胚胎植入前染色体数目异常筛查（IVF-PGS），筛选出染色体正常的胚胎进行植入，以期获得正常的妊娠，从而减少因胎儿染色体问题而带来的流产甚至引产，减少移植次数，提高 IVF-ET 的着床率和活产率。

655. 为什么需进行胚胎植入前染色体异常筛查

答：试管婴儿技术给不孕不育夫妇们带来了希望，但通过试管婴儿方法获得的胚胎有近半数存在染色体异常，且孕妇年龄越大，胚胎染色体异常的风险越高。胚胎植入前遗传学筛查（PGS）是早于常规产前筛查及产前诊断的一种筛查形式，主要用于对体外受精（IVF）后发育第 3 日的卵裂球或第 5 日的囊胚进行染色体非整倍体筛查，选择遗传信息正常的胚胎进行移植，以提高 IVF-ET 的胚胎着床率及临床妊娠率，降低早期流产率。

PGS 发展至今已走过近 20 年的历程，在其发展的前 15 年中，取受精后第 3 天卵裂期胚胎的细胞进行 FISH 分析是常规方法。目前，PGS 检测则主要是对囊胚期滋养外胚层进行活检，在胚胎发育第 5~6 天取样进行检测，主要采用全基因组高通量测序技术（WGS），将胚胎活检细胞的全基因组扩增后，进行文库构建，通过高通量测序及信息分析，可检测胚胎细胞的染色体异常，包括染色体数目异常、染色体缺失或重复等。根据 PGS 检测结果，结合形态学评价指标进行评估，选择 1~2 个形态学较好且无染色体非整倍体异常的胚胎进行移植，从而减少因胎儿染色体问题而带来的流产甚至引产，减少移植次数，提高治疗效率。

656. 为什么胚胎植入前遗传学筛查有重要意义

答：胚胎植入前遗传学筛查（PGS）在临床应用上具有重要的意义：

（1）PGS 可选择健康胚胎，提高试管婴儿成功率，降低流产率：目前辅助生殖的妊娠率普遍仍偏低，而非整倍体被公认为是导致 IVF 妊娠率低下的最大原因。因此，挑选出具有妊娠潜能的胚胎，并确保这些胚胎被优先移植是提高 IVF 成功率的首要前提。与传统的依赖显微镜技术挑选形态学等级高的胚胎进行移植的胚胎形态学相比，PGS 可直接对胚胎的遗传物质进行分析，准确判断胚胎是否存在染色体异常，筛选出健康的胚胎，降低自然流产率，提高妊娠质量。

（2）避免多胎妊娠，减少实施减胎术：由于最初试管婴儿平均成功率为 20%~30%，为提高一次植入成功率，一般会同次植入 2~3 个胚胎，因此往往会出现多胞胎的现象，但多胞胎妊娠比单胎更具有风险性。最佳的 PGS 策略是囊胚期活检和全部染色体非整倍体筛查联合应用，选择健康胚胎，提高试管婴儿成功率。此举可以避免为了提高妊娠成功率进行多个胚胎移植，导致多胎妊娠而不得不在孕期实施减胎术造成的危害，以及由此引发的伦理道德上的冲突。需要指出的是，虽然通过 PGS 可以增加着床率、减少非整倍体胚胎妊娠，以及提高 IVF 成功率，但是仍需要多中心大样本随机对照临床试验（RCT）来验证 PGS 的疗效和远期影响。

657. 为什么胚胎植入前遗传学筛查有相应的适应人群

答：胚胎植入前遗传学筛查（PGS）适用于所有采用体外受精-胚胎移植（IVF-ET）治疗的夫妇，尤其建议以下人群：女方高龄（advanced maternal age，AMA）：≥35 岁；反复自然流产（recurrent spontaneous abortion，RSA）：≥3 次自然流产，不明原因；反复种植失败（recurrent implantation failure，RIF）：≥3 次种植失败，或者≥10 个优质胚胎种植失败；曾妊娠、生育过染色体异常患儿的夫妇；染色体数目及结构异常的夫妇，包括夫妇双方或单方是罗伯逊易位，染色体缺失或重复等染色体异常患者或携带者；男性少弱精子症、畸精症等严重的不育人群。此外，PGS 还应用于不明原因的不孕症、选择性单胚胎移植、卵子捐赠或有强烈 PGS 筛查意愿的夫妇。

PGS 最开始是为了降低因染色体异常带来的植入失败、流产、引产及出生缺陷风险。高龄是女性妊娠结局较差的因素之一，因此，AMA 是最先提出的 PGS 指征。从 PGS 的应用来看，高龄女性被认为是 PGS 最大的受益者。近年来，在年轻女性中也发现存在高发的胚胎非整倍体情况，其中年龄在 26 岁以下的女性也有较高的胚胎非整倍性风险，因此，PGS 也应用于年轻女性（<35 岁）的非整倍体筛查，以期提高 IVF 妊娠结局。除此之外，PGS 也开始应用于无高度非整倍体风险，预后良好的 IVF 年轻女性，旨在通过 PGS 策略选择优质的胚胎进行单胚胎移植，降低多胎妊娠率。

658. 为什么将严重男性因素不育纳入胚胎植入前遗传学筛查应用指征

答：PGS 是以提高妊娠率、活产率为目的的胚胎筛查方法，通过对染色体数目异常的筛选，选择染色体数目正常的胚胎进行移植，其主要指征包括不明原因的反复着床失败、不明原因反复流产、女方高龄（AMA）等。

2006 年，国际上倾向将严重男性因素不育纳入 PGS 应用指征，即精子常规检查异常；精子基因组衰减（sperm genome decay），包括染色体碎片化增加、染色质分散、非整倍体率增加等。此举的主要原因是因为严重男性不育因素可导致胚胎原发性染色体异常概率升高，如三体、单体及性染色体异常概率增加等，这些男性可采用胞浆内单精子注射（ICSI）技术进行辅助生育。在睾丸精子获取（testicular sperm extraction，TESE）后，经过 ICSI-PGS、TESE-PGS，可有效地改善妊娠结局。因此，RSA、RIF、AMA 和严重男性因素不育均是目前进行 PGS 的主要医学指征。

659. 为什么第二代胚胎植入前遗传学筛查技术优于第一代

答：PGD 和 PGS 是 ART 技术的重要组成部分，其发展与分子生物学和分子遗传学技术的发展相适应。虽然 PGS 发展时间较短，但在 PGS 领域各种新的分子生物学技术的临床转化速度非常快，为优化妊娠结局带来了极大的便利。

2007 年以前，大多数使用第一代 PGS 技术，即 D3（受精后第 3 天）卵裂球细胞活检结合有限染色体 FISH 技术（FISH-PGS）。卵裂球活检的局限性在于：①对胚胎发育潜能可能影响较大；②因活检或者固定过程导致细胞核碎裂、溶解致判读难，结果不准确；③早期胚胎嵌合体发生，导致卵裂球结果可能出现较高错误率。该技术的局限导致了 PGS 临床效果的差异，使得 PGS 不仅未显示出明显效果，甚至降低了妊娠率及活产率。

2010 年之后，PGS 发展至第二代 PGS 技术，即采用微阵列或者其他技术进行全染色体筛查结合 D5/D6 囊胚滋养外胚层活检。2008 年，Hellani 等首次应用 array CGH 技术进行临床 PGS 并获得成功。PGS 中越来越多地使用囊胚活检结合整个胚胎染色体组的非整倍性筛查，明显改善了 IVF 的临床结局，且与卵裂期活检相比，囊胚活检对胚胎的损伤明显降低。array CGH 和 array SNP 可对 23 对染色体同时进行检测，在非整倍体筛查方面也显现出较高的可靠性和准确性。此外，第二代 PGS 技术在临床应用中将严重男性因素不育也作为指征，临床效果较为明显，降低了流产风险并提高了妊娠成功率及活产率。

660. 什么是胚胎植入前遗传学筛查的主要方法

答：胚胎植入前遗传学筛查的主要方法有 FISH 技术、CGH 技术、微阵列技术、单细胞 WGA 和 NGS 技术。

FISH 技术：可对 5~14 对染色体进行检测，为第一代 PGS 技术。FISH 筛查的染色体条数十分有限，技术上有局限性，目前已逐渐不再用于 PGS。

CGH 技术：能够对全部染色体进行检测，弥补了 FISH 技术的不足，对 PGS 有很大的推进作用。CGH 结合卵裂期活检，是最早应用于 PGS 的染色体综合分析技术。缺点是分析时间较长，限制了其在 PGS 中的应用。

微阵列技术：包括 array SNP-PGS 和 array CGH-PGS 技术。array CGH 在同一时间能够对全部染色体的非整倍性进行检测，检测时间缩短，自动化的结果判定更加客观，有较高的准确性和分辨率，array CGH 提高了非整倍体胚胎的检出率和准确性，成为第二代 PGS 的主要应用技术。array SNP 可以快速有效地对全部染色体进行综合检测分析，不仅能够检测胚胎的非整倍性，并且能够提供每一个胚胎独有的基因型，缺点是成本高，操作繁琐。

单细胞 WGA：能够无偏倚地扩增整个基因组，得到更全面的染色体信息。理论上，任何基因都可以应用 WGA 的产物进行分析。因此，单细胞 WGA 是开展微阵列和 NGS 等高通量技术不可或缺的基础。

NGS 技术：高通量、速度快、准确率高。胚胎活检细胞经 WGA 后，应用 NGS 技术可检测胚胎细胞的染色体非整倍性异常情况，在 PGD 和 PGS 领域中有很好的应用前景。随着技术成本的降低，NGS 技术开始取代微阵列技术。

661. 为什么利用荧光原位杂交技术进行胚胎植入前遗传学筛查存在局限性

答：FISH 作为一种较早应用于 PGS 的技术，发展已经相当成熟。在 PGS 近 20 年的发展历程中，借助 FISH 技术，检测受精后第 3 天（D3）卵裂期胚胎的染色体非整倍体情况用于确诊反复流产的原因曾是 PGS 的常规方法。由于 FISH 成本高，以及技术中存在的固有缺陷，PGS 目前已不再使用该技术，特别是卵裂期胚胎 FISH-PGS 已经被摒弃，渐渐被新技术所替代。

FISH 技术存在的主要问题在于：①对胚胎进行非整倍体筛查中无法一次性检测所有染色体，不能做到真正意义的核型分析，此局限性至少有约 20% 的非整倍体漏诊，是导致不能改善 PGS 妊娠结局的重要原因。②FISH 技术容易发生核丢失、以及荧光信号重叠和分裂等情况，结果判读困难，是导致 PGS 诊断错误的因素，而多探针的联合应用也降低了 FISH 技术的检出率，增加了误诊率，导致很多有发育潜能的胚胎被错误排除，进而影响到 PGS 的效能。③在人类的胚胎中存在高比例的染色体嵌合型（尤其在卵裂期存在大量的嵌合体胚胎），而嵌合体产生的等位基因脱扣等问题也是导致 FISH 误诊风险增加的一个因素。因此，应用 D3 期活检结合 FISH 的 PGS 检测对改善 IVF 的妊娠结局没有益处。另一个存在的问题是，FISH 技术只分析有限染色体数目，可能会过度评估卵裂期嵌合体胚胎的比例。

662. 为什么第二代胚胎植入前遗传学筛查技术也存在一定的局限性

答：第二代 PGS 技术是采用微阵列等技术结合 D5/D6 囊胚滋养外胚层活检进行。在 PGS 的临床实践中，囊胚期滋养外胚层活检比卵裂期活检准确性高，且 array CGH 和 array SNP 在染色体异常的检测方面可靠性和准确性也较高。目前 PGS 二代技术是选择胚胎、改善妊娠结局的一种较好的方法，但其也有一定局限性：①活检可能带来胚胎损伤、植入潜能下降、表观遗传变化及成年后可能的远期影响。②囊胚期活检受胚胎移植（ET）时间的限制，PGS 结果分析过程中需要进行胚胎冷冻，而囊胚培养的技术要求较高。目前就冷冻对胚胎发育带来的安全隐患问题已成为 ART 领域研究的焦点，因此，新鲜囊胚的移植可能成为未来努力的方向。③虽然囊胚期胚胎嵌合体影响小，但滋养层细胞并不能完全代表内细胞团，有可能造成误诊。④现有 PGS 二代技术是基于 WGA 的胚胎细胞 DNA 分析，分析的准确性有赖于扩增产物完整性。⑤array CGH 和 array SNP 技术无法识别拷贝数正常的基因组重排或染色体畸变，无法区分正常胚胎及平衡易位胚胎，目前定义的 PGS 仅是对非整倍体进行筛查，未来需要扩大 PGS 的筛查范围。⑥PGS 二代技术无法预知嵌合体胚胎的结局，由于嵌合体胚胎可能发育成正常个体，也可能流产，对嵌合体胚胎应进行移植前咨询。

663. 为什么全基因组扩增技术在胚胎植入前遗传学检测中应用广泛

答：由于用于胚胎植入前遗传学检测（PGT）的材料通常只有 1 个或几个细胞，因此操作要求很高，传统的单细胞 PCR 存在扩增偏倚、等位基因脱扣等缺点，严重限制了 PGT 的发展。虽然后来发展了巢式 PCR、多重 PCR 等其他衍生技术，在一定程度上有所改进，但其应用仍然十分有限。近年来，全基因组扩增（WGA）技术发展迅速，这是一种对全部基因组序列进行非选择性扩增的技术，能对微量甚至是极微量 DNA 进行有效扩增，大幅度增加 DNA 总量，从 pg 级上升至 μg 级，完全能满足后续遗传学分析的需要，包括胚胎染色体和单基因病（SGD）分析。利用 WGA 产物结合微阵列或下一代测序（NGS）技术进行下游的遗传学分析，是目前 PGD 和 PGS 领域内应用最广泛的方法，能够快速、准确检测早期胚胎异常。

WGA 技术的优势在于扩增覆盖度高，检测灵敏度极高，可以扩增单个细胞中全部的基因组序列，且扩增没有序列倾向性。目前应用较多的 WGA 技术有：退化寡核苷酸引物 PCR（DOP-PCR）、多重链置换扩增（MDA）以及多次退火环状循环扩增技术（MALBAC）等。其中 MALBAC 方法在扩增覆盖度、稳定性、敏感性、特异性和可重复性等方面均优于其他技术，它不同于指数型扩增方法，是一种准线性扩增技术，可以降低扩增偏倚性，实现高度均一的全基因组扩增，具有基因组覆盖率高、产量高、扩增偏倚小、等位基因脱扣率低的特点，使得检测单细胞中较短的 DNA 序列变异变得更加容易。目前基于 MALBAC 技术的 PGD 已有成功案例，该技术将是未来遗传病产前诊断和筛查的最佳解决方案。

664. 为什么下一代测序技术已成为目前胚胎植入前遗传学筛查的首选技术

答：随着 PGS 在临床胚胎筛查中的广泛应用，特别是分子生物学新技术的不断涌现，原有 PGS 技术显现出不同程度的弊端，如传统的 FISH 技术在染色体异常诊断的覆盖率、分辨率、诊断时间及准确度等方面均处于劣势。近年来，NGS 技术因其具有高度灵活性、特异性及覆盖率，操作便捷等特点，已逐渐成为大规模染色体筛查的首选技术。

NGS 技术可以检测全部染色体，最大的优点在于高分辨率、高通量、高准确度、检测速度快，它不仅可以检测胚胎的非整倍性，而且可以检测单基因疾病以及其他复杂的染色体畸变，这是其他技术尚不能达到的；NGS 技术大大提高了 PGS 的精度，有逐渐取代其他各种技术的趋势。随着高通量技术成本的不断降低，NGS-PGS 技术呈现出更加广阔的应用前景。2014 年，Fiorentino 等将 NGS 技术与 array CGH 技术进行比较，对胚胎进行非整倍体筛查，发现 NGS 的准确率可达到 100%。可见，采用 NGS-PGS 技术可以在遗传学水平上筛选出最优质的胚胎，使得 PGS 向着更加高效、安全、精确、省时的方向发展，以高龄女性为代表的诸多 PGS 适用患者也将得到更好的临床治疗。最近，由单细胞 WGA 结合 NGS 技术发展而来的非整倍体测序与连锁分析（MARSALA）的方法，已在单细胞水平实现对胚胎的染色体异常和基因突变进行检测，可以严格控制假阳性或假阴性错误。

665. 为什么胚胎植入前遗传学筛查存在一定的争议

答：从理论上来说，通过 PGS 选择染色体数目正常的胚胎移植，可以提高种植率和妊娠率，降低流产率，从而提高 IVF 活产率，但实际情况可能并非如此，国际上相关的研究得出的结论并不一致。2006 年美国生殖医学协会（American Society for Reproductive Medicine，ASRM）、欧洲人类生殖与胚胎学会（ESHRE）以及英国生殖医学协会（British Fertility Society，BFS）等机构认为，没有证据表明 PGS 在常规 IVF 过程中的作用是积极的，也可以说，PGS 在很大程度上并不能改善 IVF 的妊娠结局。

PGS 应用的争议有以下几方面：①PGS 检测技术问题：FISH 技术已被公认存在一定技术缺陷，对胚胎嵌合体可能出现筛查结果不符的情况；array SNP 检测，对于>16Mb 的变异有较高的假阳性率和假阴性率。②PGS 活检损伤引发的安全性备受关注，卵裂球数目减少可能会造成胚胎种植潜力的降低；而胚胎的冻融也可能会造成胚胎的损伤。PGS 应用的历史较短，其安全性需要时间来进一步验证。③PGS 有效性问题：经过 PGS 后，可供移植的数目明显减少，加之诊断技术有一定的错误率，PGS 对于高龄妊娠，复发性流产和多次胚胎移植（ET）失败的人群并没有明显获益；甚至 PGS 不仅不能改善临床活产率，在高龄组 PGS 甚至有可能会降低活产率。④成本效益比问题：IVF-PGS 的成本较高，但却没有增加相应的活产率。因此，目前 PGS 的临床应用价值尚存在争议，还有待于更多的多中心大样本临床随机对照研究来证实其是否具有积极的临床意义。

666. 为什么对胚胎植入前遗传学筛查结果要客观评价

答：植入前遗传学筛查（PGS）是早于产前筛查及产前诊断的筛查形式，主要用于对配子或胚胎进行染色体非整倍体筛查，选择遗传信息正常的胚胎进行移植。PGS 主要针对常见染色体的非整倍异常以及某些结构异常，无法覆盖所有疾病。因此对 PGS 染色体异常检测结果需要客观评价。即使选择了 PGS 筛选的胚胎，常规产前检查仍不可忽视。

由于 PGS 取材有限，只能取少量的卵裂球或者囊胚期细胞，虽然可能不会影响胚胎的正常发育，但取材细胞和留下继续发育的细胞团遗传构成并非完全相同，故对于某些染色体嵌合型疾病可能出现筛查结果不符。此外由于遗传学分析技术的局限性、实验室人员操作的准确性等因素都可能导致误诊，因此，建议孕妇妊娠后，应密切注意胎儿的产前检查。

另外，虽然 PGS 挑选染色体正常的胚胎进行移植，但是胚胎移植（ET）后，生命发育任何一个阶段，胎儿染色体都有可能出现异常变化（母体原因、环境等因素），所以选择 PGS 成功受孕后，孕妇仍然需要进行常规的产前检查。

鉴于误诊和胚胎嵌合体现象的存在，PGS 不可替代常规产前筛查和产前诊断，若常规产前检查发现胎儿异常，或孕妇本人具有进行产前诊断的指征，强烈建议孕妇进行常规产前诊断（羊膜腔穿刺等），对胎儿的遗传学情况进行确认。

667. 为什么胚胎植入前遗传学筛查有重要应用前景

答：对高龄（AMA）、反复种植失败（RIF）、习惯性流产（RSA）、既往有非整倍体胚胎形成史等的患者，过去采用 FISH 方法对胚胎卵裂球染色体组进行染色体数目筛查，以期提高妊娠率和种植率。2006 年，ASRM 否定了 PGS 的临床应用价值，认为该技术并不能真正提高临床妊娠率和活产率。但是近年来，经过数个独立研究的数据证明，经过 PGS 的胚胎，其临床妊娠率和活产率均有显著提高。此外，新方法、新技术不断出现并应用于 PGS 筛查中（如囊胚期活检、CGH、微阵列、NGS 等技术），显著增加了 PGS 检测的准确性，减少了误诊风险，特别是近年来在临床推广应用的 array CGH，大大提高了 PGS 的准确性和临床妊娠率，且并不降低原 FISH 技术筛查的可移植胚胎数目，因此，囊胚期活检联合 array CGH 的全染色体组综合分析成为 PGS 的主要发展趋势。随着 NGS 技术应用于 PGS 领域，通过对全基因组进行扫描，不仅可以检测胚胎的非整倍体，同时还可以检测单基因疾病以及其他染色体畸形。所以，在高新技术不断涌现的当今，PGS 正向着更加安全、精确、省时的方向发展，有着非常光明的应用前景，以高龄女性以及复发性流产、反复胚胎种植失败为代表的诸多 PGS 适用者将得到更好的临床治疗。

668. 为什么在进行胚胎植入前遗传学检测前要开展遗传咨询

答：遗传咨询（genetic counseling）是指联合人类基因组技术和人类遗传学知识，为患者开展的相关医学服务，咨询医师就咨询者家庭遗传病的病因、遗传方式、诊断、治疗、预防、复发风险等面临的全部问题进行讨论，最后做出恰当的对策和选择，以达到最佳防治效果的过程。在怀孕前、怀孕期间、出生后都可以在专业人士指导下进行孕期遗传咨询。孕期常见的遗传咨询包括：遗传病咨询（多涉及再次生育的遗传风险）、孕前咨询（PGD 和 PGS）、产前筛查咨询（血清生化指标筛查、NIPT）、孕期高危接触史咨询（病原体、孕期用药、电离辐射接触史等）等。

进行 PGS 和 PGD 前，应该进行孕前遗传咨询。遗传咨询医师根据专业知识对于不同的情况进行解读，作出不同的建议和处理：①建议植入胚胎，继续妊娠：对于无目标疾病改变或非致死性改变、出生后可纠正、基本不影响生存质量或影响少的情况，应将实情告知家属，由孕妇和家属自行决定是否植入胚胎或者胚胎去留；②建议中止胚胎植入：疑为目标染色体异常（18-、21-三体）、目标疾病（基因突变）、性染色体连锁隐性遗传病但胚胎性别不合等。对于接受 PGD、PGS 治疗的夫妇，在咨询时一定要告知：由于 PGD、PGS 的复杂属性，存在误诊的情况。

669. 为什么胚胎植入前遗传学检测对遗传咨询医师有严格要求

答：遗传咨询是基因测序等高效新型的分子遗传技术转向临床应用必不可少的一环，而遗传咨询医师在其中发挥着核心作用。遗传咨询医师可以将先进的技术以易懂的方式向大众宣传，同时能为普通大众遇到的遗传问题提供建议及相关解决方案，使先进技术迅速、准确地转化为临床应用。没有专业的遗传咨询医师，公众对遗传咨询认知不足，会严重制约先进技术的应用和普及，以及对遗传病的认识和优生优育的实现。

进行 PGS 和 PGD 的遗传咨询，更不能缺少遗传咨询医师的建议，因此要求遗传咨询医师具备一定的背景和资质：具有遗传咨询医师证书、严格遵守人类辅助生殖技术（ART）管理及技术的规范、严格执行知情同意、尊重患者的隐私权和知情权、遵循伦理原则、熟悉胚胎发育过程、熟悉胚胎活检技术、了解胚胎植入前遗传学检测（PGT）技术的优势及弊端、能够对检查结果作出客观正确判断、知晓随访的重要性、熟知胎儿先天缺陷的影响因素、能够选择恰当的产前诊断方法、知晓产前诊断的局限性。

670. 为什么胚胎植入前遗传学检测在应用中面临巨大的挑战

答：在胚胎植入前遗传学检测（PGT）发展至今的 20 多年里，其在辅助生殖中的临床意义毋庸置疑，尤其在已知遗传病的检测方面，利远大于弊。但目前 PGT 在临床上的应用仍面临巨大的挑战。

首先，可能引发胚胎损伤。在卵裂期进行胚胎活检，可能会降低胚胎生长速度甚至影响胎儿生长潜能，因而受到质疑。虽然理论上囊胚期活检不会损害胎儿发育，但仍需要通过长期随访经 PGT 方式出生的婴儿的健康状况来评估现在未知的、可能的损伤。

其次，会造成一定的误诊，其中有些是由于技术本身的局限性引起的：①PCR 及相关技术检测位点有限、扩增效率低、易污染和等位基因脱扣。②FISH 技术不能检测全部的染色体，漏诊误诊问题突出。③array CGH 和 array SNP 成本高，且只能检测出已知的异常。④NGS 技术后期需要进行大量的数据分析，存在未知的结果。而另外一些误诊是由生物学特性引起，如胚胎的嵌合体，或者实验室人员操作等人为因素造成的。

最后，有关伦理方面的质疑，包括胚胎的伦理学地位、异常胚胎的处理以及患者的意愿和选择。由于嵌合体现象的存在，活检细胞的检测结果不能代表整个胚胎，且在胚胎发育过程中可能存在非整倍体自我修复，因此，如何处理检测结果异常的胚胎存在伦理学争议，而针对一些并非遗传性疾病而进行性别选择的 PGS，尤其受到争议。

671. 为什么进行胚胎植入前遗传学检测的实验室必须经过国家相关部门认可

答：在胚胎植入前遗传学检测（PGT）中，有很多因素需要控制，并须不断地评估和总结其安全性和有效性。首先，胚胎活检存在损伤的可能，无论采用哪种活检方法，从卵裂球到囊胚期活检，都存在一定的损伤风险；其次 PGT 有一定误诊风险，胚胎的嵌合体现象、技术的局限性、实验室人员操作的准确性等因素都可能导致误诊；此外，不同 IVF实验室选择的 PGS 策略和检测技术不同可能会影响 IVF 妊娠结局。因此，对于不同的患者采取何种检测方法和何种 PGS 策略，既要减少胚胎损伤又能实现胚胎优质，是目前所有IVF 实验室面临的问题。

新兴的遗传学分析技术对胚胎进行筛查和诊断，不仅需要实验室有精良的仪器配置，更需要技术人员对分子生物学和细胞遗传学技术的熟练掌握，同时也要求实验操作人员精确的操作，减少误差。因此，IVF实验室需要建立多重方案核对技术人员的操作和遗传学信息的分析，尽量避免可能的失误。

为了将PGT的临床风险降至最低，进行PGT的相关IVF实验室必须经过国家相关部门的审核和认可，遵循下列原则：①机构准入原则：PGD和PGS检测机构资质必须由国家批准；②人员准入原则：提供PGT服务的相关人员必须经专业机构培训考核通过；③技术准入：PGT所用检测技术需经国家认可批准，方可进入临床。

（李美星　王文涓）

第三节　流产物染色体非整倍体检测

672. 为什么复发性流产需关注胚胎的染色体异常

答：反复性流产（RSA）是指连续发生3次或3次以上的自然流产，也称复发性流产或习惯性流产。发生在12周以前的RSA叫做早期反复性流产，晚期反复性流产是指发生在妊娠12~28周以前。孕早期自然流产或胚胎停育是临床育龄妇女较常见的不良妊娠结局，占全部妊娠的10%~15%，近年来有高发的趋势。引起RSA或胎停的病因复杂，可能与遗传、免疫、感染、内分泌、解剖、环境、精神等诸多因素有关。其中，遗传学因素，即染色体异常是导致孕早期自然流产或胚胎停育的主要原因。

至少有50%的早期自然流产的胚胎为染色体异常，包括自发性胚胎染色体异常及遗传性染色体异常。在自然流产胚胎中染色体异常的表现形式主要为染色体数目异常，以非整倍体异常最多见，由配子形成的减数分裂过程或胚胎发育早期的有丝分裂过程中染色体组合发生错误所致。而仅有5%~6%是由父母遗传来的染色体结构异常，其中平衡易位是人类染色体畸变最常见的一种，与低妊娠率和高流产率相关；孕妇年龄也是发生胚胎染色体异常的危险因素，孕妇生育年龄与生育能力和流产率密切相关，染色体异常与孕妇的生育年龄呈正相关，从20岁到40岁，胎儿的自然流产风险会从10%上升到50%。

673. 为什么复发性流产要进行遗传咨询

答：孕早期自然流产或胚胎停育是人类妊娠常见并发症之一。现在普遍认为遗传因素是造成自然流产的首要原因，尤其是复发性流产。虽然有些自然流产是不可避免的（绝大部分是胚胎不健全所致），起到一种自然淘汰作用，但对于反复流产，应确定流产原因。流产的胚胎染色体异常，除遗传双亲的染色体异常所致外，90%以上是由于胚胎染色体数目异常（尤其是非整倍体），使胚胎不能正常发育导致胚胎早期死亡而发生流产。虽然染色体数目异常是偶发的，每一位孕妇都有怀上染色体非整倍体胎儿的可能，但高龄孕妇的发生率高于低龄孕妇。因此，母亲年龄越大、发生流产的时间越早，其流产物染色体异常的可能性就越大。

因此，反复流产者应进行遗传咨询。对于反复流产或胎停者建议进行流产物（胚胎或者绒毛）检测，同时应对夫妻双方进行染色体分析。如果流产物染色体异常为遗传父母异常所致，应告知夫妻双方发生异常胚胎难以避免，建议避免自然受孕，再妊娠时可以选择采取PGD和PGS，或供精（或供卵）等ART方式，选择正常的胚胎进行移植；如果夫妻双方染色体正常，通常选择染色体核型分析，结合 NGS 对流产物进行筛查，以明确病因。由临床医生进行科学的解释，提供生育指导，忠告孕妇下一次怀孕时流产的复发风险，及时避免该情况再次发生。

674. 为什么流产物或胚胎染色体异常有不同的类型

答：人类正常的精子或卵子的全部染色体称为染色体组，也称为单倍体（n）。精子和卵子结合后形成的受精卵发育成的个体含 2 个染色体组，称二倍体（2n）。

染色体异常被认为是最为常见的自然流产诱发因素，流产的胚胎染色体异常分为结构异常和数目异常。除遗传双亲的染色体异常所致外，最多的原因是由于生殖细胞或受精卵的正常细胞分裂过程受到内外致畸因素的干扰，导致胚胎染色体发生数目异常。染色体数目异常类型有整倍体异常和非整倍体异常，其中非整倍体异常为引起自然流产的主要因素，一般非整倍体胎儿很难顺利出生。非整倍体异常包括三体、单体及多体等，在自然流产中最多见的是染色体三体，大部分的 7-、8-、10-、14-和 16-三体胚胎都在早孕期流产，除非是个别的嵌合体类型。整倍体是指体细胞的染色体数目是正常基本染色体数目的整数倍，含 3 个和 3 个以上基本染色体组的个体为多倍体，包括三倍体、四倍体等。在妊娠初期习惯性流产中，多倍体或单倍体的完全复制是第二类常见的染色体异常，近 25% 的流产胚胎中可见到多倍体，其中以三倍体（3n=69）最常见。与流产相关的染色体结构异常较少见，而遗传基因缺陷的胚胎多数结局为自然流产，极少数可能继续发育成胎儿，即使出生后也会发生某些功能异常或合并畸形。

675. 什么是染色体非整倍体异常

答：正常人体细胞染色体有 46 条，为二倍体。染色体核型命名如下：正常男性为 46，XY；正常女性为 46，XX。在真核生物的细胞核中，若染色体数目发生变异，即增减一条或几条，则染色体数目将不再是整倍体，形成非整倍体的原因可能是一对或多对同源染色体（homologous chromosomes）的不分离造成的。

染色体非整倍体异常意味着不是 46 条染色体，包括缺体、单体、三体、多体等类型，最常见的是三体和单体。如二倍体中丢失了一对同源染色体，称为缺体，又称为零体，由于丢失染色体的某些基因功能无法补偿，一般是致死性的；如二倍体中缺一条染色体，使某一对同源染色体只剩一条，称为单体；如果二倍体中缺了二条非同源染色体，称为双单体；如二倍体中多一条染色体，使某一对同源染色体变成三条，称为三体；如二倍体中增加二条非同源染色体的称为双三体；如二倍体中某一对同源染色体变成四条同源染色体，称为四体。流产物的染色体非整倍体最常见的是三体和单体。

676. 为什么会出现染色体非整倍体

答：人类正常发育个体的体细胞为二倍体。正常二倍体细胞有 23 对染色体，在减数分裂时，所有染色体都能两两配对分离。染色体非整倍体（aneuploid）是指细胞的染色体数目发生异常，不是成倍增加或减少，而是增加或减少单条或几条染色体。形成非整倍体的原因可能是由于生殖细胞的减数分裂发生错误，当双亲之一的配子形成时或者受精卵卵裂时，发生一对同源染色体不分离或提前分离，造成某一条染色体增多一条或减少一条，在减数分裂时形成 n-1 或 n+1 的配子，如果多对同源染色体发生错误，则同时出现多条染色体的错误。这类配子彼此结合或同正常配子结合，即会产生各种非整倍体细胞。

非整倍体的动、植物在遗传学研究和育种上有广泛的应用，大多数单体和三体动物胚胎会在孕早期发生流产。在人类，由于生殖细胞或受精卵受到内外致畸因素的干扰，影响了正常的细胞分裂而发生的非整倍体异常，是引起自然流产的最主要原因。孕妇年龄与妊娠物非整倍体异常的发生密切相关，其原因可能是：随着女性生育年龄的增大，卵巢内处于减数分裂前期的初级卵母细胞在体内停留时间会逐渐延长，由于长期受内外因素影响，卵子出现不同程度的老化，导致减数分裂过程中染色体不分离的概率逐渐增高。

677. 为什么染色体非整倍体与胚胎发育密切相关

答：正常人体细胞染色体为二倍体，染色体非整倍体异常最常见的类型是三体和单体。临床上，胚胎染色体非整倍体异常是胎儿及新生儿死亡的常见原因，也是引起自然流产的最主要的遗传原因。对于染色体缺体，由于丢失的染色体上带有的基因是其他染色体所不具有的，无法补偿其功能，一般都是致死的。而染色体三体在自然流产中最多见，除 1 号染色体外，流产胚胎中各号染色体三体均可见到，大部分的 7-、8-、10-、14-和 16-三体都在孕早期发生流产，其中，16-三体是早期流产胚胎中最常见到的染色体三体，其发生率最高，是导致孕早期自然流产或胚胎停育的主要遗传学因素，被称为"高度致死性三体"，占全部流产染色体异常的 25%，16-三体在活婴中则极为罕见。具有 1 条额外 X 染色体的胚胎生存率低，仅 45%核型为 47，XXY 和 70%核型为 47，XXX，胚胎可发育至足月。而染色体三体异常的存活者中，以 21-三体和 X 三体最常见。

染色体单体，以 X 单体在临床最常见。在二倍体动植物中，获得单倍体容易，获得单体很难，大多数单体动物不能存活，说明缺少单条染色体的影响比少一套染色体的影响还要大。妊娠初始 3 个月发生的流产中，最常见的染色体单体异常是 X 单倍型或特纳综合征（Turner syndrome）（核型为 45，X），发生率近 20%。

678. 为什么有染色体三体征

答：染色体三体是非整倍体最主要的一种表现形式。染色体三体胚胎常发生流产、死胎或畸胎，在早期自然流产组织中最为常见，但也有部分三体胚胎可以存活。染色体非整倍数的改变与人类一些疾病密切相关，出生后的染色体三体征患儿，常表现为先天智力低下、生长发育迟缓，常伴有五官、四肢、内脏等方面畸形。

临床上常见的染色体三体异常多发生在 21、18、13 号常染色体及 X、Y 性染色体上，约占新生儿染色体数目异常的 90%。其中，①21-三体综合征是最早被确定的染色体病，最为常见，60%患儿在胚胎早期夭折流产，存活者有明显的智力落后、特殊面容，生长发育障碍以及多发畸形，平均寿命短，称为先天愚型或 Down 综合征（唐氏综合征）；②18-三体综合征是第二常见的三体征，称为 Edward 综合征（爱德华综合征），畸形主要包括中胚层及其衍化物的异常，如骨骼、泌尿生殖系统、心脏最明显；③13-三体综合征称为 Patau 综合征，患儿的畸形和临床表现要比 Down 综合征严重得多，包括颅面、手指、生殖器、脑和内脏的畸形，且智力发育严重障碍见于所有的患者；④性染色体三体征，主要有 X-三体综合征（47，XXX），又称超雌体；XXY 三体征（47，XXY），即 Klinefelter 综合征；多一条 Y 染色体（47，XYY），即 XYY 综合征，此类患者的临床症状表现较轻微，或有部分性征发育不良，大部分患者无法生育。

679. 为什么说反复流产的染色体异常有一定规律

答：染色体异常是自然流产发生的主要和常见原因，50%～60% 的早期流产或停止发育的胚胎中可检测到各种类型的染色体异常，并且具有一定的规律：

（1）流产时间：流产时间越早，染色体畸变的可能性越大，异常检出率越高；染色体异常随着孕期进展而逐渐减少，在 <15 孕周的自然流产中，染色体异常发生率约为 50%～80%，在孕 15～24 周期间自然流产的染色体异常发生率约 20%，在 >24 孕周的死胎中染色体异常约 10%。

（2）染色体异常：染色体异常引起流产的病例中，90% 以上为染色体数目异常，其中绝大多数为非整倍体异常，以 13、15、16、18、21、22 号染色体三体及 X 染色体数目异常者最多，其余为整倍体异常（三倍体、四倍体），而由染色体结构异常和个别基因突变引发流产的情况较少见。

（3）孕妇年龄与妊娠物非整倍体异常：两者的发生密切相关，孕妇年龄越大，其胚胎染色体异常概率增加，特别是 >35 岁的孕妇。以 21-三体为例，孕妇 <25 岁，胚胎染色体为三体的概率约为 0.05% 左右；孕妇 >35 岁，胚胎染色体为三体概率增加至 0.3%；孕妇 >40 岁，三体胎儿的概率增加至 10%；而孕妇 >45 岁，三体胎儿的概率增加至 20% 以上。

（4）具有胚胎染色体异常流产史或活产史患者，再次发生的概率增高：如果首次流产的胎儿为非整倍体，再次由非整倍体引发流产的可能性很大，但非整倍体发生的位置可能不在同一染色体上。三体征的胎儿一般会流产，但再次妊娠可能会出现其他三体型。

680. 为什么流产物可以作为染色体异常筛查的取材来源

答：自然流产是妊娠早期常见的并发症，遗传因素是早期自然流产最为常见的诱发因素，染色体异常的胚胎多数结局为流产，极少数可能继续发育成胎儿。临床上，及早、准确地确定自然流产的原因，对于指导怀孕及优生优育有重要的意义。如果父母双方确定无染色体异常，对于反复流产者应进行流产物检测，确定流产原因，以找到怀孕的最佳方案。

对孕早期自然流产或胚胎停育的绒毛组织检测发现，有 50%～70% 的受检样本提示存在染色体异常，其中 90% 以上为染色体数目异常，而非整倍体异常又是流产或胚胎停止发育的最主要原因。因此，发生自然流产时，尤其是复发性流产患者，对流产物（绒毛组织或胚胎组织）进行染色体分析十分必要，对当次自然流产病因的诊断以及指导以后的生育都具有重要意义。流产组织染色体遗传分析可以明确流产是否由染色体异常所导致，并进一步确定染色体异常的类型、异常大小和定位，从而帮助临床医生解释相关临床问题，为染色体异常的胎停育患者的治疗提供帮助，并降低习惯性流产的发生率及其给家庭成员尤其是孕妇带来的生理、心理伤害，减轻患者的经济负担和精神压力。

681. 为什么流产物染色体检测的标本获取有相关要求

答：流产物标本包括早期流产及孕早期胚胎停育的绒毛组织和自然流产的整个胚胎组

织。为了尽早确定流产的原因，应对流产物进行遗传学分析。流产物染色体分析方法有细胞培养和染色体核型分析、FISH、多重连接探针扩增（MLPA）、基因芯片和高通量测序等。

临床做流产物遗传学分析要求采集 12 周内流产的胚胎绒毛组织送检，将确定的绒毛组织或者胎芽标本浸泡于无菌生理盐水中，2~8℃保存，当天送检，尽量保持标本新鲜；无法确定绒毛组织或者无法与蜕膜鉴别的，应送检整个胚胎组织；12 周以上发生流产或者引产的异常胎儿，建议送检流产异常胎儿的心脏血，EDTA 抗凝，血量 3~4ml，若无法获取胎儿血样的，可以取胚胎内脏组织（以肝脏为最佳），新鲜取标本，浸泡于无菌生理盐水中，2~8℃保存，当天送检。

对于一些特殊类型的自然流产，如稽留流产（即胚胎死亡 2 个月以上未自然排出的流产），由于胚胎组织或绒毛组织滞留宫腔内时间长，存在退化，检测中可能会导致细胞培养失败，而且由于染色体核型形态欠佳还会存在一定的误诊率，因此不适合进行染色体核型分析，可以应用其他不受标本污染和培养影响的分子生物学技术进行替代。

682. 为什么流产物的染色体非整倍体检测适用于特定的人群

答：虽然由遗传因素所致的染色体异常是早期自然流产最常见的诱因，会导致再次怀孕时发生流产的概率增高，但是一些随机的错误或其他因素，比如放射线接触史或者孕妇年龄等，也能诱发胚胎染色体发生异常（非整倍体）。因此进行流产物的染色体非整倍体检测，找出自然流产的原因，对指导下次妊娠具有重要意义。

流产物的染色体非整倍体检测，适用于：①不明原因的反复流产或有死胎、死产等情况的夫妇，胎停或自然流产一次可能是偶然，习惯性流产者则常见胎儿染色体异常，需要做胚胎染色体检查；②有过非整倍体胎儿流产史者，如果首次流产的胎儿为非整倍体，再次发生非整倍体流产可能性非常大；③曾生育过 2 胎或以上异常胎儿（不明原因智力低下或先天畸形儿）的孕妇，应做流产物检测；④曾有非整倍体活婴分娩史的父母，再次妊娠非整倍体胎儿的风险增加，应做流产物检测；⑤曾生育过遗传病患儿的夫妇，自身染色体组型异常夫妇（染色体嵌合的女性以及其中一方为染色体易位）的胚胎非整倍体发生率显著高于染色体组型正常的夫妇；⑥35 岁以上的高龄孕妇，其胚胎非整倍体发生率增高；⑦长期接触不良环境因素的育龄男女，如辐射、化学药物、病毒等染色体异常诱发因素，有可能形成各种异常的染色体，引起流产、死胎、畸形儿，流产物应进行检测。

683. 什么技术方法可用于流产物染色体非整倍体检测

答：目前对流产物的染色体非整倍体分析有以下几种技术方法：①染色体核型分析：将待测细胞的染色体按照固有的染色体形态特征进行分析，需要细胞培养至分裂中期，检测覆盖全部 23 对染色体，分析染色体结构和数目的异常，分辨率在 5Mb 以上，是染色体分析的金标准，检测成本较低。②FISH 技术：利用荧光标记的 DNA 探针，与分裂间期或中期细胞进行原位杂交，对多条染色体进行检测，具有较好的灵敏度及特异性。与传统的核型分析相比，FISH 操作相对简单，重复性好，分辨率有所提高，可达到 1Mb 以上，实现更精确和更精细基因定位，但不能同时检测全部 23 对染色体。③多重连接探针扩增（MLPA）技术：是用于分析早期流产及孕早期胚胎停育的绒毛组织染色体数目改变的常用技术，成本较低，可以快速检测常见的染色体三体。④微阵列技术：将待测样本杂交到覆盖有标准人类全基因组核苷酸序列的微阵列上，经生物信息学分析全基因组。与 FISH 技术相比，具有更高的分辨率和灵敏度，检测覆盖全基因组，可检出大于 100kb 的拷贝数变异（CNV）。⑤NGS 技术：同时对几百万个 DNA 分子进行序列测定，覆盖度更高，可检测全部 23 对染色体的结构及数目异常，结果更精准，分辨率达到 0.1Mb 以上，具有较高的灵敏度和特异性。

684. 为什么说流产物染色体非整倍体的各种检测技术具有各自优缺点

答：①染色体核型分析：准确度较高，但技术本身操作过程较繁琐，检测周期长，通量低，稳定性差；宏观上分析 23 对染色体结构和数目，结果直观，但分辨率不高（5～10M）；该方法对标本要求高，需对新鲜无菌的绒毛组织进行培养，存在培养失败的可能，存在漏诊、误诊等情况。②FISH 技术：检测自然流产组织染色体异常具有检测率高、快速、准确的特点，相对于传统核型分析，FISH 对标本要求降低，检测周期缩短，分辨率提高，但是 FISH 分析染色体较局限，没有核型分析的宏观性，也存在着一定的漏诊率；此外，FISH 探针昂贵，检测成本高。在临床应用中，FISH 技术可以弥补核型分析的一些缺陷，两者互相补充，因此往往与核型分析协同检查。③多重连接探针扩增（MLPA）技术：标本要求低，较直观、快速，缺点是需要特殊仪器，检测较局限，不能检测探针以外的染色体片段。④微阵列技术：稳定性好，检测周期较短，根据设计的不同探针可直接定位，与核型分析、FISH 相比，具有更高的分辨率和灵敏度，但检测成本较高。⑤NGS 技术：可以完全覆盖全基因组，实现高通量、高效率、高准确度、低运行成本，与微阵列相比，检测周期短，覆盖度更高，结果更精准，性价比更高；除染色体非整倍体异常外，还能发现染色体微小结构异常，以及一定比例的嵌合体，这是其他方法做不到的。但对于染色体整倍体异常、染色体平衡易位及倒位，NGS 尚不能完全检出。

685. 为什么流产物染色体非整倍体检测有出现假性结果的可能

答：随着分子生物学技术的发展，绒毛组织染色体非整倍体检测的方法也由传统的核型分析发展为 FISH、array CGH、MLPA 和 NGS 等技术，由于不同的检测技术有不同的性能特征，因此在检测中常常会造成假阴性或者假阳性的结果。

传统核型分析，虽然准确度较高，目前仍是染色体疾病诊断的金标准，但往往由于染色体核型形态欠佳而存在一定的误诊率；而且培养法受流产绒毛组织新鲜程度的影响，同时易受外源性污染，此外如果标本处理不当，蜕膜组织没有完全剔除，会导致培养时母体细胞选择性生长，造成结果假性，这也是培养法存在的问题之一。

FISH 技术仅能针对探针所覆盖的特定染色体进行检测，无法检测探针覆盖区域以外的染色体异常，在临床应用中可能会出现漏掉异常染色体的情况，出现假阴性结果。

NGS 技术可以对全基因组进行扫描，是一种准确可靠的检测流产组织是否存在染色体非整倍体异常的新方法，临床实际应用价值高，但是对 NGS 获得的庞大的全基因组数据进行分析仍存在诸多未知困难和不确定因素。

临床实践中，应根据染色体非整倍体检测技术的优缺点，选择不同的方法或者几种方法合并使用，实施最佳检测方案，避免假阴性和假阳性的出现。

686. 为什么要对流产物进行染色体非整倍体检测

答：由染色体异常引起的自然流产、胎儿畸形、死胎及死产越来越受到重视。对于流产者，特别是反复流产者进行流产物的染色体非整倍体检测的意义在于：流产胚胎若为染色体非整倍体数目异常，可能是由于生殖细胞减数分裂或者受精卵早期卵裂发生错误所致，而非胚胎遗传自父母双方之一的染色体结构改变，属于随机现象，流产恰恰能起到一种自然淘汰作用。因此，胎停或自然流产一次是偶然，父母双方不需要进一步检测染色体是否异常，但再次怀孕应做产前诊断。对于反复发生胎停或流产，或之前生育过 2 胎以上异常胎儿者，应进行流产胚胎的非整倍体检查和夫妻双方的染色体检查，如果父母染色体异常，应进一步明确具体原因，并由遗传咨询医师指导以后怀孕；如果父母双方确定无染色体异常，由于胚胎在细胞分裂过程中有很多不确定性，应进行流产物检测，确定流产或胎儿异常的可能原因，以找到怀孕的最佳方案，指导优生优育。

（李美星　王文涓）

第七章 移植配型及其他分子生物学检验

第一节 HLA 分子配型

687. 为什么会出现组织相容性抗原

答：20 世纪器官移植研究中发现，在不同种属或同种不同系别的个体间进行组织移植时会出现排斥反应，它是供者与受者组织不相容的表现，其本质是细胞表面的同种异型抗原诱导的一种免疫应答。因此，将这种代表个体或种属特异性的同种异型抗原称为组织相容性抗原（histocompatibility antigens）。

组织相容性抗原是指器官或组织移植时诱发排斥反应的抗原，是决定受者与供者组织相容性的抗原，代表供受双方的组织相容程度，即受者接受供者移植器官的能力。通常把引起急而快排斥反应的抗原称为主要组织相容性抗原（major histocompatibility antigen，MHA），它在排斥反应的发生中起主要作用，MHA 是由一组高度多态性的基因群，即主要组织相容性复合体（major histocompatibility complex，MHC）编码而成；其余在移植反应中引起较弱排斥反应的抗原则称为次要组织相容性抗原（minor histocompatibility antigen，MiHA），MiHA 由次要组织相容性复合体（minor histocompatibility complex，MiHC）编码，又叫 non-MHC 抗原系统，主要包括非 ABO 血型抗原及性染色体相关抗原，例如：Y 染色体编码的 H-Y 抗原、血小板抗原、Lewis 抗原等。在 MHA 完全相同的异体移植物排斥反应中，MiHA 起重要的作用。只有在主要和次要基因完全相同的同卵双生子之间的移植才不会发生排斥。

688. 为什么人类主要组织相容性抗原编码复合体有特定的遗传特征

答：人类主要组织相容性复合体（MHC）是编码主要组织相容性抗原（MHA）的基因群，是由一组高度多态性基因组成的染色体区域，定位于第 6 号染色体短臂 6p21.3 区，长约 3600kb，具备一些有别于其他真核基因系统的遗传特征，具体表现为：①单倍型（haplotype）遗传方式：MHC 是一组紧密连锁的基因群，这些连锁在一条染色体上的等位基因很少发生同源染色体间的交换，构成一个单倍型或单体型。在遗传过程中，MHC 单倍型作为一个完整的遗传单位由亲代传给子代。②多态性现象：多态性是指在一随机婚配的群体中，染色体同一基因座有两种或以上的基因型，即可能编码二种以上的产物。MHC 是迄今已知人体最复杂的基因复合体，有高度的多态性。③连锁不平衡（linkage disequilibrium）：虽然 MHC 各基因座上的等位基因均有其各自的基因频率，但由于 MHC 中各基因座是紧密连锁的，某一单倍型型别的出现频率往往会呈现非随机现象，即实际观察到的某两个基因出现在同一单倍型上的频率与预期值有差异，从而出现连锁不平衡。目前，在 MHC 中已发现有多种等位基因显示连锁不平衡，但产生的机制尚不清楚。

689. 为什么人类主要组织相容性抗原又称为人类白细胞抗原

答：美国免疫学家斯奈尔通过对小鼠的组织移植实验提出：不同个体间组织的可移植性（相容性）是由细胞表面的特定抗原决定的，其中能引起强而迅速排斥反应者称为 H-2 抗原，由 H-2 基因控制。这种组织相容性抗原的编码基因存在于特定染色体的有限区域，被称为主要组织相容性复合体（MHC）。之后，1958 年法国免疫学家多塞发现了人类白细胞抗原决定基因，证实人类和其他许多动物都存在 MHC，他们因此共同获得了诺贝尔生理学或医学奖。

主要组织相容性抗原（MHA）是所有生物相容性复合体抗原的一种统称，有种属特异性。不同的脊椎动物都有自己的 MHC 系统及其编码抗原，在小鼠中，MHC 就是 H-2 复合体，MHA 即为 H-2 抗原。在人类，MHA 由 MHC 复合体编码，主要存在于人类白细胞膜上，所以又称为人类白细胞抗原（HLA）。人类白细胞膜上的抗原分为三类：血型抗原，白细胞本身特有的抗原以及与其他组织细胞共有的抗原，后者是免疫系统区分本身和异体物质的基础，即 HLA。HLA 系统是目前所知人体最复杂的多态系统，是白细胞与其他组织细胞共有的遗传学标志，在抗原识别、提呈、免疫应答与调控等方面发挥重要作用，是人体识别"自己"和"非己"的主要抗原，也是介导器官移植后移植物排斥反应的主要抗原。

690. 为什么 HLA 编码系统是目前发现的多态性最高的基因系统

答：HLA 编码系统（即 MHC）是一个由一系列紧密连锁的基因座位组成的具有高度多态性的遗传复合体，在 3600kb 范围内至少含有 224 个基因座，每个基因座又分别含多个等位基因。截至 2016 年 10 月，根据国际免疫遗传学 HLA 数据库的资料，HLA 等位基因已达到 15 635 种，因此，经典的 HLA 系统是迄今所知人类多态性最丰富的遗传系统。HLA 基因的高度多态性主要表现在几个方面：①多基因座：HLA 基因组成、表达产物的类型方面，以大量功能各异的基因座显示多样性；②复等位基因：HLA 编码基因群以丰富的复等位基因显示个体差异和种群结构上的多态性；③共显性表达：等位基因均表达相应产物，这种共显性现象大大增加了人群中 HLA 表型的多样性；④基因转录和调节：在 HLA 基因转录起始点上游的调节区，顺式作用元件会因等位基因的不同而不同，从而调控基因转录。HLA 编码系统多态性的意义在于使种群能对各种病原体产生相适宜的免疫应答，以保证群体的延续及维持其稳定性。因此 HLA 编码系统多态性是其生物学功能的真正体现，也是进化和自然选择的结果。但是，却增加了肾移植和骨髓移植患者在非血缘关系人群中寻找相同 HLA 移植供体的难度。

691. 为什么人类主要组织相容性复合体能够编码不同的抗原

答：人类 MHC 是 HLA（即 MHA）的编码基因系统，由一系列紧密连锁的基因座位组成，目前发现在 HLA 编码基因区域内至少包含 224 个基因座位。

HLA 基因区按染色体位置排列一般分为三类：HLA-Ⅰ类、HLA-Ⅱ类和 HLA-Ⅲ类基因。①HLA- I 类基因位于染色体最远端，大约 2000kb，主要有 HLA-A、B、C、E、F、G 等基因，此外还有 HLA- I 类链相关基因（MICA，MICB）等，其中 HLA-A、B、C 位点所编码的分子被称为经典 HLA- I 类分子，其特点是具有高度的表达多态性，广泛表达在各种有核细胞表面（含血小板、网织红细胞），其功能是识别和提呈内源性抗原肽，通过形成 MHC-抗原肽-T 细胞受体（TCR）复合物，启动免疫应答。②HLA- II 类基因靠近着丝粒端，大约 1000kb，含有 DR、DQ、DP、DOA（A 代表编码 α 链基因）、DOB（B 代表编码 β 链基因）和 DM 六个亚区，称为 HLA-D 位点。此外还包括编码大分子蛋白酶体（LMP）、抗原处理相关蛋白（TAP）等的基因区域。其中 DR、DQ、DP 基因编码的分子分布及功能相似且均具有高度多态性，称为经典 HLA- II 类分子，仅表达于淋巴组织中的某些细胞表面，如 B 细胞、巨噬细胞、树突状细胞等专职抗原提呈细胞、胸腺上皮细胞、T 辅助细胞和活化 T 细胞等，以及受到诱导的血管内皮细胞、成纤维细胞和肾小管上皮细胞。II 类分子功能是识别和提呈外源性抗原肽。③HLA- III 类基因为免疫功能相关基因，主要编码补体系统蛋白，包括：C2、C4A、C4B、B 因子，另外还含有肿瘤坏死因子、热休克蛋白等编码基因。

692. 为什么 HLA 有相应的命名规则

答：国际免疫遗传学数据库（IMGT Database）是人类 MHC 系统序列的专题数据库，包含了世界卫生组织（WHO）HLA 系统因子命名委员会认可并正式命名的全部 HLA 序列。HLA 命名委员会制定了如下的 HLA 命名原则：①每个特异性抗原均以其基因位点的字头附以适当的数字表示，一个完整的 HLA 等位基因最多需要用 9 个数字和字母表示，HLA 基因座位用大写字母右上角加星号（*）表示。②对某一个等位基因，先写出基因座位名，下接 * 号，再用 4 个数字代表等位基因的名字。例如 B*2707、DRBl*0405、DQBl*0301 等，其中 B、DRBl、DQDl 指 HLA 基因座位，* 号后第 1、2 位是指这个等位基因相应的血清学特异性，如 B*2707 的血清学特异性是 B27，DRBl*0405 中血清学特异性是 DR4；* 号后第 3、4 位则代表等位基因序号，即编码不同的氨基酸序列。③如果等位基因在不同个体间仅在外显子中的非编码区不同，即出现同义突变，不改变所编码的氨基酸，则用第 5、6 位数字表示，如 HLA-DRBl*130102。④如果等位基因序列差异发生在内含子或 5'、3' 非转录区，则用第 7、8 位数字表示，如 HLA-DRBl*13010102。⑤第 9 位为后缀字母，表示该基因相应抗原的特殊表达，S 代表该等位基因产物，为可溶性 HLA 分子，L 为低表达抗原，N 代表该基因编码相应 HLA 抗原为无效表达。随着分子生物学技术的应用，可在基因水平上鉴定出更多的 HLA 多态性。截至 2016 年 10 月，已发现的 HLA 等位基因达到15 635种。

693. 为什么 HLA 的遗传存在连锁不平衡现象

答：连锁不平衡是指在某一群体中，不同基因座位上某两个等位基因出现在同一条单倍型上的频率与预期值之间有明显的差异，即单倍型基因非随机分布的现象。连锁不平衡的程度可用数值表示，即为连锁不平衡参数。

连锁不平衡是 HLA 遗传的重要特点。HLA 不同座位上的等位基因之间紧密连锁组成 HLA 单倍型，某一单倍型型别的出现频率往往呈现非随机组合，形成连锁不平衡，在家庭中以共显性等位基因的遗传方式传递。经典的 HLA-Ⅰ类区域座位和Ⅱ类区域座位均存在连锁不平衡，例如，Ⅰ类区域某些基因，白种人中的 A1-B8，中国南方人中的 A2-B46 总是经常出现在一起，其单倍型频率（实际值）比理论值（为各种等位基因频率之乘积，如 A1 基因频率×B8 基因频率）要显著增高，而另外一些单倍型组合又较少出现。Ⅱ类区域中 DQ 亚区与 DR 亚区之间存在强连锁不平衡，特别是 DRBl、DQA2、DQBl。不同种族中 HLA 的连锁不平衡格局不尽相同。

连锁不平衡的存在，造成不同人群中，尤其在隔离群体中，会出现 HLA-Ⅰ类座位和Ⅱ类座位不同等位基因的非随机组合，由此构成的单倍型被称为祖先单倍型（ancestral haplotype）。这些祖先单倍型在一定程度上可作为该群体的遗传标志。连锁不平衡现象在一定程度上限制了群体中 HLA 单倍型的多样性，但给器官移植寻找 HLA 相容供体提供了机会。

694. 为什么 HLA 在不同人种的分布有较大差异

答：HLA 系统是迄今发现的基因多态性最高的系统之一，截至 2016 年 10 月，已发现 15 635 种 HLA 等位基因。HLA 不同座位上的等位基因之间存在连锁不平衡，即这些等位基因在人群中不是以相同频率出现的。而不同种族中 HLA 的连锁不平衡格局又不尽相同，因此在不同人种和地域间 HLA 分布有较大差异，如 A36，A43，B42，DR18 等抗原几乎只存在于黑人中，故被称为"黑人抗原"；B46，B54，B59，B67 等为"黄种人抗原"，主要出现在亚洲人群中；B21，B41 等抗原主要出现在白种人中。HLA-A2，B46，DR9 和 HLA-A30，B13，DR7 是中国人中最常见的存在连锁不平衡的单倍型，HLA-A1，B73，DRl0 是中国人中发现的罕见连锁不平衡 HLA 单倍型。

中国是一个多民族国家，各民族人群中 HLA 抗原分布也存在差异。比如，A1、A3、A30、A31、B7、B8、B44、Cw6、DR1、DR7 基因频率自北向南递减；而 A11、B46、B60、DR6、DQ4 和 DQ7 基因频率则自南向北递减。HLA 抗原频率在不同人种、民族间的分布差异与其遗传背景、人类进化、迁移和相互融合有关。

695. 为什么组织相容性抗原又称为移植抗原

答：早期的组织器官移植实验中发现，在不同种属或同种不同系别的个体间进行组织移植时，会出现排斥反应，凡是能引起移植排斥反应的细胞膜表面分子都可以称为移植抗原（transplantation antigen）或组织相容性抗原，机体内与排斥反应有关的抗原系统多达 20 种以上，包括：MHA（MHC 抗原）、MiHA（MiHC 抗原）、内皮细胞抗原、血型抗原等，其中 MHC 抗原最为重要，是介导器官移植后移植物排斥反应的主要抗原。

人类 MHC 与其编码的经典 HLA 抗原系统是人类最富多态性的遗传系统，人类 MHC 基因群中包括与移植相关的特异基因，根据 MHC 功能和产物结构的不同，分成 3 组：经典 HLA 基因、免疫功能相关基因和免疫无关基因，其中经典 HLA 基因与输血和移植急性排斥反应密切关联，因此说 HLA 基因和抗原控制着移植反应；而且 HLA 在遗传学上又具有特殊遗传方式，以单倍型作为一个遗传单位由亲代传给子代。HLA 本质和功能的揭示，为移植配型提供了重要的理论依据，特别是亲缘关系的配型。

HLA 是最重要的移植抗原，代表个体特异性，是目前已知最强的同种抗原。在同种异体移植时，HLA 抗原系统参与抗原提呈和同种异体移植物的识别，供受双方组织细胞表面的 HLA 抗原不相容，就会发生强烈的移植排斥。因此，HLA 抗原相容性是影响移植物长期生存的首要且重要的因素。

696. 为什么其他组织相容性抗原在移植免疫中也具有一定的作用

答：组织相容性抗原包括多种复杂的抗原系统，其中，MHC 严格控制着同种移植排斥反应，在 MHC 复合体内至少包含 6 个与移植有关的主要基因位点，编码经典的 HLA 分子，包括 HLA-A、-B、-C、-DR、-DQ、-DP。因此，经典的 HLA-Ⅰ、-Ⅱ类分子是触发移植排斥反应的首要抗原。其他组织相容性抗原，包括次要组织相容性抗原（MiHA）、血型抗原等，在移植免疫中也具有一定的作用。

（1）MiHA：尽管 MiHA 并非主要组织相容性抗原（MHA），但在某些组织或器官移植时也同样发挥重要作用，特别是骨髓移植。若供者、受者双方的多个 MiHA 不匹配，同样会迅速发生明显的排斥反应，MiHA 启动 MHC 相同个体间的 T 细胞反应。

（2）血细胞抗原：如 ABO、Kidd 等血细胞的特有抗原。ABO 血型抗原是红细胞表面的一类糖蛋白，亦存在于血管内皮及其他组织细胞表面，其与人类器官移植的关系已被确认，ABO 血型不合会引起超急性排斥反应。ABO 血型抗体系天然抗体，预存于受体的血型抗体可针对存在于移植物血管内皮表面的 ABO 抗原发生免疫排斥，导致移植失败，其机制为抗体介导的免疫病理损伤。

（3）组织特异性抗原：是一类特异性地表达于各种器官、组织、细胞上的抗原系统，这些抗原在相应的器官移植排斥反应中也发挥着一定的作用，例如血管内皮细胞特异性抗原。

697. 为什么同种异体移植前要做移植配型

答：同种异体间的器官移植一般均会发生移植排斥反应，其本质是宿主免疫系统针对移植物（抗原）发生的免疫反应。在人类，排斥反应主要是针对 HLA 分子产生的由细胞和（或）抗体介导的免疫反应，因此，HLA 配型不合是器官或组织细胞（骨髓）移植后产生免疫排斥反应的主要原因。

选择遗传学上相容的供受者是避免移植急慢性排异的有效措施。移植配型是指在移植之前对供受者抗原的相容性进行检测，了解供受双方组织相容程度的过程。因此，移植前进行组织配型，甚至基因配型，选择供、受者 HLA 差异最小者是降低移植排斥、增加移植成功的关键。一般来讲，移植配型主要检测 HLA，目的是尽量减少供受者的组织相容性抗原的差异，提高移植成功率。除此之外，还存在其他与移植排斥反应相关的同种抗原：如血细胞抗原；组织特异性抗原；次要组织相容性抗原（MiHA）等。虽然临床实践中不可能对每一种相关同种抗原进行配型检测，但为防止发生超急性和急性排斥反应，同种异体移植前还应进行以下检查：①ABO 血型鉴定，ABO 血型相容可防止超急性排斥反应；②检测受者血清中有无抗供者 MHC 抗原的抗体，结果为阴性才能移植，否则有发生超急性排斥反应的危险；③供受者淋巴细胞毒交叉配合试验，阳性结果为移植的禁忌。

698. 为什么临床上要进行 HLA 分型检测

答：经典 HLA 基因与输血和移植急性排斥反应密切关联，因此 HLA 基因型的一致性与移植关系密切，然而 HLA 基因在个体中存在巨大的差异，其高度多态性主要是由于复等位基因和共显性所致，两个无关个体有完全一样的基因型的概率微乎其微，理论上除去同卵双胞胎，世界上几乎找不到 HLA 基因型完全一样的两个人，因此，对于经典的 HLA 分子进行基因分型在临床器官移植中有重要的意义。分型和配型的作用是要找到 HLA 基因型尽可能一致的样本，HLA 匹配程度越高，移植结果越好，配型的精度决定了患者在术后的康复效果和生存质量，因此 HLA 分型技术的分辨率也很重要，要求 HLA 分型尽可能达到较高分辨率，目前在临床上，如白血病、地中海贫血、肾衰等疾病可以用最新的基因技术进行高分辨率 HLA 分型，大大提高了配型效果，寻找合适的供体进行移植治疗，使治疗效果更有保证。

HLA 抗原系统不仅参与控制同种移植排斥反应，同时与机体免疫应答、免疫调节及某些病理状态的产生均密切相关。带有某些特定 HLA 等位基因或单倍型的个体易患某一疾病或对该疾病有较强的抵抗力，目前发现与 HLA 分子之间存在关联的疾病，以自身免疫病为主，比如强直性脊柱炎、多发性硬化等，也包括一些肿瘤和传染性疾病，因此，对于经典的 HLA 分子进行分型在临床上有重要意义，不仅能用于某些相关疾病的诊断，还能通过确定受检个体的 HLA 抗原特异性或等位基因，进行器官移植中供受体的选择。

699. 为什么 HLA 分型技术已从血清学、细胞学分型迈向基因分型

答：20 世纪 70~80 年代有关 HLA 抗原系统的研究主要是血清学研究，90 年代以后开始进入了分子水平研究阶段。

血清学分型是 HLA 分型的经典技术，即补体依赖性淋巴细胞毒（complement dependent cytotoxicity，CDC）试验。基本原理是使用特异性的抗体检测细胞表面的抗原，鉴定 T 或 B 淋巴细胞上的 HLA 抗原。根据抗体特异性的不同，又分为宽特异性和窄特异性。用本方法可检出 HLA-A、-B、-C、-DR、-DQ 抗原，但检出的抗原特异性覆盖面较广，称为宽特异性；而由于 HLA 抗原之间存在交叉反应性，宽特异性的 HLA-A9 抗原，可以被分解为 HLA-A23，-A24 两个窄特异性。

细胞学分型是基于混合淋巴细胞反应（mixed lymphocyte reactions，MLR）的一种 HLA 分型方法，其基本原理是采用混合淋巴细胞培养，根据淋巴细胞在识别非己 HLA 抗原决定簇后发生的增殖反应来判断 HLA 抗原的匹配度。主要用于 LD 抗原（lymphocyte defined antigen）的鉴定，包括 HLA-Dw、HLA-DP 位点。HLA 细胞学分型主要包括单向 MLR 和双向 MLR 两种。根据选用的已知标准分型细胞类别不同，单向 MLR 又可分为纯合分型细胞法和预致敏淋巴细胞分型法。由于 HLA 细胞学分型所需细胞来源困难、试验周期长及细胞表面抗原表达的复杂性等原因，目前临床上较少应用。

由于上述血清学分型与细胞分型均存在局限性，目前已经被基因分型法取代，不再用于常规分型。基因分型即从基因水平对 HLA 进行分型的技术。随着 PCR 等分子生物学技术逐步引入 HLA 研究领域，在 PCR 基础上发展出了各种基因分型技术，称为基于 PCR 的 HLA 基因分型，可以直接从基因水平对 HLA 基因多态性作出分析，该方法准确且灵敏度高，能够检出血清学方法所不能检测出的基因型别，已逐渐成为 HLA 分型的主要方法。

700. 为什么补体依赖性淋巴细胞毒试验可进行 HLA 血清学分型

答：补体依赖性淋巴细胞毒（CDC）试验是应用一系列已知抗 HLA 的特异性标准分型血清（抗体）与待测淋巴细胞混合，借助补体的生物学作用介导细胞裂解的细胞毒试验，检测细胞表面的 HLA 抗原。CDC 试验的原理是：淋巴细胞膜表面具有 HLA 抗原，当 HLA 特异性抗体（IgG 或 IgM）与淋巴细胞膜上相应的 HLA 抗原结合后，激活补体。在补体作用下，细胞膜通透性发生改变，细胞膜破损，加入的染料可以进入死亡细胞并使其着色，而活细胞不被着色，通过计数着色细胞的数目以及比例（即细胞杀伤率）可判断抗原抗体反应的强度。通常细胞杀伤率<10% 为阴性，11%～20% 为阴性可疑，21%～40% 为阳性可疑，41%～80% 为阳性反应，>80% 为强阳性反应。在器官移植前进行 CDC 检测，可以避免可能发生的移植排斥反应以及判断反应强度。CDC 试验的主要影响因素为：淋巴细胞的纯度以及活力、补体的活性及其用量。

CDC 是经典的血清学分型方法，用此方法鉴定的抗原，称为 SD 抗原（serologically defined antigen），包括 HLA-A、-B、-C、-DR、-DQ。因为所用血清与淋巴细胞的量很少，又称为补体依赖的微量细胞毒试验。由于 HLA 抗原之间存在交叉反应性，比如，某个体只受到 HLA-B7 抗原的免疫刺激，结果产生抗-B7 和抗-B27 等多种特异性抗体，因此，在血清学水平上的 HLA 配型，可以分为宽特异性抗原配型、窄特异性抗原（抗原裂解物）配型以及交叉反应组（cross-reactive grouping，CREG）配型。

701. 为什么临床上常用基于 PCR 的技术进行 HLA 基因分型

答：1991 年第 11 届国际 HLA 专题讨论上提出了 HLA 的 DNA 分型方法，其基本原理是检测 DNA 序列的差异。目前常用的 HLA DNA 分型法主要为基于 PCR 的 HLA 基因分型（PCR-based HLA genotyping），包括 PCR-RFLP，序列特异性引物 PCR（PCR-SSP），序列特异寡核苷酸探针 PCR（PCR-SSOP）以及基于 PCR 和测序技术的 PCR-直接测序分型（PCR-sequencing based typing，PCR-SBT）。其中 PCR-SBT 法是世界卫生组织（WHO）推荐的 HLA 分型方法的"金标准"。

PCR-SSP 法是根据 HLA 核苷酸碱基序列的多态性，设计一系列序列特异性引物，特异地扩增目的 HLA 等位基因 DNA 片段，根据 PCR 结果的反应格局判定被检标本的 HLA 片段特异性或等位基因的型别；PCR-SSOP 法是以位点间或组间特异引物扩增目的基因 DNA，利用序列特异性寡核苷酸探针，通过 Southern 杂交的方法进行扩增片段的分析鉴别；PCR-SBT 法是利用 PCR 扩增 HLA 基因片段后直接进行序列测定，可以直接得到基因型，此法分辨率高，通量高，精确度高，能直接发现新的等位基因。

702. 为什么 HLA 基因分型法比血清学分型法更为准确

答：血清学方法是经典的 HLA 分型技术，操作简便，快捷，不需特殊仪器设备，对 HLA-Ⅰ类抗原分型结果有较高的准确性，尤其对 HLA-A、-B 抗原分型结果基本可靠，可明显提高器官移植成活率。但血清学分型技术主要侧重于分析 HLA 抗原特异性，血清学鉴定的同一个 HLA 抗原，可能是许多等位基因的产物，会出现较多、较强的交叉反应，影响了分型结果的准确性，给亚型的进一步确定带来困难；另外，由于Ⅱ类分型血清一般较弱，对Ⅱ类抗原的分辨率会受到限制。其次，由于 HLA 抗体来源以及标准抗血清的限制，并非所有等位基因对应的 HLA 抗原都可以用血清学方法鉴定。因此，血清学方法进行 HLA 分型由于技术上的缺陷，存在易产生交叉反应、错误率高、可重复性差等问题。

随着造血干细胞和器官移植的日趋发展以及分子生物学技术的兴起，自 1999 年起，美国国家骨髓库，即国家骨髓捐赠计划（National Marrow Donor Program，NMDP）和世界骨髓供者协会（World Marrow Donor Association，WMDA）都明确要求以 DNA 方法对骨髓供者做 HLA 分型，至此 HLA 血清学分型法完全被基因分型法取代。

HLA 基因分型法是利用分子生物学技术直接从基因水平对 HLA 进行分析，该法准确且灵敏度高，排除了血清学分型方法的诸多干扰。应用分子生物学技术进行等位基因分型，发现原来属于同一血清特异性的抗原可能被数个不同的等位基因编码，表明同一特异性的抗原实际上是由多个亚型组成的，故基因分型法比血清学分型法更为准确。

703. 为什么出现多种 HLA 基因分型新技术

答：除去基于 PCR 技术的 HLA 基因分型方法，目前还发展了很多新技术用于 HLA 基因分型，包括流式细胞术、基因芯片技术、变性高效液相色谱技术（DHPLC）、测序技术、质谱技术等。

流式细胞术进行 HLA 基因分型，其原理是在不同彩色荧光微球体表面包被序列特异性寡核苷酸探针，单链 DNA 可与之特异性结合，经荧光素染色后，通过流式细胞仪即可测得 HLA 的基因型，这种基于液态芯片和流式细胞术的 HLA 基因分型方法，称为流式细胞术-序列特异性寡核苷酸探针反向杂交，适合脐血库和骨髓库的大量配型要求。

基因芯片技术具有灵敏度高，特异性强，自动化程度高的优点，同时具有高效性，理论上一张芯片可以同时检测所有的 HLA 位点，应用荧光素标记的待检 DNA 经扩增后与芯片杂交，即可获得 HLA 的多态性，基因芯片技术在 HLA 配型领域是一种理想的高效配型手段。

DHPLC 可根据不同的峰型结合 DNA 测序结果，建立 HLA 等位基因与色谱峰型的对应关系，以此来判断该样本的基因型，还可直接进行供受者样本基因型的比对。

应用下一代测序（NGS）技术对 HLA 进行分型则是目前最可靠、最直接、最准确的 HLA 分型方法。只需通过一次实验就能够读取数千份样本的 HLA 序列数据，并可确定所有的等位基因，达到 HLA 分型的最高分辨率，因此高通量、高自动化的标准化的 HLA 分型方法将是未来发展的趋势。

704. 为什么世界卫生组织认定 PCR-直接测序分型方法是 HLA 基因分型的金标准

答：PCR-直接测序分型（PCR-SBT）是先采用 PCR 扩增所要分析的基因片段，然后进行核酸测序对 HLA 进行分型的方法，可以直接得到高分辨基因型。其原理是首先以 HLA 基因高变区设计序列特异性引物进行位点特异性扩增，然后以其产物作为测序模板，用四种不同的荧光染料对四种双脱氧核苷酸进行标记，经过激光激发，每种染料发出不同波长的荧光，来鉴别 A，C，G，T 四种不同碱基的延伸反应，自动测序仪对其进行信号转化，通过与 HLA 基因序列数据库进行对比分析，可达到对 HLA 基因的高分辨分型。

PCR-SBT 法分型的优点在于：精度高，可直接得到等位基因 4 位以上的分型结果；准确度更高，可直接核对核酸序列；通量大；能够检测新的等位基因（国际上申报新基因需要双向测序结果）；对其他分型方法的疑难样本可有效进行分型（尤其是 HLA-B 位点）。

高分辨率技术是 WHO 认定的 HLA 分型标准，通过 DNA 测序技术对 HLA 进行分型是迄今为止最直接、最准确的 HLA 分型方法，可以高分辨检测 HLA 等位基因，因此 PCR-SBT 方法被 WHO 认定为 HLA 分型方法的"金标准"，在国外已被各骨髓库广泛采用，是目前最精确的分型方法。

705. 为什么要定义 HLA 基因分型的分辨率

答：个体 HLA 型别的准确鉴定对组织移植配对成功很重要，而 HLA 编码基因的高度多态性给 HLA 基因分型带来了挑战。由于在 DNA 分型技术中使用不同的引物和探针或者使用不同的方法，HLA 基因分型的分辨水平会不尽相同，一般分为低、中、高分辨率三个水平。HLA 低分辨分型方法通常采用序列特异性引物扩增 HLA 等位基因片段或者应用序列特异性探针进行杂交，判断被测标本的 HLA 基因型，一般只要求鉴定到等位基因前 2 位（＊号后 2 位数），同时应鉴定出相对应的血清学窄特异性（用括号表示），如低分辨基因分型结果为 B＊15xx，40xx，进一步表示为 B＊15xx（B62），40xx（B60）。HLA 中分辨分型要求鉴定到＊号后 4 位数，这个水平上的基因分型，往往会得到一系列可能的结果，而并非特定的一个等位基因，如中分辨基因分型结果 B＊150l/1504/1505/1507，表示一定范围中的一个，要达到高分辨率的要求，需要在实验的精度和设计上更加精确。HLA 高分辨率分型又称为等位基因分型，得到的是独一无二的等位基因，是 WHO 认定的 HLA 基因分型标准。通过下一代测序技术（NGS），直接对 HLA 的 DNA 序列进行分析，可以达到 HLA 分型的最高分辨率，同时还可能发现新的等位基因。如高分辨分型结果 B＊15010101，可以指定到＊号后 8 位数。HLA 高分辨分型技术在检测通量、数据质量、成本控制等方面都有质的飞跃。

706. 为什么不同分辨率的 HLA 分型技术各有特点

答：在移植过程中，HLA 匹配程度是决定移植排斥反应高低的重要因素。HLA 系统高度复杂的多态性表现在：一是血清学水平，二是核苷酸序列水平。任何一种生物的多态性，其本质在于编码基因产物的 DNA 序列而非表型，且表型相同的个体 DNA 序列可能有较大的差异。低中分辨率的 HLA 基因分型方法只能测定 HLA 的基因表型，无法确定该表型的 DNA 序列，给出的结果是等位基因的前 2 位，即鉴定出对应的血清学宽特异性或窄特异性。根据中华骨髓库（China Marrow Donor Program，CMDP）的要求，在 HLA 低分辨基因分型中必须鉴定到对应的抗原窄特异性水平，血清学窄特异性的确定能有效地降低移植中移植物抗宿主反应（graft-versus-host reaction，GVHR）。如 HLA-B 座位血清学窄特异性为 B62 和 B60，低分辨基因分型结果为 B＊15xx（B62），B＊40xx（B60）。HLA 高分辨分型技术是 WHO 认定的 HLA 分型标准，直接对 HLA 的 DNA 序列进行分析，可以分辨出 HLA 等位基因型别和（或）其中的各种亚型，比检测基因表型更准确，与低分辨相比配型速度更快，配型更精确，使得移植排斥反应更小，手术成功率和术后存活率更高。

各种 HLA 基因分型技术各有优势，不能相互替代，而应该是互为补充。因此，根据不同需求和目的选择不同分辨率的方法是非常必要的。临床器官组织配型（如肾移植）一般选择低中度分辨率的分型方法为宜，即分辨出与 HLA 抗原特异性相对应的 HLA 基因表型，既有利于快速筛选，也能够降低匹配难度；而在某些研究中如需要分辨出 HLA 型别中的各种亚型，则一般采用高分辨率的分型方法。

707. 为什么临床上应根据需要选择不同分辨率的 HLA 分型技术

答：在临床上，不同分辨率 HLA 分型方法的选用首先取决于 HLA 分型的目的，器官组织配型中常用的是低中等分辨率的分型技术，如肾移植、肝移植只需要低中分辨率分型，要求鉴定到星号后 2 位数以后；而骨髓移植配型则需要高分辨率分型，要求鉴定到星号后 4 位数以后，尽量做到高度匹配。实际应用中不同的方法应联合应用，达到优势互补。过去我国骨髓库中的 HLA 分型数据多数是低分辨的，不能确保供者和患者的 HLA 真正匹配，患者往往需要和多个低分辨匹配的志愿者进行高分辨复核才能找到真正合适的供者。目前，随着流式细胞术、DHPLC、质谱技术、基因芯片、测序技术等新技术的不断涌现，高分辨率的分型技术已使得 HLA 分型更快、更准确，更有利于快速准确地找到合适供者。缺点是高分辨率配型费用昂贵，而且如此精确的测序分型往往会限制供体的来源。

708. 为什么需要使用两种以上的 HLA 基因分型试剂盒以避免分型错误

答：在 HLA 基因配型中，根据检测的水平，可分为 HLA 基因低中分辨配型和 HLA 等位基因配型。HLA 低中分辨分型方法常用于骨髓、器官移植组织配型的初筛，其对分型结果的判读只能精确到血清宽特异性或窄特异性，而不能对所有等位基因的多态性作出精确的分辨，例如 PCR-SSP 和 PCR-SSOP 技术属于低中分辨分型技术，存在方法本身的先天局限性：其结果未经过直接测序验证；同一个序列特异性引物或寡核苷酸探针，可能出现模棱两可的结果，也可能包含特异性未知的基因；同时低频率的罕见基因不断地被发现，更增加了鉴定的困难。但是国内相当数目的 HLA 实验室受实验条件所限，仍旧使用这两种技术进行 HLA 分型。在使用分型试剂盒时，由于各厂家使用的引物或探针不同，难以避免地会出现少数 HLA 位点的引物设计出现模棱两可的扩增结果；同时由于分型试剂的限制，这种分型方法往往得到一系列可能的结果，而非特定的等位基因，甚至对同一个基因，有的厂家可以指定成窄特异性，而有的厂家却只能指定成宽特异性，如有的分型试剂只能精确到 HLA-B40 的宽特异性，无法进一步区分其窄特异性 B60/B61；另一家的分型试剂只能精确到 HLA-B15 的宽特异性，无法进一步区分其亚型 B75 等。此外，由于这些方法是建立在 PCR 基础上的，PCR 扩增的成功与否、效率高低也是影响分型结果的一个重要因素，如果出现非特异性扩增，将直接影响分型结果的判读。因此，当遇到疑难标本的分型结果判读时，往往需使用两家以上分型试剂盒针对疑难位点进行比对，以保证分型结果判读的准确性。

709. 为什么三维结构分型技术能够弥补 HLA 传统分型和基因分型技术的不足

答：HLA 血清学分型和基因分型技术，在选择主要组织相容性一致的供者、减少移植后移植物抗宿主病（graft-versus-host disease，GVHD）中发挥了重要作用，但临床上在血清学完全相合的异基因骨髓移植中仍有半数发生了 Ⅱ-Ⅳ 度急性 GVHD，其中三分之一为 Ⅲ-Ⅳ 的中重度 GVHD。其原因可能与 HLA 抗原分子的氨基酸序列及构象有关，对于 HLA 蛋白质来说，1~2 个氨基酸的差异在临床上通常难以检测，常常被忽略。基因分型使 HLA

分型进入分子水平，准确率明显提高，其型别完全相合者 GVHD 的发生大为减少。可是由于 HLA 基因分型的精确，找到基因亚型完全相合的供体非常困难，但若放宽供者选择条件，选用粗配基因相合的供体骨髓进行移植，结果便是有的患者移植后仍会发生 GVHD。通过 HLA 分子的三维模拟比较，发现 HLA 分子序列的细微差别有可能造成其空间结构的差异非常明显，也许正是 HLA 分子结构上的差异导致了移植后 GVHD 的发生。三维结构的分型技术能在供受体粗配的基础上，直接进行亚型分型，模拟 HLA 抗原三维结构，以确定供体的取舍和预告 GVHD 的发生。当供受者血清学、基因型别不完全相合时，对 HLA 三维结构的分析有助于作出选择。只要分出 HLA 基因亚型即可从模拟 HLA 抗原三维结构库中了解供受者间抗原空间结构的差异大小，迅速得出判断，弥补血清学和基因分型的不足。

710. 为什么可用免疫磁珠流式细胞术技术筛选 HLA 抗体

答：群体反应性抗体（panel reactive antibodies，PRA）是指器官移植受者体内存在 HLA 相关抗体，是各种组织器官移植术前筛选致敏受者的重要指标。PRA 可能是受者体内固有的抗 A 或抗 B 血型抗体，也可能是由于输血、妊娠或再次移植所诱导产生的 HLA 类抗体。PRA 的存在与急性排斥反应和慢性排斥反应发生均有关系，一般要求移植前预存的细胞毒抗体必须阴性（PRA 0~10%），即受者未致敏，移植物受者体内含有高水平的循环 HLA 抗体称为致敏。PRA 水平越高，意味着其预致敏程度越高，移植后发生排斥反应的概率越高。

移植受体的抗 HLA 抗体筛选，即 PRA 检测，能确定受体的致敏性，为选择移植器官、决定移植手术时机、指导移植后免疫治疗方案提供依据。PRA 检测的方法有经典的 CDC 法，流式细胞术检测法，ELISA 等。应用免疫磁珠流式细胞术检测 PRA，称为 Flow-PRA，该方法是将纯化的 HLA-Ⅰ类与-Ⅱ类抗原（包括所有常见的 HLA 抗原和某些稀有的 HLA 抗原）分别包被在数十个微粒磁珠上，待测血清与微珠孵育，再加入荧光标记的羊抗人 IgG 二抗，通过流式细胞仪可以检测血清中 HLA 抗体的特异性及强度。Flow-PRA 技术与传统的酶联免疫吸附技术（ELISA-PRA）检测 PRA 都不依赖于补体的参与，排除了 IgM 的干扰。不同之处在于，ELISA-PRA 采用酶标二抗，用酶标仪检测酶催化底物反应的颜色，而 Flow-PRA 方法用流式细胞术直接检测二抗上标记的荧光，相对于 ELISA-PRA，Flow-PRA 技术简单快捷，检测结果具有更高的灵敏度以及特异性，阳性检出率更高，更适合临床器官移植。

711. 为什么 HLA 不同抗原间会存在交叉反应性

答：HLA 抗原是位于细胞表面的一种蛋白分子，它刺激宿主免疫系统可以产生相应抗体，因此，最初 HLA 抗原是通过血清学方法检测出来的。根据使用的抗体特异性的不同，HLA 抗原血清学有宽特异性和窄特异性之分。如 HLA-B15 抗原是宽特异性，它可以被分解为 HLA-B62、-B63、-B75、-B76、-B77 等窄特异性；HLA-B22 为宽特异性，对应窄特异性 HLA-B56、-54、-55。有些 HLA 抗原可能共有一些免疫学决定簇，或称为抗原表位，虽然抗原不同但能产生同一种抗体，称为交叉反应性。HLA 抗原可以分成许多交叉反应组（CREG），因此，使用血清学鉴定的同一个 HLA 抗原，可以是许多等位基因的产物。HLA

系统的交叉反应性（cross reactivity）是由其复杂的多态性和免疫应答中的交叉反应性所决定。如果把表型为 HLA-A2、-A3；HLA-B7、-B12 的供体淋巴细胞注射给表型为 HLA-A2，-A3；HLA-B8、-B12 的受体，受体产生的抗体不仅能与 HLA-B7 细胞反应，还会与 HLA-B27、-B22 细胞反应，如果用 HLA-B27 或 HLA-B22 细胞吸收的话，不但抗 HLA-B27、-B22 的活力会被去除，而且抗 HLA-B7 活力也将被去除，表明 HLA-B7、-B27、-B22 之间存在交叉反应。

由于 CREG 的存在，HLA 配型包括传统 HLA 配型与 CREG 配型两种方法，CREG 配型是美国国立器官共享联合网络中心（United Network for Organ Sharing，UNOS）制定的配型原则，供者抗原包含在受者的同一 CREG 中为相配，不包含在受者抗原 CREG 中为错配。

712. 为什么在移植配型时需要将 HLA 基因分型结果与抗原特异性进行对应才有意义

答：HLA 的多态性表现包括血清学水平和核苷酸序列水平。在移植免疫反应中，宿主细胞识别的是外来 HLA 基因编码的抗原，而 HLA 基因本身并不直接参与免疫排斥反应。虽然 HLA 基因分型比血清学分型更精细，但该分型只是提供受检者的 HLA 基因结果，不能直接反映 HLA 抗原的情况，即根据 HLA 的 DNA 序列不能完全预测相应抗原的免疫原性。因此临床移植配型中，应特别注意 HLA 基因配型和 HLA 抗原配型之间的关系。由于交叉反应，使用血清学方法鉴定的同一个 HLA 抗原可以是多种等位基因的产物，因此会出现 HLA 等位基因错配，HLA 抗原不一定错配，而 HLA 抗原错配，HLA 基因一定错配的情况。所以，在移植配型时，需要将 HLA 基因分型结果与抗原特异性进行对应才有意义。同时，为了在大量的造血干细胞供者中能快速寻找到 HLA 匹配者，需要一个简便的检索途径，中华骨髓库（CMDP）要求对造血干细胞供者 HLA 基因分型的同时指定相应血清学窄特异性。因此，国际通用的《HLA 字典》应用而生，其目的是建立 HLA 等位基因和相应的 HLA 抗原之间的对等关系，涵盖的基因有 HLA-A、-B、-C、-DRB1、-DRB3、-DRB4、-DRB5、DQB1，对应的血清学抗原包括 HLA-A、-B、-C、-DR 和-DQ 抗原。大部分的 HLA-A、HLA-B 和 HLA-DRB 座位的等位基因的对应血清学特异性已建立。目前，CMDP 基本上以《HLA 字典》为标准指定 HLA 特异性。对于血清学特异性未知的等位基因，采用以血清学宽特异性表示的方法处理。比如 B＊1523，B＊1538，B＊1544 和 B＊1547 等位基因，都被指定为 B15。

713. 为什么移植前配型中 HLA-A、-B 和-DR 三个位点最重要

答：在移植过程中，确定移植供受者 HLA 匹配的标准是移植的基础，而检测供受者 HLA 匹配性是移植成功的关键。MHC 严格控制着同种移植排斥反应，至少包括 6 个与移植有关的主要基因位点，即 HLA-A、-B、-C、-DR、-DQ、-DP。各 HLA 基因座位在诱导排斥反应中位于第一的是 HLA-DR 位点的抗原分子，其次为 HLA-B、-A、-DQ 和-DP，HLA-C 与移植排斥反应研究甚少。供受体 HLA 配型在骨髓移植和肾移植中已普遍应用，并制定了供受体 HLA 相匹配的标准。自 1987 年起，美国国家骨髓库（NMDP）要求选择供者最低标准为 HLA-A、-B、-DR 三个座位上的 6 个抗原至少有 5 个相合，即 5/6 相合。直至目前，移植供者的最低要求仍然是 HLA-A、-B、-DR 5/6 相合。20 世纪 80～90 年代

末，美国国立器官分享联合网络中心制定了强制性 HLA 六抗原相配标准，即 HLA-A、-B、-DR六抗原无错配，这也是目前国际通用的原则。实践表明，HLA 匹配程度越高，移植结果越好。肾移植十年存活期与供、受双方 HLA 相容性之间关系密切，供、受者间上述三个基因座位6个抗原均无错配情况下十年存活率显著高于一个或两个抗原错配的存活率。

714. 为什么临床上 HLA-Ⅱ匹配比 HLA-Ⅰ匹配更为重要

答：同种异体组织移植时，若供、受体移植抗原不同，尤其是主要组织相容性抗原（MHA）不匹配，将会诱发受体产生明显的移植排斥反应。在 MHC 基因群编码的三类 HLA 分子中，经典的 HLA-Ⅰ、-Ⅱ类分子是触发移植排斥反应的首要抗原，包括 HLA-A、-B、-C、-DR、-DQ、-DP。虽然 HLA-Ⅰ类和 HLA-Ⅱ类经典分子均是主要移植抗原，但这两类抗原在移植中所起的作用是不相同的。供、受体 HLA-Ⅰ类分子（HLA-A、-B、-C）以及次要组织相容性抗原（MiHA）不同时，会诱发受体 $CD8^+T$ 细胞增殖和分化成熟，导致排斥移植物；供、受体 HLA-Ⅱ类分子不匹配时，供体 HLA-Ⅱ类抗原能直接刺激受体 $CD4^+T$ 细胞增殖和淋巴因子分泌，从而进一步影响抗体的生成及 $CD8^+T$ 细胞的发育和分化。目前普遍认为，HLA-Ⅱ类抗原在排斥反应中的作用可能比 HLA-Ⅰ类抗原更为重要，因此临床上进行器官和骨髓移植时，要首先选择与受体 HLA-Ⅱ类抗原匹配的供体，其次选择 HLA-Ⅰ类抗原相配的供体。而与器官移植高度相关的 HLA-Ⅱ类分子中 HLA-DR 位点的抗原分子最重要，与提高器官移植的临床存活水平高度相关。在肾移植中，HLA-Ⅰ类抗原主要影响长期存活，尤以 HLA-B 最为重要，HLA-Ⅱ类抗原对长期存活和短期存活均有影响，以 HLA-DR 最为重要。

715. 为什么在同种器官移植时优先选择具有亲缘关系的供体

答：根据家系内各成员的 HLA 表型分析，HLA 不同座位上的基因紧密连锁成 HLA 单倍型，HLA 是以单倍型的遗传方式由亲代遗传给子代。子代可以随机地从亲代双方各获得一个 HLA 单倍型，组成子代新的基因型。父亲、母亲和孩子会分别有一个 HLA 单倍型相同，称为 HLA 半相同。同胞之间则可有 HLA 相同、半相同和不同 3 种情况。

在同一个家庭内，同胞之间两个单倍型完全相同的概率为25%，一个单倍型相同的概率为50%，两个单倍型完全不相同的概率是25%。因此，HLA 相合率在有血缘关系的同胞兄弟姐妹中是 1/4，而在非血缘关系的人群中则是 1/10 000~1/400。在较为罕见的基因分型中，这种供、患相合的概率只有几万甚至几十万分之一。因此，临床同种器官移植选择合适的供者，从家庭内寻找供者，供、受者 HLA 抗原匹配的概率要比无血缘关系的供者大得多。但值得注意，在亲代单倍型传给子代时，两个单倍型之间有可能发生交换，在 HLA 分型时需要多加注意。最理想的供者是同卵双生的同胞，因为他们之间的遗传物质是全部相同的，移植效果好、反应少。目前 HLA 配型在同胞之间 HLA 全相合为首选。实践证明，HLA 相同的同胞供者的肾移植，90%以上效果良好；单倍型不同的供者，效果明显下降；两个单倍型皆不同者则很少存活。

716. 为什么造血干细胞（骨髓）移植前 HLA 配型有相应的指导原则

答：骨髓移植是一种独特的移植类型，如果供受方的 HLA 不相容，移植的骨髓和受者之间可能同时存在宿主抗移植物反应（host-versus-graft reaction，HVGR）和移植物抗宿主反应（GVHR）。因此，骨髓移植前除了 ABO 血型配型，最关键的是进行 HLA 配型。

HLA 配型，在血清学水平上可分为宽特异性配型、窄特异性配型和交叉反应组（CREG）配型；在基因水平上，可分为低中分辨率基因配型和高分辨率（HLA 等位基因）基因配型。20 世纪 80 年代末，美国 NMDP 以及世界骨髓供者协会（WMDA）就对供受者 HLA 的最低配合程度制定了相应标准：在 HLA 血清学分型时代，HLA 配合的最低要求是 HLA-A、-B、-DR 座位 6 个抗原中至少 5 个相合，即 5/6 相合，也就是说在无关骨髓供者移植中，选择供者的一般要求是 HLA-A、-B、-DR 抗原配合，相当于 HLA 基因分型中的低分辨、窄特异性配合水平，尽管后来 HLA 逐步发展为基因分型，但 5/6 相合的最低要求至今未变。骨髓移植中 HLA-A、-B、-C、-DRBl 基因低分辨错配，与死亡率的升高显著关联。因此，目前临床上，HLA 配型策略是在移植之前进行 HLA-A、-B、-DRBl 的等位基因分型，必要时可增加 HLA-C 等位基因分型。由于许多等位基因可以编码同一个 HLA 抗原，因此 HLA 等位基因错配，HLA 抗原不一定错配。在等位基因不完全匹配的情况下，应选择与患者 HLA 抗原 6/6 配合的供者。NMDP 资料提示，一个等位基因错配的移植结果，优于一个抗原错配的移植。尽管最理想的 HLA 配型是 HLA-A、-B、-C 和-DRBl 位点高分辨水平匹配，但这样往往限制了供体的来源，临床实践中找不到最适供者（即 HLA 相合或 HLA-A、-B、-C 或-DRBl 单个错配）也并非移植禁忌。

717. 为什么造血干细胞移植可以有不同的 HLA 匹配型

答：尽管选用移植供者多数是根据抗原水平分型结果，但 HLA-A、-B、-DR 这三个位点应采用 DNA 分型方法进行高分辨分型。在移植配型中，理论上应首选 HLA 等位基因匹配供者，然后选择 HLA 抗原匹配供者。虽然理论上 HLA 配合程度越高越好，但是使用 HLA 错配供者并非造血干细胞移植禁忌。在无匹配供者的情况下，应选择最佳错配供者，特别是对于高风险患者。

使用 HLA 错配供者的造血干细胞移植方案：①使用一个 HLA 抗原错配供者，美国 NMDP 制定的供者选择最低标准为 HLA-A、-B、-DR 座位上的 6 个抗原中至少 5 个配合，简称 5/6 配合。②使用带有可允许错配抗原供者，某些受者和供者的 HLA 错配抗原之间无免疫反应，虽然供受者 HLA 抗原结构配型不配合，但功能配型上是匹配的，可以被临床骨髓移植所接受。③使用 HLA 半相同家庭成员供者，虽然目前各地骨髓库登记的骨髓供者数量众多，但是真正要找到 1 例 HLA 匹配的无关供者，即无关个体表型完全相同，概率极低，但是在家庭成员中则比较容易发现 HLA 半相同供者，在 HLA 半相同情况下，供受者之间错配 HLA 抗原数为 1~3 个。④使用 HLA 抗原错配脐带血，来源于脐带血的造血干细胞表面 HLA 抗原免疫原性较弱，在缺少 HLA 匹配骨髓或外周血无关供者时，可考虑使用 5/6 和 4/6 抗原配合的脐带血。

718. 为什么肾移植患者术前移植配型还需做一些相关检测

答：肾移植已经成为绝大部分终末期肾病患者的首选治疗方法，为了避免或减少移植后发生排斥反应的可能，肾移植前必须进行相关检测，应遵循以下原则：①ABO 血型检测，以血型完全相同者为佳，当选用 ABO 血型不合的器官时，应清除受者体内预存的血型抗体。②群体反应性抗体（PRA）试验，检测大多数人类的 HLA 抗原与受者血清反应的结果，帮助临床选择肾移植受体，决定肾移植手术时机。肾移植受者术前 PRA 水平对急性排斥反应的发生有重要影响，一般要求 PRA 阴性。对于 PRA 阳性患者应择期手术或者采用适当的方法治疗，抗体强阳性致敏（PRA>80%）被公认为肾移植的禁忌证。③补体依赖性淋巴细胞毒（CDC）交叉配型，根据供者淋巴细胞的 HLA 抗原与受者血清直接反应的结果，来判断移植排斥反应的强度，一般要求 CDC 试验为阴性，阳性结果为移植禁忌。根据交叉反应性的特点，HLA 抗原可以分成许多交叉反应组（CREG），同一个 CREG 中的抗原，会共有一些免疫表位。在肾脏移植中，如果供受者 HLA 抗原不配合，但是属于同一个 CREG，即 CREG 配型为相配，也可以接受。通常 CDC 反应的敏感性较 PRA 试验弱，建议移植前将 PRA、CDC 试验联合共同检测，这是避免移植后发生超急性排斥反应的必查项目，PRA 水平越高，相应的供受者之间淋巴毒交叉配型阴性的概率越少。④HLA配型，选择最佳配型供体，肾脏的所有组织上均有 HLA-Ⅰ类抗原的表达，而在肾小球、肾小管、内皮等部分组织中均有 HLA-Ⅱ类抗原表达，因此 HLA 配型对肾移植的影响越来越受到人们的重视。由于 HLA-A、-B、-DR 位点与移植排斥反应关系密切，在肾移植中，通用的要求是 HLA-A、-B、-DR 的 HLA 配型 6 点全配；PRA 阳性者要确定针对性的抗体，在进行 HLA 配型时尽量避免有抗体的位点。

719. 为什么临床实践中肾脏移植采用"可允许的不相容匹配法则"

答：组织 HLA 配型是肾脏移植前选择供者的重要手段。理想情况下，肾移植要求有尽可能多的 HLA 位点相同，HLA 相配的位点数越多，移植肾存活的时间越长。但是由于 HLA 系统具有的复杂性和高度多态性，实际工作中一般难以得到供受体 HLA 完全匹配的肾脏。"可允许的不相容匹配法则"的提出，使供者的选择范围得以扩大，该法则规定必须匹配的位点，包括 10 个Ⅰ类和 5 个Ⅱ类 HLA 位点（其中包括 HLA-A、-B、-C、-DR、-DP、-DQ），其余位点均为"可允许的不相容匹配位点"，即某些受者与供者的错配抗原之间并无免疫反应，可以使用带有可允许错配抗原供者，力求最佳匹配。一般认为：HLA-Ⅰ类和 HLA-Ⅱ类抗原中，HLA-DR 位点与肾移植的近期存活有关，HLA-A、B 位点与肾移植的远期存活关系密切，其中 HLA-DR 位点是否匹配极为重要，HLA-Ⅰ类抗原中的 HLA-B 较重要，HLA-C 位点研究甚少。因此，按 HLA-A、-B、-DR 六抗原配型零错配原则进行肾脏移植时，通常能够取得较好的移植效果。近些年来，随着新型免疫抑制剂不断应用于临床，急性排斥反应的发生率明显减少，使肾移植的近期存活率明显提高，HLA 的匹配程度对肾移植近期存活率的影响随之减弱，但对肾移植远期存活的影响有多大尚难以确定。尽管如此，为了移植肾的长期存活，选取尽可能多 HLA 位点相同的肾脏仍是移植追求的目标。

720. 为什么肝脏移植可忽略 HLA 配型

答：肝脏移植后可产生天然或自发性免疫耐受现象，称为"移植肝免疫特惠现象"。因此，肝脏一直被认为是免疫特惠器官，临床上肝移植对配型的要求相对较低，无需像肾移植那样检测特异性预存抗体和考虑供受者 HLA 配型的程度，肝移植原则上要求 ABO 血型相同或相容。一般亲属活体肝移植只要血型一样，无需进行严格的 HLA 配型，甚至有时忽略 HLA 配型。

随着对 HLA 分子功能结构的深入了解和肝移植研究的经验积累，HLA 作为移植免疫基因对肝脏移植效果具有正面影响正逐渐被认识，而 HLA 在肝移植排斥反应中的作用则存在争论。临床上，HLA 是否匹配与肝脏移植效果无显著差异，交叉配型阳性的肝移植并没有发生排斥反应，这不仅是由于肝脏移植时 HLA 不配引发的排斥反应较弱，免疫抑制剂的应用也能有效控制免疫排斥反应的发生。但是移植肝并非没有排斥之忧，约 2/3 的肝移植患者出现过排斥反应的病理学改变，也有部分病例在术后发生急慢性排斥反应，因此，越来越多的学者认为，肝脏移植时进行 HLA 配型是有必要的，HLA 配型相符能减少免疫排斥反应，提高移植患者的存活率。在应用免疫抑制剂的基础上，HLA 位点配型越好，急性排斥反应越少。此外，进行 HLA 配型的可能好处还在于可将配型结果作为免疫抑制剂剂量调整的参考。

721. 为什么肝脏与肾脏移植在 HLA 配型方面有不同

答：经典的 HLA- I 类和 HLA- II 类抗原与器官移植关系最密切。理论上，在进行实体器官移植前必须进行 HLA-A、-B、-C、-DR、-DP、-DQ 的组织配型。HLA 相容性对肝、肾等实质性器官移植的影响多数学者认为是肯定的，尤其以肾脏移植更明显，供受者 HLA 位点相配能明显提高移植肾的存活率，国际上也已经制定了相应的供受体 HLA 相匹配的标准。但在肝移植中有关 HLA 配型的必要性却没有定论，因此，肝移植中 HLA 配型也与肾移植配型要求不同。

肝移植中的免疫学反应与肾脏移植明显不同，肝脏是移植特惠器官，肝脏移植术后的排斥反应远不如肾脏等器官的移植，交叉配型阳性的肝移植受者没有发生排斥，也不影响移植物长期存活，CDC 阳性不被认为是肝移植的禁忌证，因此，HLA 相容性对肝移植的影响长期存在争论。一般认为肝移植对免疫排斥不敏感，肝移植后不发生超急性和急性排斥反应，而慢性排斥也多是随机出现的。此外，肝脏的保存时间有限，受者等待移植的时机很短，所以目前多数学者认同的观点是肝移植对 HLA 的依赖性不强，HLA 配型对肝移植无显著的影响，临床肝移植无需进行严格的 HLA 配型（早期甚至不考虑 ABO 血型匹配）。但是也有学者认为，HLA 配型相容会改善移植物存活的概率，提高患者的存活率，高错配率会导致高的排斥率，需要加大抑制剂的剂量，尤其当 HLA-DR 不相容时，移植物排斥的概率更高。

722. 为什么术前未做 HLA 配型也可进行心脏移植术

答：美国医学会提出将心脏移植作为心脏病的次选治疗，主要针对晚期充血性心力衰竭和严重冠状动脉疾病进行的器官移植手术。供受体 HLA 配型在器官移植中很重要，目前在骨髓移植和肾移植中已制定了供受体 HLA 相匹配的标准，但 HLA 配型在心脏移植中的研究相对较少，也没有强制性的供受体配型要求。理论上心脏器官移植是需要配型的，供体的各项指标与受体的配型越好，移植手术的效果就会越好，排斥性会越小，HLA 配型、PRA 和 CDC 检测对提高心脏移植受者的长期存活率和生活质量有重要意义。

但临床上，心脏移植时 HLA 配型成功与否并不是首要考虑因素，而一些非免疫性因素则是早期死亡的主要危险因素，比如受者年龄、器官保存时间等。而且随着科学技术的发展，目前免疫抑制药的效果都比较理想，这样使得在心脏移植时对 HLA 配型的要求有所降低；其次，使用 HLA 分型技术会延长供体心脏的冷缺血时间，同时 HLA 配型会增加患者与社会的经济负担，且与实际移植效果之间不呈正比；最重要的是心脏移植大多属于紧急移植手术，患者做心脏移植手术，生命已经很危险，而且等到一个心脏供体实属不易。因此，就我国目前国情而言，进行心脏移植术前不进行常规的 HLA 配型也是可行的，只要血型相配，都可以考虑进行心脏移植术。只要在手术后使用免疫抑制药物，就基本可以控制排斥反应。

723. 为什么有关心脏移植的配型仍在进一步研究

答：慢性心力衰竭是诸多心血管疾病的终末阶段，因其有较高的病死率，一直是心血管疾病治疗中的一个难题，传统的治疗方法主要包括药物治疗和心脏移植。目前，心脏移植中有关 HLA 配型的临床意义仍存在多种观点：由于供心缺血时间不能过长，保存困难等，一些学者提出心脏移植只要求 ABO 相合，HLA 是否相容对心脏移植意义不大；也有学者认为，HLA 配型与心脏移植排斥反应相关，其中 HLA-DR 显著相关，其次为 HLA-B、-A、HLA-DR 配型可在多方面影响受者的生存率，包括术后首次排斥反应发生的早晚、排斥反应发生次数以及移植物的长期存活等。HLA 相容可以显著降低心脏细胞排斥的发生，HLA 错配是移植早期排斥的危险因素，在 HLA-A，B，DR 三个位点中，有 2 个错配者较 0~1 个错配者在 3 年内发生移植物功能丧失的危险性大大增加，HLA-B 位点对于 1 个月以内的急性排斥影响较大；还有观点认为，HLA 配型相容可以改善移植物短期存活，提高长期存活率，其中 HLA-DR 与移植物长期存活有强烈相关性。HLA 配型 0~2 个抗原不合的移植心脏存活率要比 3~6 个抗原不相合者高，而其中 HLA-A 抗原相合的移植心脏反而比 2 个抗原不相合的移植心脏存活率要低；此外，HLA-A 抗原相合的移植心脏在 1~5 年内功能丧失的比例大大高于 HLA-B 抗原相合的心脏，因此认为 HLA-A 配型相合反而会损害移植心脏。因此，HLA 配型对心脏移植的意义是值得深入探讨和研究的课题。

（李美星　叶星晨　娄小燕）

第二节　亲子鉴定

724. 什么是个体识别

答：个体识别就是以同一认定理论为指导原则，对物证材料进行同一性认定，用以揭示个体身份，属于法医物证学范畴。同一认定检验和比较的依据是人类遗传标记。个体识别通过对物证检材的遗传标记做出科学鉴定，依据个体特征来判断物证检材是否同属一个个体；个体识别也可通过对人体生理结构、体态特征等指标的检测和对比来决定性别、推断年龄、恢复面貌等，但有时误差较大。目前最有效的方法是通过对某些遗传标志的检验与比对来达到个体识别的目的。

725. 什么是亲子鉴定

答：亲子鉴定是指应用医学和人类学的方法检测遗传标记，并依据遗传学理论进行分析，从而对被检者之间是否存在生物学亲子关系所作的科学判定。简而言之，亲子鉴定也就是应用遗传学原理，判断父母与子女之间是否存在生物学亲缘关系。亲子鉴定的依据包括遗传性状、妊娠期限、性交能力及生殖能力三个方面。其中遗传性状是亲子鉴定最主要的依据。法医学鉴定应用的遗传标记主要包括基于个体的外形外貌差异、血细胞抗原型、染色体结构变异型以及 DNA 多态性。现代亲子鉴定涉及遗传学、分子遗传学、群体遗传学、生物化学、分子生物学、生物统计学和计算机学等多门学科，需将相关学科的技术进行交叉和综合运用。

726. 为什么需要做亲子鉴定

答：通过亲子鉴定可以为案件的审理提供证据，为行政法规的实施提供保障。亲子鉴定的应用范围：

（1）涉及民事纠纷的亲子鉴定：①涉及婚生或非婚生子女抚育责任或财产继承诉讼案；②怀疑生产医院调错婴儿的诉讼案。

（2）涉及刑事案件的亲子鉴定：①强奸案或违纪性犯罪案件对儿童（或胎儿）亲生父亲的确定；②碎尸案中的身源鉴定；③杀婴、拐骗儿童等案件中孩子身源的认定。

（3）涉及行政事务的亲子鉴定：①移民涉外公证；②失散亲人亲缘关系的认定；③计划外生育责任人的确认及其子女户籍的注册。

727. 为什么亲子鉴定最好父母子三方参与

答：亲子鉴定是以遗传规律和统计学原理为理论基础，研究两个以上个体之间是否有血缘关系的问题。一般亲子鉴定是父亲、母亲、孩子三方一起参与。因为根据遗传学和遗传规律，子女基因型中的等位基因一半来自父亲，另一半来自母亲。父母子三人的 DNA 鉴定为三联体，三联体 DNA 鉴定比两联体检测的精确度更高，能达到 99.9999% 以上。父子或母子单亲的 DNA 鉴定为二联体，二联体的亲子鉴定由于缺失母本或父本遗传信息，鉴定结论只能描述为排除亲子关系或不排除亲子关系两种。

728. 什么是亲子鉴定的原理

答：亲子鉴定的基本原理有两点：①在肯定孩子的某个等位基因是来自生父，而假设父亲并不带有这个基因的情况下，可以排除他是孩子的生父，很明显检查的遗传标记越多，非生物学父亲被排除的概率就越大。②在肯定孩子的某些等位基因是来自生父，而假设父亲也带有这些基因的情况下，不能排除他是孩子的生父，这时可以计算如果判断他是孩子生父，理论上可能性究竟有多大，即通过父权相对机会来作出定量估计，当父权相对机会达到一定水平，可以认为他是孩子的生父。

在一个有血缘关系的家庭中，其遗传规律有：①孩子不可能带有父母亲均没有的基因；②孩子肯定会得到父母双方中每人等位基因中的一个基因；③除非父母双方都带有相同基因，否则孩子的该基因不可能为纯合子；④如果某个基因在父母中的一方或双方为纯合子时，孩子必定带有这个基因。

729. 为什么开展亲子鉴定检查必需具备一定的条件

答：DNA 证据具有很强的客观性、科学性和可靠性，更因为其唯一性增加了法庭认可的概率，任何一些微闪失都会造成错误的可能。因此亲子鉴定必须具备必要的条件：①鉴定人的资格：鉴定人必须获得相应的资格，具备相应的遗传学和分子生物学等学科的知识，熟练掌握相应的检验技术；必须由具有一定工作经验的专业人员对检测结果进行解释和判断，做出相应的结论。②鉴定机构的条件：鉴定机构必须获得相关部门的批准，具有标准化的实验方法和可靠的实验室质量控制体系，对这些机构的严格要求是确保 DNA 鉴定标准化的重要保障。③被鉴定人的要求：成年被鉴定人应自愿接受鉴定，未成年人应征得其监护人的同意。DNA 检验和鉴定会涉及个人隐私，所采用的方法均应以查明个体间关系为目的，而不能进行非此目的的检验和检查，所以必须对其适用的范围和用途加以规范和限制，尤其必须重视伦理方面的问题。

730. 为什么亲子鉴定检材可以多种多样

答：传统的血型鉴定法、血清学方法、细胞学方法、同工酶法等主要检测的是遗传表型标记，这些标记依赖于蛋白质分子的完整性，有一定的局限性。20 世纪 80 年代中期以后，随着 DNA 鉴定技术的广泛应用，特别是 PCR 技术以及法医生物学家对于新一代 DNA 遗传标记短串联重复（STR）序列的研究，很多人体生物性检材、斑痕检材等都可以作为微量样本应用遗传学及 DNA 多态性的原理进行 DNA 比对，从而得出两者是否相同或是否有血缘关系。常用的亲子鉴定检材包括血液（包括血痕或陈旧血痕）、月经纸上的血痕和阴道脱落上皮细胞、精液（包括精斑）、唾液（包括唾液斑）、羊水、胚胎组织、骨骼、人体组织、毛发及指/趾甲等各种含有人体细胞的生物物证检材。

731. 为什么提取检材时需要选择检材附近的材料做空白对照

答：法医物证检材包括人体各种体液与组织，具有容易变性、变质、降解和腐败的特点。生物物证在提取之前，可能会受到各种因素的影响而使 DNA 降解或污染。成功的 DNA 分析离不开生物物证的正确提取、保存和送检。在检验物证检材时应选择检材附近的材料作为空白对照进行平行检测，可根据空白样本检测结果有效监测实验室检验过程中由工具、器皿、试剂和仪器带来的污染，及时发现鉴定结果是否受到相关现场或实验室人员污染或物证交叉污染，从而判断检材是否有污染及污染类型。

732. 为什么羊水可以作为亲子鉴定检材

答：母亲妊娠后 2 个月即有羊水，羊水的主要作用是缓冲母体内各方传来的压力以保护胎儿，同时胎儿的代谢产物以及脱落细胞也会进入羊水。因此，通过抽取羊水，离心可以得到来自胚胎的细胞，进行 DNA 分析，并与嫌疑人父亲遗传标记进行比对来判定亲子关系。此类以羊水为检材的鉴定主要应用于针对遭遇性侵犯而怀孕的妇女，目的是确定所孕胎儿与性侵犯事实的关联性，以便为当事人选择是否或尽早终止妊娠提供科学依据，另外也有先进行亲子鉴定以确定亲缘关系再决定是否继续妊娠的案例。

733. 为什么斑痕不能置于塑料袋中保存

答：随着 DNA 检验技术的不断提高，微量生物检材的提取和保存显得尤为重要。血痕、精斑和唾液斑等生物体液斑痕含蛋白、磷脂、盐类等多种成分，易吸潮霉变，保存过程必须注意干燥，应该用纸袋包装，同时避免与其他物质接触造成污染和破坏。斑痕置于塑料袋中保存，不易干燥，其潮湿环境不利于检材自身核酸活性的保持，相反利于细菌和真菌生长，会加速 DNA 降解，降低 DNA 分析的成功率或使 DNA 图谱中的谱带减少，影响结果的准确性。另外塑料材质的物证包装袋会产生静电或有可能与液体物证发生反应，增大实验室物证移取以及检验工作的难度。

734. 为什么血型不能作为亲子鉴定的唯一依据

答：亲子鉴定的依据包括遗传性状、妊娠期限、性交能力及生殖能力三个方面，其中遗传性状是亲子鉴定最主要的依据。血型就是由等位基因决定的一种遗传性状。血型包括红细胞型、白细胞型、血清型和红细胞酶型。通常所讲的血型往往指的是红细胞血型。红细胞血型除了 ABO 血型系统外还有 MN 血型系统和 Rh 血型系统。在红细胞血型中，若等位基因发生生理性变异（如表达产物遗传标记发育未完全）或病理性变异（如体内溶血、某些肿瘤、细菌感染、发生基因替代或基因互换等现象）都会影响亲子关系的判定。因此为避免潜在突变的影响，至少应根据两个以上的遗传标记或多个项目联合检测的方法来提高亲子鉴定的准确率。任何情况下不能仅根据一个遗传标记排除父权。

735. 为什么说"滴血认亲"不可信

答：提起亲子鉴定，很多人会想到古代的滴血认亲。所谓"滴血认亲"古代分为两种，一种叫滴骨法，另一种叫合血法。前者是指将活人的血滴在死人的骨头上，观察是否渗入，如能渗入则表示有父母子女兄弟等血统关系；后者是指双方都是活人时，将两人刺出的血滴在器皿内，看是否凝为一体，如凝为一体就说明存在亲子兄弟关系。按现代法医学理论，这种仅凭"滴血认亲"来判断子女与父母是否有血缘关系显然是不科学的。根据孟德尔遗传定律，人类的血型是按照遗传基因传给下一代的，故一定血型的父母所生子女也具有相应的血型，这为血型鉴定亲子关系奠定了基础。现代医学里，最初也是采用红细胞血型来进行亲子鉴定的，然而子女的血型并不一定与父亲或母亲的血型一致，相反，血型相同的两个人也并不一定具有血缘关系。因此，采用血型进行亲子鉴定只能否定，不能肯定，而且准确率很低。20 世纪 70 年代，人们发现可以用 HLA 来进行亲子鉴定，准确性可达80%，开始被普遍采用。到了 80 年代，又开始利用根据染色体的状态来判定，但手续繁琐，不易推广。随着对人类基因组研究的不断深入，分子生物学技术的不断完善，限制性片段长度多态性（RFLP）、可变数目串联重复序列多态性（VNTR）、短串联重复序列（STR）和单核苷酸多态性（SNP）位点等的检测为法医物证检验提供了科学、可靠和快捷的手段。目前采用上述 DNA 遗传标记进行亲子鉴定的技术已经非常成熟，也是国际上公认的最好的一种方法。

736. 什么是 DNA 指纹图谱

答：DNA 指纹是指利用限制性片段长度多态性（RFLP）分析技术，将待测样品的 DNA 用限制性内切酶消化后，经电泳分离、印记转移，然后用已知序列小卫星 DNA 探针根据碱基互补原则与被消化的未知基因组 DNA 杂交后，所显示出的由一系列相互间隔距离不等的多条电泳谱带组成的高度多态性图谱。图谱中的每一条电泳谱带代表一个特定长度的 DNA 片段，不同个体之间的差异在图谱中主要表现为谱带位置、数目、密度强弱的差异。DNA 指纹的实质是基因组 DNA 的 RFLP，其个体差异性取决于所用的限制酶识别序列的特异性和探针的特异性。DNA 指纹技术可检测多个可变数目串联重复序列（VNTR）座位，除了同卵双生外，任何两个无关个体的 DNA 指纹图谱均不相同。DNA 指纹技术的局限性在于检材用量较大，腐败检材或 DNA 已经降解的检材无法进行指纹分析，操作复杂，检测时间较长，两个以上混合检材无法进行个体识别。

737. 为什么 DNA 指纹图谱可以用于亲子鉴定

答：DNA 指纹作为亲子鉴定的重要依据，具有以下基本特征：①体细胞稳定性；②高度个体特异性；③按孟德尔遗传规律遗传。DNA 指纹图谱中的片段都来自基因组中 VNTR，属第二代 DNA 遗传标记。DNA 指纹图的谱带按照孟德尔遗传规律在亲子间传递，子代图谱中所有的片段都可以在双亲的图谱中找到。如果知道母子的生物学关系，在孩子的指纹谱带中除去与母亲共同的谱带，如果没有突变带的出现，剩下的谱带应该在生父那里找到位置相同的谱带，从而确定嫌疑父亲是否就是孩子的生物学父亲。反之如果不能完全找到，则可排除他与孩子的亲子关系。

738. 什么是亲子鉴定中常用的遗传标记和检测技术

答：亲子鉴定中所用的遗传标记主要包括基于个体的形貌差异、血细胞抗原型、染色体结构变异型以及 DNA 遗传标记。常用的鉴定方法有：①血清学方法：如检验红细胞血型、白细胞血型、红细胞酶型、异常血红蛋白及血清型等。血清学方法检材需要量大且对时限要求较高，不适用于陈旧及微量检材，鉴别能力有限，只能做否定结论，排除嫌疑人而不能认定，有一定局限性。②分子生物学技术：如 DNA 指纹技术、PCR 扩增技术、DNA 测序技术和 DNA 芯片技术等，与传统血清学方法相比，分子生物学检验技术优势在于可采用微量、腐败等条件较差的生物检材，且除血痕以外的组织均可被用来提取 DNA，扩大了检材的范围，增加了检验灵敏度。20 世纪 80 年代开始，先后产生了 DNA 第一代遗传标记—RFLP，第二代遗传标记—小卫星、微卫星多态性，以及第三代遗传标记—SNP，这些遗传标记检测技术的发展为判断生物个体之间是否存在亲缘关系提供了重要的科学依据。

739. 为什么短串联重复序列目前在亲子鉴定中应用最广泛

答：短串联重复序列（STR）或称微卫星 DNA 是目前亲子鉴定中广泛应用的长度多态性遗传标记。它的重复单位短，只有 2~6bp。STR 位点的突出特点是基因组内基因座多，多态片段短，长度多在 400bp 以下，扩增成功率高，可以进行复合扩增，同时检测 8~16 个 STR 基因座，鉴别能力能够接近或达到 DNA 指纹的水平。STR 分型具有很高的灵敏度和良好的重复性，分型结果稳定可靠，具有较高的非父排除率（probability of exclusion，PE）和个人识别概率。由于斑痕等微量检材和已大部分降解生物检材也能提取 DNA 用于 STR 分析，采用 STR 进行亲子鉴定不但扩大了生物检材的范围，而且可以减少检材用量，有利于复核鉴定。同时，复合扩增技术的自动化操作以及相对完善的质量控制和质量保证措施也为大规模的应用打下良好基础。另外由 STR 位点检测技术开发的性染色体 STR 分析，利用性染色体的遗传特性可以在缺少双亲的兄弟（姐妹）认亲，同父异母的半兄弟（姐妹）认亲，隔代认亲等亲权鉴定和发生突变基因座的亲权鉴定中得到不同的应用。

740. 什么是累计父权指数

答：父权指数（paternity index，PI）又称亲子关系指数，是判断亲子关系所需的两个概率的似然比，即假设父提供生父基因成为孩子生父的可能性与随机男子提供生父基因成为孩子生父可能性的比值。表示假设父为孩子生父的机会比随机男子为孩子生父的机会大多少倍。PI 计算公式如下：

$$PI = \frac{X}{Y} = \frac{c \times f}{g \times f}$$

X：具有被控父亲（alleged father，AF）遗传表型的男子是孩子生物学父亲的概率；Y：随机男子是孩子生物学父亲的概率；c：AF 提供生父基因概率；g：随机男子提供生父基因概率；f：生母提供基因概率。

当采用 n 个遗传标记进行亲子鉴定时，若父权不能否定，此时需单独计算每个遗传标记获得的 PI，再将 n 个遗传标记的 PI 相乘，即为累计父权指数（combined paternity index，CPI）。

741. 什么是排除或肯定亲权关系

答：排除亲权关系是指发现受检者之间的遗传标记不遵循遗传规律。亲权关系的排除有两种：①直接排除：有争议的可疑父亲与孩子中至少有一个为杂合子时，若他们之间的遗传标记违反遗传规律，排除亲子关系；②间接排除：有争议的可疑父亲和孩子由表型推测均为纯合子时，如果他们之间的遗传标记违反遗传规律，排除亲子关系。

亲权关系排除的原则：①只有一个遗传标记排除（无论是血型遗传标记还是单基因位点 DNA 遗传标记）时，不能轻易作出否定结论，必须加测其他系统。②有两个遗传标记排除时，要根据具体情况分析：如 ABO、HLA 违反遗传规律，则可做出排除结论；一个基因产物水平遗传标记直接排除，一个 DNA 遗传标记排除，且可疑父亲与孩子均为杂合子，则可否定可疑父为生父；两个 DNA 遗传标记排除需慎重对待，宜加测遗传标记后再具体分析，加测标记数目要考虑累计非父权排除概率（cumulative probability of exclusion，CPE）达到 99.97% 以上，结论较为稳妥。③有三个及以上遗传标记排除，一般可作出排除亲子关系的结论。

肯定亲权关系是指受检者之间的遗传标记未发现违背遗传规律，可能存在亲生关系。肯定父权的标准：经遗传标记检测，假设父亲不能被排除父权时，若计算概率后再同时满足下列两项指标，可以认定假设父亲的父权。①根据累计父权指数（CPI）：即鉴定中每个血型系统计算所得的父权指数（PI）值之积。CPI 等于或大于 2000，即在前概率相同的条件下，假定父亲的相对父权机会等于或大于 99.95%。②根据相对父权机会：实验检测遗传标记的累计非父排除率等于或大于 99.99%。

742. 为什么 DNA 亲子鉴定准确度达不到 100%

答：虽然 DNA 鉴定操作的自动化程度很高，鉴定准确率几乎可以达到百分之百的精度，但也会因各种原因造成一定的错误。这些原因包括鉴定技术原理上的局限性、外界环境因素的影响、鉴定技术应用上的误差、各种人为因素的干扰以及污染等。如：DNA 生物样本发生遗传变异（包括基因沉默、基因缺失、基因互换、基因突变、弱抗原、嵌合体抗原等生理和病理变异），可能会导致错误否定父权结论；DNA 生物检材因各种环境或理化因素而存在一定程度的降解，会导致大量等位基因缺失从而影响 DNA 分型技术的有效应用；PCR 扩增技术的高灵敏度会因微小污染被大量复制导致复制增幅造成假阳性结果。另外 DNA 鉴定过程中从样本发现、检材提取到 DNA 鉴定实施再到法庭的举证、认证等每一个环节都需要人的参与与执行，因此有可能会因为主观故意或过失而发生操作和认知上的错误。DNA 鉴定结论是建立在遗传学和统计学原理之上通过概率分析获得的，任何概率方法解读的误差和错误都可能引起对 DNA 证据的误解以及与 DNA 有关事实结论真实性不符的不准确结论。DNA 鉴定结论无论是肯定表述还是否定表述，都要体现 DNA 鉴定概率统计的本质含义，不能进行具体犯罪事实的认定，只应作出鉴定结果匹配的概率描述，而不能做出绝对的"否定"或"排除"结论。

（耿朝晖　钟政荣）

第三节　Y 染色体变异

743. 什么是 Y 染色体

答：Y 染色体是决定生物个体性别的一条性染色体。男性的性染色体由一条 X 染色体和一条较小的 Y 染色体组成。在 XY 染色体性决定机制的高等生物中（相比于其他的性别决定机制，如 ZW 和 XO），雄性所具有的而雌性所没有的那条性染色体叫 Y 染色体。哺乳类的 Y 染色体上含有睾丸决定基因（sex determining region of Chr Y，SRY），能够触发睾丸的发生，并因此决定雄性的性状。人类的 Y 染色体中包含约 6 千万个碱基对。Y 染色体上的基因只能由亲代中的雄性传递给子代中的雄性（即由父亲传递给儿子），因此在 Y 染色体上留下了基因的族谱，Y 染色体 DNA 分析现在已应用于家族历史的研究。

744. 为什么说 Y 染色体是一条特殊的染色体

答：Y 染色体携带独一无二的雄性动物遗传密码，不仅个头比 X 染色体小，所含基因也比 X 染色体要少。相比 X 染色体的 1000 多个基因，Y 染色体只有不到 200 个，而且大多数没有什么用。Y 染色体上的基因呈散状分布，实际上只有 78 个基因编码蛋白质，是一个非常特殊且"技能有限"的 DNA 组块。自从 3 亿年前 Y 染色体上的 SOX3（SRY-BOX3）基因发生一系列突变转化为 SRY 基因后，开始形成更加严格的性别决定机制，Y 染色体再也无法和 X 染色体完美匹配，失去了重组的能力。Y 染色体上的错误会不断累积，有些基因甚至会出现多次重复。Y 染色体对生存没有影响，但在支持帮助睾丸发育和生成精子蛋白质编码方面，责任重大。

745. 为什么 Y 染色体单倍型分析是鉴别 Y 染色体变异的重要手段

答：单倍型是单倍体基因型的简称，也称单体型，遗传学上指在同一染色体上共同遗传的多个基因座上等位基因的组合，也是指一个染色单体里面具有统计学关联性的一类单核苷酸多态性位点（SNP）。Y 染色体上男性特异性区域（male-specific region of the Y, MSY）的 SNP 与缺失或插入位点的基因型组成了 Y 染色体单倍型。由于这些位点几乎不会发生回复突变，且位于 Y 染色体非同源重组区，决定了 Y 染色体单倍型与 Y 染色体结构变异紧密连锁，可共同传递给子代。所以，Y 染色体单倍型分析可以用来鉴别 Y 染色体变异。

2002 年，由 Y 染色体协会（Y chromosome consortium，YCC）正式命名了 Y 染色体单倍型体系。Y 染色体单倍型分布具备两个基本特点：①单倍型呈现明显的种族与地域差异；②同一种族与同一地域分布的男性群体不同单倍型频率差异较大。因此，当以 Y 染色体单倍型作为 Y 染色体遗传背景进行男性 Y 连锁疾病研究时，Y 染色体单倍型的选择应参考目标人群相关研究资料，而非借鉴其他种族与地域人群的数据。目前已有 Y 染色体单倍型与疾病易感性相关的证据。

有关 Y 染色体单倍型与男性不育关系的研究对于了解 Y 染色体变异的生殖遗传效应有重要意义，它是研究 Y 染色体连锁生精障碍不可或缺的环节。

746. 为什么 Y 染色体对男性精子发生和性征维持非常重要

答：Y 染色体是男性所特有的性染色体，已发现其男性特异性区域（MSY）内密集排列着大量与精子生成相关的基因，其中部分基因在正常生精过程中是不可或缺的。一旦 Y 染色体结构变化累及到这些功能基因，可引起生精障碍，导致男性不育。

Y 染色体分为两个结构区域，第一个区域是分别位于短臂与长臂端粒区的两个拟常染色体区（pseudoautosomal region，PAR），被称为 PAR1 与 PAR2。其主要作用是保证减数分裂时与 X 染色体的正确配对。第二个区域即 MSY，该区域占 Y 染色体全长的 95%，不参与和 X 染色体间的等位重组，又被称为 Y 染色体非重组区（nonrecombining region of the Y chromosome，NRY）。该区域包含了 Y 染色体所有的功能基因，存在 9 个睾丸组织特异表达的蛋白编码基因家族，共约 60 个转录单位。该序列结构与功能的完整性是保证男性正常生精的重要前提条件。由于该区域存在大量高度同源的序列，因此频发非等位的染色体内重组。MSY 区域的这种特殊结构使得该区域的基因拷贝数既可以通过序列重复而增加，也可以因序列丢失而减少或缺失，导致生精障碍而不育。

747. 为什么 Y 染色体具有高频变异的特点

答：Y 染色体由于其所在的特殊环境，突变频率较高。Y 染色体的传递完全通过精子，精子的形成比卵子需要更多次的细胞分裂，每次细胞分裂都可能发生碱基对突变，因此 Y 染色体比其他染色体更易受到损伤。睾丸是高度氧化的环境，对染色体来说是个危险的场所。每一代的 Y 染色体都必须经历睾丸的恶劣环境，而常染色体和 X 染色体通过睾丸的频率只是 Y 染色体的一半或三分之一。精子存储在睾丸的高度氧化环境中，会因缺乏 DNA 损伤修复酶而导致进一步的突变。此外，人类 Y 染色体的重复结构也使得缺失非常频繁。例如，人 Y 染色体回文结构中同源序列之间的重组经常造成染色体片段的丢失。因此 Y 染色体的突变风险比其他染色体高 4.8 倍，大多数新发的显性遗传疾病都是由父源染色体异常引起的。

748. 为什么临床上有多种方法可检测 Y 染色体变异

答：临床上用于检测 Y 染色体变异的方法有染色体核型分析、FISH、染色体芯片技术以及 Y 染色体微缺失分析。

在基层医院最常用的方法是染色体核型分析，可以粗略地检查 Y 染色体的数目及大致形态是否异常；FISH 则可以检测出 Y 染色体上的已知基因序列是否易位到其他染色体上；染色体芯片技术可以检测 Y 染色体上的基因是否完整，有无缺失或重复；Y 染色体微缺失分析则可以更有针对性地对男性生育异常患者的相关基因完整性进行检测。临床上采用多种方法联合检查可以更好地分析 Y 染色体发生的变异。

749. 为什么用染色体核型分析方法检查 Y 染色体变异

答：染色体核型分析以体细胞分裂中期染色体为研究对象，可用于观察生物体细胞内染色体的长度、着丝点位置、臂比、随体大小等特征。正常人的体细胞内染色体数目为 46 条，且形态和结构正常。Y 染色体异常包括数目异常、大小异常、形态异常或结构异常。通常通过染色体核型分析可以发现 Klinefelter 综合征以及特纳综合征患者，以及部分两性畸形患者或生殖系统发育不良及生理性别模糊的患者。但是染色体核型分析难以检测出微小的染色体异常或变异。

750. 为什么荧光原位杂交技术可以检测 Y 染色体片段易位

答：荧光原位杂交技术（FISH）是利用荧光标记的核酸探针在细胞或染色体上进行分子杂交，该方法可确定靶基因 DNA 片段在染色体上的定位。FISH 技术检测 Y 染色体片段易位时，可通过荧光标记探针，与经过处理的固定在玻片上的 Y 染色体上相关基因结合，在暗视野下观察荧光标记的位置，然后与被 DAPI 染料染色的染色体形态相结合，推断荧光标记的探针是否出现在 Y 染色体上。FISH 技术可以明确定位目的基因，适合用于观察 Y 染色体片段易位。采用多种不同荧光探针时，可以在同一样本上检测多条染色体的异常。FISH 技术虽然比核型分析有更高的分辨率，其检测的范围为 20kb～5Mb，但对于微小的染色体易位则难以检测，而且实验周期较长，费用也相对较高，限制了其在临床中的广泛应用。

751. 什么是 Y 染色体微缺失

答：Y 染色体微缺失是指 Y 染色体上与精子形成相关区域的微小缺失。Y 染色体微缺失是导致男性不育的主要遗传学因素，通常是由基因重组造成的，这与 Y 染色体上有大量高度重复序列和回文序列有关。

Y 染色体微缺失的类型主要有以下几种：

（1）Y 染色体短臂微缺失：临床表现为无精症，小睾丸，由于睾丸发育不良，使生精功能异常，从而导致不育。

（2）Y 染色体长臂微缺失：临床表现为无精症或少精症，部分患者性功能基本正常，有时有早泄。

（3）Y染色体微缺失嵌合型：临床表现均为少精症，性功能障碍程度不同，妻子不孕，或者妊娠早期胚胎停止发育而自然流产。

（4）X和Y染色体微缺失结合型：即X染色体长臂和Y染色体长臂都有微缺失。由于两种微缺失可能会有累加遗传效应或协同基因效应，因而会导致睾丸发育不良，精子生成障碍。临床表现原发不育、小睾丸、无精症或第二性征发育不良。

（5）Y染色体微缺失易位型：易位伴Y染色体微缺失，临床表现均为精子生成障碍、少精症。

（6）Y染色体臂间倒位型：由于Y染色体长臂明显变小，也可将其归入Y染色体微缺失。Y染色体臂间倒位较常见，通常不具病理意义。但当倒位造成Y染色体局部基因的微缺失时，会影响男性生精能力，临床可表现为少精症。

752. 为什么要进行Y染色体微缺失分析

答：有多种原因会造成因精子发生障碍而引起的男性不育，其中Klinefelter综合征和Y染色体微缺失是最主要的两个遗传因素。目前，Y染色体微缺失已成为男性不育患者的常规检查项目。常规检测的适应证包括：①男性不育症患者选择卵泡浆内单精子注射（ICSI）或体外受精（IVF）生育子代前；②非梗阻性无精子症患者；③严重少精子症患者（精子数目少于 5×10^6/ml）；④无精子症和男性不育症患者进行睾丸活检术前；⑤原因不明的男性不育症患者用药前。推荐的适应证有：①少精子症患者（精子数目少于 20×10^6/ml）；②精子密度正常，但原因不明的男性不育症患者；③男性不育伴隐睾和精索静脉曲张的患者；④妻子有不明原因习惯性流产的患者。

Y染色体微缺失分析的开展可提升对男性不育的遗传学认识水平和个体化治疗水平。第一，可以明确病因，科学制订治疗方案；第二，从遗传学角度对男性的生育能力做出评估，预测精子生成能力的变化以及估计子代生精能力；第三，完善中国人群关于Y染色体微缺失的数据调查和标准制定。

753. 为什么多重连接依赖性探针扩增技术可以检测Y染色体微缺失

答：多重连接依赖性探针扩增（MLPA）技术是探针杂交连接反应与多重PCR扩增反应检测的组合，可在同一反应管内同时检测被检样本40~50个不同DNA序列的拷贝数变化。该方法是近年来发展较快的一种可以进行相对定量的分子生物学技术，具有较高特异性和可靠性。

MLPA技术用于Y染色体微缺失检测时，可以同时检测Y染色体上分布在不同区域的45个DNA序列，根据它们各自扩增峰的情况判断靶序列是否有拷贝数的变异、缺失、重排或点突变存在。检测结果能提供更完整的Y染色体基因拷贝数变异（CNV）信息，嵌合体情况也能被检测到。但是，MLPA检测结果不能反映染色体平衡易位和倒位现象。

754. 为什么Y染色体微缺失可以用PCR荧光探针法检测

答：序列标签位点（sequence tag site，STS）是基因组中任意的单拷贝短DNA序列，长度在100~500bp之间，只要知道它在基因组中的位置，都能被用作STS。STS作为基因组中的单拷贝序列，是新一代的遗传标记系统。这种序列在染色体上只出现一次，其位置和碱基顺序都是已知的，因此可以据此判定 DNA 的方向和特定序列的相对位置。PCR 荧光探针法是目前最常用于 Y 染色体微缺失检测的方法。检测选取与 Y 染色体微缺失密切相关的 STS 序列或候选基因，采用多重荧光 PCR 扩增技术。该方法能同时检测多个 STS 序列或者候选基因，并根据结果判断 Y 染色体是否存在微缺失。目前临床用于检测与男性不育相关的 Y 染色体微缺失时，选取的六个 STS 分别为 sY84、sY86、sY127、sY134、sY254 和 sY255。

755. 为什么无精症因子区域微缺失与男性生精障碍相关

答：Y 染色体长臂上存在着与精子发生相关的基因区域，称为无精症因子（azoospermia factor，AZF）区域，定位于 Yq11.22 至 Yq11.23 远端。由于常规染色体检查无法发现这种缺失，因此称其为 AZF 微缺失。AZF 区域分为 AZFa、AZFb、AZFc 三个相互独立的区域。AZFa 位于 Y 染色体长臂近侧缺失区域 5 区内，长度约为 0.8Mb。AZFa 区域包含的基因与精母细胞的增生密切相关，其中 DBY 基因是 AZFa 区域最主要的候选基因，该基因的缺失可导致生精细胞的严重减少甚至完全缺乏，为绝对的无精子症。AZFb 位于 Y 染色体长臂缺失区间 5~6 区近侧端，长度约为 3.2Mb，主要候选基因为 RBM（RNA binding motif）基因，该基因的缺失会导致精子成熟障碍，使生精细胞阻滞在初级精母细胞阶段。AZFb 缺失的患者表现为生精阻滞，精子生成被阻滞在精母细胞阶段，睾丸内仍可见精原细胞和初级精母细胞，但没有精子生成。AZFc 位于 6 区内（子区间 6C~6E），长度约 3.5Mb，AZFc 区包含 Y 染色体上数量最多的睾丸组织特异性表达基因，且多以基因家族形式存在，DAZ（deleted in azoospermia）基因是 AZFc 区域最主要的候选基因，为多拷贝基因。AZFc 缺失患者尚存精子生成能力，因此 AZFc 缺失者可以通过辅助生育手段进行治疗，但是会将 AZFc 缺失遗传给男性后代。

756. 为什么 AZFa、AZFb、AZFc 三个区域的缺失对精子生成的影响不同

答：Y 染色体 AZF 区分为 AZFa、AZFb、AZFc 三个相互独立的区域。这三个区域对应 5 种缺失模式：AZFa、AZFb、AZFc、AZFb+c、AZFa+b+c。AZFc 区域缺失的发生率最高，该区域的稳定性低于 MSY 的其他区域，是临床上最常见的缺失，也是引起生精障碍的一个重要原因，其次是 AZFb。AZFa 的微缺失检出率最低。Y 染色体微缺失遗传型与表型的关系已进行了大量研究成果，对临床有非常好的指导意义。AZFa、AZFb 和 AZFc 三个区域全部缺失的患者（AZFa+b+c），100% 表现为无精子症，不可能通过任何手段从睾丸中获得精子。AZFa 区域整段缺失通常导致纯睾丸支持细胞综合征（SCO 综合征），临床表现为无精子症。诊断为整段 AZFa 区域缺失的患者，若想从睾丸中获得精子进行卵胞浆内单精子显微注射技术（ICSI）已不大可能。AZFb 和 AZFb+c 整段缺失患者的典型睾丸组织学特征是 SCO 综合征或生精阻滞。与 AZFa 区域整段缺失的情况类似，这种患者在睾丸穿刺时也找不到精子。AZFc 缺失见于无精子症或严重少精子症患者，其临床和睾丸组织学表型多种多样。一般说来，AZFc 缺失患者尚残存精子生成能力，罕见情况下，也可以在自然状态下遗传给其男性后代。在无精子症患者中，AZFc 缺失者通过睾丸穿刺获得精子的机会要大得多，也可以进行 ICSI 受孕。但这些患者的男性子代也将是 AZFc 缺失的携带

者。另外，部分 AZFc 区域缺失的少精子症患者，其精子数目会有进行性下降的趋势，最后可发展为无精子症。因此，对 AZFc 区域缺失的少精子症患者，应及早进行治疗或将其精液进行冷冻保存。

757. 为什么《Y 染色体微缺失分子诊断应用指南》中的基础检测体系只包括六个序列标签位点

答：2013 年欧洲男科协会和分子遗传质量协作网（European Academy of Andrology/European Molecular Genetics Quality Network，EAA/EMQN）新修订的《Y 染色体微缺失分子诊断应用指南》中基础检测体系仍沿用 2004 年版指南中的 6 个经典序列标签位点（STS），即 AZFa 的 sY84、sY86；AZFb 的 sY127，sY134 和 AZFc 的 sY254 及 sY255。检测这 6 个位点能够诊断 95% 以上具有临床意义的 AZF 缺失情况，足够满足常规诊断需求，过多位点的检测并不能提高检验的灵敏度。

按照规范化流程，将检测结果分为三类：①无任何位点缺失：对无全长缺失的诊断敏感性>95%，可报告结果；②仅出现一个位点缺失：采用仅包含一对引物的单管 PCR 体系或更改 PCR 条件进行验证。验证实验证实单一位点缺失，需要进一步检测 AZF 区域内更多的位点，如果证实为部分缺失，建议进行遗传咨询并对男性家庭成员进行筛查；③2 个或 2 个以上位点缺失：建议采用扩展体系进一步检测。

758. 为什么 EAA/EMQN 在新版《Y 染色体微缺失分子诊断应用指南》中增加了扩展检测体系

答：2013 年 EAA/EMQN 新修订的《Y 染色体微缺失分子诊断应用指南》对 AZFa、AZFb、AZFc 区域均推出了扩展体系。

（1）AZFa：2004 年旧版指南中认为 AZFa 区域 sY84 和 sY86 位点缺失代表 AZFa 区域完全缺失的可能性为 100%。而新版指南则将其更正为可能性很高，而需要用扩展体系来核实 sY84 和 sY86 两个位点同时缺失的患者是否为完全缺失。扩展体系的位点选取为 sY82（+）、sY83（由于断裂点位置不同可表现为存在或缺失）/sY1064（-）、sY1065（-）/sY1182（-）、sY88（+），不再建议使用 sY87 作为检测位点，因其位于 AZFa 区域两个基因（USPY9、DDX3Y）之间。

（2）AZFb：针对 AZFb（P5/P1 近端）缺失，绝大多数情况下 sY127 和 sY134 两个位点缺失即可提示 AZFb 全长缺失，但为了预测睾丸取精术的效果，新版指南明确强调需要进行扩展体系检测，所选用的位点为 sY105（+）、sY121/sY1224（-）、sY143/sY1192（-）、sY153（+），以往使用的 sY114 和 sY152 位点不再推荐使用，因为它们存在于染色体上的多个区域。

（3）AZFc：b2/b4 缺失为经典的 AZFc 全长缺失，由 P3 回文序列中的 b2 和 P1 回文序列中的 b4 两个同源序列重组所致。AZFc 全长缺失导致了 DAZ 基因 4 个拷贝的缺失，sY254、sY255 都位于 DAZ 基因中，因此 2 个位点的 4 个拷贝也出现了缺失。新指南提出检测异染色质位点 sY160 可以用来判定 AZFc 区域缺失是否符合 b2/b4 缺失模式。仅有 b2/b4 缺失发生时，sY160 存在；而在染色体嵌合体（46，XY/45，X）个体中，常出现 sY160 终端缺失。45，X 型细胞的存在是睾丸精子生成的负面影响因素，sY160 缺失的患者需要进一步进行核型检查。

759. 为什么 AZFc 区的 gr/gr 缺失不纳入常规检查项目

答：AZFc 区除 b2/b4 全长缺失（缺失 3.5Mb）外，还存在部分缺失的情况，依据具体缺失区域不同分为 gr/gr（缺失 1.6Mb）、b2/b3（缺失 1.8Mb）和 b1/b3（缺失 1.6Mb）三个亚型，b1/b3 缺失较为少见。AZFc 区的微缺失以 gr/gr 缺失亚型为主，也是影响精子生成的一个重要因素，但是否需要将其作为常规监测指标仍存在争议。尽管 gr/gr 缺失可导致 AZFc 区域一半以上基因拷贝丢失，但其临床意义仍然不明确，因为缺失 gr/gr 的患者临床表型多样，从重度少精到精子数目正常都有。Y 染色体 gr/gr 缺失既存在于严重不育男性，也存在于生精功能正常的捐精者中，缺失可能遗传自父亲，但并未影响精子的发生，不能认为是精子发生的遗传风险因子。因此，目前在中国不建议将 gr/gr 缺失作为 Y 染色体微缺失的常规检测。

760. 为什么推荐各实验室按照相关指南进行 Y 染色体微缺失的检测

答：为保证检测质量和标准化，欧洲男科协会和分子遗传质量协作网（EAA/EMQN）在 2004 年发布了《Y 染色体微缺失分子诊断应用指南》，我国也在 2005 年发布了《中国人 Y 染色体微缺失分子诊断指南草案》。原则上只要对每个 AZF 区域一个非多态性的 STS 位点进行分析就足以判断 AZFa、AZFb、AZFc 是否存在缺失，任何一个已知缺失区域都包括多个 STS 位点，每个区域设置两个 STS 位点有助于增加检测的准确性。目前已有商品化试剂盒，但在 DNA 质量不高及 PCR 条件不佳时，还是会导致假性缺失的出现，且大多数试剂盒无法对缺失情况进行单管 PCR 验证。另一方面，随着该项检测的广泛应用，基础筛查体系中存在的问题也逐步显现。2013 年 EAA/EMQN 新修订的《Y 染色体微缺失分子诊断应用指南》对以往资料和数据回顾总结后进行了大量的内容更新，改进了基础检测体系，推出了新的扩展体系，对 Y 染色体的部分微缺失进行了更好的解释说明。按照相关指南进行检测有助于实验室质量控制和缩小实验室之间的检测差异。

761. 为什么 Y 染色体微缺失的分子检测需要设置对照

答：Y 染色体微缺失的分子诊断实验操作要求严格按照相应分子诊断实验室规范和质量控制的基本原则进行，合理的内对照和外部对照是控制实验质量的关键。每次检测必须同时做外部阳性和阴性对照。阴性对照用来保证实验过程中没有污染，外部阳性对照保证实验中 DNA 抽提及扩增过程的完整性。选择正常男性 DNA 样品为阳性对照，正常女性 DNA 样品为阴性对照，灭菌蒸馏水为空白对照，以此保证检测到的缺失是由于患者自身 DNA 发生变异而产生的结果。

762. 为什么多重 PCR 检测 Y 染色体微缺失时需设立睾丸决定基因和锌指蛋白基因作为内对照

答：多重 PCR 法检测 Y 染色体微缺失时设立内对照的目的是为了防止由操作失误引起的假阴性检测结果的出现。现有的检测体系一般选择睾丸决定基因（SRY）和锌指蛋白基因 Y（Y-linked zinc finger protein，ZFY）/锌指蛋白基因 X（X-linked zinc finger protein，

ZFX）作为检测的内对照。ZFY 基因和 ZFX 基因分别位于 Y 染色体和 X 染色体上，两者间同源性非常高，对于性别鉴定均具有重要意义。

SRY 基因是男性性别决定基因，位于 Y 染色体短臂，可以在 ZFY 基因丢失时证明 Y 染色体特征序列的存在，例如 46，XX 男性综合征（XX male syndrome）是指具有 46，XX 核型伴睾丸发育的性发育异常，亦称性反转综合征。目前临床上在检测 46，XX 男性综合征患者时惯于将其分为 SRY 基因阳性与 SRY 基因阴性两组，前者发病居多。SRY 基因阳性的 46，XX 男性综合征由于无外生殖器畸形，临床表型多为"正常"男性，患者无 Y 染色体，ZFY 基因检测为阴性，但 SRY 基因易位至其他染色体（大多易位至 X 染色体短臂末端），故 SRY 基因检测为阳性。同样的，ZFX 基因检测不仅可用于检测女性对照，也是 SRY 基因阴性的 46，XX 男性综合征患者唯一的阳性对照，因为该类患者的 ZFY 和 SRY 基因检测均为阴性。

欧洲男科学会（EAA）2013 年版指南中，推荐使用的同源区域的共同引物进行 ZFY 和 ZFX 基因检测，检测结果无法区分 ZFY 和 ZFX 基因。男性样本 SRY 基因和 ZFY/ZFX 基因检测阳性，女性样本 SRY 基因阴性，ZFY/ZFX 基因为阳性。46，XX 男性综合征患者使用基础体系检测时，6 个 STS 位点均为阴性，ZFY/ZFX 为阳性，SRY 可阴可阳，此种情况建议患者进行染色体核型分析检查。

763. 为什么多重 PCR 检测 Y 染色体微缺失时每个 AZF 区域需使用 2 个序列标签位点

答：检测 AZFa、AZFb、AZFc 三个区域的微缺失时，每个区域均需采用 2 个序列标签位点（STS），每个标本需要做两管 PCR，只有每个区域的 2 个 STS 位点的参考品均有明显的 S 型扩增曲线且 Ct 值小于 32，同时 SRY、ZFX/ZFY 内标有明显的 S 型扩增曲线且 Ct 值小于 32 时，方可进行结果判断，否则实验失败，建议重新抽提患者样本核酸。由于样本检测结果和样本收集、处理、运送及保存质量均有关，其中的任何失误都将导致假阴性结果。如果样本处理时存在交叉污染，则可能出现假阳性结果。双 STS 位点是为了尽量避免假阴性结果的出现，使检测结果更加可靠。

764. 为什么 AZF 微缺失检测结果对是否能采用辅助生殖技术有指导意义

答：在临床实践中，无精症因子（AZF）微缺失的检测具有两个重要意义：一是明确病因，避免不必要的各种激素、药物及外科治疗；二是避免辅助生育中遗传缺陷的垂直传递。在 AZF 微缺失男性的遗传咨询中，有两点应引起注意：①对已证实的 AZFa 与 AZFb 完全缺失男性，由于其睾丸中几乎不存在成熟精子，因此为辅助生育目的而行睾丸穿刺术收集精子是徒劳的；②AZFc 完全缺失男性生精表型变异大，可表现为少精症，因此这类男性有机会利用自己的精子，通过辅助生育获得后代，但这些患者的男性后代都将是 AZFc 缺失的携带者，因此可以通过性别筛选生育女性而避免缺失的传递。虽然目前还未见 AZFc 缺失男性后代性染色体数目异常的报道，仍建议进行产前诊断，甚至进行胚胎种植前诊断以避免该类患者出生。

765. 为什么特纳综合征患者需要检测是否有 Y 染色体片段残留

答：特纳综合征又称为先天性卵巢发育不全综合征，是目前人类唯一能生存的单体综合征。主要临床表现为：身材矮小、第二性征发育差，内外生殖器发育不良，原发闭经而导致不孕，在女性活婴中发生率约为 0.04%。特纳综合征的发生机制为多种核型异常，包括 X 单体（45，X）、等臂 X 染色体、X 染色体易位或缺失等，少数患者可见标记染色体。标记染色体是指通过传统细胞遗传学技术（染色体显带技术）不能确定其来源的染色体，在特纳综合征患者中发现的标记染色体主要来源于 X 或 Y 染色体。

特纳综合征患者所携带的 Y 染色体标记与性腺母细胞瘤（gonadoblastoma，GB）的发生密切相关。GB 是一种罕见的性腺肿瘤，患者表型几乎全为女性，但其性腺发育异常，约 90% 的患者携带 Y 染色体成分，患者携带的 Y 染色体基因位点被认为作为原癌基因参与了 GB 的发生过程。

GB 患者生殖细胞成分有恶性转化的潜能，约 30% 可以进展为无性细胞瘤；近 10% 的患者合并其他生殖细胞肿瘤，如胚胎性癌、不成熟性畸胎瘤、卵黄囊瘤和绒毛膜癌等侵袭性肿瘤，预后差，生存期短。因而，目前建议对携带 Y 染色体标记的特纳综合征人群在青春期预防性切除性腺。

总之，X 和 Y 染色体的嵌合体在特纳综合征中常见，为了防止性腺损伤进一步发展，对这类患者检测 Y 染色体组型成分是必要的。

766. 为什么多重连接探针扩增技术适合用于检测特纳综合征患者 Y 染色体残留

答：特纳综合征患者体内可能残留 Y 染色体成分，片段大小不一，区域也不固定。染色体核型分析因为分辨率的原因无法检测到小片段的 Y 染色体组分。荧光 PCR 法多用于常规男性不育症相关 Y 染色体微缺失检测，位点少且多集中在 AZF 区域，检测结果只能提示患者 AZF 区域的拷贝数变异（CNV）情况。

多重连接探针扩增技术（MLPA）可检测 Y 染色体长短臂不同区域的 45 个 DNA 序列，根据它们各自扩增峰的情况可判断靶序列是否有拷贝数的变异、缺失及重排，检测结果能提供更完整的 Y 染色体的 CNV 信息。该检测方法能对检测片段进行相对定量分析，痕量小片段 Y 染色体成分也能被检测到。因此，MLPA 是用于检测特纳综合征患者 Y 染色体残留的最佳方法。

767. 为什么 Y 染色体变异患者生育前需要做遗传咨询

答：遗传咨询可帮助咨询者了解所患疾病的遗传病因、诊断、治疗、预防与预后等相关知识与信息。通过确定疾病的遗传方式、评估再发风险及提出风险干预措施，使咨询者逐步认知与接受相关风险，在充分知情同意的前提下自主决定与选择风险管理措施。

Y 染色体变异患者如果生育，其 Y 染色体的变异会遗传给男性后代，患者必须充分了解疾病的再发风险。因 Y 染色体 AZF 微缺失导致的 Y 连锁生精障碍患者，辅助生育是获得后代的主要途径。AZFa 或 AZFb 区缺失患者，睾丸组织无精子产生，患者欲获得后代，只能通过供精实现，患者可通过遗传咨询了解辅助生育再发风险及精子供体选择信息。AZFc 区缺失患者中有约 50% 的机会可以在睾丸组织中提取到精子，若进行辅助生育，可尝试通过睾丸穿刺寻找和提取自体精子，亦可采用供精，患者可通过遗传咨询了解使用自体精子疾病再发的风险。

（娄小燕　吴蓓颖　林　琳）

参考文献

1. 彭年才. 数字 PCR—原理、技术及应用 [M]. 北京：科学出版社，2017.

2. 人感染 H7N9 禽流感诊疗方案（2017 年第 1 版）. 国家卫生计生委办公厅，2017.

3. 刘俊涛. 无创产前检测国际指南与中国规范. 中国实用妇科与产科杂志 [J]，2017，33（6）：564-567.

4. 中华医学会生殖医学分会第一届实验室学组. 人类体外受精-胚胎移植实验室操作专家共识（2016）. 生殖医学杂志 [J]，2017，26（1）：1-8

5. 陈娟，孙军. 医学生物化学与分子生物学 [M]，第 3 版. 北京：科学出版社，2016

6. 李金明. 实时荧光 PCR 技术 [M]. 第 2 版. 北京：科学出版社，2016

7. 陈浩峰. 新一代基因组测序技术 [M]. 北京：科学出版社，2016

8. 蔡皓东. 直接抗病毒时代的丙型肝炎 [M]. 北京：中国医药科技出版社，2016

9. 吕学诜. 分子诊断学-基础与临床 [M]. 上海：科学出版社，2016

10. 吕建新，王晓春. 临床分子生物学检验技术 [M]. 北京：人民卫生出版社，2016.

11. 王辰，姚树坤. 精准医学：药物治疗纲要 [M]. 北京：人民卫生出版社，2016.

12. 孕妇外周血胎儿游离 DNA 产前筛查与诊断技术规范. 中华人民共和国国家卫生和计划生育委员会，2016.

13. 侯一平，从斌，王保捷. 法医物证学 [M]. 第 4 版. 北京：人民卫生出版社，2016.

14. 孙莹璞. 重视植入前遗传学诊断及筛查技术的安全性. 中国实用妇科与产科杂志 [J]，2016，32（3）：213-215

15. 全国艾滋病检测技术规范（2015 年修订版）. 中国疾病预防控制中心，2015

16. 《非小细胞肺癌血液 EGFR 基因突变检测中国专家共识》制订专家组. 非小细胞肺癌血液 EGFR 基因突变检测中国专家共识. 中华医学杂志 [J]，2015，95（46）：3721-3726

17. 尚红，王毓三，申子瑜. 全国临床检验操作规程 [M]. 第 4 版. 北京：人民卫生出版社，2015.

18. 药物代谢酶和药物作用靶点基因检测技术指南（试行）. 国家卫生计生委医政医管局，2015.

19. 黄锦，马彩虹. 植入前胚胎遗传学诊断及筛查技术与规范. 中国实用妇科与产科杂志 [J]，2015，31（9）：814-817

20. 肿瘤个体化治疗检测技术指南（试行）. 国家卫生计生委医政医管局，2015

21. 赵佳，毕川，高雅. NGS 技术检测自然流产胚胎或绒毛染色体非整倍体及拷贝数变异的研究. 中国优生与遗传杂志 [J]，2015，23（2）：12-23

22. 朱晓斌，李铮. 2013 新版 EAA/EMQNY 染色体微缺失检测指南解读. 中华医学杂志 [J]，2015，95（36）：2900-2902

23. 陈竺. 医学遗传学 [M]. 第 3 版. 北京：人民卫生出版社，2015.

24. 廖书杰. 人乳头瘤病毒与子宫颈癌疫苗 [M]. 北京：科学出版社，2014.

25. 周春燕，冯作化. 医学分子生物学 [M]. 第 2 版. 北京：人民卫生出版社，2014.

26. 倪语星. 关注分子技术在临床微生物检验中的应用. 检验医学, 2014, 29：581-583.

27. 郭建. 血流感染分子诊断的研究进展. 检验医学, 2014, 29：584-589.

28. 姜傥. 分子诊断学：基础与临床［M］. 北京：科学出版社, 2014.

29. 药立波, 韩骅, 焦炳华. 医学分子生物学实验技术［M］. 第3版. 北京：人民卫生出版社, 2014.

30. 染色体微阵列分析技术在产前诊断中的应用协作组. 染色体微阵列分析技术在产前诊断中的应用专家共识. 中华妇产科杂志［J］, 2014, 49（8）：570-572.

31. 陈炎添, 陈清龙, 熊燕. HR-HPV DNA PCR联合TCT检测对宫颈癌前病变的诊断价值［J］. 检验医学, 2013, 28（6）：516-518.

32. 陈昭华, 赵星, 徐红星. 流式荧光杂交法检测人乳头瘤病毒的临床应用［J］. 检验医学与临床, 2013, 10（6）：685-688.

33. 曾勇彬, 欧启水. 乙型肝炎病毒耐药突变及检测技术进展［J］. 中华检验医学杂志, 2013, 36（12）：1074-1079.

34. 潘世扬. 临床分子诊断［M］. 北京：人民卫生出版社, 2013.

35. 李艳, 李金明. 个体化医疗中的临床分子诊断［M］. 北京：人民卫生出版社, 2013.

36. 王保捷, 侯一平, 从斌. 法医学［M］. 第6版. 北京：人民卫生出版社, 2013.

37. M. 贾尼特. 新一代基因组测序：通往个性化医疗［M］. 薛庆中, 等译. 北京：科学出版社, 2012.

38. 翟中和. 细胞生物学［M］. 第4版. 北京：高等教育出版社, 2012.

39. 王兰兰. 临床免疫学检验［M］. 第5版. 北京：人民卫生出版社, 2012.

40. 王美容, 刘学思, 庄辉. HBV cccDNA检测临床应用研究进展. 中国病毒病杂志, 2011, 1（5）：395-400.

41. 中国非小细胞肺癌患者表皮生长因子受体基因突变检测专家组. 中国非小细胞肺癌患者表皮生长因子受体基因突变检测专家共识. 中华病理学杂志［J］, 2011, 40（10）：700-702.

42. 安万新, 于卫建. 输血技术学［M］. 第2版. 北京：科学技术文献出版社, 2010.

43. 李媛. 人类辅助生殖实验技术［M］. 北京：科学出版社, 2008.

44. Dahdouh EM, Balayla J, Audibert F. Technical Update：Preimplantation Genetic Diagnosis and Screening. J ObstetGynaecol Can［J］, 2015, 37（5）：451-463.

45. Liying Yan, Lei Huang, Liya Xu. Live births after simultaneous avoidance of monogenic diseases and chromosome abnormality by next-generation sequencing with linkage analyses. Proc Natl Acad Sci USA［J］, 2015, 112（52）：15964-15969.

46. Mayor NP, Robinson J, McWhinnie AJ. HLA Typing for the Next Generation. PLoS One［J］, 2015, 10（5）：e0127153.

47. Newman AM, Bratman SV, To J. An ultrasensitive method for quantitating circulating tumor DNA with broad patient coverage. Nature Medicine［J］, 2014, 20（5）：548-554.

48. Molecular Methods for Clinical Genetics and Oncology Testing；Approved Guideline—Third Edition MM01-A3. Clinical and Laboratory Standards Institute, 2012.

49. The MHC sequencing consortium. Complete sequence and gene map of a human major histocompatibility complex. Nature［J］, 1999, 401（6756）：921-923.

缩略词

2-DE	two-dimensional gel electrophoresis	双向凝胶电泳
A	adenine	腺嘌呤
ADR	adverse drug reaction	药物不良反应
AFLP	amplified fragment length polymorphism	扩增片段长度多态性
AI	artificial insemination	人工授精
ALDH	aldehyde dehydrogenase	乙醛脱氢酶
ALK	anaplastic lymphoma kinase	间变性淋巴瘤激酶
APC	adenomatosis polyposis coli	腺瘤样结肠息肉
ARMS	amplification refractory mutation system	探针扩增阻滞突变系统
array CGH 或 aCGH	comparative genomic hybridization array	微阵列比较基因组杂交
array SNP 或 aSNP	single nucleotide polymorphism array	微阵列单核苷酸多态性
ART	assisted reproductive technology	辅助生殖技术
ASCO	American Society of Clinical Oncology	美国临床肿瘤学会
ASRM	American Society for Reproductive Medicine	美国生殖医学协会
AZF	azoospermia factor	无精症因子
bp	base pair	碱基对
BRCA1	breast cancer 1	乳腺癌易感基因 1
BRCA2	breast cancer 2	乳腺癌易感基因 2
C	cytosine	胞嘧啶
CAP	College of American Pathologists	美国病理学家协会
CAPP-Seq	cancer personalized profiling by deep sequencing	深度测序肿瘤个体化建档法
CBF	core binding factor	核心结合因子
cccDNA	covalently closed circular DNA	共价闭合环状 DNA
CDC	complement dependent cytotoxicity	补体依赖性淋巴细胞毒
CDK	cyclin dependent kinase	细胞周期蛋白依赖性激酶
CDKI	CDK inhibitor	细胞周期蛋白依赖性激酶抑制剂
CE	capillary electrophoresis	毛细管电泳
CFDA	China Food and Drug Administration	中国食品药品监督管理总局
cfDNA	cell free DNA	游离 DNA

cffDNA	cell-free fetal DNA	游离胎儿 DNA
cffmRNA	cell-free fetal mRNA	胎儿的游离 mRNA
CGH	comparative genome hybridization	比较基因组杂交
CNP	copy number polymorphism	拷贝数多态性
CNV	copy number variation	拷贝数变异
CPIC	clinical pharmacogenetics implementation consortium	临床遗传药理学实施联盟
CREG	cross-reactive grouping	交叉反应组
cSMART	circulating single-molecule amplification and resequencing technology	环化单分子扩增与重测序技术
CTC	circulating tumor cell	循环肿瘤细胞
ctDNA	circulating tumor DNA	循环肿瘤 DNA
CTM	circulating tumor microemboli	循环肿瘤微栓子
Ct	threshold cycle value	阈值循环数
CYP450	cytochrome P450	细胞色素 P450
DAA	directly acting antivirals	直接抗病毒
DCC	deleted in colorectal carcinoma	结直肠癌缺失基因
DDBJ	DNA Data Bank of Japan	日本核酸数据库
ddNTP	dideoxynucleoside triphosphate	双脱氧核苷三磷酸
ddPCR	droplet dPCR	微滴数字 PCR
DHPLC	denaturing high performance liquid chromatography	变性高效液相色谱
DNA	deoxyribonucleic acid	脱氧核糖核酸
dNTP	deoxynucleoside triphosphate	脱氧核糖核苷酸
DOP-PCR	degenerate oligonucleotide primed PCR	退化寡核苷酸引物 PCR
dPCR	digital PCR	数字 PCR
DPD	dihydropyrimidine dehydrogenase	二氢嘧啶脱氢酶
EAA/EMQN	European Academy of Andrology/European Molecular Genetics Quality Network	欧洲男科协会和分子遗传质量协作网
EBI	European Bioinformatics Institute	欧洲生物信息研究所
EDTA	ethylene diamine tetraacetic acid	乙二胺四乙酸
EGF	epidermal growth factor	表皮生长因子
EGFR	epidermal growth factor receptor	表皮生长因子受体
EGFR-TKI	EGFR-tyrosine kinase inhibitor	表皮生长因子受体酪氨酸激酶抑制剂
ELISA	enzyme-linked immunosorbent assay	酶联免疫吸附测定法
EMA	European Medicines Agency	欧洲药物管理局
EMT	epithelial-mesenchymal transition	上皮间质转化
ER	estrogen receptor	雌激素受体

ESHRE	European Society of Human Reproduction and Embryology	欧洲人类生殖与胚胎学会
EST	expressed sequence tag	表达序列标签
FAP	familial adenomatous polyposis	家族性腺瘤样息肉症
FDA	Food and Drug Administration	美国食品药品管理局
FISH	fluorescence in situ hybridization	荧光原位杂交
FLT3	fms related tyrosine kinase 3	Fms 相关酪氨酸激酶 3
FRET	fluorescence resonance energy transfer	荧光共振能量转移
G	guanine	鸟嘌呤
G6PD	glucose 6-phosphatedehydrogenase	葡萄糖-6-磷酸脱氢酶
gNIPT 或 NIPT	genomics-based noninvasive prenatal testing	基于基因组学的非侵袭性产前检测
HER1	human epidermal growth factor receptor 1	人类表皮生长因子受体 1
HER2	human epidermal growth factor receptor2	人类表皮生长因子受体 2
HLA	human leucocyte antigen	人白细胞抗原
HNPCC	hereditary nonpolyposis colorectal cancer	遗传性非息肉病性结直肠癌
HRM	high-resolution melting	高分辨率熔解
ICSI	intracytoplasmic sperm injection	胞浆内单精子注射
IEF	iso-electric focusing	等电聚焦电泳
Im-PCR	immuno PCR	免疫 PCR
Indel	insertion-deletion	小片段插入-缺失
ITS	internal transcribed space	内转录间隔
IVF-ET	in vitro fertilization and embryo transfer	体外受精-胚胎移植
LAMP	loop-mediated isothermal amplification	环介导等温扩增法
LBD	ligand binding domain	配体结合区
LCR	ligase chain reaction	连接酶链反应
LDT	laboratory developed tests	实验室自建项目
lncRNA	long non-coding RNA	长链非编码 RNA
LOH	loss of heterozygosity	杂合性缺失
MARSALA	mutated allele revealed by sequencing with aneuploidy and linkage analyses	非整倍体测序与连锁分析
MCC	mutated in colorectal cancer	结直肠癌突变基因
MDA	multiple displacement amplification	多重置换扩增技术
MET	mesenchymal-epithelial transition	间质上皮转化
MHA	major histocompatibility antigen	主要组织相容性抗原
MHC	major histocompatibility complex	主要组织相容性复合体
MiHA	minor histocompatibility antigen	次要组织相容性抗原
miRNA	microRNA	微小 RNA

MLPA	multiplex ligation-dependent probe amplification	多重连接依赖探针扩增
MLR	mixed lymphocyte reactions	混合淋巴细胞反应
MLST	multilocus sequence typing	多位点序列分型
MMR	mismatch repair	错配修复
MRD	minimal residual disease	微小残留病
mRNA	messenger RNA	信使 RNA
MSI	microsatellite instability	微卫星不稳定性
MSY	male-specific region of the Y	男性特异性区域
MS-PCR	methylation-specific PCR	甲基化特异性 PCR
MTHFR	methylenetetrahydrofolate reductase	亚甲基四氢叶酸还原酶
mTOR	mammalian target of rapamycin	雷帕霉素靶蛋白
NASBA	nucleic acid sequence-based amplification	核酸序列依赖扩增
NAT	N-acetyltransferase	N-乙酰基转移酶
NCBI	National Center for Biotechnology Information	美国国家生物技术信息中心
NCCN	National Comprehensive Cancer Network	国立综合癌症网络
NGS	next generation sequencing	下一代测序
NMDP	National Marrow Donor Program	国家骨髓捐赠计划
NSCLC	non-small cell lung cancer	非小细胞肺癌
NT	nuchal translucency	胎儿颈项透明层
OATP1B1	organic anion transporting polypeptides 1B1	有机阴离子转运多肽 1B1
ORF	open reading frame	开放阅读框
PCR	polymerase chain reaction	聚合酶链反应
PCR-SBT	PCR-sequencing based typing	PCR-直接测序分型
PCR-SSOP	PCR-sequence specific oligonucleotide probe	序列特异寡核苷酸探针 PCR
PCR-SSP	PCR-sequence specific primer	序列特异性引物 PCR
PGD	preimplantation genetic diagnosis	胚胎植入前遗传学诊断
PGD-AS	preimplantation genetic diagnosis for aneuploid screening	胚胎植入前非整倍体筛查
PGH	preimplantation genetic haplotyping	植入前遗传学单倍型分析
PGS	preimplantation genetic screening	植入前遗传学筛查
PGT	preimplantation genetic testing	胚胎植入前遗传学检测
PRA	panel reactive antibodies	群体反应性抗体
PR	progesterone receptor	孕激素受体
qPCR	real-time fluorescence quantitative PCR	实时荧光定量 PCR
RAPD	randomly amplified polymorphic DNA	随机扩增多态性 DNA
RARA	retinoic acid receptor α	维甲酸受体 α
rcDNA	relaxed circular DNA	松弛环状 DNA

RDP	ribosomal database project	核糖体数据库计划
RFLP	restriction fragment length polymorphism	限制性片段长度多态性
RNAi	RNA interference	RNA 干扰
RNA	ribonucleic acid	核糖核酸
RNA-seq	RNA sequencing	转录组测序
RRDR	rifampin resistance determining region	利福平耐药决定区
rRNA	ribosomal RNA	核糖体 RNA
RT-PCR	reverse transcription PCR	反转录 PCR
SAT	simultaneous amplification and testing	荧光核酸恒温扩增检测
SCAR	severe cutaneous adverse reactions	严重皮肤不良反应
SDS-PAGE	sodium dodecyl sulfate-polyacrylamide gel electrophoresis	十二烷基硫酸钠-聚丙烯酰胺凝胶电泳
SGD	single-gene disorder	单基因病
SNP	single nucleotide polymorphism	单核苷酸多态性
SNV	single nucleotide variants	单核苷酸位点变异
SOP	standard operating procedure	标准操作程序
SRS	sequence retrieval system	序列检索系统
SRY	sex determining region of Chr Y	睾丸决定基因
STR	short tandem repeat	短串联重复
STS	sequence tag site	序列标签位点
SV	structure variation	结构变异
T	thymine	胸腺嘧啶
TAM-Seq	tagged-amplicon deep sequencing	标记扩增深度测序
Taq	thermus aquaticus	水栖嗜热菌
TCR	T-cell receptor	T 细胞受体
TGS	third generation sequencing	第三代测序
Tm	melting temperature	解链温度
TPMT	thiopurine s-methyltransferase	硫嘌呤甲基转移酶
tRNA	transfer RNA	转运 RNA
TRS	target region sequencing	目标区域测序
U	uracil	尿嘧啶
UGT	UDP-glucuronosyl transferase	尿苷二磷酸葡萄糖醛酸基转移酶
VEGF	vascular endothelial growth factor	血管内皮生长因子
VKORC1	vitamin K epoxide reductase complex subunit 1	维生素 K 环氧化物还原酶复合物亚单位 1
VNTR	variable number of tandem repeats	可变数目串联重复
WES	whole exome sequencing	全外显子测序

WGA	whole genome amplification	全基因组扩增
WGS	whole genome sequencing	全基因组测序
WHO	World Health Organization	世界卫生组织
ZFX	X-linked zinc finger protein	锌指蛋白基因 X
ZFY	Y-linked zinc finger protein	锌指蛋白基因 Y